中国医学临床百家·病例精解

南昌大学第二附属医院
医学影像 典型病例精解

主　审　肖新兰　李　晓　芦春花

主　编　龚良庚　顾太富　叶印泉

副主编　左敏静　袁爱梅　邓　军　姜建松　唐小平　黄小宁

编　委（按姓氏音序排列）

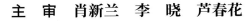

陈　荣	陈　优	程冰雪	程紫珺	黄　娟	黄江龙	江　菲
郎圆圆	李　岩	李淑豪	李五根	梁利民	刘　慧	刘贯清
刘元元	罗　艳	马　俊	彭　云	彭碧波	任海波	舒　婷
孙小余	唐雪培	涂欢欢	王志强	吴海龙	肖晓怡	邢姗姗
熊小丽	徐昌民	晏美莹	姚　彬	于建华	喻思思	张　鑫
张照涛	赵锦洪	郑　甜	钟玉凤	周晶晶	周淑丽	

科学技术文献出版社
SCIENTIFIC AND TECHNICAL DOCUMENTATION PRESS

·北京·

图书在版编目（CIP）数据

南昌大学第二附属医院医学影像典型病例精解 / 龚良庚，顾太富，叶印泉主编.—北京：科学技术文献出版社，2023.6

ISBN 978-7-5189-9958-3

Ⅰ . ①南… Ⅱ . ①龚… ②顾… ③叶… Ⅲ . ①影像诊断—病案 Ⅳ . ① R445

中国版本图书馆 CIP 数据核字（2022）第 242806 号

南昌大学第二附属医院医学影像典型病例精解

策划编辑：胡丹　责任编辑：胡丹　责任校对：王瑞瑞　　责任出版：张志平

出 版 者	科学技术文献出版社
地 址	北京市复兴路15号　邮编 100038
编 务 部	（010）58882938，58882087（传真）
发 行 部	（010）58882868，58882870（传真）
邮 购 部	（010）58882873
官 方 网 址	www.stdp.com.cn
发 行 者	科学技术文献出版社发行　全国各地新华书店经销
印 刷 者	北京地大彩印有限公司
版 次	2023 年 6 月第 1 版　2023 年 6 月第 1 次印刷
开 本	787×1092　1/16
字 数	538千
印 张	29.25
书 号	ISBN 978-7-5189-9958-3
定 价	188.00元

主编简介

龚良庚

　　南昌大学第二附属医院影像中心主任、南昌大学智能医学工程专业负责人兼教研室主任、南昌大学智能医疗前沿技术研究中心主任。教授、主任医师、博士研究生导师。江西省百千万人才工程人选，江西省卫生健康突出贡献中青年专家。

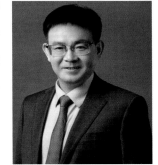

　　一直致力于影像诊断的临床、科研和教学工作。率先在江西省建立了心血管影像的临床与科研团队，并带领团队建立江西省住院医师培训重点专业基地及江西省智能医学工程教学示范中心。主持国家自然科学基金项目4项，省级重点项目6项，其余省厅级项目10余项。在SCI收录期刊及其他中文核心期刊发表学术论文100余篇，参编专著6部。个人及团队获江西省科学技术进步奖、江西省医学科技奖、江西省高等学校科技成果奖、江西省优秀硕士论文指导老师、南昌大学示范研究生导师创新团队、中国国际"互联网+"大学生创新创业大赛银奖、江西省领先学科等荣誉。

　　江西省医学会放射学分会主任委员，中华医学会放射学分会磁共振学组委员，中国医师协会放射医师分会委员，中华心血管病学会心血管创新与转化学组委员，中国医疗保健国际交流促进会心血管磁共振分会副主任委员，中国医学装备协会磁共振成像装备与技术专委会副主任委员，国际心血管磁共振协会中国区委员会委员，国际心血管CT协会中国区委员会委员等。

顾太富

南昌大学第二附属医院影像中心副主任医师。

中华医学会数字医学分会青年委员会委员，江西省研究型医院学会医学影像学分会副主任委员，江西省医学会放射学分会委员，江西省医师协会放射医师分会常务委员，江西省整合医学学会放射学分会委员，江西省保健学会影像医学分会委员，江西省医学会放射学分会分子影像学组委员、感染与传染病学组委员。

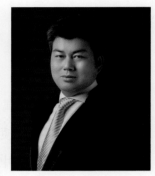

叶印泉

南昌大学第二附属医院医学影像中心副主任医师，硕士研究生导师。擅长中枢神经系统、腹盆腔及骨关节病变影像诊断。

中国研究型医院学会感染与炎症放射专委会腹部与盆腔学组委员，江西省医学会放射学分会第十届委员会委员，江西省医师协会放射医师分会第三届委员会常委，江西省研究型医院学会影像学分会委员，江西省整合医学学会第一届放射学分会委员。

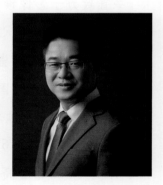

前　言

精准治疗，影像先行。医学影像诊断在现代医学中占有重要地位，是疾病诊疗过程中的"侦察兵"，准确的影像诊断结果可指导治疗方案的制定、术后评估等一系列的临床诊疗活动。各临床专科医师在成长的过程中都应具备较好的影像诊断功底，而影像医师需要对疾病的影像学诊断与鉴别诊断进行归纳总结。

在日常的医学影像诊断过程中存在大量鉴别诊断困难的病例，只有在掌握典型疾病影像学特点的基础上，才能有更全面的鉴别诊断思路。所谓"合抱之木，生于毫末；九层之台，起于累土"，影像诊断能力的提高也是一个日积月累的过程。

本书是南昌大学第二附属医院医学影像中心精心挑选的 177 个病例的集合，包含 1400 余幅 X 线、CT 和 MRI 图像，涉及人体各个部位。所有资料均来自临床工作中的典型病例，从临床资料、影像资料、病理结果、诊断思路和鉴别诊断等多个维度，对疾病的影像学特点进行了简明扼要的归纳总结。本书对实习生、进修生、住培生的逻辑思维培养有很强的指导意义，同时也可作为临床专科医师和初级影像医师日常影像诊断的工具书。

临床病例的积累让我们成长，典型病例的学习使我们共同进步。笃力前行、心向未来，我们期望与大家一起，在不断总结经验中提高影像诊断的服务能力！

目 录

第一章　中枢神经系统

第二章　头颅五官

第三章　胸部

第四章　心脏大血管

第五章　腹部和盆腔

第六章　骨关节和软组织

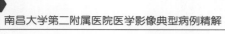

第一章
中枢神经系统

001　Chiari's 畸形

病历摘要

【临床资料】

患者男性，63 岁。右上肢无力 10 余年，1 年前加重，并左下肢无力。右上肢及左下肢肌力 4+ 级。

【影像资料】

入院后行颈椎 MRI 平扫检查，详见图 1。

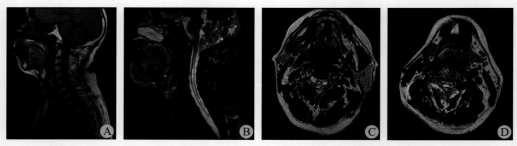

A～D：小脑扁桃体及蚓部变形向下移位，疝入枕骨大孔并进入颈椎椎管上部，其长度超过 5 mm，合并长节段的脊髓空洞形成，延髓位置轻度下移，第四脑室轻度变窄，幕上脑室轻度扩张。

图 1 颈椎 MRI 平扫

【手术及病理】

取枕部正中线切口，逐层切开皮肤、皮下组织，分离白线，显露枕骨粗隆、枕骨鳞部、枕骨大孔及寰椎，咬除枕骨大孔，咬除寰椎后弓约 2 cm，充分松解寰枕筋膜。

病例分析

【诊断思路】

该患者 MRI 显示小脑扁桃体下缘变尖，呈三角形、钉状向下疝入扩大的枕骨大孔内约 8 mm，脑桥、延髓、小脑下蚓部下移，合并幕上脑积水及第四脑室拉长下移，小脑延髓池变小或消失、长节段的脊髓空洞形成。结合患者临床症状，诊断为 Chiari's Ⅰ 型畸形。

Chiari's 畸形的经典分型及诊断如下。

Chiari's Ⅰ 型：小脑扁桃体及蚓部变形向下移位，疝入枕骨大孔超过 5 mm，通常不伴有其他脑畸形。延髓位置正常或轻度下移。第四脑室正常或轻度变窄，但仍保持正常状态。Ⅰ 型常伴发脑积水和脊髓空洞，MRI 可清楚地显示脊髓空洞，表现为髓内长管状似 "肠袋" 的 T_1 低信号、T_2 高信号影，横轴位则似 "戒指状"。脊髓空洞可从颈髓起始部直达圆锥部。常伴有颅颈交界畸形，不伴有脊髓脊膜膨出。

Chiari's Ⅱ 型：最常见的类型，为复杂畸形，能够影响到脊柱、颅骨硬膜和小脑。小脑扁桃体和延髓可向下疝入颈椎椎管内，进一步下降可达 C_2、C_3 椎体水平或更低，脑干和第四脑室也相应拉长，小脑延髓池及桥池闭塞，颈髓变形明显。

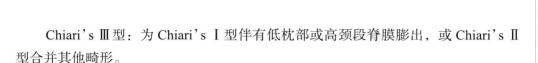

Chiari's Ⅲ型：为 Chiari's Ⅰ型伴有低枕部或高颈段脊膜膨出，或 Chiari's Ⅱ型合并其他畸形。

Chiari's Ⅳ型：在 Chiari's Ⅲ型的基础上伴有严重的小脑发育不全，包括小脑缺如和发育不全。

研究人员在经典 Chiari's 畸形分型基础上又提出了新的分型，近年来逐渐被广泛接受。Chiari's 畸形的新分型：0型（CM 0），无小脑扁桃体下疝畸形但有脊髓积水，有典型的 Chiari's 畸形的表现，且影像学检查排除了导致脊髓积水的其他原因；1.5型（CM 1.5），指在 CM 0 的基础上合并脑干的下移，但无小脑蚓部、第四脑室的下移。目前，大多数学者认为，对于小脑扁桃体低于枕骨大孔 3～5 mm 的患者，如合并寰、枕畸形或脊髓空洞者，或有典型枕骨大孔综合征者，均可诊断为此病。

【鉴别诊断】

（1）低颅压性头痛：脑膜均匀性增厚并强化，脑室一般缩小，可出现小脑扁桃体下疝畸形，不合并脑积水及脊髓空洞。卧位时症状可以缓解，MRI 上可出现 "SEEPS" 典型五联征，即硬膜下积液（S）、硬脑膜强化（E）、静脉结构充盈（E）、垂体增大（P）、脑组织下垂（S）。腰穿脑脊液压力减低可诊断此病。

（2）其他原因引起的脊髓空洞症：脊髓外伤、脊髓出血、脊髓灰质炎、蛛网膜炎、脊髓胶质瘤等均可表现为脊髓空洞，但一般不合并小脑及延髓的病变。

（舒婷　龚良庚）

002 神经纤维瘤病

病历摘要

【临床资料】

患者男性，29岁。四肢无力伴麻木半年，无疼痛，无其他感觉障碍，加重1个月就诊，大小便正常。查体：腋窝和背部皮肤见咖啡色色素沉着。

【影像资料】

行颅脑、颈胸椎 MRI 平扫＋增强扫描及腰椎 MRI 平扫检查，详见图2。

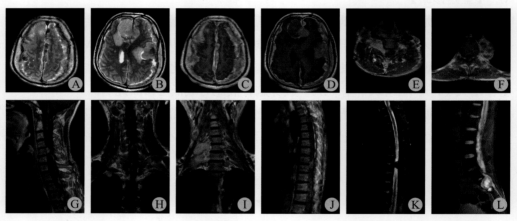

A、B：颅脑横断位 T₂WI 示双侧大脑半球硬脑膜弥漫性结节状增厚，双侧额部及左侧顶部多发脑膜瘤；C、D：增强扫描横断位示双侧大脑脑膜弥漫性增厚并多发结节，且肿块明显强化；E～J：颈椎及胸椎增强扫描示颈段、胸段椎管内多发明显强化结节，强化不均匀，右侧颈部可见沿颈丛分布的明显强化的肿块和结节；K、L：胸、腰椎矢状位 T₂WI 示椎管内多发囊实性占位，信号混杂，中央见囊变区。

图2 颅脑、颈胸椎 MRI 平扫＋增强扫描及腰椎 MRI 平扫检查

病例分析

【诊断思路】

该患者为青年男性，皮肤有咖啡色色素斑；颅脑 MRI 提示双侧额部、左侧顶

部有多发性脑膜瘤征象，双侧大脑半球硬脑膜弥漫性结节状增厚且明显强化。脊椎 MRI 示脊髓内和椎管内多发囊实性占位，呈明显强化；右侧颈部可见沿颈丛分布的明显强化的肿块和结节。出现多个部位、不同性质的肿瘤病变，首先要考虑先天性或者遗传性因素。综合临床和影像表现，该患者应考虑神经纤维瘤病（neurofibromatosis，NF）。

神经纤维瘤病是最常见的神经皮肤综合征之一，是累及神经外胚层和中胚层的常染色体显性遗传性疾病，男性多见。病理特点为神经外胚层结构的过度增生和肿瘤形成及中胚层组织的发育异常。脑神经和（或）周围神经的多发性神经纤维瘤，可伴多发性脑膜瘤、脊膜瘤、星形细胞瘤、室管膜瘤、神经鞘瘤等，亦可伴颅骨及脊柱的先天性发育异常，如颅底和眶窝骨质缺损及颅内板增厚等。双侧脑室内脉络丛广泛钙化也是常见的改变。本病涉及神经、皮肤和骨骼等多个系统，结合 CT 和 MRI 图像及临床表现可明确诊断。神经纤维瘤病分为 1 型神经纤维瘤病（NF1）和 2 型神经纤维瘤病（NF2），诊断标准如下。

NF1 的诊断标准：符合下列任何 2 条或 2 条以上即可诊断 NF1。①6 个或以上的咖啡牛奶斑，青春期前最大直径在 5 mm 以上，青春期后达到 15 mm 以上；②1 个丛状神经纤维瘤或 2 个以上任意类型神经纤维瘤；③腋窝或腹股沟有褐色雀斑；④视神经胶质瘤；⑤2 个或以上 Lisch 结节，即虹膜错构瘤；⑥明显的骨骼病变：先天性骨发育异常，长骨的骨质增生、骨干弯曲和假关节形成，还可能有脊柱侧凸、前凸和后凸畸形等；⑦家族史：一级亲属中有确诊 NF1 的患者。

NF2 的诊断标准：符合下列任何 1 条即可诊断 NF2。①双侧听神经瘤；②有 NF2 家族史（一级亲属中有 NF2 患者），患单侧听神经瘤；③有 NF2 家族史（一级亲属中有 NF2 患者），患者有以下病变中的 2 种：神经纤维瘤、脑膜瘤、脊膜瘤、胶质瘤（室管膜瘤）、神经鞘瘤、青少年晶状体后囊白内障。

【鉴别诊断】

（1）发生于桥小脑角区的肿瘤：常见的为脑膜瘤、胆脂瘤及三叉神经鞘瘤等，脑膜瘤有典型的脑膜尾征，胆脂瘤和三叉神经鞘瘤可引起三叉神经痛等症状。

（2）转移瘤：脑内伴发的多发性病灶要与转移瘤鉴别，后者大多有原发病变，结合临床和病史可鉴别。

（舒婷　龚良庚）

003 结节性硬化

病历摘要

【临床资料】

患儿女性，10岁。自幼出现面部红色丘疹，背部皮肤表面多处丘状小结节。专科查体：神经系统无阳性体征。

【影像资料】

入院后行颅脑CT平扫及MRI平扫＋增强扫描检查，详见图3。

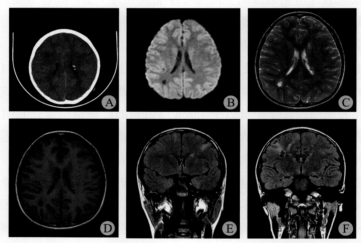

A：CT平扫示双侧脑室体部旁室管膜下多发钙化结节；B～D：MRI轴位示双侧额叶、顶叶皮层及皮层下白质内不规则形结节，呈T_1WI低信号、T_2WI高信号、DWI低信号，双侧侧脑室壁见多发小结节，呈稍短T_1信号、等T_2信号、DWI稍低信号；E、F：冠状位T_2FLAIR（液体衰减反转恢复）示双侧大脑皮层及皮层下白质内多发放射状、楔形及斑片状稍高信号，中央低信号。

图3 颅脑CT平扫及MRI平扫＋增强扫描

病例分析

【诊断思路】

该患者为儿童，CT表现为双侧脑室体部、前角、室间孔后方室管膜下多发结节样突起，伴钙化，MRI 上结节呈 T_1WI 稍高信号，T_2WI 等 / 稍低信号，DWI 稍低信号；另外双侧额叶、顶叶皮层及皮层下白质内可见不规则形结节，T_1WI 低信号，T_2WI 高信号。局部软化伴胶质增生改变。结合患者典型的面部丘疹特征，诊断为结节性硬化。

结节性硬化症属神经皮肤综合征，是一种常染色体显性遗传病，男性发病多于女性。典型的临床表现为癫痫、智力低下及面部皮肤皮脂腺瘤三联征，且癫痫的发生率高达 80%。

颅内结节性硬化可出现 4 种典型的病理改变：皮质结节、脑白质异常、室管膜下结节、室管膜下巨细胞星形细胞瘤。这些病理异常与癫痫和智力低下的临床特点密切相关。皮层及皮层下病变是癫痫发生的病理基础，以额顶叶多见，其钙化发生率明显低于室管膜下结节。脑白质病变主要为成簇分布的异位巨细胞团，周围有明显髓鞘破坏及原纤维胶质增生，是神经元移行障碍形成的多发错构瘤样改变，发生率为 95%。室管膜下结节是由于神经细胞被破坏，原始的神经胶质纤维增生形成的错构瘤样改变，极易发生钙质沉积，10% ~ 15% 的结节可演变为室管膜下巨细胞星形细胞瘤，病变阻塞孟氏孔时可引起脑积水。尽管室管膜下巨细胞星形细胞瘤本身比较少见，但在结节性硬化患者中是最常见的脑肿瘤，发生率为 26%，青少年时期为发病高峰期。

结节性硬化的特异性影像表现包括：①室管膜下多发结节，是重要的 CT 和 MRI 表现之一，常发生于尾状核的表面，位于室管膜下，呈对称或不对称分布。②皮层及皮层下结节，MRI 表现为结节样增厚的脑回，T_1WI 呈稍低信号，T_2WI 呈高信号。③脑白质内异位细胞簇（错构瘤样改变），脑室或脑室旁白质延伸至正常皮层或皮层下结节，在 T_2 FLAIR 上显示清晰，呈放射线状或非特异性球形高信号。

【鉴别诊断】

（1）先天性 TORCH 感染：TORCH 是一组病原微生物的英文名称缩写，可导致先天性宫内感染及围生期感染而引起围产儿畸形。TORCH 感染钙化灶较结节性硬化的钙化结节小，呈线条状，常伴有脑室扩大及周围白质片状低密度影，基底节亦常有钙化，还可伴有脑萎缩、小脑畸形。

（2）脑囊虫病：也可表现为钙化或非钙化的结节或小囊，但多分布于脑实质内，偶尔也可在脑室内形成囊肿。

（舒婷　龚良庚）

004 Sturge–Weber 综合征

病历摘要

【临床资料】

患者女性，36 岁。左侧颜面部见大片状葡萄红色的色素沉着。癫痫发作 1 次入院。

【影像资料】

入院后行颅脑 CT 平扫及 MRI 平扫＋增强扫描检查，详见图 4。

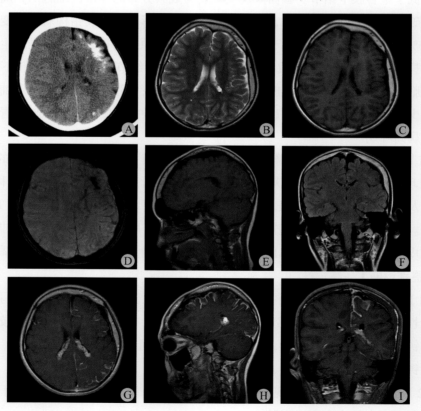

A：CT 平扫示左侧额叶皮质区脑回样分布的曲线状、平行线状钙化，呈 "轨道样" 或 "锯齿样"，左侧额叶脑萎缩，邻近颅骨内板肥厚；B ～ F：MRI 平扫示左侧额叶脑萎缩，邻近颅骨板障增厚；D：SWI 序列示左侧额叶脑回内线状、片状低信号；G ～ I：MRI 增强扫描示左侧额顶叶脑沟内软脑膜明显强化。

图 4 颅脑 CT 平扫及 MRI 平扫＋增强扫描

病例分析

【诊断思路】

本例患者因癫痫发作入院，左侧颜面部有大片状葡萄红色的色素沉着，CT 提示左侧额叶皮质区脑回样分布钙化，左侧额叶萎缩，MRI 增强扫描示左侧额顶叶脑沟内软脑膜明显强化，考虑 Sturge-Weber 综合征。

Sturge-Weber 综合征又称脑面血管瘤病，是一种少见的先天性神经皮肤发育异常，发生于胚胎早期，主要病理变化为颅内血管畸形、三叉神经分布区血管瘤和眼球脉络膜血管畸形。本病以先天性面部"葡萄酒"色血管瘤、癫痫发作、青光眼为临床特征，一般在出生后出现，多位于颅内血管瘤的同侧，其中癫痫多为难治性，且癫痫所致脑损伤的程度与发作的年龄密切相关，初次发作的年龄越早，引起的神经组织损害越严重。

目前 Sturge-Weber 综合征尚无统一诊断标准，最新研究认为要确诊该病除满足三叉神经区血管畸形、癫痫、青光眼 3 项中至少 2 项外，还应满足下列任一项：①影像学检查见颅内有软脑膜脑回样强化，或皮质脑回样钙化及脑萎缩，或颅内软脑膜病灶切除后病理诊断为毛细血管畸形；②眼科检查，如 B 超、吲哚菁绿脉络膜血管造影、眼底血管造影成像见脉络膜血管畸形。

Sturge-Weber 综合征的影像学表现包括：①以脑沟增宽、皮层变薄为主的局限性脑萎缩，病变主要位于顶枕叶和额顶叶。②患侧大脑半球内出现沿脑回、脑沟分布的弧条样低信号影，以 T_2WI 明显，为钙化所致。③软脑膜畸形血管呈扭曲状流空信号，血管瘤样增生，其下方脑皮质浅层见大量钙化灶，可伴有 T_2 FLAIR 高信号胶质细胞增生，增强扫描可见沿皮层表面分布的线样、脑回样强化。④脑室旁及室管膜下静脉血管畸形，表现为室管膜下、脑室旁多发迂曲扩张流空静脉。⑤患侧脑室内脉络丛呈结节样增粗、范围增大，增强扫描示明显强化，内见粗大扭曲的血管，是较为典型的 Sturge-Weber 综合征影像表现。

【鉴别诊断】

（1）脑动静脉畸形：主要分布在皮层下，其钙化范围较局限，多为片状、团块状，病灶可伴有反复出血。MRA、CTA 或 DSA 可直接显示畸形血管巢、供血动脉及引流静脉。

（2）结节性硬化：多有特征性的沿双侧脑室外侧壁分布的结节状钙化和典型的临床三联征，即皮脂腺瘤、癫痫发作和智力低下。

（舒婷　龚良庚）

005　毛细胞型星形细胞瘤

病历摘要

【临床资料】

患儿女性，12岁。无明显诱因出现头痛5天，呈持续性胀痛，伴恶心、呕吐，予以口服止痛药治疗后症状缓解。2天后头痛再次发作，并突发意识丧失及四肢抽搐，数分钟后缓解。

【影像资料】

于当地医院行颅脑CT检查提示鞍区肿瘤，入院后行颅脑MRI平扫＋增强扫描检查，详见图5。

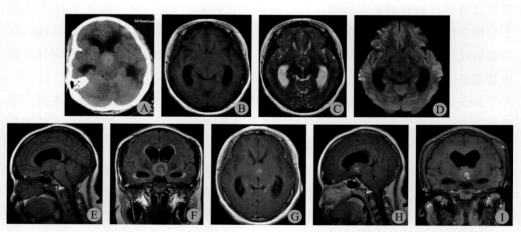

A：CT平扫示鞍上区类圆形稍高密度占位，中央斑片状低密度；B～D：MRI平扫轴位示肿块中央和外周呈稍长 T_1、稍长 T_2 信号，DWI等信号，ADC值范围在（1.14～1.28）× 10^{-3} mm²/s，中间环形等 T_1、等 T_2 信号，DWI呈低信号；E：MRI平扫矢状位 T_1WI 示肿块位于视交叉上方；F：MRI平扫冠状位 T_2 FLAIR 示肿块位于第三脑室左侧，周围无水肿，幕上脑室扩大；G～I：MRI增强扫描示肿块中央斑片状明显强化，中间层无强化，外周层轻度强化。

图5　颅脑 MRI 平扫＋增强扫描

【手术及病理】

经纵裂－胼胝体入路，在孟氏孔处见肿瘤组织呈灰白色，质地较韧，边界不清，血供中等，术中发现肿瘤可能起源于左侧丘脑。显微镜下近全切肿瘤，约 3 cm×2 cm×3 cm 大小。

病理诊断： 低级别胶质瘤，符合毛细胞型星形细胞瘤，WHO Ⅰ级；分子检测为 BRAF V600E 野生型。

病例分析

【诊断思路】

该患儿肿瘤位于视交叉上方、第三脑室左侧和背侧丘脑区域，因此可定位于鞍上区。儿童和青少年发生于鞍区和鞍上区的常见肿瘤包括星形细胞瘤、颅咽管瘤和生殖细胞瘤等。该患儿临床表现为头痛和颅内高压，影像表现为鞍上区单发实性肿块，边界清楚，呈特征性的"夹心饼"样信号特点，无钙化和灶周水肿，有占位效应，引起梗阻性脑积水；增强扫描呈不均匀强化（中央斑片状明显强化，其余部分无明显强化）。这些影像表现均提示良性肿瘤，需要考虑毛细胞型星形细胞瘤。MRI 三层信号特点可能是肿瘤细胞疏松区和致密区所占比例和分布不同所致，中央斑片状明显强化部分代表血管增生明显。

毛细胞型星形细胞瘤是最常见的儿童胶质瘤，在儿童和青少年中发病率最高，大多数患者在 20 岁以内发病，最常发生在颅内中线区或靠近中线区，包括小脑、视神经、视交叉、下丘脑区等。在组织学上可见致密区和疏松区呈现不同的比例及不同程度的血管增生。在影像学上表现为囊实性型或囊性型及各种不典型强化的病灶。以致密区为主的病例，由于细胞密度相对较高，DWI 扫描呈等信号，在 T_2WI 上亦呈等信号；以疏松区为主的病例，由于细胞排列较疏松，DWI 扫描呈低信号，T_2WI 则为高信号。在影像学诊断中通常误诊，常见误诊原因是其表现为多种不典型强化，包括不均匀斑片状强化、结节状强化、环形强化、轻度强化及无强化，可能与肿瘤内血管分布及血管增生程度有关。

【鉴别诊断】

（1）生殖细胞瘤：儿童多见，8～12 岁占 2/3；鞍上者源于第三脑室底部或垂体柄；一般为实质性，强化明显；70%～80% 伴松果体病灶，可伴脑脊液转移。

（2）颅咽管瘤：可发生于鞍上（90%）或鞍内，两个发病年龄高峰为 5～10 岁和 40～60 岁；肿瘤含囊变和钙化，囊液信号混杂；囊内分隔；实质和囊壁均显著强化。

（顾太富 龚良庚）

11

006　间变性星形细胞瘤

📋 病历摘要

【临床资料】

患者女性，43 岁。间断性头晕 10 年，劳累时加重，休息后缓解，10 天前头晕加重伴失语、视物模糊、头痛。

【影像资料】

入院后行颅脑 MRI 平扫＋增强扫描＋ MRS ＋ ASL 扫描检查，详见图 6。

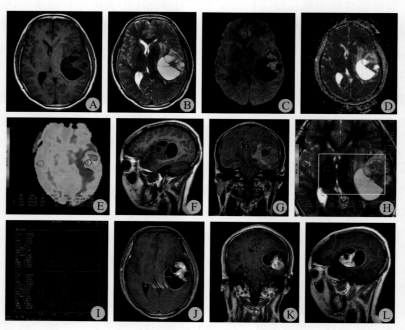

A ～ D：MRI 平扫轴位示左侧颞顶交界区囊实性肿块，实性部分呈等 T_1、等 / 稍长 T_2 信号，周围见片状稍长 T_2 水肿信号，DWI 实性部分呈稍高信号，ADC 图呈低信号，囊性成分 DWI 呈低信号，ADC 图呈高信号，脑室系统受压变窄、左侧脑室尤甚，中线结构向右移位；E：ASL 示肿块实性部分呈高灌注；F：矢状位 T_1WI 示肿块位于颞叶，实性部分呈等 T_1 信号，周围见片状 T_1 低信号水肿；G：冠状位 T_2FLAIR 示肿块位于左侧颞顶交界区，周围片状水肿，中线结构向右移位；H、I：MRS 示左侧颞叶肿块实性部分 NAA 峰减低、Cho 峰升高，Ch/NAA 比值约 2.78；J ～ L：MRI 增强扫描示肿块实性部分不均匀结节、斑片样明显强化，囊性部分无强化，周围水肿无强化。

图 6　颅脑 MRI 平扫＋增强扫描＋ MRS ＋ ASL 扫描

【手术及病理】

取左侧额颞瓣开颅，见硬膜张力稍高，剪开硬脑膜后见脑表面灰褐色胶冻状肿瘤组织，肿瘤边界不清，血供极其丰富，肿瘤多囊，其内有出血。肉眼观：肿瘤约5 cm×4.5 cm×2.3 cm大小，切面出血明显，灰白灰红色，质韧。显微镜下：瘤细胞呈圆形或梭形，异型显著，可见栅栏状坏死，小血管呈肾小球样增生。免疫组化：瘤细胞 Vim（＋），GFAP（＋），S-100（＋），Syn（＋），EMA 局灶弱（＋），P53 野生型表达，CK（－），IDH-1（－），CgA（－），Ki-67 约 20%，CD34 血管（＋）。

病理诊断： 间变性星形细胞瘤（WHO Ⅲ级）。

病例分析

【诊断思路】

本例患者为中年女性，临床症状为头晕、头痛、视物模糊伴失语。MRI 示病灶位于左侧颞顶叶交界区，为脑内病变，病灶内呈混杂信号，内见多发囊变、坏死信号区，边界不清，周围见小片状水肿，增强扫描后实性部分明显强化，中央囊变区无强化，占位效应明显，ASL 呈高灌注，MRS 提示 NAA 波峰显著降低，故诊断胶质瘤；根据病灶边界模糊伴周围水肿较轻微，囊变坏死较明显，需要考虑间变性星形细胞瘤。

间变性星形细胞瘤为 WHO Ⅲ级肿瘤，约占脑内胶质瘤的 1/4，好发年龄是40～60 岁，多由低级别星形细胞瘤恶变形成，患者平均生存时间是 2～3 年。临床症状取决于肿瘤的位置，临床多表现为癫痫、头痛和行为改变，低级别星形细胞瘤患者突发病情恶化时要考虑到肿瘤恶变为间变性星形细胞瘤的可能。肿瘤好发于额叶、颞叶与顶叶的交界区，幕下少见，肿瘤细胞的浸润超出影像学上显示的肿瘤边界，常伴邻近脑皮质肿胀和受累。肿块多呈长 T_1、不均匀长 T_2 信号，有出血时可见片状 T_1 高信号区，常由于瘤内坏死而表现为混杂信号，DWI 肿瘤实质部分呈稍高信号，坏死区呈低信号。当肿块内出现流空现象时提示血管增生、肿瘤向胶质母细胞瘤进展。肿瘤组织可以通过细胞外间隙和白质束扩散，也可通过脑脊液和室管膜扩散，在播散通路上可出现相似信号的肿块。增强扫描肿瘤实质部分呈不规则环形强化，极少肿瘤可无明显强化。

【鉴别诊断】

（1）脑转移瘤：有原发肿瘤病史，中老年多见，好发于皮、髓质交界处，典型

13

者呈"小病灶、大水肿"影像表现。

（2）原发中枢神经系统淋巴瘤：常发生于额颞叶、基底节、胼胝体及脑室周围白质，占位效应轻至中度，大多呈类圆形肿块或结节状，累及胼胝体者可呈蝴蝶状，较少累及皮髓质交界区或小脑，且病灶多呈均匀等信号，DWI 多呈均匀高信号，增强扫描呈均匀显著强化，可出现"握拳征""脐凹征"。

（3）脑脓肿：急性炎症期有发热、脑膜刺激征等感染症状，脓肿形成后脓腔在 DWI 上呈明显高信号，增强扫描可见脓肿壁呈完整、薄壁、厚度均一的环形明显强化。

（陈优　顾太富）

007　胶质母细胞瘤

病历摘要

【临床资料】

患者男性，65岁。1周前无明显诱因出现记忆力下降，无头晕、头痛、恶心、呕吐、四肢抽搐等症状。

【影像资料】

入院后行颅脑MRI平扫＋增强扫描＋ASL扫描检查，详见图7。

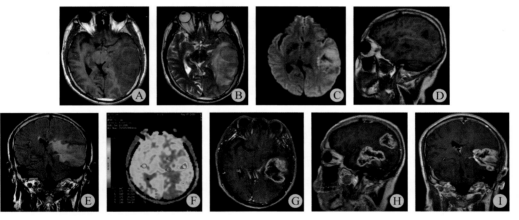

A～C：MRI平扫轴位示左侧颞叶内不均匀等/稍长T_1、不均匀等/长T_2信号肿块，边界不清，周围见大片状稍长T_2水肿信号，DWI实性部分呈高信号，脑室、脑池受压变形，中线结构向右移位；D：矢状位T_1WI示左侧颞叶、顶叶内各有一不均匀长T_1信号病灶，内见斑片状更长T_1信号；E：冠状位T_2 FLAIR示左侧颞叶大片不均匀高信号，周围水肿呈更高信号，中线结构向右移位；F：ASL示肿块呈明显高灌注；G～I：MRI增强扫描示左侧颞叶、顶叶各有一不均匀花环状或环形明显强化肿块，周围水肿无强化。

图7　颅脑MRI平扫＋增强扫描＋ASL扫描

【手术及病理】

取左侧额颞瓣开颅，见硬膜张力稍高，剪开硬脑膜后可见脑表面灰褐色胶冻状肿瘤组织，肿瘤边界不清，血供极其丰富。肉眼观：肿瘤约8 cm×5 cm×2.5 cm大小，灰黄色。显微镜下：肿瘤细胞弥漫片状分布，血管增生，血管内皮细胞肿胀，细胞异型显著，核分裂多见，可见栅栏样坏死。免疫组化：瘤细胞Vim（＋），

笔记

GFAP（＋），P53 约 1%，CK（－），IDH-1（－），CgA（－），Ki-67 约 30%，血管内皮细胞 CD34（＋）。

病理诊断： 胶质母细胞瘤（WHO Ⅳ级）。

病例分析

【诊断思路】

该患者为老年男性，因记忆力下降而入院检查，MRI 发现左侧颞顶叶 2 个囊实性肿瘤，占位效应显著，信号混杂，边界不清，周围见大片状水肿，DWI 示扩散受限，ASL 示显著高灌注，增强扫描呈花环状显著强化，囊变区及周围水肿无强化，需考虑高级别胶质瘤，胶质母细胞瘤可能性大。

胶质母细胞瘤是中枢神经系统恶性程度最高的星形细胞瘤，又称为多形性胶质母细胞瘤，可发生于任何年龄，但常累及成年人，WHO 分类为Ⅳ级。典型的胶质母细胞瘤 CT 表现为低密度，多数密度不均匀，可见囊变坏死低密度区和出血高密度区，周围见水肿，占位效应显著。MRI 表现为实性部分呈等或稍长 T_1、不均匀长 T_2 信号，少数肿瘤实体内出现 T_1 高信号，这与肿瘤增殖旺盛或出血有关。肿瘤边缘模糊，这是由于肿瘤呈浸润生长。部分病变与肿瘤周围水肿分界不清，常伴有明显指套样水肿；肿瘤内异常血管增生形成"流空效应"。增强扫描时，肿瘤强化方式多呈"花环"样、不规则环形、岛形或螺旋形改变；囊变和坏死区周围肿瘤实质呈特征性"假栅栏征"，即圆形、椭圆形未强化区散在分布于强化区内，类似乳突蜂窝小房。这种影像学特点与肿瘤内有明显缺血性凝固坏死灶、周围瘤细胞呈栅栏状排列及间质内小血管明显增生等病理学特点有关。

【鉴别诊断】

（1）脑转移瘤：患者发病年龄较大，多有原发肿瘤病史，典型表现为"小结节、大水肿"，主要位于幕上或幕下的皮髓质交界区。

（2）原发中枢神经系统淋巴瘤：常为多发病灶，好发于额颞叶、基底节、胼胝体及脑室周围白质，占位效应轻至中度，大多呈类圆形肿块或结节状，累及胼胝体者可呈蝴蝶状，较少累及皮髓质交界区或小脑，且病灶多呈均匀等信号，DWI 多呈均匀高信号，增强扫描呈均匀显著强化，可出现"握拳征""脐凹征"。

（陈优　顾太富）

008 少突胶质细胞瘤

病历摘要

【临床资料】

患者男性，42 岁。于 9 天前傍晚无明显诱因突发头痛，伴恶心、呕吐，呕吐物为胃内容物。

【影像资料】

入院行颅脑 CT 平扫及 MRI 平扫＋增强扫描检查，详见图 8。

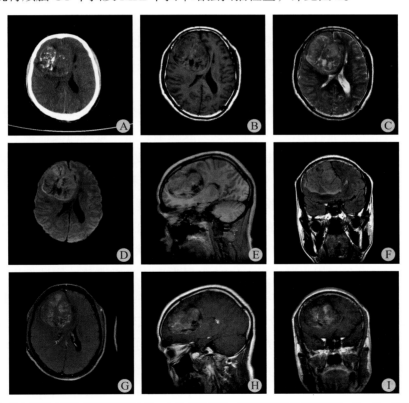

A：CT 平扫示右侧额叶团块状稍高密度占位，内见多发条索、结节状钙化及囊变坏死；B～F：MRI 平扫示右侧额叶占位，T$_1$WI 呈等低信号，T$_2$WI 呈高低混杂信号，DWI 呈稍高信号，内见不规则囊变坏死区，灶周见少许水肿；G～I：MRI 增强扫描见肿瘤明显不规则强化，内见斑片状无强化区。

图 8 颅脑 CT 平扫及 MRI 平扫＋增强扫描

【手术及病理】

取额颞瓣（冠状）开颅，弧形剪开硬膜后见脑表面灰褐色胶冻状肿瘤组织，沿肿瘤边缘水肿带电凝分离肿瘤组织，发现肿瘤边缘界限不清，血供极其丰富，约 7 cm×8 cm 大小，游离肿瘤边缘后分块逐步将膜内肿瘤组织全切。切面呈灰白灰红色，质软。

病理诊断：（右额叶）胶质瘤Ⅱ级，符合少突胶质细胞瘤。

病例分析

【诊断思路】

该病例为中年男性，以头痛伴恶心、呕吐入院，发现右侧额叶肿瘤，肿瘤实质内见多发弧形、结节样钙化及囊变坏死，周围轻度水肿，边界欠清，有占位效应，中线结构向左偏移，增强扫描后呈轻中度不均匀强化，这些影像学表现提示胶质瘤可能性大。CT 见病灶内钙化明显，点片状、弯曲条带状钙化为少突胶质细胞瘤较为特征的表现，因此不难诊断。

少突胶质细胞瘤起源于神经上皮组织，是成熟少突胶质细胞或未成熟的神经胶质前体细胞的肿瘤转化，分为Ⅱ级少突胶质细胞瘤和Ⅲ级间变性少突胶质细胞瘤，肿瘤大多生长缓慢、病程长，多发于大脑半球皮层，以额叶最常见，好发年龄在 30～50 岁，男性稍多于女性，患者常以癫痫症状就诊（可能与肿瘤好发于额叶，并累及皮层有关）。少突胶质细胞瘤的经典病理组织学表现为核均匀，大小一致，胞质肿胀、透明，呈典型的煎蛋样或蜂窝状特征，核周有空晕，核分裂象少或无。CT 表现为混杂密度（等/低密度），常有结节状、团块状或脑回样钙化，瘤内囊变多见，出血和瘤周水肿少见。MRI 表现为病灶边界清楚，信号不均匀，T_1WI 常呈等、低信号，T_2WI 呈不均匀高信号，信号不均匀与钙化、囊变及出血有关；T_2 FLAIR 序列呈不均匀高信号，DWI 扩张不受限或轻度受限；增强扫描示无强化或轻度强化，轻中度强化往往为Ⅱ级肿瘤，明显不均匀强化常倾向于Ⅲ级肿瘤。

【鉴别诊断】

（1）胚胎发育不良性神经上皮瘤（dysembryoplastic neuroepithelial tumor，DNET）：发病年龄在 20 岁以前，癫痫发作常为唯一的临床症状，好发于颞叶皮层，边界清楚，少见钙化，灶周常无水肿；多呈三角形分布，尖角多凸向脑实质，邻近骨质吸收变薄；在 T_2 FLAIR 序列上，肿瘤边缘的高信号环征及瘤内多发微囊并分隔是该肿瘤的特征性表现，强化方式以无强化或轻度强化多见。

（2）神经节神经胶质瘤：由神经节细胞及神经胶质细胞组成，发病率及恶性程度低。本病多见于儿童及青年，也以癫痫为主要症状，但在影像学上无特异性表现，以实性、囊实性为主，可伴壁结节及钙化，病变实质部分有明显强化。

（3）原始神经外胚叶肿瘤（primitive neuroectodermal tumor，PNET）：本病主要见于 5 岁以上的儿童，肿瘤体积较大，多呈浅分叶，内部伴有囊变和坏死区，可有出血和钙化，瘤周水肿程度轻或无，增强扫描示肿瘤有明显的不均匀强化，易发生播散和转移。

（王志强　龚良庚）

009　第四脑室室管膜瘤

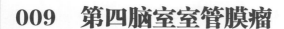病历摘要

【临床资料】

患儿女性，12岁。1个月前感冒后出现恶心、呕吐，伴头痛、头晕，自感口唇麻木3天。

【影像资料】

行颅脑 MRI 平扫＋增强扫描检查，详见图9。

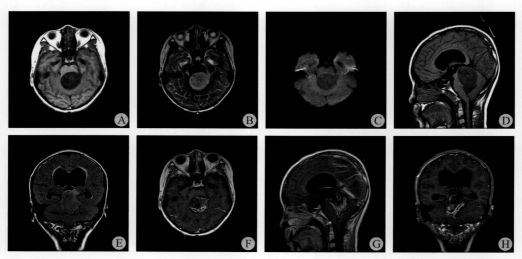

A～E：MRI 平扫示第四脑室内存在占位效应，呈稍长 T_1、稍长 T_2 信号，DWI 呈稍低信号，内见斑片状稍短 T_2 信号，病灶边界清楚，且向左侧孔呈"溶蜡样"生长，T_2 FLAIR 示病灶呈欠均匀高信号，内见斑点状低信号，幕上脑积水改变；F～H：增强扫描示病灶呈明显不均匀强化，第四脑室左侧孔位置见不规则环形强化。

图9　颅脑 MRI 平扫＋增强扫描

【手术及病理】

取枕中线返折切口，骨窗开颅，显露窦汇，探及肿瘤组织，肿瘤约 4 cm×5 cm 大小，血运丰富，肿瘤无包膜，质地中等，显微镜下将肿瘤切除。

病理诊断：第四脑室室管膜瘤。

笔记

病例分析

【诊断思路】

本例为儿童患者，肿瘤位于第四脑室内，临床表现为恶心、呕吐伴头痛等颅内高压症状，可能与梗阻性脑积水有关。影像学表现为单发性肿块，边界清楚，呈较为典型的可塑性生长，即"溶蜡征"改变，无瘤周水肿，幕上脑室对称性扩大；T_1WI 呈稍低信号，T_2WI 呈稍高信号，可见多发小囊变区，增强扫描呈明显不均匀强化，可首先考虑室管膜瘤。

第四脑室常见肿瘤包括室管膜瘤、髓母细胞瘤、脉络膜丛乳头状瘤及脑膜瘤等。其中室管膜瘤是起源于脑室系统室管膜细胞及其下的胶质上皮细胞的肿瘤，约占颅内肿瘤的 5%，占神经上皮性肿瘤的 10%。儿童及青年期较常见，颅内好发部位依次是第四脑室、侧脑室、第三脑室和导水管，脑实质以顶、颞、枕叶交界区常见，第四脑室区肿瘤常通过中央孔向小脑延髓池发展，或向侧孔生长，呈塑形样性生长，即"溶蜡征"。在 MRI 上，平扫 T_1WI 肿瘤常呈分叶状，边界清楚，实质部分为等信号而囊性部分为低信号。第四脑室室管膜瘤起于第四脑室顶或底，周围或一侧有脑脊液围绕，又称残留脑脊液袋。发生于脑室系统时一般不伴有瘤周水肿，平扫 T_2WI 肿瘤以高信号为主，可有不均匀信号，主要与瘤体内囊变、血管流空等有关，增强扫描后肿瘤常为不均匀强化。

【鉴别诊断】

（1）脉络丛乳头状瘤：多见于 10 岁以内儿童，常伴交通性脑积水，症状出现较早。肿瘤多位于第四脑室内的正中孔处或经侧孔突至桥小脑角区，部分进入枕骨大孔区，与脉络丛关系密切，约 25% 合并点片状钙化。肿瘤呈分叶状或菜花状，边缘为颗粒样或凹凸不平，内部可见颗粒状弱强化或无强化区是其特征性表现。

（2）髓母细胞瘤：发病年龄多在 20 岁以内，多起源于第四脑室顶部及小脑蚓部，边界不清，以实性为主，肿瘤上方或前方可见新月形脑脊液残留，在 T_1WI 为低信号，T_2WI 为等高信号，呈明显较均匀性强化，边缘可见多个小囊变区。髓母细胞瘤恶性程度高，病程短，发展快，易经脑脊液播散。

（3）脑室内脑膜瘤：好发于中年女性，多见于侧脑室三角区，较少见于第四脑室的脑膜。肿块以实性为主，多呈不规则分叶状，边界相对光滑、清晰，T_1WI 多呈等、低信号，T_2WI 多呈等、稍高信号，DWI 呈高信号，囊变少见，强化较均匀。

（王志强 龚良庚）

010　脉络丛乳头状瘤

病历摘要

【临床资料】

患者女性，35岁。1个月前无明显诱因出现视物模糊，视力下降，当时未引起重视。近1周以来，患者自感症状明显加重，视物明显模糊并出现视物重影及步态不稳，下楼梯踩空及摔倒。

【影像资料】

入院行颅脑 MRI 平扫＋增强扫描检查，详见图 10。

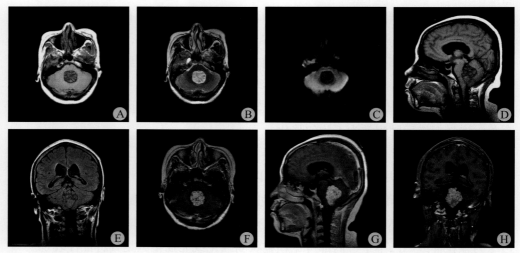

A～C：MRI平扫轴位示第四脑室内实质性肿块，与脑脊液分界清楚，呈菜花状，呈等稍长 T_1、稍长 T_2 信号，DWI低信号；D、E：矢状位、冠状位示邻近脑干、双侧小脑半球受压推移，幕上脑室系统扩张、积水；

F～H：增强扫描示病灶呈明显强化，内见细小颗粒状、桑葚状弱强化区。

图 10　颅脑 MRI 平扫＋增强扫描

【手术及病理】

取枕部正中切口，先行颅内减压，于小脑下裂水平切开小脑扁桃体，向内分离见第四脑室，探查见肿瘤，血供丰富，质软，肿瘤与脑干边界清晰，约 4 cm×3 cm 大小，予以肿瘤全切。

病理诊断：脉络丛乳头状瘤（肿瘤组织呈分支纤维血管叶状排列）。

病例分析

【诊断思路】

本例患者为中年女性，肿瘤位于第四脑室内，影像学表现为单发实性肿块，边界清楚，表面呈菜花、乳头状，呈明显较均匀强化。DWI 信号不高，提示肿瘤细胞排列不致密而且肿瘤细胞的核浆比不高。此区域肿瘤多在脉络膜丛乳头状瘤和髓母细胞瘤之间鉴别，后者一般 DWI 信号较高，因此诊断为脉络膜丛乳头状瘤的可能性更大。

脉络丛乳头状瘤（choroid plexus papilloma，CPP）是相对罕见的良性肿瘤，85% 发生于 10 岁以下儿童，成人仅占 0.5%，主要起源于脑室内脉络丛上皮细胞，好发于侧脑室、第四脑室、桥小脑角区和第三脑室。CPP 的主要临床症状多由颅内高压引起，表现为头晕、头痛、恶心、呕吐等，易合并脑积水。CPP 肉眼观呈灰白、灰红色，质软或稍韧，呈乳头状，镜下典型特点是其乳头状结构由单层或柱状上皮细胞围绕在纤细的毛细血管组织周围构成。

CPP 的 CT 表现为脑室内分叶状等密度或高密度影，25% 可合并钙化；MRI 表现主要为桑葚状、分叶状、菜花状肿块，边缘呈结节状或乳头状，瘤体 T_1WI 以等或稍低信号为主，部分内见囊状、条状更低信号，部分见点状高信号，T_2WI 为以高或稍高信号为主的混杂信号，主要是由瘤体的病理结构及合并钙化、囊变导致，T_2FLAIR 呈稍高/高信号，DWI 呈低或稍低信号，增强扫描示明显强化，呈"棉花团"样强化，瘤体内见桑葚状、细小颗粒状不均匀强化区。总结：第四脑室内浅分叶状肿块，内见桑葚状、细小颗粒状不均匀强化区，是典型的脉络丛乳头状瘤影像表现。

【鉴别诊断】

（1）室管膜瘤：脑室内室管膜瘤有膨胀性、溶蜡样生长的特性，且常可浸润邻近脑实质，囊变较多见，出血少见，增强扫描呈明显不均匀性强化。

（2）脑室内脑膜瘤：好发于中年女性，信号均匀，轮廓光滑、规则，脑积水多不显著且症状出现较晚，增强扫描呈明显均匀性强化。

（3）髓母细胞瘤：好发于儿童，多起源于小脑上蚓部，CT 多呈类圆形稍高密度肿块，MRI 表现为 T_1WI 低信号、T_2WI 稍高信号、DWI 高信号（细胞致密所致），常合并小囊变，钙化少见，常呈中等不均匀强化，第四脑室常受压前移，呈弧线样改变，早期可出现脑脊液播散。

（王志强　龚良庚）

23

011　中枢神经细胞瘤

病历摘要

【临床资料】

患者男性，27 岁。无明显诱因出现右侧枕部头晕、头痛半个月，伴恶心、呕吐感。

【影像资料】

入院行颅脑 MRI 平扫＋增强扫描检查，详见图 11。

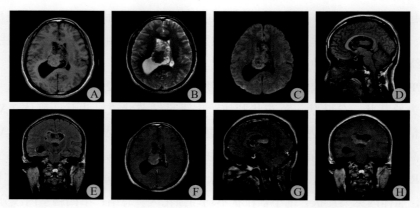

A ～ E：MRI 平扫示侧脑室 Monro 孔区不规则形肿块，边界清楚，信号明显不均匀，实性部分呈等 T_1、等 T_2 信号，囊性部分呈长 T_1、长 T_2 信号，内见分隔，呈"蜂窝状"改变，向右侧侧脑室内生长，右侧侧脑室扩大、积水，DWI 呈不均匀花斑状高信号，囊变区呈低信号；F ～ H：增强扫描肿块实性部分呈中度不均匀性强化，囊性部分无强化。

图 11　颅脑 MRI 平扫＋增强扫描

【手术及病理】

取右侧额颞瓣（"L"形）开颅，切开胼胝体进入脑室，见肿瘤组织，质软，血供极其丰富，游离肿瘤边缘后分块逐步将肿瘤组织全切。镜下见肿瘤组织由大小一致的圆形细胞构成，核呈圆或卵圆形，细胞间见小神经纤维岛，局灶钙化。免疫组化：瘤细胞 GFAP 灶（＋）、NeuN（＋）、Syn（＋）、S-100（＋）、EMA（－）、IDH1（－）、P53（－）、Ki-67 约 2%（＋）。

病理诊断： 中枢神经细胞瘤（central neurocytoma，CNC）。

笔记

病例分析

【诊断思路】

该患者为青年，影像学表现为侧脑室内肿瘤性病变，位于侧脑室 Monro 孔附近。肿瘤以囊实性混杂信号为主，病灶形态不规则，略呈分叶状，界限清楚，其中实性部分在 T_1WI 上呈等、略低信号，T_2WI 上呈等、略高信号，增强扫描后实性部分呈中度强化，囊性部分为多发大小不等囊性信号，多呈小泡状囊变。肿瘤位于脑室上部，DWI 呈不均匀性高信号，是 CNC 的特征性改变，因此诊断明确。

CNC 为少见的中枢神经系统肿瘤（WHO 分类 Ⅱ 级），起源于脑室旁残余的胚胎性基质，由残存原始神经上皮细胞构成，占原发性中枢神经系统肿瘤的 0.25% ～ 0.5%，侧脑室为好发部位。肿瘤由分化较好的小圆形细胞构成。好发于中青年，男女发病无明显差异。患者早期无明显症状，后期因瘤体增大继发颅内压增高症状就诊，瘤体生长缓慢，预后较好。CNC 的影像学表现较有特点，主要见于侧脑室前部，以宽基底与透明隔相连，并向侧脑室生长，肿瘤巨大时可突入第三脑室或对侧侧脑室。大多数 CNC 的 T_1WI 呈不均匀等或稍低信号，T_2WI 呈不均匀等、稍高或混杂信号，增强扫描有轻至中度强化，DWI 上实性部分呈高或稍高信号，囊性、坏死部分为低信号。瘤内信号不均匀，囊变很少发生于肿瘤的中心而好发于肿瘤的周边，常表现"皂泡样"征象。肿瘤内的出血及血管流空影像具有特征性，有助于与其他脑室内肿瘤的鉴别诊断。

【鉴别诊断】

（1）室管膜下巨细胞型星形细胞瘤：多见于结节性硬化青少年患者，同时还多伴有多发室管膜下易钙化结节、多发皮质及皮质下错构瘤样结节，增强扫描后这些结节多无强化。

（2）室管膜瘤：好发于侧脑室三角区，在脑室内者呈"溶蜡样"生长，边缘不光整，常可浸润邻近脑实质而瘤周出现明显水肿，增强扫描呈显著不均匀强化。

（3）脉络丛乳头状瘤：好发于侧脑室三角区，脑积水症状显著且出现较早。肿瘤多呈分叶状，增强扫描呈明显强化且与脉络丛相连续。

（4）侧脑室内脑膜瘤：好发于中年女性，多见于侧脑室三角区，囊变少见。与中枢神经细胞瘤较易混淆，脑膜瘤的特点是平扫信号相对均匀，增强扫描强化较均匀。

（王志强　龚良庚）

012 髓母细胞瘤

病历摘要

【临床资料】

患者女性，15岁。无明显诱因出现步态不稳伴头痛、呕吐半月余，无四肢抽搐，无发热寒战。

【影像资料】

入院后行颅脑MRI平扫＋增强扫描及波谱成像检查，详见图12。

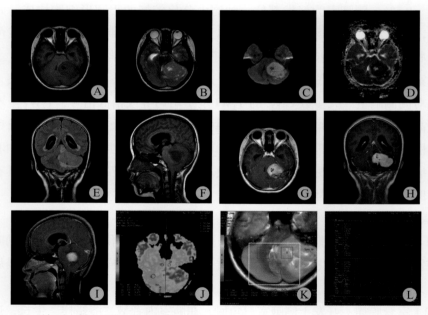

A～F：MRI平扫示左侧小脑半球球形肿块，实性成分为主，呈稍长 T_1、稍长 T_2 信号，DWI呈高信号，ADC图示扩散受限，中央少许片状长 T_2 信号，瘤周见片状水肿，第四脑室受压变窄，幕上脑室对称性明显扩大，可见"头戴帽、脚穿靴"征象，小脑扁桃体向下疝入枕骨大孔约10 mm；G～I：MRI增强扫描示病灶呈多结节状、明显、持续、不均匀强化，中央囊变区无强化，瘤周水肿无强化；J：颅脑ASL示病灶为低灌注；K、L：波谱成像示肿块NAA峰明显降低，Cho明显升高，NAA/Cho比值下降，Cho/NAA比值升高。

图12 颅脑MRI平扫＋增强扫描及波谱成像

【手术及病理】

骨窗开颅，放射状剪开硬脑膜，切开部分小脑扁桃体探查见肿瘤，约6 cm×5 cm大小，血运丰富，肿瘤无包膜，质地中等，向上挤压横窦，在显微镜下将肿瘤全切。镜下见细胞排列紧密，核大胞质少；纤维组织增生明显，可见漩涡状及岛状结构。免疫组化示瘤细胞 Vim 部分（＋）、S-100 灶（＋）、Syn（＋）、GFAP 少许（＋）、P53 个别（＋）、CK（－）、CgA（－）、NF（－）、NeuN（－）、CD99（－）、WT-1（－）、LCA（－）、Ki-67 约 60%（＋）。

病理诊断：（小脑肿瘤）促纤维增生性 / 结节型髓母细胞瘤。

病例分析

【诊断思路】

该病例为青少年，肿瘤位于小脑半球，以实性成分为主，边界清楚，伴瘤周水肿及幕上梗阻性脑积水，MRI 平扫呈稍长 T_1、稍长 T_2 信号，DWI 呈高信号，增强扫描后肿块呈不均匀明显强化（中央囊变坏死区无强化），MRS 提示 NAA 波峰显著降低，ASL 呈低灌注，考虑髓母细胞瘤。

髓母细胞瘤（medulloblastoma）是一种高度恶性的原始神经外胚层肿瘤，WHO 分类Ⅳ级，在组织学上有两种分型，分别是经典型与促纤维增生型，后者较为多见。发病年龄多在 20 岁以内，其中 75% 在 15 岁以内，青少年男性多见，约 75% 以上的肿瘤位于小脑上蚓部，可引起第四脑室受压移位及幕上梗阻性脑积水。临床上，患者多出现小脑损害，主要表现为肢体和眼肌的共济失调，以及头痛、呕吐、视盘水肿等颅内压增高的征象。在影像学上，CT 平扫肿瘤大多数为略高密度，少数为等密度，囊变、钙化、出血少见。在 MRI 上肿瘤 T_1WI 呈低信号，T_2WI 呈等或高信号，DWI 呈高信号，ADC 为低信号。增强扫描示肿瘤实性部分显著强化，周围常见水肿信号。该肿瘤具有侵袭性，易发生脑脊液播散，并广泛种植于脑室系统、蛛网膜下腔和椎管内。

【鉴别诊断】

（1）毛细胞型星形细胞瘤：小脑半球的星形细胞瘤见于皮层下，多为囊性，囊壁可伴或不伴壁结节，增强扫描呈花环状或不规则强化，强化程度不及髓母细胞瘤。囊性星形细胞瘤以"大囊小结节"为特点，壁结节可见较明显强化。

（2）室管膜瘤：第四脑室内最多见，常伴有交通性脑积水，瘤周可见脑脊液呈环形线状包绕，常见钙化。

（3）血管母细胞瘤：典型者呈大囊小结节型，壁结节内及瘤周可见流空血管影，增强扫描示壁结节明显强化。

（孙小余　姜建松）

27

013 听神经鞘瘤 1

📋 病历摘要

【临床资料】

患者女性，52 岁。右侧耳鸣伴听力下降 10 余年，阵发头痛、恶心、呕吐 1 周入院。

【影像资料】

入院后行颅脑 CT 及 MRI 平扫＋增强扫描检查，详见图 13。

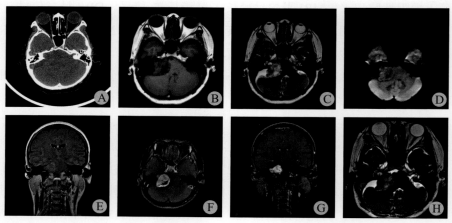

A：CT 平扫示右侧内听道扩大伴局部软组织密度团块影；B～E：MRI 平扫示右侧桥小脑角区不规则形占位性病变，伸入右侧内听道，右侧内听道扩大，肿块边界清晰，约 2.6 cm×3.6 cm 大小，呈稍长 T_1、稍长 T_2 为主的混杂信号，内见斑片状长 T_2 信号囊变区，DWI 呈等稍低信号，T_2FLAIR 示肿块呈不均匀稍高信号，第四脑室及脑干、右侧小脑半球受压移位；F、G：MRI 增强扫描示右侧桥小脑角区肿块呈不均匀明显强化，瘤内囊变区无强化，同侧听神经增粗并见强化；H：三叉神经水成像示右侧面听神经内听道段显示不清，见软组织成分延伸入内听道。

图 13 颅脑 CT 及 MRI 平扫＋增强扫描

【手术及病理】

探查见肿瘤组织位于右侧桥小脑角池，肿瘤部分黄染，质地偏软，血供丰富，分块切除肿瘤。切开内听道表面硬膜，减压切除内听道内肿瘤，暴露并保护好面神经，完好保护三叉、外展神经，电生理监测下给予 0.2 mA 刺激提示面神经功能较好。镜下见肿瘤由疏区和密区组成，密区细胞呈栅栏状排列，疏区细胞呈星芒状。

病理诊断：（右侧桥小脑角）神经鞘瘤。

病例分析

【诊断思路】

该病例为中老年女性，临床表现为单侧耳鸣伴听力下降、耳聋，影像学检查发现右侧桥小脑角区囊实性占位，表现为典型的"圆筒冰激凌"样，伴有同侧内听道喇叭口样扩大、同侧听神经增粗并强化，增强扫描示肿瘤实性部分明显强化，囊性部分未见强化。综上所述，可诊断为听神经鞘瘤。

听神经鞘瘤多起源于听神经鞘膜的 Schwann 细胞，是桥小脑角区最常见的良性肿瘤，约占桥小脑角肿瘤的 80%，多见于成年人。临床上以单侧耳鸣并伴有进行性听力减退、耳聋为首发症状，后期表现为桥小脑角综合征，即病侧听神经、面神经和三叉神经受损以及小脑损害症状。听神经鞘瘤呈圆形或椭圆形，有完整包膜，早期常位于内听道内，后期长入桥小脑角池内，呈典型的"圆筒冰激凌"样，可伴内听道扩大。多数为单侧发病，少数为双侧，后者常见于神经纤维瘤病Ⅱ型，可合并脑膜瘤等，是一种常染色体显性遗传疾病。肿瘤多以内听道为中心生长，大部分内听道被侵蚀并呈喇叭口样扩大（大于 8 mm）；边界清楚，瘤周无或有轻度水肿，肿瘤较大时可有占位效应，引起梗阻性脑积水。影像学上，CT 平扫常呈等密度，MRI 表现为 T_1WI 呈等或稍低信号，T_2WI 呈高信号，信号多不均匀，内部囊变区呈更长 T_1、更长 T_2 信号。多数听神经鞘瘤增强扫描呈明显不均匀强化，伴同侧听神经增粗并明显强化。

【鉴别诊断】

（1）脑膜瘤：不累及内听道，囊变少见，好发于中年女性，宽基底，可见"皮质扣压征"，邻近颅骨多有骨质增生硬化，内部可见沙砾样钙化或流空血管的低信号影，增强扫描多呈明显均匀强化。

（2）胆脂瘤（表皮样囊肿）：有"钻缝生长"的特性，CT 平扫多为低密度，T_2WI 及 T_2 FLAIR 上病灶内见絮状稍高信号影，DWI 呈明显高信号，增强扫描多无强化。

（3）三叉神经瘤：首发的临床表现多为三叉神经痛、面部麻木、咀嚼肌萎缩等。典型肿瘤跨颅中、后窝生长呈"哑铃状"，长轴与三叉神经走行一致。影像学检查可见岩骨尖骨质吸收或破坏，内听道无改变。

（孙小余　姜建松）

014　三叉神经鞘瘤

病历摘要

【临床资料】

患者男性，21岁。左侧面部疼痛不适20余天，伴左耳听力下降、耳鸣等，无头痛、呕吐，无肢体抽搐，无饮水呛咳。

【影像资料】

入院后行颅脑CT及MRI平扫＋增强扫描检查，详见图14。

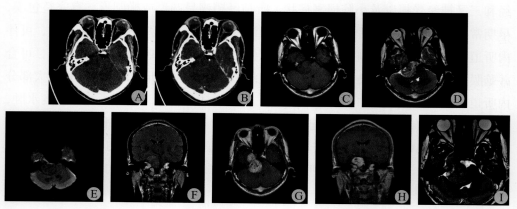

A：CT平扫示右侧跨颅中窝及颅后窝紧贴颅底哑铃状肿块，等稍高密度占位，与邻近脑干和小脑分界欠清；
B：CTA示肿块呈轻度欠均匀强化；C～F：MRI平扫示右侧跨颅中窝及颅后窝、紧贴颅底的哑铃状肿块，
　　信号不均，以稍长T_1、稍长T_2信号为主，内见小斑片状长T_2信号囊变区，DWI呈稍低信号，界清，
　约5.4 cm×3.8 cm×3.1 cm大小，脑干及右侧颞叶呈受压推挤改变，右侧Meckel腔显示不清。T_2FLAIR示肿块
　呈不均匀稍高信号；G、H：MRI增强扫描示右侧跨颅中窝及颅后窝的肿块呈不均匀明显强化，瘤内囊变区无
　强化；I：三叉神经水成像示右侧三叉神经未见明确显示，走行区可见一跨颅中窝及颅后窝的哑铃状肿块。

图14　颅脑CT及MRI平扫＋增强扫描

【手术及病理】

翻起海绵窦外侧壁后暴露海绵窦内肿瘤，见肿瘤将三叉神经第二支推向肿瘤表面，将第三支推向肿瘤外侧。彻底切除海绵窦内肿瘤后，用明胶海绵填塞止血。再剪开颞底硬膜，并剪开kawase三角处硬膜，暴露颅后窝肿瘤，显微镜下全切肿瘤。镜下见肿瘤由疏区和密区组成，密区细胞呈栅栏状排列，疏区细胞呈星芒状。

病理诊断：（右侧跨颅中窝及颅后窝三叉神经走行区）神经鞘瘤。

病例分析

【诊断思路】

该病例为青年男性，影像学检查发现右侧跨颅中窝及颅后窝、紧贴颅底生长的囊实性占位，呈"哑铃状"，肿瘤边界清楚，瘤周无水肿，增强扫描呈不均匀明显强化。三叉神经水成像右侧三叉神经未见明确显示，被肿块占据，提示三叉神经来源的神经鞘瘤。三叉神经根部增粗与瘤体相连续是诊断三叉神经鞘瘤的可靠征象。

三叉神经鞘瘤为颅内第二常见的脑神经肿瘤，多见于 20 ～ 50 岁人群，好发于青壮年，男性略多。临床常以三叉神经麻痹或三叉神经痛为首发症状，三叉神经鞘瘤多数为良性，极少发生恶变。影像学表现为桥小脑角区前部或跨颅中窝及颅后窝的囊实性占位，典型者肿块呈"哑铃状"，与三叉神经走行方向一致。肿块边界清楚，T_1WI 呈低或等信号，T_2WI 呈高信号，瘤内容易出现囊变、坏死，囊变区呈更长 T_1、更长 T_2 信号，增强扫描实质部分明显强化。三叉神经鞘瘤常伴有岩骨的骨质吸收，周围脑组织多无水肿及钙化，瘤体较大时可压迫邻近脑组织，引起静脉回流障碍性水肿，瘤体较小时，容易发生漏诊。

【鉴别诊断】

（1）听神经瘤：好发于中年人的桥小脑角区类圆形占位，内听道呈喇叭口样扩大，信号多不均匀，增强扫描呈明显不均匀强化，且同侧听神经增粗强化呈蒂样。影像学表现同三叉神经瘤无法鉴别，而听神经增粗与肿瘤连续、内听道的扩大是鉴别的关键。

（2）脑膜瘤：好发于中年女性，宽基底，可见"皮质扣压征"，邻近颅骨多有骨质增生硬化，内部可见沙砾样钙化或流空血管的低信号，增强扫描多呈明显均匀强化，伴"脑膜尾征"。

（3）胆脂瘤：多为囊性，有钻缝样生长特性，在 T_2WI 及 T_2FLAIR 上病灶内可见絮状稍高信号影，DWI 呈高亮信号，增强扫描多无强化。

（孙小余　姜建松）

015 脑膜瘤

病历摘要

【临床资料】

患者女性，63岁。半个月前无明显诱因出现左侧肢体无力感，端碗及步态不稳，伴左足麻木感，无头痛、恶心、呕吐等。

【影像资料】

入院后行颅脑 MRI 平扫＋增强扫描检查，详见图 15。

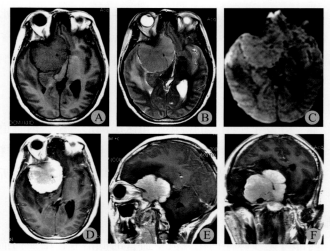

A～C：MRI 平扫示右侧颅前窝底巨大类圆形肿块，边界清楚，为 6.9 cm×5.6 cm×6.8 cm 大小，呈等 T_1、稍长 T_2 信号，DWI 呈稍高信号，肿块内见流空信号，周边见脑脊液信号环绕，邻近脑皮质受压，见"皮质扣压征"，右侧侧脑室受压，中线结构向左侧移位，病灶周围见水肿；D～F：MRI 增强扫描示肿块呈"快速、明显、持续、均匀"强化，宽基底附着于右侧额底部，邻近硬脑膜增厚、线状强化呈"脑膜尾征"，瘤周水肿未见强化。

图 15　颅脑 MRI 平扫＋增强扫描

【手术及病理】

弧形剪开右侧前颅底硬膜后见脑表面肿瘤组织，一引流静脉跨在肿瘤上方，电凝处理肿瘤基底，后沿肿瘤边缘水肿带电凝分离肿瘤组织，发现肿瘤边缘界限清楚，血供丰富，游离肿瘤边缘后分块逐步将膜内肿瘤组织全切，同时将基底处硬膜切除。镜下见瘤细胞部分呈合体样片状排列，部分呈成纤维细胞样的梭形细胞平行或束状交叉排列在富于胶原和网状纤维的基质内。

病理诊断：（合体细胞型）脑膜瘤。

病例分析

【诊断思路】

该病例为中老年女性，肿瘤位于右侧颅前窝底，广基底与颅骨和硬脑膜相贴，信号均匀，与脑灰质相似，可见"脑脊液环绕征""皮质扣压征"，提示肿瘤属于脑外来源。增强扫描示肿块呈"快速、持续、明显、均匀"强化，伴"脑膜尾征"，考虑脑膜瘤。

脑膜瘤是中枢神经系统最常见的脑膜起源肿瘤，占原发颅内肿瘤的 15% ～ 20%，多见于 40 ～ 60 岁中老年女性，起源于蛛网膜粒帽细胞，好发部位为矢状窦旁、大脑镰旁、大脑凸面、蝶骨嵴、小脑幕、桥小脑角池等。组织学上，肿瘤有包膜，多为结节状或颗粒状，质坚韧，可有钙化或骨化，罕有囊变坏死和出血。临床上，患者症状常出现较晚且程度较轻，最常见症状为颅内压增高。影像学上，CT 表现多呈椭圆形，与颅骨宽基底相贴，邻近骨质可有增生或破坏。肿瘤为等或高密度，瘤内可见沙砾样钙化，坏死、囊变少见。MRI 示肿瘤内部信号不均匀，常表现为颗粒状、斑点状，有时呈轮辐状，这些与瘤内血管、钙化、囊变、砂粒体和瘤内纤维分隔有关。T_1WI 呈等或稍低信号，T_2WI 可呈高信号、等信号或低信号，DWI 多呈均匀稍高至高信号，砂粒体型则呈 DWI 低信号，可见"脑脊液环绕征""皮质扣压征"。增强扫描呈显著均匀强化，并可见"脑膜尾征"。部分患者（神经纤维瘤病Ⅱ型）可以表现为多发脑膜瘤，影像学表现与单发脑膜瘤相似。

【鉴别诊断】

（1）胶质瘤：靠近脑表面的囊变胶质瘤需与囊变的不典型脑膜瘤鉴别。恶性胶质瘤中心不规则坏死、囊变显著，且恶性胶质瘤常浸润性生长，指状水肿更多见。而囊变脑膜瘤的"脑膜尾征""白质塌陷征""宽基底征"较胶质瘤更常见。

（2）原发中枢神经系统淋巴瘤：当肿瘤浸润脑膜出现"脑膜尾征"时需与脑膜瘤鉴别。原发中枢神经系统淋巴瘤属脑内占位性病变，无脑外肿瘤征象，增强扫描呈明显均匀的棉花团状或呈"脐凹征""缺口征"等。

（孙小余　姜建松）

016　孤立性纤维肿瘤／血管周细胞瘤

病历摘要

【临床资料】

患者男性，57岁。头晕、头痛2年余，于当地医院查颅脑CT提示颅内占位性病变。

【影像资料】

入院后行MRI平扫＋增强扫描检查，详见图16。

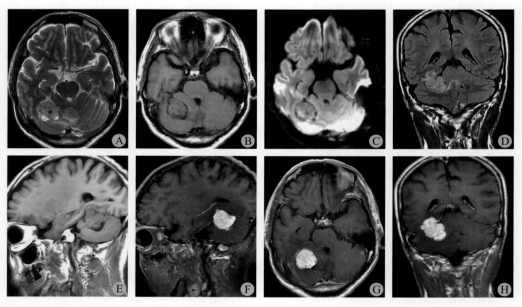

A～E：MRI平扫示右侧小脑幕下一团块状信号影，呈等 T_1、稍长 T_2 信号，DWI呈等信号，T_2FLAIR呈稍高信号，与天幕关系密切，跨天幕上下生长，肿块周围见线状长 T_1、长 T_2 脑脊液信号及血管流空影，邻近右侧小脑半球受压；F～H：增强扫描示右侧小脑幕占位呈明显强化，欠均匀，呈分叶状，轴位见"伪足征"，矢状位和冠状位见"脑膜尾征"。

图16　MRI平扫＋增强扫描

【手术及病理】

肿瘤质地中等，血供丰富，天幕硬膜已被肿瘤侵蚀突破，向幕上突出，显微镜

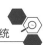

下全切肿瘤。镜下见肿瘤组织呈束状、编织状排列，细胞排列密集，细胞呈梭形，其间可见薄壁血管。免疫组化：瘤细胞 STAT-6（＋）、CD34（＋）、PR 部分（＋）、CD99（＋）、Bcl2（＋）、CK（－）、S-100（－）、EMA（－）、GFAP（－）、SOX10（－）、Ki-67 约 5%（＋）。

病理诊断：孤立性纤维性肿瘤（solitary fibrous tumor，SFT）。

病例分析

【诊断思路】

本例患者肿块位于右侧小脑幕下，跨天幕上下生长，右侧小脑半球受压，瘤周见迂曲血管，肿块呈等 T_1、稍长 T_2 信号，增强扫描呈明显强化，分叶状，见"伪足征""脑膜尾征"，符合孤立性纤维瘤 / 血管周细胞瘤。

孤立性纤维性肿瘤与血管周细胞瘤（hemangiopericytoma，HPC）均为中枢神经系统少见的间叶组织来源的肿瘤，由于两者具有相似的组织学特征及免疫表型，2016 年 WHO 中枢神经系统肿瘤分类将两者合并为同一类肿瘤（SFT/HPC）。SFT/HPC 具有恶性或潜在恶性倾向，有一定侵袭性，术后易复发，可以跨颅骨、大脑镰、天幕生长，血供丰富。其好发部位及密度、信号与脑膜瘤相似，不同的是约有 1/3 的肿瘤与脑膜窄基底连接，且肿块多表现为不规则或分叶状，可侵蚀邻近颅骨骨质而不表现为骨质硬化，T_1WI 呈等或稍低信号，T_2WI 呈低信号中混杂等或稍高信号（"阴阳征"），可见多发迂曲流空血管，瘤周水肿较明显，瘤内伴囊变、坏死，增强扫描可见实质部分明显强化，边缘出现"蘑菇征"或"伪足征"。

【鉴别诊断】

（1）脑膜瘤：是颅内常见肿瘤，与脑膜宽基底连接，信号与脑灰质接近，边界清楚，邻近骨质常常增生硬化，而 SFT/HPC 常表现为骨质侵蚀。脑组织呈受压改变，少有脑水肿。肿瘤内流空信号可见，但不如 SFT/HPC 明显而多见。

（2）脑膜转移瘤：表现为脑膜局限性、结节状增厚，增强扫描呈条块状明显强化，邻近颅骨常受累。结合年龄及原发肿瘤病史有助于诊断。

（姚彬　袁爱梅）

017 血管母细胞瘤

病历摘要

【临床资料】

患者女性，67 岁。头晕 3 年余，加重伴记忆力下降 2 月余。

【影像资料】

入院后行 MR 平扫＋增强扫描检查，详见图 17。

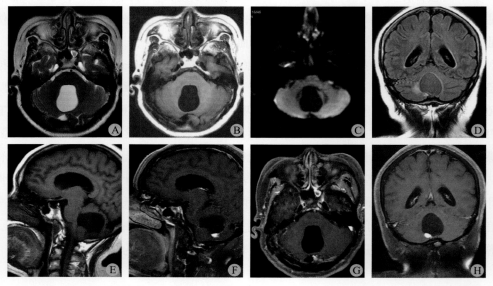

A～E：MRI 平扫示小脑中线区一囊性占位，呈长 T_1、长 T_2 信号，边界清晰，冠状位 T_2 FLAIR 示右下囊壁结节状增厚，囊壁周围见轻度水肿，右侧缘稍明显；F～H：增强扫描示囊腔及囊壁未见强化，右下壁结节明显强化。

图 17 MR 平扫＋增强扫描

【手术及病理】

肿瘤血供丰富，肿瘤为血管性质，下方见囊肿，予以肿瘤全切。镜下见增生的毛细血管周围见泡沫样间质细胞。免疫组化：瘤细胞 NSE（＋）、S-100 部分（＋）、CK（－）、EMA（－）、GFAP（－）、Ki-67 约 5%（＋）；血管内皮细胞 CD31（＋）、CD34（＋）。

病理诊断：血管母细胞瘤。

病例分析

【诊断思路】

本例患者为老年女性，小脑肿瘤表现为单囊伴壁结节，壁结节明显强化，瘤周水肿轻微，是血管母细胞瘤的典型表现。

小脑的囊性占位包括毛细胞型星形细胞瘤、血管母细胞瘤、囊性转移瘤、蛛网膜囊肿等。血管母细胞瘤来源于血管内皮细胞，是一种高度血管分化的良性肿瘤，属于脑内肿瘤，好发于成年人，90% 位于小脑半球，幕上罕见，2/3 为散发病例，也可以作为希佩尔 – 林道综合征（Von Hippel-Lindau syndrome，VHL）的一部分出现，VHL 为罕见的常染色体显性遗传性疾病，以视网膜血管瘤、中枢神经系统血管母细胞瘤、腹部实质脏器内的囊肿和肿瘤为特征。根据是否有囊腔可将小脑血管母细胞瘤分为三种类型：囊伴壁结节型、单纯囊型、实质肿块型，其中囊伴壁结节型最多见，MRI 特点是大囊小结节，壁结节小，附于一侧囊壁，囊液与脑脊液信号相似，壁结节呈 T_1WI 等、T_2WI 稍高信号，瘤周无水肿或轻度水肿，壁结节及瘤周可见血管流空影，增强扫描示壁结节明显强化，囊壁不强化。单纯囊型及实质肿块型少见，单纯囊型需要与小脑蛛网膜囊肿鉴别，实质肿块型尤其是发生在幕上时需要与脑膜瘤及 SFT/HPC 鉴别。

【鉴别诊断】

（1）毛细胞型星形细胞瘤：多见于儿童、青少年，常发生于小脑半球，少数位于蚓部，生长缓慢，多呈囊性伴壁结节改变，囊可为单囊或呈多房状，增强扫描示囊壁轻中度强化，壁结节和肿瘤实体明显强化。毛细胞型星形细胞瘤的明显强化，不代表肿瘤为恶性和血—脑脊液屏障被破坏，而与肿瘤血管的自身特点——血管为有孔毛细血管有关。

（2）囊性转移瘤：多见于老年人，有原发肿瘤病史，实质部分 DWI 呈高信号，瘤周水肿较明显，囊壁厚薄不均且有强化。

（姚彬　袁爱梅）

018 嗅神经母细胞瘤

病历摘要

【临床资料】

患者男性，53 岁。右眼球外突 2 月余，伴右鼻塞、嗅觉丧失 1 月余。

【影像资料】

入院后行 MRI 平扫＋增强扫描检查，详见图 18。

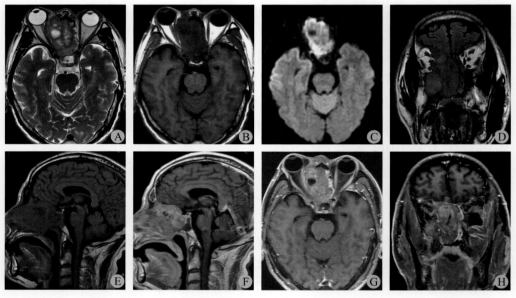

A ～ E：MRI 平扫示颅前窝底—右侧鼻腔鼻窦内见不规则形肿块，信号不均匀，T_1WI 呈等 / 低信号，T_2WI 呈等 / 稍高信号，DWI 呈边缘高信号，见多发囊变坏死区，颅前窝骨质破坏，肿瘤边界尚清；F ～ H：增强扫描示肿瘤呈不均匀明显强化，局部向右侧额叶底部蔓延。

图 18 MRI 平扫＋增强扫描

【手术及病理】

用等离子刀将右侧鼻腔肿瘤消融切除，见肿瘤累及鼻中隔后段，切除鼻中隔后段；开放左侧蝶窦及前后组筛窦；自后向前沿颅底斜坡向上切除右侧蝶窦、筛窦内肿瘤，见肿瘤侵犯颅前窝底、眶筋膜直至眶尖，颅前窝骨质破坏，局部硬脑膜受累，将颅前窝受累硬脑膜连同嗅神经、嗅球一并切除。镜下可见瘤细胞呈巢状、实性片状排列，细胞异型性明显，呈浸润性生长。免疫组化：瘤细胞 CK 部分（＋）、S-100 少许（＋）、NSE 部分（＋）、P53 约 80%（＋）、Vim（－）、GFAP（－）、GMB45（－）、NF（－）、Des（－）、EMA（－）、P63（－）、Ki-67 约 80%（＋）。

病理诊断： 小圆细胞恶性肿瘤，倾向嗅神经母细胞瘤。

📋 病例分析

【诊断思路】

本例患者为中年男性，颅前窝底—右侧鼻腔鼻窦内肿块信号不均匀，T_1WI 等 / 低信号，T_2WI 等 / 稍高信号，DWI 呈不均匀高信号，内见多发囊变坏死区，呈明显不均匀强化，伴颅前窝骨质破坏，符合嗅神经母细胞瘤表现。

嗅神经感觉上皮分布于鼻甲上方及鼻中隔上方 1/3 的嗅黏膜，经筛孔入颅，向上终止于嗅球的前端。嗅神经母细胞瘤为起源于嗅神经感觉上皮的低度恶性肿瘤，肿瘤的发病部位与嗅黏膜分布区一致，好发于鼻腔顶部及筛板区，也可异位起源于鼻腔中部、上颌窦、蝶窦及鼻咽区。任何年龄都可发生，高峰年龄为 11 ～ 20 岁和 50 ～ 60 岁，常见鼻塞、鼻出血、头痛、眼突、复视等症状。常表现为结节样不规则团块，因富含网状纤维而呈 T_1WI 低、T_2WI 等 / 稍高信号，呈浸润性生长，体积大时破坏邻近鼻腔、鼻窦、颅底、眼眶，瘤内坏死囊变多见，增强扫描可见不均匀明显强化。

【鉴别诊断】

（1）内翻性乳头状瘤：是常见的鼻腔鼻窦良性肿瘤，生长缓慢，具有侵袭性、复发性、可恶变的特点。体积较大时需要与嗅神经母细胞瘤鉴别，CT 显示局部骨质的增生硬化（也可以为骨质吸收）敏感，而 MRI 对肿块与黏膜的关系敏感，可见特征性的"脑回征"，增强扫描呈明显强化有助于诊断。

（2）颅底鼻腔沟通型脑膜瘤：嗅丝由硬脑膜及蛛网膜包裹，经筛孔延续至鼻腔顶部及鼻中隔，因而颅前窝底的颅—鼻沟通型脑膜瘤并不少见，尽管部位形态特殊，但其发病年龄、性别、影像学特点仍符合脑膜瘤。

（姚彬　袁爱梅）

019 松果体区生殖细胞瘤

📋 病历摘要

【临床资料】

患者男性，14岁。于10个月前开始出现头晕、头痛，疼痛呈阵发性，伴恶心、呕吐感，于当地医院查颅脑CT提示脑积水。入院后查血清 β-HCG 水平增高。

【影像资料】

行 MRI 平扫＋增强扫描检查，详见图19。

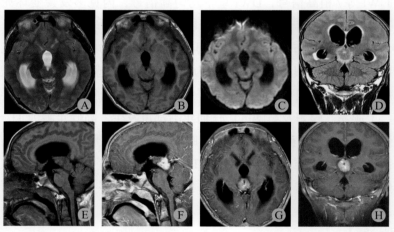

A～E：MRI 平扫示松果体区类椭圆形肿块，T_1WI 呈等信号，T_2WI 呈等信号，DWI 呈稍高信号，第三脑室及侧脑室扩张，周围见少许水肿，冠状位 T_2 FLAIR 呈高信号；F～H：增强扫描示松果体区肿块呈明显强化，强化欠均匀，中央见斑点状低信号区。

图19 MRI 平扫＋增强扫描

【手术及病理】

脑室镜探查，通过室间孔见第三脑室壁变薄，后部见灰褐色肿瘤，中脑导水管开口被肿瘤覆盖，取部分肿瘤标本。镜下见肿瘤细胞呈圆形，胞质丰富，核仁明显，片状排列，间质淋巴细胞浸润。免疫组化：瘤细胞 CK 部分弱（＋）、PLAP（＋）、SALL4（＋）、OCT4（＋）、CD117（＋）、Vim（－）、GFAP（－）、LCA（－）、Syn（－）、CgA（－）、CD56（－）、NSE（－）、Ki-67 约40%（＋）。

病理诊断：（松果体区）生殖细胞瘤。

病例分析

【诊断思路】

本例患者为男性儿童，因颅内高压症状而发现松果体区实性肿块，呈等 T_1、等 T_2 信号，周围见脑水肿，同时伴第三脑室及侧脑室积水，增强扫描示肿块明显强化，血清 β-人绒毛膜促性腺激素（β-HCG）升高，是松果体区生殖细胞瘤的典型表现。

颅内生殖细胞瘤起源于原始生殖细胞残余组织，是生殖细胞肿瘤中最常见的亚型，多见于儿童和青少年，好发于中线及近中线结构附近，如松果体区、鞍区、基底节区和丘脑，可多发，对放疗敏感。松果体区生殖细胞瘤以男性多见，表现为松果体区实性肿块，病变相对较小，边界清楚，第三脑室后壁受压或浸润，第三脑室前部扩张，脑水肿常见，肿块明显强化，增强扫描还可发现沿室管膜下扩散和脑脊液种植性播散的更多病灶，多数脑脊液和血清中的 β-HCG、甲胎蛋白和癌胚抗原升高，有助于鉴别诊断。

【鉴别诊断】

（1）松果体区畸胎瘤：20 岁以下的青年人占 70%，男性多于女性，常伴有脑积水，如果是恶性畸胎瘤同时会有性早熟等内分泌紊乱症状，与生殖细胞瘤有诸多相似之处。但是畸胎瘤含有三个胚层成分，信号混杂，囊变多见，半数以上可见脂肪、钙化和骨化。成熟畸胎瘤无强化，未成熟畸胎瘤和恶性畸胎瘤增强扫描有强化，畸胎瘤在 MRS 上可见高大的脂质 Lip 峰，恶性畸胎瘤 Cho 峰明显升高。

（2）松果体实质肿瘤：包括松果体细胞瘤、松果体母细胞瘤、松果体区乳头状瘤。松果体细胞瘤大多数发生于 30～60 岁人群，分化良好，肿瘤细胞类似于成熟的松果体细胞，直径小于 3 cm，圆形，边界清楚，等 T_1、长 T_2 信号，增强扫描示轻至中等强化。松果体区乳头状瘤于 2003 年首次被提出，目前认为其起源于松果体区连合下器的室管膜细胞，可发生于儿童和成年人，更常见于成年人。松果体母细胞瘤好发于儿童，生物学行为与小圆细胞肿瘤或原始神经外胚层肿瘤相似，生存期短，易发生脑脊液播散和全身转移。MRI 可见肿瘤较大，形态不规则，为边界清楚的实性肿块，瘤内易囊变、坏死和出血，信号混杂，DWI 呈高信号，增强扫描呈不均匀明显强化，常合并脑积水。

（姚彬　袁爱梅）

020 颅咽管瘤

病历摘要

【临床资料】

患儿男性，8岁。无明显诱因出现视物模糊，持续半月余，无恶心、呕吐、四肢抽搐等症状。

【影像资料】

入院行颅脑 CT 平扫及 MRI 平扫＋增强扫描检查，详见图20。

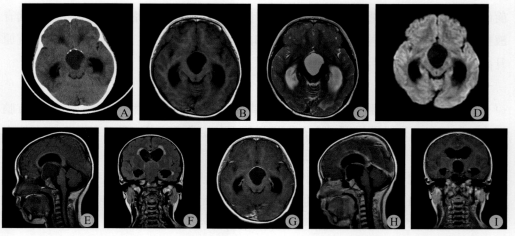

A：CT 平扫示鞍上区囊性占位，囊壁见蛋壳样钙化；B～D：MRI 平扫轴位示鞍上区肿块呈长 T_1、长 T_2 信号，DWI 呈低信号；E、F：MRI 平扫矢状位 T_1WI 及冠状位 T_2FLAIR 示肿块占据鞍上池及桥前池，向上突入第三脑室，双侧侧脑室扩张积水，侧脑室周围见片状 T_2FLAIR 高信号；G～I：MRI 增强扫描示囊壁明显强化，囊腔内无强化。

图 20 颅脑 CT 平扫及 MRI 平扫＋增强扫描

【手术及病理】

肿瘤部分钙化，肿瘤囊变，释放黄色囊液后，压力下降，肿瘤向第三脑室突入的包膜下陷，分离肿瘤囊性包膜，发现肿瘤从漏斗处长出，锐性分离垂体柄，切除钙化肿瘤。部分肿瘤囊壁包绕双侧小脑后动脉及动眼神经，无法分离。

病理诊断：颅咽管瘤。

病例分析

【诊断思路】

该病例为儿童，由于视物模糊就诊，发现肿瘤位于鞍上池、桥前池偏右侧，向第三脑室突入，室间孔受压，导致双侧侧脑室扩张积水，脑室压力升高导致侧脑室周围片状 T_2 FLAIR 高信号，肿块主体呈囊状，囊内液体信号与脑脊液接近，MRI 增强扫描可见囊壁呈明显线状强化。CT 表现为特征性的蛋壳样钙化，边界清楚。结合发病年龄、肿块部位及影像特点，考虑为颅咽管瘤。

颅咽管瘤是鞍区第二常见的肿瘤，来源于原始口腔外胚叶形成的颅咽管残余鳞状上皮细胞，肿瘤多为囊性，少数为实质性或囊实性结构，周围环绕纤维包膜，可为单囊或多囊结构。囊液内主要含有胆固醇结晶及蛋白成分，实质部分和囊壁常发生钙化。病理上有两种类型：成釉质细胞型和鳞状乳头型。发病年龄有两个高峰：5 ～ 10 岁（约 40%），多为成釉质细胞型；40 ～ 60 岁，多为鳞状乳头型。临床常见症状有双颞侧偏盲，视神经萎缩，内分泌紊乱综合征（如肥胖、嗜睡、尿崩症等），以及颅内高压症。颅咽管瘤多发生于鞍上及鞍内，部分仅累及鞍上，极少数可仅累及鞍内。在 MRI 上，T_2WI 绝大多数呈高信号；T_1WI 信号则因病变组成成分不同而有明显差异，如病变以囊性为主，囊液内含蛋白较少者呈低信号，囊液内含较多蛋白及胆固醇或正铁血红蛋白者则呈高信号，如病变以实性为主，T_1WI 一般呈等或稍低信号。增强扫描实性部分和囊壁可见明显强化，典型者呈环状、壳状强化，部分颅咽管瘤不强化。CT 上典型者囊壁出现蛋壳样钙化。

【鉴别诊断】

（1）囊性垂体瘤：垂体瘤源于鞍内，向鞍上生长；囊变的垂体瘤常反复出血，囊内出现液 – 液平面；可见"束腰征"或"海绵窦征"；增强扫描示囊壁强化。

（2）鞍区生殖细胞瘤：生殖细胞瘤好发于儿童及青少年，松果体区男性多见，鞍区女性多见。鞍区生殖细胞瘤形态多样，常累及整个鞍上池，突入第三脑室或长入鞍内，肿瘤易出血、囊变和坏死，实质部分呈稍长 T_1、稍长 T_2 信号，增强扫描示明显强化。肿瘤能沿脑脊液或室管膜播散，当鞍区与松果体区有多发病灶时，首先考虑生殖细胞瘤。

（陈荣 袁爱梅）

021　垂体腺瘤

病历摘要

【临床资料】

患者女性，59 岁。患系统性红斑狼疮多年，5 天前感冒后出现全身乏力，进行性加重，食欲缺乏，3 天前开始出现恶心、呕吐、头晕、全身不适。

【影像资料】

入院后行颅脑 CT 及 MRI 扫描，详见图 21。

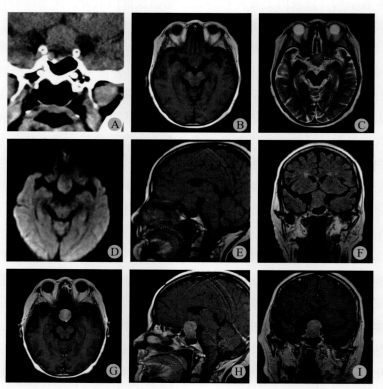

A：CT 平扫示鞍区不规则软组织占位，呈等密度；B ～ D：头颅 MRI 平扫轴位示鞍区卵圆形肿块，呈等 / 稍长 T_1、等 / 稍长 T_2 信号，DWI 呈等 / 稍高信号；E、F：MRI 矢状位 T_1WI 及冠状位 T_2FLAIR 示肿块由鞍内突破鞍膈向鞍上生长，呈 "束腰征"，鞍底下陷；G ～ I：MRI 增强扫描示鞍区肿块呈明显均匀强化，呈 "堆雪人征"，蝶鞍内未见正常垂体显示。

图 21　颅脑 CT 及 MRI 扫描

笔记

【手术及病理】

经鼻蝶入路，鞍区见白色质软肿瘤组织，血运一般，鞍膈被肿瘤组织侵蚀穿透，彻底切除肿瘤组织。

病理诊断： 垂体腺瘤。

病例分析

【诊断思路】

该例为中老年患者，因感冒头痛、头晕偶然发现鞍区肿瘤，肿块由鞍内突破鞍膈向鞍上生长，见"束腰征"，鞍底下陷，正常垂体形态未见显示，增强扫描呈较均匀明显强化，诊断提示垂体腺瘤，与其他鞍区常见肿瘤容易鉴别。

垂体腺瘤是鞍区最常见的肿瘤，当其直径＞ 1 cm 时称为垂体大腺瘤，多数为无功能性腺瘤，常被偶然发现，或因视力视野异常而被发现。发现时体积比较大，可边界清楚，也可呈浸润性生长，还可发生囊变、坏死和出血。根据肿瘤分泌激素的不同，垂体腺瘤可分为催乳素瘤、生长激素瘤、促肾上腺皮质激素瘤、促甲状腺激素瘤和促卵泡激素瘤。CT 表现为蝶鞍扩大，鞍区肿块呈等或稍高密度。MRI 显示正常垂体形态消失，鞍区形成不规则形软组织肿块，一般 T_1WI 呈等 / 稍低信号，T_2WI 呈等 / 稍高信号，DWI 呈稍高信号，内部信号常不均匀，容易发生囊变、坏死和出血，出现相应的混杂信号；鞍底下陷，鞍膈膨隆，可突破鞍膈向鞍上生长，形成"束腰征"，是其特征性影像表现；侵犯或贴近海绵窦，出现"海绵窦征"，垂体柄显示不清，视交叉受压上抬。增强扫描可见肿瘤实性部分明显强化，囊变、坏死部分无强化，完全实性肿瘤强化均匀，呈现"堆雪人征"。侵袭性垂体瘤可向周围结构侵犯，而与邻近结构分界不清，有时与鞍区或鞍底其他肿瘤难以鉴别。

【鉴别诊断】

（1）颅咽管瘤：起源于颅咽管的残余鳞状上皮细胞，是最常见的先天性良性肿瘤。80% 表现为囊性或囊实性，囊内为含胆固醇结晶的液体或浓稠的上皮细胞碎屑，90% 的瘤体或囊壁可发生钙化。常见临床表现为视力视野改变、尿崩症、内分泌紊乱，在儿童表现为发育迟缓。影像学表现为鞍区囊性或囊实性肿块，蛋壳样钙化，增强扫描可见实质和囊壁均显著强化。

（2）生殖细胞瘤：颅内生殖细胞瘤主要位于松果体到下丘脑的中线上，松果体区最多见，其次为鞍区，也可发生于基底节和丘脑。鞍区生殖细胞瘤的临床表现为中枢性尿崩、视力视野受损、内分泌紊乱；影像学表现为形态不规则的肿块，无包膜，浸润性生长，常累及整个鞍上池，易出血、囊变和坏死，因而信号混杂。肿瘤可沿第三脑室室管膜下浸润性生长，早期可以仅表现为垂体柄增粗。

（3）脑膜瘤：鞍区脑膜瘤多以鞍结节、前床突为附着点向四周匍匐生长，T_1WI 呈等信号，T_2WI 呈等或稍高信号，增强扫描呈明显强化，部分可见"脑膜尾征"，关键是在矢状位或冠状位可见到正常的垂体。

（陈荣　袁爱梅）

022 垂体微腺瘤

病历摘要

【临床资料】

患者女性，40岁。月经稀少，双乳疼痛伴溢乳，反复查催乳素升高至44.10～63.34 ng/mL。

【影像资料】

于门诊行垂体MRI平扫＋增强扫描检查，详见图22。

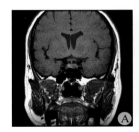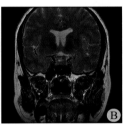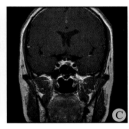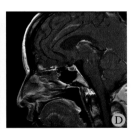

A、B：MRI平扫示垂体左侧饱满，内见小结节，呈稍长T_1、等T_2信号，鞍底左侧下陷；C、D：MRI增强扫描示结节强化弱于正常垂体，呈相对低信号，垂体柄居中。

图22 垂体MRI平扫＋增强扫描

【治疗经过】

经溴隐亭治疗2个月，月经正常，催乳素下降，停止泌乳。

病例分析

【诊断思路】

该病例为育龄期女性，表现为月经减少，双乳疼痛并泌乳，实验室检查催乳素升高；MRI发现垂体左侧小结节，T_1WI呈稍低信号，T_2WI呈稍高信号，增强扫描示强化弱于正常垂体，是垂体微腺瘤的典型临床及影像学表现。

垂体瘤分为功能性垂体瘤和无功能性垂体瘤，功能性垂体瘤因为出现内分泌症状常被早期发现，直径≤10 mm时称为垂体微腺瘤。根据肿瘤分泌激素的不同，分为催乳素瘤、生长激素瘤、促肾上腺皮质激素瘤、促甲状腺激素瘤和促卵泡激素瘤。其中催乳素瘤最常见，其次是生长激素瘤，催乳素瘤和生长激素瘤多发生于垂体两侧部。垂体微腺瘤的典型临床表现为停经泌乳，垂体 MRI 的直接征象是发现垂体内小结节，冠状位对显示病灶十分重要，T_1WI 呈稍低信号，T_2WI 呈等或稍高信号；增强扫描尤其是动态增强扫描，早期呈相对低信号，达峰时间晚于正常垂体，因而后期呈相对高信号。垂体微腺瘤的间接征象包括垂体形态不对称，垂体柄倾斜，鞍底下陷。

【鉴别诊断】

（1）Rathke 囊肿：垂体分为前叶、中间部和后叶，中间部是一个腔，由一个或多个小囊覆盖以单层柱状上皮或立方上皮，里面充满蛋白细胞碎片，是 Rathke 裂隙的胚胎遗留，偶尔增大形成囊肿，腔内含有胆固醇结晶或黏液，表现为中间部的结节状 T_1WI 等或稍高信号，T_2WI 高信号或稍高信号，边界清楚，增强扫描时无强化。

（2）垂体脓肿：多由邻近感染病灶如鼻窦炎和原因不明的隐源性感染所致。T_1WI 等或低信号，T_2WI 高信号，增强扫描时脓肿壁明显强化。

（陈荣　袁爱梅）

023 海绵窦海绵状血管瘤

病历摘要

【临床资料】

患者女性，65 岁。20 年前无明显诱因出现头痛、头晕，无恶心、呕吐，未引起重视，近 5 个月来感四肢乏力、麻木无力，于当地医院行颅脑 CT 扫描提示蝶骨嵴占位。

【影像资料】

入我院后行颅脑 CT 平扫及 MRI 平扫＋增强扫描检查，详见图 23。

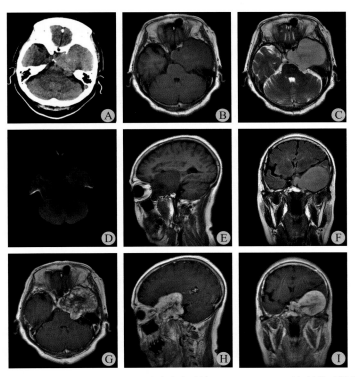

A：CT 平扫示左侧颞极及海绵窦区可见分叶状稍高密度肿块；B ～ D：MRI 平扫轴位示肿块呈稍长 T_1、长 T_2 信号，DWI 呈等信号；E、F：MRI 矢状位 T_1WI 及冠状位 T_2FLAIR 示肿块形态不规则，呈蒂状突入海绵窦；G ～ I：MRI 增强扫描示肿块呈渐进性、向心性、持续性明显强化，强化欠均匀，冠状位呈哑铃状，小部分位于海绵窦内，大部分位于鞍旁。

图 23 颅脑 CT 平扫及 MRI 平扫＋增强扫描

【手术及病理】

从额颞部开颅进入，肿瘤呈红色，已突破颞极处硬膜，眶外侧壁部分破坏，肿瘤起源于左侧海绵窦。显微镜下全切肿瘤。

病理诊断：海绵状血管瘤。

病例分析

【诊断思路】

本例为老年患者，病史较长，表现为反复头痛不适，MRI发现左侧海绵窦内、外肿瘤生长，哑铃状，边界清楚，信号均匀，T_2WI呈明显高信号，动态增强早期明显强化，从外周向中心渐进填充，最后整体均匀强化，这些影像学特点均符合海绵状血管瘤。

鞍旁常见肿瘤包括海绵状血管瘤、神经鞘瘤、表皮样囊肿、脑膜瘤等。海绵状血管瘤并非真性肿瘤，而是血管畸形的一种，由薄壁血窦样结构组成。颅内脑外海绵状血管瘤以中年女性多见，几乎均发生在海绵窦区，鞍内鞍旁同时生长，体积比较大，呈哑铃状，内侧小，外侧大，常见症状为头痛，也可有各种压迫症状，如向海绵窦内生长可压迫第Ⅳ、Ⅴ、Ⅵ对颅神经，向前生长可压迫视神经管，向鞍上池生长可压迫视交叉等。MRI平扫示T_1WI呈稍低信号，T_2WI呈显著高信号，可因不同时期伴随出血、钙化、增生、囊变而出现多种信号改变，动态增强扫描可见类似肝海绵状血管瘤，表现为快速明显强化，由外周向中央渐进填充，最后达到整体明显强化。

【鉴别诊断】

（1）神经鞘瘤：肿瘤长轴与三叉神经长轴一致，常跨越颅中窝、颅后窝，典型者呈哑铃状，伴患侧Meckel腔扩大，MR平扫示T_1WI呈低信号，T_2WI呈高信号，增强扫描呈明显不均匀强化，强化程度低于海绵状血管瘤。

（2）表皮样囊肿：又称胆脂瘤或珍珠瘤，是胚胎发育初期表皮组织残留在神经管内发展形成的先天性囊性病变，肿瘤可位于硬膜下或硬膜外间隙，最常见于桥小脑角，鞍旁次之。表现为鞍上池或鞍旁扁平状占位，形态不规则，沿蛛网膜下腔匐匐形生长，T_1WI呈低信号，T_2WI呈高信号，DWI呈明显高信号，增强扫描无强化。

（陈荣 袁爱梅）

笔记

024　脑转移瘤

病历摘要

【临床资料】

患者女性，50岁。20余天前无明显诱因出现头痛、头晕，恶心、呕吐。曾于2018年行肺癌根治术。

【影像资料】

入院后行颅脑CT平扫及MRI平扫＋增强扫描检查，详见图24。

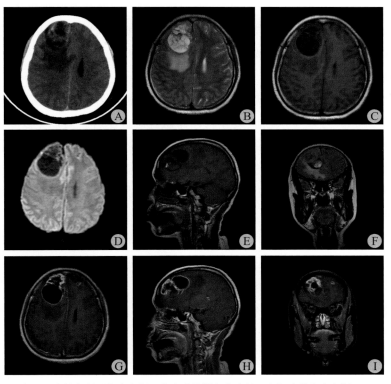

A：CT平扫示右额叶团块状高低混杂密度影，伴大片状低密度水肿，左额叶稍高密度影；B～F：MRI平扫示右额叶不规则团块状囊实性占位，以长 T_1、长 T_2 信号为主，夹杂片絮状等／短 T_1、短 T_2 信号，DWI呈环形高信号，另左额叶见结节状稍长 T_1、稍长 T_2 信号；G～I：MRI增强扫描示双侧额叶病灶呈环形明显强化。

图24　颅脑CT平扫及MRI平扫＋增强扫描

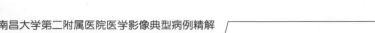

【手术和病理】

红色胶冻状肿瘤组织，边缘界限不清，血供极其丰富。

病理诊断： 转移性鳞状细胞癌。

病例分析

【诊断思路】

20%～40%的肿瘤患者可发生脑转移，以肺癌、乳腺癌居多，主要转移途径为血行播散和直接浸润，淋巴转移和脑脊液转移较少见。转移瘤好发于灰白质交界区，具有"小结节、大水肿"的特征，伴有明显的血管源性水肿，水肿呈"指套样"外观，常常多发，也可以单发，瘤内易坏死，表现为环形明显强化，且环壁厚薄不均，内、外壁均可不光整。本病例为中老年患者，既往有肺癌病史，脑内病灶多发，瘤周水肿明显，增强扫描呈环形强化，左侧额叶病灶即使很小仍然可见瘤内坏死，呈环形强化，且环壁欠光整，符合转移瘤诊断。

【鉴别诊断】

（1）脑脓肿：患者多有发热等感染症状，典型表现为全身感染症状伴颅内高压及局部占位症状，好发于灰白质交界区，伴血管源性水肿，可以单发也可以多发。脓肿壁形成期表现为由内而外的三层结构，即炎症细胞反应层－胶原纤维层－胶质细胞增生层，T_2WI上相应表现为稍高信号－低信号－稍高信号，脓腔内脓液在DWI上呈明显高信号，增强扫描示脓肿壁呈环形明显强化，壁薄，厚薄均匀，内壁光滑，张力高。

（2）淋巴瘤：脑内淋巴瘤可见于任何年龄，可单发或多发，主要位于深部脑白质，T_1WI呈稍低信号，T_2WI呈稍高信号，DWI呈明显高信号，浸润性生长，增强扫描可见结节状明显强化，均质或不均质，可出现"脐征"或"尖角征"，发生在免疫缺陷患者的淋巴瘤可出现环形强化。

（晏美莹　袁爱梅）

025 中枢神经系统淋巴瘤

 病历摘要

【临床资料】

患者男性，54岁。于3天前无明显诱因出现左侧头顶剧痛，言语不利，对答不能，记忆力下降，无发热、恶心、呕吐等其他不适。

【影像资料】

入院后行颅脑 CT 平扫及 MRI 平扫＋增强扫描检查，详见图 25。

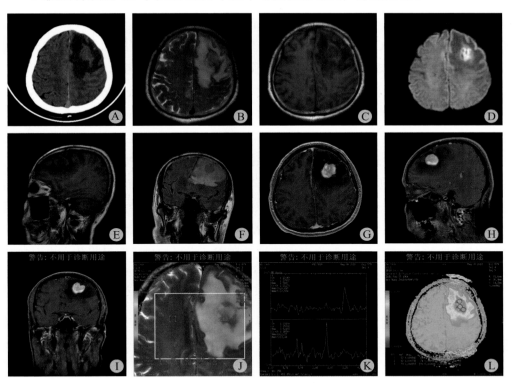

A：CT 平扫示左侧额叶白质内稍高密度肿块，周围可见大片状低密度水肿；B～F：MRI 平扫示左侧额叶一类圆形肿块伴周围显著水肿，肿块呈等／稍长 T_1、稍长 T_2、稍高 T_2FLIAR 信号，DWI 呈高信号；G～I：MRI 增强扫描示左侧额叶病灶呈明显强化，边缘见"脐凹征"；J、K：MRS 示肿瘤内出现高耸 Lip 峰，NAA 峰明显下降，但 Cho 及 Cr 峰无明显升高；L：肿瘤 ADC 值约 $0.73 \times 10^{-3}\,\mathrm{mm^2/s}$。

图 25 颅脑 CT 平扫及 MRI 平扫＋增强扫描

【手术和病理】

肿瘤组织为红褐色，血供丰富，沿肿瘤边缘白色水肿带电凝分离肿瘤组织。镜下见异型的淋巴样细胞弥漫排列，小灶坏死，部分瘤细胞围绕血管生长。免疫组化：瘤细胞 CK（−）、Vim（−）、GFAP（−）、CD20（+）、PAX5（+）、CD3（−）、CD5（−）、Bcl2（−）、Bcl6（+）、CD10（−）、MUM-1（+）、c-myc 约 80%（+）、EMA（−）、CD30 散在（+）、ALK（−）、Ki-67 约 80%（+）。

病理诊断：弥漫大 B 细胞淋巴瘤，活化 B 细胞型。

病例分析

【诊断思路】

本例为中老年患者，出现言语不利和记忆力下降，影像学检查发现左额叶肿块，CT 呈稍高密度，MRI 呈等 / 稍长 T_1 信号、稍长 T_2 信号、稍高 T_2FLIAR 信号，DWI 呈高信号，ADC 值很低，增强扫描呈明显强化，且见"脐凹征"，MRS 表现为 NAA 峰减低，出现高耸 Lip 峰，结合临床和影像学特征，考虑颅内淋巴瘤。

中枢神经系统淋巴瘤包括继发性淋巴瘤（secondary central nervous system lymphoma，SCNSL）和原发性淋巴瘤（primary central nervous system lymphoma，PCNSL），前者为全身淋巴瘤的一部分，后者指原发于脑、脊髓和脑脊膜的淋巴瘤，而身体其他部位未发现淋巴瘤证据，其恶性度高，预后较差。PCNSL 多为 B 细胞型，占 90%。淋巴瘤细胞核浆比大，瘤内含丰富的网状纤维，因而 T_2WI 信号较低，瘤细胞沿血管套袖状排列，并向邻近脑组织浸润，形成广泛血管源性水肿，瘤细胞沿组织间隙浸润生长，且生长较快，因此 MRS 表现为 NAA 峰减低 Cho 峰升高，并出现特征性的 Lip 峰，血—脑脊液屏障被破坏因而增强扫描呈明显强化，出血坏死少见故强化比较均匀，并出现"脐征"、"缺口征"或"尖角征"。

【鉴别诊断】

（1）脑内转移瘤：好发于皮髓质交界区，具有"小病灶，大水肿"的特点，增强扫描呈球形或环形强化，外缘较光整，内壁不光整，MRS 不具备 Lip 峰。中老年有原发肿瘤病史的患者，可作为参考。

（2）胶质母细胞瘤：肿瘤呈长 T_1、长 T_2 信号，增强扫描呈不均匀斑片状或花环状强化，多有囊变、坏死、出血，环壁厚薄不均，形态不规则，边缘模糊。胶质母细胞瘤呈高灌注，而淋巴瘤血管生成少，呈低灌注。

（晏美莹　袁爱梅）

026 表皮样囊肿

病历摘要

【临床资料】

患者女性，47岁。1个月前无明显诱因开始出现头痛，局限于左侧额颞部，呈钝痛，间断性，可自行缓解，无头晕、恶心、呕吐，伴左侧颜面部感觉减退。

【影像资料】

入院后行 MRI 平扫＋增强扫描检查，详见图 26。

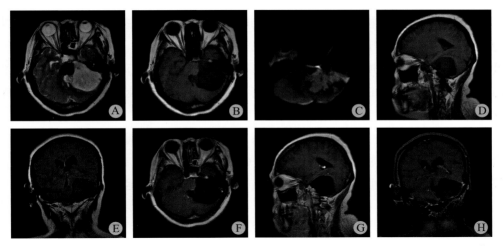

A～E：左侧颅中窝、颅后窝区见不规则形长 T_1、长 T_2 信号，DWI 呈明显高信号，T_2 FLAIR 呈高低混杂信号，边界尚清，病变呈"钻孔样"生长，病变延伸至第四脑室、桥前池，向下达左侧小脑延髓池水平，脑桥左侧、小脑半球、延髓呈受压改变；F～H：增强扫描示病灶无强化。

图 26 MRI 平扫＋增强扫描

【手术及病理】

术中见白色肿瘤组织，无血供，肿瘤巨大，将面神经、听神经、后组颅神经推向腹侧，尾侧肿瘤向枕骨大孔生长，内侧肿瘤推挤小脑，紧贴第四脑室顶，部分肿瘤包膜与面神经、听神经及后组颅神经粘连紧密。肉眼可见肿瘤呈灰白、灰黄色，实性，质软。镜下见大量角化物。

病理诊断：胆脂瘤。

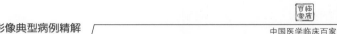

病例分析

【诊断思路】

该病例为中年女性，左侧头疼伴同侧面部感觉减退，MRI 发现左侧颅中窝、颅后窝脑池内呈塑形性生长的肿块，呈长 T_1、长 T_2 信号，DWI 呈明显高信号，增强扫描无强化，符合典型表皮样囊肿表现。

表皮样囊肿并非真性肿瘤，起源于外胚层组织，瘤体柔软有包膜，囊壁为角化或未角化鳞状上皮呈同心圆排列而成，囊内为角质碎屑、胆固醇结晶及其他类脂质成分，故又称为胆脂瘤。影像学特征为钻缝样生长，CT 表现为低密度影，MRI 示 T_1WI 呈低信号，T_2WI 呈高信号，DWI 呈高信号，且信号均匀，增强扫描无强化。

【鉴别诊断】

（1）神经鞘瘤：桥小脑角区最常见的肿瘤是听神经瘤和三叉神经瘤，临床表现为相应颅神经受累受压，三叉神经瘤表现为头痛、面部疼痛、面部感觉障碍、视力改变等，听神经瘤表现为耳鸣、听力下降等。肿瘤起源于施万细胞，显示出经典的 Antoni A 区和 Antoni B 区，三叉神经鞘瘤常跨颅中窝、颅后窝生长，而听神经鞘瘤常伴有内听道扩大。增强扫描实性部分可见明显强化。

（2）脑膜瘤：为桥小脑角区常见肿瘤，表现为球形、椭圆形或不规则形，肿瘤沿脑膜生长，常伴有邻近骨质增生硬化，CT 密度较高，可伴有钙化，MR 呈等 T_1、等 / 稍长 T_2 信号，增强扫描呈均匀明显强化，可见到"脑膜尾征"。

（晏美莹　袁爱梅）

027 脊索瘤

病历摘要

【临床资料】

患者女性，76岁。5个月前无明显诱因出现右侧视力下降，1个月前症状加重，视力逐渐下降，无头晕、头痛，无恶心、呕吐，无四肢抽搐。曾于2016年行垂体瘤切除术。

【影像资料】

拟"垂体瘤术后复查"入院，行颅脑CT及MRI平扫＋增强扫描检查，详见图27。

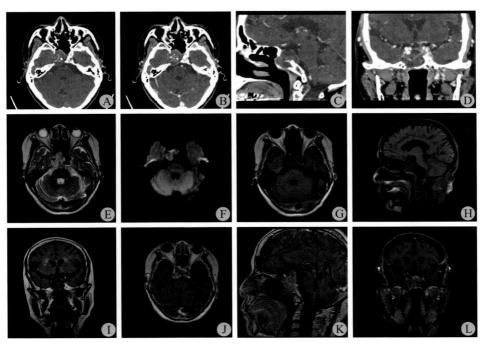

A～D：CT平扫＋增强扫描示鞍区不规则占位，密度不均匀，可见斑点状高密度影，邻近可见骨质吸收破坏，病灶累及右侧海绵窦，半包绕右侧颈内动脉海绵窦段，向上推移视交叉，向下突入蝶窦，增强扫描呈轻中度不均匀强化；E～I：MRI平扫示鞍区有团块状不均匀占位，呈稍长T_1、长T_2信号，DWI呈稍高信号，向上达漏斗部，向下突入蝶窦内，累及右侧海绵窦，包绕右侧颈内动脉海绵窦段；J～L：MRI增强扫描示肿瘤中度不均匀强化。

图27　颅脑CT及MRI平扫＋增强扫描

【手术及病理】

鞍区肿瘤累及颞窝底部、海绵窦、外展神经，血运一般。镜下瘤细胞胞质空亮，间质黏液变性，可见软骨样间质。免疫组化：瘤细胞 CK（＋）、S-100（＋）、EMA（＋）、CK8（＋）、GFAP（－）、PR（－）、Ki-67 约 1%（＋）。

病理诊断：脊索瘤。

病例分析

【诊断思路】

脊索瘤起源于残余胚胎脊索组织，是具有侵袭性的恶性肿瘤，随年龄增长发病率上升，30～60 岁到达高峰，以脊柱两端多见，颅底者约占 35%，尤以蝶枕交界处多发，可有动眼神经麻痹、视束受压、垂体功能低下等症状。影像学表现为颅底、鞍区不规则软组织肿块，骨质破坏，可有钙化，T_1WI 呈低信号，T_2WI 呈不均匀高信号，内见点、片状低信号，T_2WI 显著高信号反映了脊索瘤的组织学特征（瘤内有富含液体成分的空泡蜂窝状结构），增强扫描呈缓慢持续中等至较明显强化。本例患者的发病年龄，颅底骨质破坏、钙化程度，T_2WI 高信号以及强化程度均符合脊索瘤特征。

【鉴别诊断】

（1）侵袭性垂体瘤：侵袭性垂体瘤体积较大，可突破包膜累及许多重要结构，出现头痛、视力视野障碍和其他颅神经损害症状。向上突破鞍膈达鞍上池，向下突入蝶窦，破坏颅底骨质，向侧方可以侵犯海绵窦包绕颈内动脉。CT 少见钙化，可出现坏死及囊变，MRI 呈稍长 T_1、稍长 T_2 信号，增强扫描呈明显强化。

（2）软骨肉瘤：颅底软骨肉瘤好发于颅底软骨联合处，多发生于岩蝶部、岩枕裂，中线区软骨肉瘤罕见，临床以颅神经麻痹为主要症状。黏液样软骨肉瘤呈 T_1WI 低信号，T_2WI 不均匀高信号，可伴有钙化，增强扫描呈中等或较明显强化，与脊索瘤鉴别困难，需要依靠病理学检查。

（晏美莹　袁爱梅）

028　听神经鞘瘤 2

病历摘要

【临床资料】

患者男性，55 岁。1 年前无明显诱因出现右耳听力下降，进行性加重，3 个月前出现右脸麻木，伴恶心、呕吐。

【影像资料】

入院行颅脑 CT 平扫及颅脑 MRI 平扫＋增强扫描检查，详见图 28。

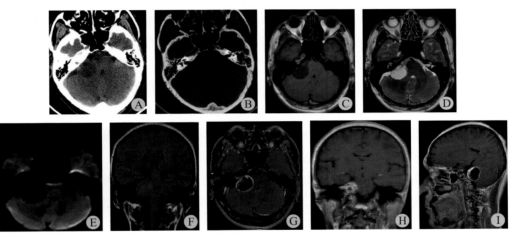

A、B：CT 平扫示右侧桥小脑角区类圆形低密度占位，右侧内听道扩大；C～E：MRI 横断位示右侧桥小脑角区类圆形囊实性占位，囊性部分呈长 T$_1$、长 T$_2$ 信号，实性部分呈等 T$_1$、等 T$_2$ 信号，DWI 呈等或稍高信号，边界尚清，内见多发分隔，病灶向右侧内听道内延伸，内听道稍扩大，面、听神经近侧段与肿瘤关系密切，邻近脑实质及第四脑室受压变形；F：MRI 冠状位 T$_2$ FLAIR 示肿块呈混杂等或稍高信号，周围无水肿；G～I：MRI 增强扫描示肿块囊壁及局部实性部分强化较明显，内部囊变区无强化，同侧听神经增粗并明显强化，呈蒂状改变。

图 28　颅脑 CT 平扫及颅脑 MRI 平扫＋增强扫描

【手术及病理】

经乙状窦后入路，在右侧桥小脑角池见肿瘤组织，电生理证实肿瘤表面无面神经，肿瘤囊变，质地偏软，血供一般。肉眼可见肿瘤切面呈灰黄、灰红色，约 3 cm×3 cm×1.5 cm 大小；镜下可见肿瘤由疏区和密区组成，密区细胞呈栅栏状排列，疏区细胞呈星芒状。

病理诊断：神经鞘瘤。

病例分析

【诊断思路】

该患者为中年男性，肿瘤位于右侧桥小脑角区。成年人发生于桥小脑角区的常见肿瘤包括听神经鞘瘤、脑膜瘤、胆脂瘤和三叉神经鞘瘤等。该患者临床表现为听力下降，影像学表现为桥小脑角区类圆形囊实性占位，内听道呈喇叭口样扩大，信号不均匀，增强扫描呈明显不均匀性强化且同侧听神经增粗并呈蒂样强化，边界清楚，无钙化和灶周水肿，这些表现均提示脑外良性肿瘤，因此，考虑诊断为听神经鞘瘤。

听神经鞘瘤起源于听神经前庭神经分支神经鞘膜的施万细胞，为桥小脑角区最常见的颅内脑外良性肿瘤，占桥小脑角肿瘤的 80% ～ 90%，多为单发，好发于 40 ～ 50 岁中年人。听神经鞘瘤在 CT 平扫为中等密度肿瘤，出现坏死时肿瘤内可出现低密度囊变区域；内听道扩大为 CT 诊断听神经鞘瘤的最可靠征象。MRI 上常为类圆形或类椭圆形肿块，以内听道口为中心生长，T_1WI 呈等或稍低信号，部分病灶囊变或出血可呈更低信号或高信号，T_2WI 多呈较高信号，当病灶出现囊变时可呈更高信号，瘤周未见明确水肿带。增强扫描示肿块多呈明显均匀强化，出现囊变时，囊变部分不强化。当听神经鞘瘤伴患侧第Ⅶ、Ⅷ神经束增粗时，表现为神经束与肿瘤相连并明显强化，两者信号变化一致，呈瘤蒂样，称为"荸荠征"，此为听神经鞘瘤的特征性改变。肿块在 MRI 上表现为囊实性是由听神经鞘瘤病理组织学上 AntoniA 型（细胞排列紧密，间质较少）及 Antoni B 型（细胞分布松散，间质占优势）所占比例和分布不同所致。

【鉴别诊断】

（1）脑膜瘤：多见于中年女性，CT 平扫常呈等密度，但密度高于听神经鞘瘤，而在 MRI 上 T_1WI 多呈稍低信号，T_2WI 呈稍高信号，增强扫描大部分可见脑膜尾征，并可见瘤周水肿，不累及患侧听神经。

（2）胆脂瘤：肿瘤呈分叶状或不规则形，具有"见缝就钻"的特点。因其成分混杂且含有脂肪，故在 CT 上密度较听神经鞘瘤低，部分可见环壁钙化，在 MRI 上 DWI 呈高信号，增强扫描无强化。

（3）三叉神经瘤：肿瘤跨越颅中窝及颅后窝，沿三叉神经路径生长，呈哑铃状，不累及内听道，常伴有岩骨的骨质破坏。

（程冰雪　黄小宁）

029 结核性脑膜炎

病历摘要

【临床资料】

患者女性，56岁。1周前无明显诱因出现发热，随后出现头痛，体温最高38.4 ℃，头痛为全头钝痛，伴双下肢无力，无视物不清及视物重影，无耳鸣及听力下降，无恶心、呕吐，无胸闷、胸痛等不适。

【影像资料】

入院后行MRI增强扫描检查，详见图29。

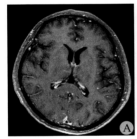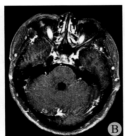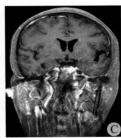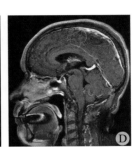

A～D：MRI增强扫描示双侧大脑半球脑沟、脑裂、脑干前缘、脑底软脑膜广泛线状明显强化，右侧小脑半球环形明显强化结节。

图29　MRI增强扫描

【实验室检查】

脑脊液常规：白细胞计数 341×10^6/L，中性粒细胞百分比23%，淋巴细胞百分比77%，潘氏球蛋白定性试验：阳性（＋＋）。

脑脊液生化：氯化物111.50 mmol/L，葡萄糖3.19 mmol/L，脑脊液蛋白2994.97 mg/L。

红细胞沉降率：36 mm/h。

【诊疗经过】

患者经抗结核以及对症支持治疗后，症状明显改善，1个月后复查颅脑MRI平扫＋增强，脑膜异常强化病灶较前明显减少。

病例分析

【诊断思路】

本例患者颅脑 MRI 增强图像显示双侧大脑半球广泛脑沟裂池、颅底及脑干前缘软脑膜呈线状增厚、明显强化，伴右侧小脑半球环形强化小结节，应考虑颅内感染性病变。患者有发热病史，实验室检查脑脊液微浊，白细胞升高，以淋巴细胞为主，同时脑脊液蛋白显著升高，氯化物含量减低，红细胞沉降率升高。综合考虑结核性脑膜（脑）炎。

结核性脑膜炎是由结核分枝杆菌引起的中枢神经系统疾病，是肺外结核病中的重症结核病，致残率与致死率高。结核分枝杆菌引起的脑血管炎，可导致脑梗死，主要出现于基底节区，部分也出现在脑实质其他区域。病原学检测是其诊断的"金标准"，但阳性率低、检测时间长，因此，影像学检查和脑脊液细胞、生化检查对疾病诊断具有重要的参考意义。颅脑 MRI 平扫，部分患者表现为脑沟裂池正常形态消失，变浅或者闭塞。增强扫描显示大部分患者受累脑膜表现出线状、点状强化，结核分枝杆菌常累及脑实质形成结核瘤，大部分表现为结节状、环形明显强化。结核性脑膜炎的诊断单纯依靠影像学有较大困难，需要与其他细菌、病毒或者寄生虫等引起的脑膜炎鉴别，此时，脑脊液细胞学、生物化学检查具有很大的参考价值。

【鉴别诊断】

（1）化脓性脑膜炎：进展快，脑脊液检查可见白细胞计数增高，脑膜强化不如结核性脑膜炎明显，局部积脓使得 DWI 呈高信号。

（2）病毒性脑膜炎：病变具有自限性，病灶多位于皮层、皮层下、脑室脑白质、丘脑及基底节区，呈对称性分布，MRI 强化轻微，或呈脑回样强化。

（3）癌性脑膜炎：有原发颅内、外恶性肿瘤史，脑脊液可检出异型细胞。

（张照涛　顾太富）

030 脑脓肿

病历摘要

【临床资料】

患者男性，48岁。言语不清伴左侧上肢无力1天余，无神志不清、恶心、呕吐、发热、无头晕、头痛等症状。

【影像资料】

入院后行头颅CT及MRI平扫＋增强扫描检查，详见图30。

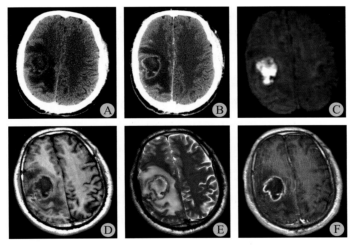

A、B：CT平扫示右侧额顶叶交界区囊性占位，病灶中央密度混杂，周围见大片状低密度水肿区，中线结构轻度受压偏移，CT增强示病灶囊壁呈明显、环形强化，囊壁较薄，尚光整；C～E：MRI平扫轴位示病灶囊壁呈等T_1、稍长T_2信号，DWI呈稍低信号，腔内呈长T_1、长T_2信号，DWI呈高信号；F：MRI增强扫描轴位示病灶囊壁呈明显、环形强化，内壁见小结节样强化，周围水肿区无明显强化。

图30 头颅CT及MR平扫＋增强扫描

【手术及病理】

纵行切开头皮约3 cm，直达骨膜，挑开硬脑膜，将其下脑皮质电灼后，用脑室外引流器穿刺针沿平行矢状线对准两耳假想连线穿入，穿入5 cm时有突破感，随即有血性脓液流出。

病理诊断：脑脓肿。

病例分析

【诊断思路】

本例患者为中年男性，临床起病急，以肢体功能障碍为主。CT 和 MRI 显示其右侧额顶叶交界区囊性占位，病灶单发、囊壁较薄，内部 DWI 呈高信号，周围伴大片状水肿，增强扫描后呈环形、明显强化。患者既往无肿瘤相关病史或临床表现，因此需考虑脑脓肿。

脑脓肿是一类常见的病死率较高的颅内感染性疾病，是由化脓性细菌引起脑内感染化脓的一种继发性疾病，该病常见于儿童和青壮年。按病理学可以分为 4 期，分别为早期脑炎期、晚期脑炎期、早期包膜期和晚期包膜期。影像学表现随病理进展分期不同而有所差异：脑炎早期 CT 平扫常表现为斑片状稍低或低密度灶，边缘模糊不清，MRI 平扫常表现为不规则形、斑片状稍长 T_1、长 T_2 信号；脑炎晚期脓肿形成，病灶内坏死，表现为等 T_1、稍长 T_2 信号囊性灶，DWI 呈显著高信号，增强扫描 CT 和 MRI 均表现为不规则形、环形明显强化，邻近脑膜可增厚、强化。

DWI 和 MRS 有助于鉴别脑脓肿与肿瘤性病变。脑脓肿化脓部分含有炎性细胞、细菌、坏死组织等，黏性增加，扩散受限，DWI 信号增高，ADC 值降低；而肿瘤坏死部分，其内水分子扩散不受限，DWI 常表现为低信号，ADC 值较高。通过 MRS 对两种病灶的囊液、囊壁及周边组织进行检测，可鉴别诊断。包膜期脑脓肿坏死中央位置无正常脑组织代谢产物，如胆碱、胆酸等，但胞质氨基酸和乳酸指标较高，可伴有不同程度的琥珀酸等水平增高，因此，脓腔内氨基酸的检测是诊断脑脓肿的重要标志物质。同时，囊性胶质瘤周围可有肿瘤浸润，MRS 可检测到相应 Cho/NAA 比值升高等代谢物的改变。

【鉴别诊断】

（1）脑梗死：老年人多见，起病急，症状较重。病灶沿脑内血供范围分布，常表现为斑片状、脑回状 DWI 高信号，增强扫描呈脑回样明显强化。

（2）脑胶质瘤：中老年人多见，可发生于脑内任何部位，病灶易坏死、囊变，残留囊壁厚薄不均，呈不均匀明显强化。

（3）转移瘤：老年人多见，有原发肿瘤病史，早期可无相关症状。病灶常多发，表现为小结节、大水肿，强化方式不一。

（张照涛　顾太富）

031 脑囊虫病

病历摘要

【临床资料】

患者女性，45岁。4天前无明显诱因出现头转向左侧，伴四肢抽搐，意识丧失，呼之不应，持续20分钟，无口吐白沫、双眼上翻、大小便失禁等症状。查颅脑CT未见明显异常，之后又出现3次抽搐，性质同前。

【影像资料】

入院后行MRI平扫＋增强扫描检查，详见图31。

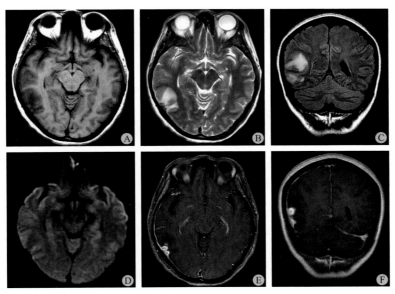

A～D：MRI平扫示右侧颞叶外缘脑回局部肿胀，并见皮层下两个结节，呈长T_1、长T_2信号，T_2 FLAIR呈高信号，DWI呈稍高信号；E、F：MRI增强扫描示右侧颞叶外缘皮层下病灶呈明显环形或结节状强化，周围水肿无明显强化，邻近右侧硬脑膜广泛增厚并明显强化。

图31 MRI平扫＋增强扫描

【实验室检查】

脑脊液常规检查：白细胞计数302×10^6/L，中性粒细胞百分比37%，淋巴细胞百分比12%，潘氏球蛋白定性试验阳性。

脑脊液生化：氯化物 103.40 mmol/L，葡萄糖 2.03 mmol/L，脑脊液蛋白 667.44 mg/L。

血清 C- 反应蛋白：23.9 mg/L。

囊虫血清特异性抗体：IgG4（＋＋）。

【诊疗经过】

患者经服用阿苯达唑治疗 3 个月后，神经系统症状明显好转，复查颅脑磁共振，病灶较前有缩小；继续原方案治疗。

病例分析

【诊断思路】

患者为中年女性，有癫痫发作症状，MRI 显示右侧颞叶外缘皮层下两个明显环形强化小结节，其内未见明显强化头节，周围伴大片状水肿及广泛脑膜增厚、强化，同时结合脑脊液检查嗜酸性粒细胞、脑脊液蛋白含量增高，氯化物轻度降低，囊虫病血清特异性抗体 IgG4（＋＋），符合脑囊虫病的诊断。

脑囊虫病是由猪带绦虫的幼虫猪囊尾蚴寄生于中枢神经系统所引起的一种颅内寄生虫感染性疾病。据其病灶所处位置可分为：脑实质型、脑室型、脑池和蛛网膜下腔型，其中以脑实质型最多见，占 70% ～ 80%。其病理分期及影像学特点包括：①活动期，病灶位于脑实质内，CT 平扫可见单个或多个低密度的圆形灶，大小为 5 ～ 15 mm，边缘清晰，灶内可呈现出点状的高密度影，大小为 2 ～ 4 mm，此为猪囊尾蚴的头节部位。增强扫描可见强化的囊壁和头节。MRI 表现为长 T_1 和长 T_2 的小囊性灶及内壁等 T_1、等 T_2 信号头节。猪囊尾蚴的囊壁较光滑，此期囊周无水肿，囊壁和头节可见强化。如病灶位于脑室内，CT 扫描不能区别囊壁和四周脑脊液之间的界限，然而可显示出猪囊尾蚴的头节，且伴有不同程度的脑积水及大小各异的囊泡；MRI 扫描则可以区分囊壁与四周脑脊液的界限，且患者静脉注射造影剂后，囊壁和头节可有不同程度强化。②退变死亡期，囊虫头节逐渐裂解、消失，CT 和 MRI 不能显示，囊壁增厚，周围水肿范围缩小或消失。CT 平扫表现为类圆形的低密度病灶，MRI 平扫表现为长 T_1、长 T_2 囊性灶；增强扫描表现为厚壁环状强化或结节状强化。③钙化期，此期灶内的低密度结节可转化为高密度钙化结节，MRI 扫描显示为等或长 T_1、短 T_2 信号结节，且为多发型的钙化灶，强化不明显。④混合期，同一患者的脑内可同时存在钙化期、退变死亡期和活动期等不同时期的病灶，影像学表现复杂。

脑囊虫病影像学表现具有一定的特征性，对病灶大小、数目、位置及囊内头节的显示均较为清晰。头节是猪囊尾蚴活动期的标志。由于猪囊尾蚴在人体内具有不同长度的生存周期，可分期、分批进入人脑内，其影像学表现也更加复杂，故在诊断脑囊虫病时，需结合免疫学检查，这样可提供更全面、可靠的诊断信息，大幅提高该病的诊断准确率。

【鉴别诊断】

（1）脑转移瘤：多见于皮质、髓质交界区，可伴水肿，增强扫描后多为结节状、点状、环状强化，无头节，CT 扫描钙化罕见。

（2）脑脓肿：可见脓肿壁形成，T_2 为稍低信号，增强扫描后脓肿壁强化，可厚薄不均；脓腔内呈长 T_1、长 T_2 信号，DWI 为高信号。

（3）蛛网膜囊肿：病灶常位于颅中窝、鞍上、桥小脑角区，信号与脑脊液类似，边界清楚，T_2 FLAIR 上呈低信号，DWI 呈低信号。

（4）表皮样囊肿：有沿脑池缝隙生长的特性，在 T_2 FLAIR 上为高信号，DWI 为高信号。

　　　　　　　　　　　　　　　　　　　　　　（张照涛　顾太富）

032 乙型病毒性脑炎

病历摘要

【临床资料】

患儿女性，6 岁。无明显诱因出现头痛伴意识障碍 1 天，发病以来出现高热、呕吐症状。

【影像资料】

入院后行 MRI 平扫检查，详见图 32。

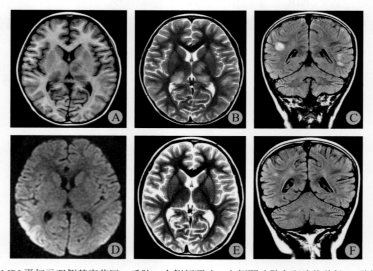

A～D：颅脑 MRI 平扫示双侧基底节区、丘脑、右侧额顶叶、左侧颞叶散在斑片状稍长 T_1 稍长 T_2 信号，冠状位 T_2 FLAIR 呈高信号，DWI 呈等或稍高信号；E、F：治疗 1 个月后颅脑 MRI 平扫示以上病灶范围较前明显缩小，部分消失。

图 32 MRI 平扫

【实验室检查】

脑脊液常规检查：白细胞计数 20×10^6/L，中性粒细胞百分比 80 %，淋巴细胞百分比 12 %。

脑脊液生化：氯化物 120.40 mmol/L，葡萄糖 3.60 mmol/L，脑脊液蛋白 305.67 mg/L。

酶联免疫法特异性 IgM 抗体：（＋）。

【诊疗经过】

患儿经过口服利巴韦林、物理降温、补充水和电解质等对症支持治疗 3 周后，症状明显减轻，意识恢复；复查颅脑 MRI 平扫，病灶明显减少、缩小；继续治疗，定期复查。

病例分析

【诊断思路】

本例患者为儿童，出现高热、头痛、呕吐伴意识障碍等症状，影像学表现为双侧基底节区、丘脑、右侧额顶叶、左侧颞叶散在多发病灶，T_2WI 和 T_2 FLAIR 呈显著高信号，DWI 呈等或稍高信号。结合脑脊液生化检查结果及血清特异性 IgM 抗体阳性，诊断为乙型病毒性脑炎。经治疗后复查，影像上病灶大部分消退或缩小。

乙型病毒性脑炎是一种人兽共患、自然疫源性传染病，多发生于春夏季交界或夏秋季，主要依靠蚊虫传播，流行强度与地区间的地理环境、蚊虫密度、降雨量及人群暴露等因素密切相关。此种疾病凶险，进展迅速，可很快进展至昏迷期，致残率、致死率高。MRI 是检出病变的最佳影像学方法，最常见的表现是双侧丘脑、大脑脚的异常信号，此外，大脑皮质、基底节区、脑桥甚至脊髓的异常信号也是乙型病毒性脑炎的重要影像学改变。病变多为 T_1WI 低信号或等信号，T_2WI 高信号，DWI 呈稍高或高信号，丘脑和基底节病变中可有出血性改变，但不常见。MRI 增强可以显示脑膜的强化，而脑实质的病变往往是不强化或轻度强化。在临床背景下这些影像学特点可作为乙型病毒性脑炎临床诊断的重要依据。

【鉴别诊断】

（1）肿瘤性病变：病灶一般周围水肿较重，占位效应明显；增强后病灶有比较明显的强化。

（2）Wilson 病：主要表现为双侧基底节区、小脑齿状核、内囊及丘脑的对称性异常信号，T_2WI 苍白球出现特征性的低信号是其特征性表现。

（3）Wernicke 脑病：表现为双侧丘脑及脑干对称性病变，特点是第三脑室及中脑导水管周围对称性 T_2WI 高信号，乳头体萎缩是其急性期的特征性表现。

（张照涛　顾太富）

033 神经梅毒

病历摘要

【临床资料】

患者女性，67 岁。3 个月前无明显诱因出现头晕、头痛不适，伴左侧肢体无力，逐渐进展为活动障碍，曾于当地医院行颅脑 CT 检查，未见明显异常，2 天前上述症状加重。实验室检查梅毒螺旋体抗体阳性。

【影像资料】

入院后行颅脑 CT 平扫、颅脑 MRI 平扫＋增强扫描及 MRS 功能检查，详见图 33。

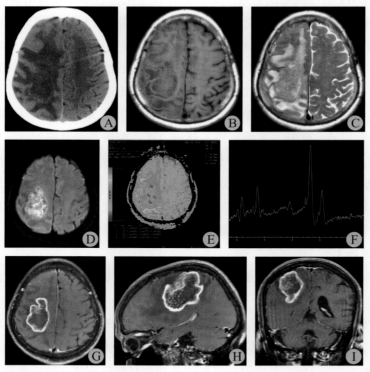

A：CT 平扫示右侧额顶叶不规则低密度占位，边界欠清，周围脑组织大片状水肿；B～E：MRI 平扫轴位示肿块以稍长 T_1、稍长 T_2 信号为主，内部信号不均匀，DWI 呈高信号，ADC 值范围在（0.679～0.984）×10^{-3} mm^2/s；周围环壁呈短 T_1、稍短 T_2 信号，即"黑线征"，周围大片状血管源性水肿；F：MRS 示肿块内 NAA 峰明显减低，可见 Lip 峰；G～I：MRI 增强扫描示肿块呈明显不均匀环形强化，中央见点线样强化，壁厚薄较均匀。

图 33 颅脑 CT 平扫、颅脑 MRI 平扫＋增强扫描及 MRS 功能检查

【手术及病理】

术中见树胶样组织，结合患者梅毒病史，术中考虑梅毒树胶样肉芽肿。免疫组化：组织细胞 CD68（＋），CD163（＋），GFAP（－），S-100（－），IDH-1（－），Ki-67 约 1%（＋），SMA 血管（＋）。

病理诊断：（颅内）结合病史，考虑梅毒性肉芽肿。

病例分析

【诊断思路】

该病例为老年女性，病灶位于右侧额顶叶，CT 呈低密度伴水肿，MRI 呈不均匀稍长 T_1、稍长 T_2 信号，弥散受限，周围环壁呈短 T_1、稍短 T_2 信号，即"黑线征"，伴有大片状血管源性水肿，病灶呈明显环形强化，MRS 示肿块内神经元破坏、缺失，可见 Lip 峰。首先需要鉴别是否为肿瘤性病变，因影像学表现不具有特异性，需要结合临床病史判断；患者病程相对较短，且临床症状呈进行性，相对肿瘤较长的病程，应考虑非肿瘤性病变。在非肿瘤性病变中，依据此病例影像学表现，炎性肉芽肿、感染并脓肿形成、瘤样炎性脱髓鞘病等病变均较符合，结合实验室检查梅毒螺旋体抗体阳性，可确定为感染性病变，考虑神经梅毒肉芽肿。

神经梅毒是梅毒螺旋体侵犯脑膜和（或）脑实质引起的一种中枢神经系统感染性疾病，对脑实质、脑膜及血管具有广泛损害性，在临床上分为无症状性和症状性两大类，后者又分为脑膜梅毒、脑膜血管梅毒、实质性神经梅毒、梅毒树胶肿。脑膜梅毒 MRI 常表现为增厚脑膜呈脑回样强化。脑膜血管梅毒 MRI 主要表现为小斑片状或大片状异常信号，T_1WI 呈等或稍低信号，T_2WI 和 T_2 FLAIR 呈高信号，DWI 呈等或稍高信号，主要位于额、颞叶。实质性神经梅毒 MRI 常表现为全脑或双侧额叶、顶叶、颞叶脑萎缩，T_2WI 呈高信号代表水肿和胶质增生。梅毒树胶肿 MRI 具有一定的特征性：病灶呈类圆形，病灶中心的干酪样坏死在 T_1WI 及 T_2WI 呈混杂信号灶，不规则环形强化，伴周围大面积水肿。神经梅毒的影像学表现多样，不具有特异性，常被称为"伟大的模仿者"，可以类似结核、脱髓鞘、胶质瘤、转移瘤等。因此确诊需密切结合病史、临床表现、梅毒抗体等实验室检查。

【鉴别诊断】

（1）高级别胶质瘤：通常为单发，体积较大，内部信号混杂，常伴囊变、坏死或出血，周围常伴大片水肿，边界不清楚，不均匀花环形强化，H-MRS 通常表现为 NAA 明显降低，Cho 显著升高，Cr 升高不明显，有时会出现 Lip 峰，NAA / Cho 比值明显降低，Cho / Cr 比值明显升高。

（2）转移瘤：常见于皮髓质交界区，可为单发或多发病灶，影像上"小结节、大水肿"为其特征性表现，一般有原发肿瘤病史。

（3）瘤样炎性脱髓鞘病：是炎性脱髓鞘病变，常发部位为脑白质，表现为单发或多发的圆形、类圆形病灶，占位效应明显，但占位效应与病变的体积不成比例，MRI 表现为较均匀长 T_1、长 T_2 信号，如合并出血、坏死、液化则信号不均匀，增强扫描有垂直于侧脑室长轴的倾向，"开环"征象为其特征。

（于建华　叶印泉）

034 痛性眼肌麻痹综合征

病历摘要

【临床资料】

患者女性，53岁。视物蒙眬伴头痛、呕吐1个月。既往血糖偏高。查体：右眼内斜15度，外直肌轻度受限。

【影像资料】

入院后行颅脑MRI平扫＋增强扫描检查，详见图34。

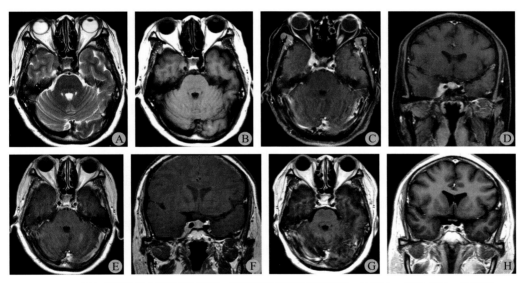

A、B：MRI平扫横断位示右侧海绵窦增宽，其颞侧条状软组织信号影，呈等T_1、等T_2信号，边界清；C、D：MRI增强扫描示病灶呈明显、均匀强化，邻近硬脑膜线状强化；E、F：患者激素治疗后第1次复查，MRI增强扫描示病灶较前略缩小；G、H：患者第2次复查，MRI增强扫描示病灶进一步缩小，双侧海绵窦结构基本对称。

图34 颅脑MRI平扫＋增强扫描

【诊疗经过】

患者应用大剂量皮质类固醇药物治疗后，再次复查磁共振，病灶明显缩小，临床症状显著改善。

病例分析

【诊断思路】

该病例为中老年女性，病灶位于右海绵窦区，肿瘤及非肿瘤性病变均可发生于此部位。常见的原发肿瘤性病变有脑膜瘤、神经鞘瘤、海绵状血管瘤等；继发性肿瘤病变有垂体瘤、脊索瘤、鼻咽癌的侵犯等；非肿瘤性病变有非感染性疾病如托洛萨—亨特综合征（痛性眼肌麻痹），感染性病变如毛霉菌病等；血管性病变如颈内动脉海绵窦瘘、动脉瘤等。MRI 上病灶呈等 T_1、等 T_2 信号，明显均匀强化，邻近硬脑膜线状强化，需要考虑脑膜瘤可能，其他肿瘤信号特点不支持；病灶范围较局限，周围鼻窦结构清晰，因此可以排除非肿瘤性病变中的感染性病变，而痛性眼肌麻痹不能完全除外；患者眼上静脉无增粗，海绵窦区血管无异常，可排除血管性病变；患者激素治疗后复查病灶有缩小，因此可排除脑膜瘤，而支持痛性眼肌麻痹的诊断。

痛性眼肌麻痹综合征又称 Tolosa-Hunt 综合征，是由海绵窦、眶上裂或眶尖的非特异性肉芽肿性炎症引起的一种少见的眼科疾病，一般为排除性诊断，多为单侧发病，双侧发病者少见。临床常为急性或亚急性起病，一侧头痛伴同侧眶周痛，还可伴有同侧动眼神经麻痹及眼睑下垂等颅神经受损症状。第 Ⅲ～Ⅵ 颅神经均可受累，以第 Ⅲ 颅神经受累最常见。本病为自限性疾病，糖皮质激素治疗效果明显。影像学表现多为一侧海绵窦不对称性增厚，形态多不规则，病灶密度或信号较均匀。MRI 平扫表现为患侧增宽的海绵窦区等 T_1、等 T_2 信号软组织影像；增强扫描示双侧海绵窦均较明显强化，但是患侧海绵窦强化的软组织阴影明显增多，并可见向眶尖及周围部位延伸，伴邻近硬脑膜增厚强化，而健侧海绵窦增强软组织影仅局限于海绵窦区域，故 MRI 对其具有较高的临床诊断价值。

【鉴别诊断】

（1）颈内动脉海绵窦瘘：通常有外伤史，影像学表现为单侧海绵窦增大并眼上静脉明显增粗，且与颈内动脉异常交通，吸气后屏气检查眼上静脉增粗加重。

（2）海绵窦旁脑膜瘤：表现为海绵窦旁软组织肿块，可有钙化，邻近颅骨增厚，增强扫描示明显强化，可见邻近硬脑膜强化出现"脑膜尾征"，且一般无临床相关症状。

（3）颅底脑膜炎：有明确临床感染症状及脑膜刺激征，病变范围较广泛，颅中窝及颅后窝均可累及，同时软脑膜也可受累，脑池变窄闭塞。

（于建华　叶印泉）

035 弥漫性轴索损伤

病历摘要

【临床资料】

患者男性，46 岁。2 天前外伤后出现昏迷、神志不清等症状。入院查体：神志不清，左侧颜面部大面积皮肤软组织挫伤，左眼眶周围软组织肿胀，双侧瞳孔等大、等圆，直径约 2.5 mm，对光反应迟钝。

【影像资料】

入院后急诊行颅脑 MRI 平扫检查，详见图 35。

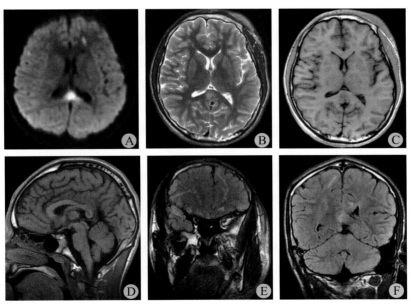

A：轴位 DWI 示双侧额叶灰白质交界区及胼胝体压部见斑点片状高信号；B、C：轴位 T_1、T_2WI 示胼胝体压部肿胀，胼胝体压部及双侧额叶病灶呈稍长 T_1、稍长 T_2 信号，左侧额部头皮软组织肿胀；D：矢状位 T_1WI 示胼胝体压部斑片状稍低信号；E、F：冠状位 T_2 FLAIR 示双侧额叶及胼胝体多发病灶呈高信号。

图 35 颅脑 MRI 平扫

【诊疗经过】

患者经短期保守治疗后，意识恢复，临床症状减轻，后转入康复科继续治疗。

病例分析

【诊断思路】

该病例为中年男性，外伤后即出现昏迷、神志不清等症状。MRI平扫示双侧额叶灰白质交界区及胼胝体压部散在斑点片状稍长 T_1、稍长 T_2 信号，DWI呈高信号，T_2 FLAIR呈高信号。综上，影像学表现为常见发病部位（灰白质交界区及胼胝体）出现非出血性损伤的信号特点，结合临床病史可诊断为弥漫性轴索损伤（diffuse axonal injury，DAI）。

DAI是钝性外力作用于头部时，由于大脑灰、白质之间质量的差异，脑组织的不易屈性，以及突然加减速运动使各种组织间产生相对位移，形成剪切力所致的一种严重的原发器质性闭合性脑损伤，病理上主要表现为神经轴索改变、轴索肿胀、形成回缩球和毛细血管断裂。损伤部位常呈局灶性、非对称性分布，好发于大脑灰白质交界处的白质区（额、颞叶常见），其次则为胼胝体、内囊、脑干等。在颅脑损伤中，CT依然为首选的检查技术，另外，常规MRI结合功能成像（如DWI、DTI、SWI、MRS、PWI）不仅可显示创伤患者宏观的形态信息，而且可提供更多微观信息，为DAI的早期诊断、病情评估和预后判断提供参考。CT图像由于灰白质对比度稍差，对脑内微出血灶和非出血性病灶显示不佳，不能很好地反映轴索损伤的直接情况，但MRI能较好显示隐匿性病灶，且敏感性高。MRI平扫DAI的信号特征取决于病灶内血红蛋白的不同形式，T_1WI 呈稍低或等信号，T_2WI 及 T_2FLAIR 呈等或低信号，T_2FLAIR 序列通过抑制游离水，使结合水显示更清晰。脑内微出血灶在SWI上表现为明显低信号，可进一步提高病灶的检出率。

【鉴别诊断】

（1）急性脑梗死：MRI上病灶呈稍长 T_1、稍长 T_2 信号，DWI呈高信号需鉴别，但无外伤史，且病变具有分布于供血血管支配区域的特点，皮层及深部白质均受累，结合颅脑MRA，可资鉴别。

（2）静脉窦血栓合并脑出血：由于脑内静脉血液回流障碍，静脉压力增高，从而导致引流区皮层下小血管破裂、出血，表现为皮层下多发斑块状出血，一般无外伤史，结合颅脑MRV显示静脉窦内有充盈缺损可明确诊断。

（于建华　叶印泉）

036 脑挫裂伤

病历摘要

【临床资料】

患者男性，52 岁。因外伤致神志不清 4 小时，在当地医院诊断为脑出血，为求进一步诊治转入我院。

【影像资料】

入院后行颅脑 CT 及 MRI 平扫检查，详见图 36。

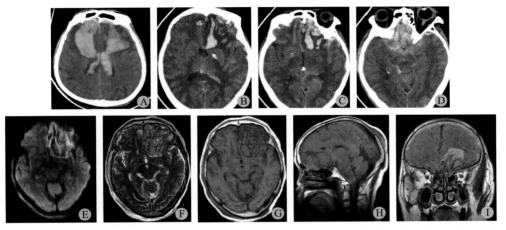

A ～ D：CT 平扫示双侧额叶多发结节、不规则团片状高密度影，周围见低密度水肿环绕，邻近脑沟、脑裂及脑池内见铸型高密度影填充，脑室内见高密度影积聚；E ～ H：MRI 示双侧额叶多发病灶呈等、稍短 T_1 信号，等、稍短 T_2 信号，DWI 呈不均匀高信号；I：冠状位 T_2 FLAIR 示双侧额叶病灶呈不均匀稍高信号，周围血管源性水肿呈高信号。

图 36 颅脑 CT 及 MRI 平扫

【诊疗经过】

患者经住院保守治疗后，脑内病灶逐渐吸收，意识恢复，临床症状改善。

病例分析

【诊断思路】

该病例为中年男性，有明确外伤史。CT 平扫示双侧额叶脑实质多发结节、不规则团片状高密度影，周围低密度水肿环绕，脑室内高密度积聚，邻近脑沟、脑裂及脑池内高密度影填充，符合脑挫裂伤并急性血肿形成，伴脑室系统及蛛网膜下腔积血。MRI 示双侧额叶多发病灶呈等、稍高 T_1 信号，等、稍低 T_2 信号，DWI 呈不均匀高信号，周围片状血管源性水肿，亦符合急性期血肿的 MRI 表现。MRI 排除了急性脑梗死与肿瘤合并出血，病史明确，影像表现较典型，因此支持脑挫裂伤诊断。

脑挫裂伤为脑挫伤和脑裂伤的统称，指颅脑外伤所致的脑组织器质性损伤。常发生于暴力打击的部位和对冲部位。脑挫伤可引起脑组织静脉淤血、脑水肿、脑肿胀、液化、坏死及散在小出血灶；脑裂伤有脑组织、软脑膜和血管撕裂，造成散在多发小灶出血，两者常合并存在。脑挫裂伤如出血较多，可发展成脑内血肿，多见于额极、颞极和颞叶底部，常伴发不同程度蛛网膜下腔出血，是最常见的颅脑损伤之一。对于外伤患者临床上联合应用 CT 与 MRI 检查，可优势互补，为脑挫裂伤早期诊断提供很大帮助，并为脑挫裂伤患者治疗效果及预后评价提供客观依据。在 CT 上表现为脑实质内散在斑点状或斑片状高低密度混杂病灶，部分可融合形成血肿，周围可出现不同程度的脑水肿，伴有一定占位效应，邻近蛛网膜下腔可见高密度积血，可伴有硬膜下血肿。在 MRI 上表现为脑组织水肿，通常呈 T_1WI 低信号，T_2WI 高信号，T_2 FLAIR 呈高信号。脑血肿依据血红蛋白及其衍生物与红细胞的关系可分为 3 期，急性期（0～2 天）：T_1WI 呈等信号，T_2WI 呈低信号；亚急性期（3～14 天）：血肿外周先出现 T_1WI、T_2WI 高信号，逐渐发展为中央呈均匀的高信号；慢性期（＞14 天）：血肿逐渐吸收或液化，在 T_1WI 上为低信号，在 T_2WI 上为高信号，周围 T_2WI 上可出现低信号环（含铁血黄素环）。通过 CT 及 MRI 影像检查可清晰显示脑挫裂伤的范围、所处时期及变化，对临床诊断、治疗及评估具有重要的价值。

【鉴别诊断】

（1）静脉窦血栓合并脑出血：脑内静脉血液回流障碍，静脉压力增高，从而导致引流区皮层下小血管破裂、出血，表现为皮层下多发斑块状出血，类似脑挫裂伤，可根据有无外伤史并结合脑 MRV 确定静脉窦内有无充盈缺损明确诊断。

（2）脑肿瘤卒中：当肿瘤合并大量出血掩盖了肿瘤组织，或由于肿瘤本身（如肿瘤体积较小、等密度的胶质瘤、转移瘤等）或 CT 的容积效应使 CT 不能辨别肿瘤组织时，易误诊为单纯性脑出血，此时需结合 MRI 检查（包括增强扫描）来分辨肿瘤及出血信号。

（于建华　叶印泉）

037　硬膜外血肿

📋 病历摘要

【临床资料】

患者男性，14岁。家属代诉患者14天前头部外伤后出现意识障碍，于当地医院就诊，完善相关检查诊断"脑出血"，予对症处理，2天后患者转醒，伴烦躁、失认，1周前患者出现抽搐症状，考虑癫痫发作，予对症处理。

【影像资料】

入我院后行颅脑CT检查，详见图37。

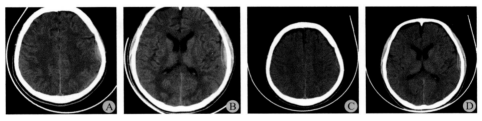

A、B：CT平扫示左侧颞顶部颅骨内板下一棱形不均匀高密度影，边界清楚，边缘光滑，邻近脑回受压内移；

C、D：5天后复查CT平扫，示左侧颞顶部病灶范围缩小，密度减低。

图37　颅脑CT

【诊疗经过】

患者后期未做手术，保守治疗。

📋 病例分析

【诊断思路】

本例患者有明确外伤史，且外伤后出现昏迷，2天后清醒，有中间清醒期，CT表现为左侧颞顶部颅骨与硬膜之间棱形不均匀高密度影，边界清楚，有一定占位效应，血肿范围局限，未超越颅缝，因此，考虑硬膜外血肿。不均匀的血肿，早期可能与血清溢出、脑脊液或气体进入有关，后期与血块溶解有关，晚期血块完全液化时血肿为低密度。

颅内出血积聚于颅骨与硬膜之间，称为硬膜外血肿，占颅脑损伤的 2% ～ 3%，占全部颅内血肿的 25% ～ 30%，仅次于硬膜下血肿。多发生于头颅直接损伤部分，常为加速性头颅损伤所致，损伤局部多有骨折（约占 90%），骨折线常越过脑膜中动脉或其分支，其以动脉性出血为主，也有静脉窦损伤出血或骨折处板障静脉出血。血肿常见于颞、额顶和颞顶部，多不伴有脑实质损伤。血肿范围局限，形成双凸透镜形。CT 上表现为颅骨内板下双凸透镜形高密度影，边界锐利，范围一般不超过颅缝，密度多均匀，可见占位效应。血肿压迫邻近的脑血管，可出现脑水肿或脑梗死，表现为血肿邻近脑实质局限性低密度区。MRI 上血肿形态与 CT 相似。血肿信号强度变化与血肿所处的时期及检查所用设备场强有关。血肿急性期 T_1WI 呈等信号，T_2WI 呈低信号；亚急性期 T_1WI 和 T_2WI 均呈高信号；慢性期由于血肿液化或软化而表现为液性信号，呈长 T_1、长 T_2 信号。

【鉴别诊断】

硬膜下血肿：血肿位于硬脑膜与蛛网膜之间，范围广泛，多呈新月形或半月形，不受颅缝限制，常合并脑挫裂伤，占位征象较显著。临床上，急性硬膜下血肿病程短，症状重且迅速恶化，多数为持续性昏迷，且进行性加重，很少有中间清醒期，较早出现脑疝与去大脑强直。

（黄江龙　叶印泉）

038　硬膜下血肿

病历摘要

【临床资料】

患者男性，83 岁。1 周前出现右侧肢体活动受限，无呼吸困难及胸闷不适，无流涎，无四肢抽搐。

【影像资料】

入我院后行颅脑 MRI 及 CT 平扫检查，详见图 38。

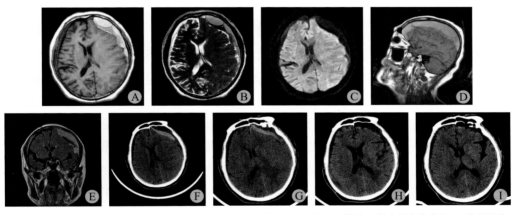

A ～ E：MRI 平扫示左侧额顶颞部颅骨内板下新月形混杂短 T$_1$、稍长 T$_2$ 信号，其内见条带状短 T$_2$ 信号及分隔影，DWI 呈低信号，T$_2$ FLAIR 呈高信号内混杂低信号，邻近脑回受压内移，脑中线结构向右侧移位；

F、G：CT 平扫示左侧额颞部颅骨内板下新月形高、低混杂密度影，脑中线结构向右侧移位；H、I：硬膜下血肿清除术后 12 天复查 CT 平扫示左侧额颞部颅骨内板下血肿减少，密度减低，可见少许积气。

图 38　颅脑 MRI 及 CT 平扫

【诊疗经过】

患者年龄大，后期未做手术，保守治疗。

病例分析

【诊断思路】

本例为老年患者，CT 表现为左侧额顶颞部颅骨内板下方新月形高、低混杂密度影，MRI 表现为等 T_1、短 T_2 及短 T_1、稍长 T_2 混杂信号，其内有分隔影，边界清楚，血肿范围广泛，邻近脑回受压内移，中线结构向右侧移位，占位效应显著。患者病程短，病情较重，影像学特征典型，符合硬膜下血肿的诊断。

颅内出血积聚于硬脑膜与蛛网膜之间的称为硬膜下血肿，占颅脑损伤的 5% ~ 6%，占全部颅内血肿的 50% ~ 60%。根据血肿形成时间可分为急性、亚急性和慢性硬膜下血肿三类。硬膜下血肿一般分为幕上和幕下两种类型。

硬膜下血肿常为减速性头外伤所致，无颅骨骨折或骨折仅位于暴力部位，多为静脉、小动脉或由大脑向上矢状窦汇入的桥静脉撕裂出血，常与脑挫裂伤同时存在。临床上，急性硬膜下血肿病程短，症状重且迅速恶化，多数为持续性昏迷，且进行性加重，很少有中间清醒期，较早出现脑疝与去大脑强直。

CT 平扫急性硬膜下血肿表现为颅骨内板下方新月形高密度影，少数为等密度或低密度，血肿的密度不均匀与血清渗出和脑脊液相混有关。亚急性和慢性硬膜下血肿表现为高、等、低或混杂密度。硬膜下血肿范围广泛，不受颅缝限制，常合并脑挫裂伤，占位征象显著。少数慢性硬膜下血肿，其内可形成分隔，可能是血肿内机化粘连所致；慢性硬膜下血肿还可以形成"盔甲脑"，即大脑被广泛的钙化壳包绕，这种征象少见。增强扫描可见到远离颅骨内板的皮层和静脉强化，亦可以见到连续或断续的线状强化的血肿包膜（由纤维组织及毛细血管构成）。

硬膜下血肿的 MRI 信号改变，随所处的时期而异，急性硬膜下血肿呈等 T_1、短 T_2 信号；亚急性硬膜下血肿呈短 T_1、长 T_2 信号，且这种血肿在 CT 上有可能为等密度。随着时间推移，正铁血红蛋白变成含铁血黄素，T_1WI 图像信号低于亚急性者，但仍高于脑脊液，T_2WI 仍为高信号。慢性硬膜下血肿一般呈长 T_1、长 T_2 信号，与硬膜下积液相似，但有些慢性硬膜下血肿数月后仍呈 T_1WI 高信号。

【鉴别诊断】

（1）硬膜外血肿：血肿位于颅骨内板与硬脑膜之间，多呈双凸透镜形，边界锐利，血肿范围局限，一般不超过颅缝，损伤局部多有骨折，有一定的占位征象。临床上，硬膜外血肿头部外伤后原发昏迷时间较短，再度昏迷前可有中间清醒期。

（2）蛛网膜下腔扩大：无占位效应，脑回无受压，CT 和 MRI 表现为密度、信号与脑脊液信号相似。

（3）硬膜下积液：CT 表现为颅骨内板下方新月形低密度区，接近于脑脊液密度，MRI 信号与脑脊液相似，需与慢性硬膜下血肿相鉴别。

（黄江龙　叶印泉）

039　蛛网膜下腔出血

📋 病历摘要

【临床资料】

患者女性，74 岁。突发意识不清 7 小时，无呕吐、四肢抽搐症状，于当地医院诊断为蛛网膜下腔出血（subarachnoid hemorrhage，SAH）、脑室内积血。为求进一步诊治，由 120 转入我院。

【影像资料】

于当地医院查颅脑 CT 提示 SAH、脑室内积血，入我院后行颅脑 CT 平扫及 CTA 检查，详见图 39。

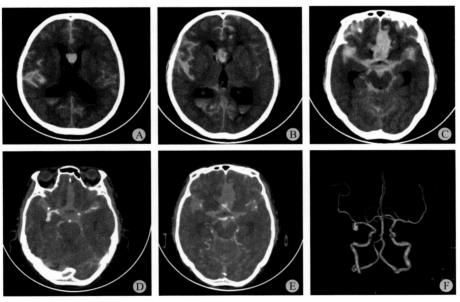

A ～ C：CT 平扫示脑沟、脑裂、脑池多发条片状及铸型高密度影充填，鞍上池尤甚，脑室系统内可见铸型高密度影充填，双侧侧脑室后角见液 - 液平面形成；D ～ F：颅脑 CTA 薄层原始图及 VR 图示右侧大脑中动脉膝部及前交通动脉各见一小瘤样突起，与邻近管腔相连。

图 39　颅脑 CT 平扫及 CTA

【诊疗经过】

后期行颅内动脉瘤夹闭术后，SAH 基本吸收。

病例分析

【诊断思路】

本例为老年患者，临床上突发意识不清 7 小时，发病急。颅脑 CT 平扫显示特征性的脑沟、脑裂、脑池内"铸型"高密度影充填；CTA 显示右侧大脑中动脉膝部及前交通动脉各见一动脉瘤形成，因此，考虑该患者 SAH 及脑室内积血是动脉瘤破裂出血所致。

SAH 是脑底部或脑表面的病变血管破裂，血液直接流入蛛网膜下腔引起的一种临床综合征，又称为原发性 SAH，约占急性脑卒中的 10%，是一种非常严重的常见病。因脑实质内或脑室出血，硬膜外或硬膜下血管破裂，血液穿破脑组织流入蛛网膜下腔的，称为继发性 SAH。CT 是临床怀疑 SAH 时的首选影像学检查方法。SAH 影像学分期为：急性期为 3 天以内，亚急性期 4 ～ 14 天，慢性期 14 天以后。SAH 在 CT 中的主要表现为蛛网膜下腔间隙内充填高密度影，CT 征象大致可以分为两大类：①脑沟、脑池显示高密度影的 SAH；②仅表现为天幕、大脑纵裂增宽或者脑池、脑沟消失的 SAH。前者特征显著，诊断准确率较高；后者病灶模糊，且与患者脑表面分界不清晰，需仔细观察、认真鉴别。MRI 是诊断急性 SAH 的另一种常用影像学手段，FLAIR 序列表现为纵裂池、脑沟或脑池的显著高信号，且对于出血量较少的局限性 SAH 亦可清晰显示；DWI 序列表现出脑池、脑沟等散在斑点状高信号。

【鉴别诊断】

需要与弥漫性脑水肿、化脓性脑膜炎、大剂量对比剂渗透到蛛网膜下腔、大脑镰旁或大脑凸面硬膜下小血肿、静脉窦血栓形成、正常大脑镰的钙化等鉴别。

（黄江龙　叶印泉）

040 垂体柄阻断综合征

病历摘要

【临床资料】

患者男性，19 岁。生长发育缓慢 10 年。查体：身高 118 cm，体重 27 kg，发育中等，第二性征未发育。父母近亲结婚，孕 3 个月时有先兆流产，8 个月时早产、难产，足先露，伴产妇大出血。生长激素 1.07 ng/mL（成人 < 8 ng/mL；儿童 1.0 ～ 4.8 ng/mL，部分缺乏 5 ～ 10 ng/mL，完全缺乏 < 5 ng/mL）。生长激素激发试验：30 分钟 1.27 ng/mL，60 分钟 0.55 ng/mL，90 分钟 0.47 ng/mL。睾酮偏低。

【影像资料】

入院后行鞍区 MRI 平扫检查，详见图 40。

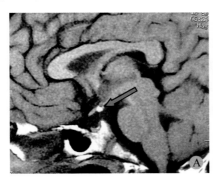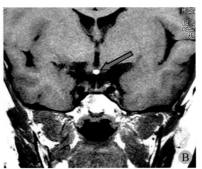

A：MRI 平扫矢状位 T_1WI 示蝶鞍小，第三脑室漏斗隐窝底、视交叉后方见异位的垂体后叶高信号（红色箭头所指处），下方垂体柄纤细、不连续，垂体前叶短小，垂体后叶高信号未见显示；B：冠状面 T_1WI 示垂体较薄，垂体后叶高信号位于视交叉下方（红色箭头所指处），垂体柄上部未显示，下部纤细。

图 40 鞍区 MRI 平扫

【诊疗经过】

该患者生长激素明显缺乏，根据临床表现和影像学特征，诊断为垂体柄阻断综合征（pituitary stalk interruption syndrome，PSIS），给予注射重组人生长激素治疗，2 个月后复查身高增长 2 cm。后因经济原因放弃继续治疗。

病例分析

【诊断思路】

本病例为青少年男性，临床表现为生长发育缓慢，实验室检查提示生长激素缺乏，睾酮水平偏低；其父母为近亲结婚，母亲围生期出现过先兆流产、早产、难产、大出血；MRI 上表现为垂体柄呈细线样，且局部不连续，垂体前叶发育不良，垂体后叶 T_1WI 高信号未显示，异位于第三脑室漏斗隐窝底、视交叉后方。这些表现均提示 PSIS。

PSIS 是指因垂体柄纤细或缺如合并垂体后叶异位，下丘脑分泌的激素不能通过垂体柄输送到垂体后叶存储而导致的一种或多种垂体激素缺乏的临床综合征，影像上以垂体柄中断、垂体前叶发育不良合并垂体后叶异位为特征。PSIS 导致的生长激素缺乏是临床上引起生长发育迟缓的重要原因之一。

PSIS 的发病率很低，占活产新生儿的 0.5/100 000，目前其发病原因和机制尚无定论，大多数学者认为本病的发生主要与围生期的各种异常因素以及颅脑外伤等有关，包括胎位不正及异常分娩，围生期窒息缺氧及任何外力作用导致的颅脑外伤、头颅变形等。曾有报道认为此病发生与基因突变、遗传因素有一定的相关性。

PSIS 的诊断主要依靠垂体 MRI 来确诊。在 MRI 上垂体前叶发育不良表现为垂体高度或体积小于正常。当在 MRI 上发现垂体柄中断或表现为不连续的细线时均应考虑 PSIS 的可能。诊断 PSIS 须具备典型的 MRI 三联征：①垂体窝内鞍背前方正常垂体后叶 T_1WI 高信号消失，常异位至第三脑室漏斗隐窝底部正中隆起处，其他部位少见；②垂体柄缺如或呈不连续的细线状；③垂体前叶发育不良。

【鉴别诊断】

其他类型所致的单纯性垂体前叶发育不良，在临床上一般不出现生长发育迟缓和青春期延迟的表现，在影像上常不合并垂体柄中断、垂体后叶异位的征象。

（黄江龙　叶印泉）

041 低颅压综合征

病历摘要

【临床资料】

患者女性，35岁。3天前开始出现头痛，坐起或站立时头痛明显，平躺时缓解，主要表现为搏动性头痛，以枕部头痛为主，有头部紧箍、颈部紧张感，头痛时偶有呕吐，呕吐为非喷射性，呕吐物为胃内容物，站立时伴有冷汗、心跳加速；偶感头晕，伴有耳鸣、视物旋转，无明显听力下降，无手脚麻木，无四肢无力。

【影像资料】

入院后行颅脑 MRI 平扫＋增强扫描检查，详见图 41。

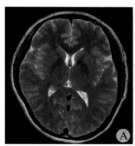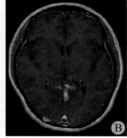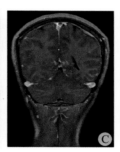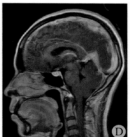

A：MRI 平扫轴位 T_2WI 示上矢状窦扩大，大脑大静脉池增宽，双侧侧脑室系统变窄；B：MRI 增强扫描轴位示硬脑膜弥漫性均匀增厚，呈线状强化；C：MRI 增强扫描冠状位示双侧乙状窦扩张，硬脑膜增厚并呈线状强化；D：MRI 增强扫描矢状位示上矢状窦扩张，后颅窝拥挤，小脑扁桃体轻度下移，垂体较饱满。

图 41 颅脑 MRI 平扫＋增强扫描

【诊疗经过】

入院后给予大量补液、脑保护等对症支持治疗，症状好转出院。

病例分析

【诊断思路】

本病例为年轻女性，临床上有较典型的体位相关性头痛，坐起或站立时头痛明显，平躺时缓解。影像上表现为静脉窦扩张，脑室系统变窄，小脑扁桃体轻度下移，垂体较饱满，硬脑膜弥漫性增厚并强化等征象，该患者没有前期感染及相关恶性肿瘤病史，因此符合低颅压综合征的诊断。

低颅压综合征，是指侧卧位腰椎穿刺脑脊液压力 < 60 mmH$_2$O，好发年龄为 30 ~ 60 岁，临床主要表现为体位相关性头痛。低颅压综合征包括原发性及继发性，原发性低颅压综合征在临床上较少见，具体病因尚不清楚，可能与下丘脑功能失调导致脉络膜血管舒缩功能紊乱及脑脊液分泌障碍、蛛网膜颗粒吸收过度等有关；继发性低颅压综合征的发生原因主要包括腰椎穿刺术、颅脑外伤、术后脱水、糖尿病昏迷、休克、安眠药中毒、头颅放射治疗等。MRI 表现为经典的影像四联征：①脑下垂：颅内压减低时，脑脊液水垫作用减弱甚至消失，立位或坐位时脑组织向下移位，MRI 表现为中脑向下移位，小脑扁桃体下疝畸形，脑室系统、鞍上池、桥前池变窄等；②静脉、硬脑膜窦扩张：成年人颅脑内容物由容量相对稳定的脑组织、脑脊液、脑血流量构成，当脑脊液减少时，脑组织相对固定，脑血流量增加，静脉系统代偿性扩张；③硬脑膜弥漫增厚、强化；④硬膜下积液或血肿。此外，MRI 上还可以观察到垂体增大，一般为可逆性，随着颅内压恢复正常，垂体亦可恢复。影像学检查怀疑低颅压综合征，还需结合临床脑脊液压力值测定结果确定。

【鉴别诊断】

（1）脑膜转移：有恶性肿瘤病史，硬脑膜表现为结节状或不均匀增厚、强化，常伴邻近颅骨病变。

（2）肥厚性硬脑膜炎：通常是自发，原因不明，头痛多与体位无关，表现为弥漫性硬脑膜增厚、强化，脑脊液压力正常或偏高。

（3）脑膜炎：多有病毒或细菌感染病史，临床有感染症状，病变累及脑实质、软脑膜及硬脑膜，脑膜强化呈局部条带状及结节状，脑脊液检查可有助于鉴别。

（4）Chiari's 畸形：通常合并脊髓空洞症，脑组织移位在补液后不能恢复，亦无脑膜强化。

（江菲　叶印泉）

042 脑梗死

病历摘要

【临床资料】

患者女性，77岁。2天前出现言语不清，伴右上肢乏力。今上述症状加重，遂来我院就诊。

【影像资料】

门诊查颅脑CT提示脑梗死可能，入院后行颅脑CT、MRI平扫及MRA检查，详见图42。

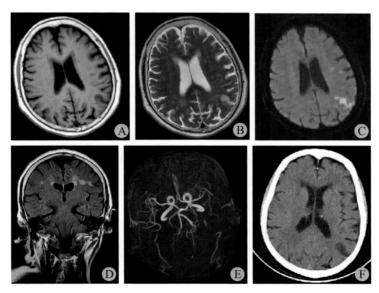

A～D：MRI平扫轴位示左侧额叶、颞顶叶交界区散在斑点、斑片状稍长 T_1、稍长 T_2 信号，DWI及 T_2 FLAIR为高信号；E：MRA示左侧大脑中动脉 M_2 段节段性狭窄，远端分支稀疏；F：CT示左侧颞顶叶交界区斑片状稍低密度，边界欠清。

图42 颅脑CT、MRI平扫及MRA

【诊疗经过】

入院后，予以抗凝、抗血小板、调脂稳定斑块、清除氧自由基等对症支持治疗，病情好转。

病例分析

【诊断思路】

该病例为老年女性，突发言语不清 2 天，伴右侧上肢乏力，影像学检查结果如下：CT 表现为左侧颞顶叶交界区稍低密度影，MRI 表现为左侧额叶及颞顶叶交界区散在斑点、斑片状稍长 T_1、稍长 T_2 信号，DWI 为高信号，病灶位于大脑中动脉供血区，MRA 提示左侧大脑中动脉 M_2 段节段性狭窄，远端分支稀疏。本病例临床症状较典型，MRI 发现病灶分布于左侧大脑中动脉支配区，因此符合脑梗死诊断，考虑左侧大脑中动脉供血区亚急性缺血性脑梗死。

脑梗死又称缺血性脑卒中，是由于脑部血流供应障碍，使脑组织缺血、缺氧出现水肿、坏死、软化，以老年人常见，通常发病较急。依据影像学表现，脑梗死又可以分为大面积脑梗死、分水岭脑梗死、出血性脑梗死、多发脑梗死。脑梗死发生时，栓子阻塞脑动脉，该动脉支配脑区的细胞缺氧，质子泵功能发生障碍，引起钙离子、钠离子、水分子等潴留，引发细胞毒性。脑组织血流障碍发生 4 ～ 6 小时后，血管调节功能紊乱，蛋白质、水分子大量渗出到细胞间隙，缺血区水含量明显增加，脑组织可出现水肿，继而发生坏死；经过 1 ～ 2 周时间，坏死脑组织进一步液化，吞噬细胞浸润，周围胶质细胞增生伴肉芽组织生成，此时灶周水肿减轻；8 ～ 10 周后，病灶软化，逐步发展为陈旧性病灶。

脑梗死的 CT 表现可分为 3 期：1 期（＜ 24 小时），CT 表现为低密度，主要与脑水肿相关，并且伴随局部脑沟变浅，豆状核边界模糊，脑灰白质分界不清，部分可观察到动脉致密征，与血管栓塞、红细胞积聚有关；2 期（2 天～ 2 个月），此期病灶最典型，病灶分布在阻塞血管，支配脑实质，部分边界模糊，周围可显示不同程度水肿；3 期（＞ 2 个月），吞噬细胞清除坏死脑组织，病灶软化，形成边缘清晰的囊腔，邻近脑沟、脑室牵拉、扩张，中线结构向患侧移位。

脑梗死的 MRI 表现可分为 4 期。超急性期：常规 T_1WI、T_2WI 无异常表现，DWI 表现为高信号，ADC 为低信号，PWI 显示低灌注；急性期：T_1WI 表现为皮质信号略减低，T_2WI 表现为皮质信号略增高，DWI、T_2 FLAIR 序列为高信号，灰白质分界不清，皮质水肿，邻近脑沟变浅，增强扫描表现为病变血管强化及部分软脑膜强化；亚急性期：呈现为典型的长 T_1、长 T_2 信号，T_2 FLAIR 为高信号，周围可见水肿，增强扫描表现为脑回样强化；慢性期：形成与脑脊液信号一致的软化灶，周围胶质增生，T_2 FLAIR 上为高信号，增强扫描示无强化。

当再灌注发生出血性脑梗死时，CT 可以发现梗死区内线状、片状高密度影，呈脑回样强化，此时 MRI 较 CT 更易显示出血病灶，信号特征类似于血肿演变各期特征。脑梗死是常见脑血管疾病，早期给予溶栓治疗，能明显控制疾病进展，降低残疾率、死亡率，改善预后。影像技术的发展，可以帮助我们尽早诊断及评估脑梗死。

【鉴别诊断】

（1）病毒性脑炎：有感染病史，临床表现为头痛、高热伴脑膜刺激征。可通过脑脊液培养鉴别诊断。

（2）胶质瘤：胶质瘤一般有一定占位效应，不伴有动脉病变，病变区域与供血区域不相关，病灶通过一般治疗后，变化不明显。

（江菲　叶印泉）

043 静脉窦血栓

病历摘要

【临床资料】

患者女性，42 岁。头痛 1 月余，加重伴发热 1 天，以后枕部为主，持续半小时后症状缓解，伴恶心、呕吐，无视物重影。

【影像资料】

入院后行颅脑 MRI 平扫＋增强扫描检查，详见图 43。

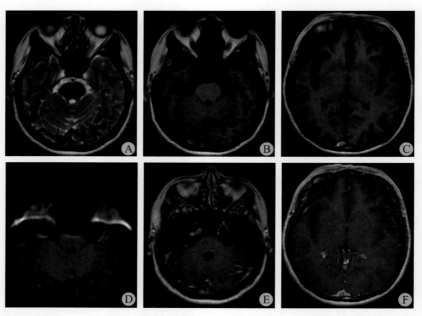

A ～ D：MRI 平扫示上矢状窦、右侧横窦流空信号消失，呈不均匀稍短 T_1、稍长 T_2 信号，DWI 呈稍高信号；

E、F：MRI 增强扫描示上矢状窦、右侧横窦强化不均匀，可见充盈缺损，周围见增多血管影。

图 43　颅脑 MRI 平扫＋增强扫描

【诊疗经过】

入院后，予以抗凝、脑保护等对症支持治疗，病情好转。

病例分析

【诊断思路】

本病例为中年女性，临床表现为头痛、头晕伴呕吐等颅内高压症状，无明显特异性。MRI 平扫示上矢状窦及右侧横窦流空信号消失，腔内出现不均匀混杂信号，增强扫描示窦腔内充盈缺损，因此考虑静脉窦血栓形成。

脑静脉窦血栓是当前诸多脑血管疾病中相对特殊的一种，颅内静脉窦位置血栓的出现，引起窦腔变窄，进而影响了脑静脉回流，提高了颅内压，导致局灶症状。同其他脑血管疾病相比，该病具有较低的并发症发生率，在脑血管疾病中，脑静脉窦血栓占比约 3.5%，临床表现特异性较低，与病因、病变部位、静脉侧支循环代偿情况有关，有些患者具有视盘水肿、头痛、恶心及眩晕等症状，少部分患者伴有肢体麻木及精神疲倦等。脑静脉窦血栓诱因相对复杂，包括妊娠、分娩、感染及外伤等，患病后，患者具有较高的死亡率及致残率。

脑静脉窦血栓最常发生于上矢状窦，其次为横窦、乙状窦、直窦。CT 筛查静脉窦血栓阳性率及特异性低于 MRI，但急性期意义大于 MRI。急性期（1 周内）CT 上表现为"高密度三角征"，即上矢状窦后部新鲜血栓形成三角形的高密度影，CT 增强扫描可表现为"空三角征"，硬脑膜窦壁强化的高密度与腔内低密度血栓形成对比，亦是 CT 诊断静脉窦血栓非常有价值的征象。此外，CT 可偶尔发现脑梗死及出血、脑肿胀、脑膜炎等间接征象。亚急性期（1 周～1 个月）与慢性期（1 个月～数年）CT 仅可观察到出血性脑梗死，MRI 能够很好地显示血栓及其不同时期演变。初期，由于血栓内含有去氧血红蛋白，表现为等 T_1、长 T_2 信号。约 1 周后，血栓由高铁血红蛋白构成，MRI 所有序列上均表现为高信号。慢性期表现为等 T_1、等 / 长 T_2 信号。MRI 的间接征象主要为静脉阻塞所致的脑实质改变，如脑水肿、脑梗死等。MRV 可以直接显示静脉窦血流信号缺失及充盈缺损，亦可观察到静脉侧支代偿形成或引流静脉异常扩张。

【鉴别诊断】

非优势横窦、乙状窦：通常发生于左侧，周围没有侧支血管开放，引流区脑实质未见明显异常信号，可以辅助鉴别。

（江菲　叶印泉）

044 脑出血

病历摘要

【临床资料】

患者女性，23 岁。2 天前无明显诱因突发头痛，伴呕吐 2 次，呕吐物为胃内容物，无发热，无意识模糊。

【影像资料】

当地医院查颅脑 CT 提示脑出血，入院后行颅脑 MRI 平扫＋增强扫描及 CT 平扫检查，详见图 44。

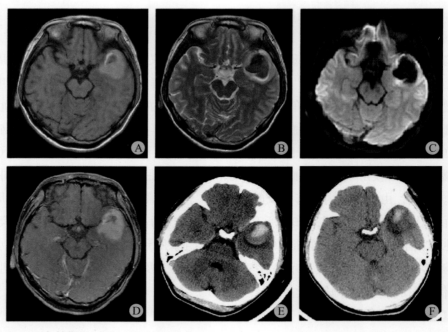

A～C：MRI 平扫轴位示左侧颞叶团片状异常信号，外周呈稍短 T_1、稍长 T_2 信号，中央为长 T_1、短 T_2 信号，DWI 表现以低信号为主，边缘呈高信号；D：MRI 增强轴位示病灶未见对比强化；E：CT 平扫示左侧颞叶病灶外周为等稍高密度，中央为高密度，边缘见稍低密度环绕；F：1 周后复查 CT 示左侧颞叶病灶较前有吸收。

图 44　颅脑 MRI 平扫＋增强扫描及 CT 平扫

【诊疗经过】

入院后予以镇痛、镇静、止血、甘露醇脱水降颅压、抗癫痫、营养支持等治疗后，病情好转。

病例分析

【诊断思路】

该病例为年轻女性，病灶位于左侧颞叶脑实质内，CT 表现为不均匀高密度病灶，周围伴水肿，治疗后病灶有吸收改变；MRI 表现为外周短 T_1、稍短 T_2 信号，中央长 T_1、短 T_2 信号，DWI 表现以低信号为主，增强扫描未见强化。该患者临床上出现急性头痛、头晕伴呕吐等颅内高压症状，因此依据影像学表现及相关临床病史可以考虑左侧颞叶亚急性期出血。

脑出血指非外伤原因引起的颅内血管破裂后出血，占脑卒中的 20% ～ 30%，急性期死亡率 30% ～ 40%，发病原因主要与血管病变相关，临床症状主要表现为头痛、头晕、呕吐、意识障碍等。对脑出血的诊断主要依赖 CT、MRI 等影像学手段，CT 对超急性期脑出血的敏感度更高，因此 CT 扫描是脑出血的首要检查方法，不仅可以鉴别出血性卒中与缺血性卒中，还可以准确评估出血位置、出血量及出血特点。在 CT 上大致分为高密度期（相当于急性期）、等密度期（相当于吸收期）、低密度期（相当于吸收期）、慢性期（相当于囊变期）。

MRI 对不同时期脑出血有较好的诊断意义，可以根据血肿块质的演变而发生信号的改变，更好地评估脑出血分期。根据发病时间，脑出血在 MRI 上可以分为超急性期（4 ～ 6 小时）、急性期（6 ～ 48 小时）、亚急性早期（2 ～ 5 天）、亚急性中期（5 ～ 10 天）、亚急性晚期（10 天 ～ 3 周）、慢性期（3 周 ～ 2 个月）和残腔期（2 个月以上）。①超急性期：此期红细胞形态为双凹圆盘形并且含有氧合血红蛋白，但纤维素血块中葡萄糖逐渐耗尽，血块中水分逐渐减低，蛋白浓度随之增加，血肿周围也出现水肿。此期 T_1WI 及 T_2WI 均表现为等或稍高信号，血肿周围水肿较轻，呈稍长 T_1、稍长 T_2 信号。②急性期：此期红细胞脱水、萎缩，脱氧血红蛋白出现，并且浓度逐渐升高，血肿周围水肿加重。脱氧血红蛋白为顺磁性物质，T_2WI 信号减低，此期 T_1WI 为等或稍低信号，T_2WI 为低信号。③亚急性早期：红细胞萎缩，细胞内的脱氧血红蛋白转化为正铁血红蛋白，该变化是由血肿的周围逐渐向中心演变。此期血肿外周 T_1WI 为高信号，逐渐向内发展，T_2WI 为低信号。④亚急性中期：红细胞开始破裂，该变化仍为外周向中心发展，正铁血红蛋白外移。此期 T_1WI 为高信号，T_2WI 表现为从血肿周边向中心逐渐蔓延的高信号。⑤亚急性晚期：红细胞完全破裂，灶周出现炎性反应，含血铁黄素出现，灶周水肿减轻。MRI 表现为短 T_1、长 T_2 信号，T_2WI 还可以观察到血肿周围低信号环。⑥慢性期：血肿缩小、灶周水肿消失。MRI 表现为长 T_1、长 T_2 信号，T_2WI 低信号环仍存在。

【鉴别诊断】

（1）血管畸形：血管畸形是先天性病变，表现为脑实质内异常血管团，可合并出血，通过 CTA 或者 DSA 可以明确诊断。

（2）肿瘤合并出血：一般在出血区域可以发现实性肿瘤组织密度 / 信号，增强扫描肿瘤部分表现为强化，治疗后出血成分会吸收，瘤体则不会吸收。

（江菲　叶印泉）

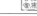
045 烟雾病

病历摘要

【临床资料】

患者男性，40岁。头晕、视物模糊3月余，伴左侧肢体麻木2周。

【影像资料】

入院后行颅脑MRI平扫及颅脑CT平扫＋CTA检查，详见图45。

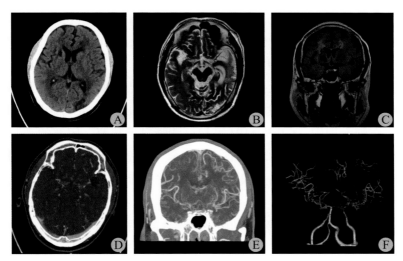

A：CT平扫示双侧大脑半球脑沟增宽、加深，右侧基底节区、左侧枕叶陈旧性梗死灶呈低密度，边界清；B：MRI轴位T_2WI示鞍上池和外侧裂未见大脑中动脉主干显影，其内见多发细小线状和点状低信号，左侧颞枕叶皮层萎缩并见长T_2信号（软化灶）；C：MRI冠状位T_2FLAIR示右侧基底节区、左侧侧脑室旁多发陈旧性梗死灶，呈中央低信号，周围高信号；D～F：CTA轴位原始图像、冠状位MIP及VR图像示两侧颈内动脉末端、两侧大脑中动脉主干管腔重度狭窄、闭塞，周边可见大量侧支血管形成，呈"烟雾缭绕"状，远端分支稀疏。

图45 颅脑MRI平扫及颅脑CT平扫＋CTA

【手术及病理】

先后行右侧、左侧颈内外动脉及左侧椎-基底动脉血管造影，结果显示双侧颈内动脉末端闭塞，周围可见烟雾状细小血管，左侧椎动脉及基底动脉血管未见明显异常。

病理诊断：烟雾病（moyamoya disease，MMD）。

病例分析

【诊断思路】

该例为中年患者，临床没有相关脑血管基础病变，CT 及 MRI 平扫显示脑内多发陈旧性梗死灶，病灶与单支血管供血区分布不一致，CTA 示两侧颈内动脉末端、大脑中动脉主干管腔重度狭窄、闭塞，周边可见大量侧支血管形成，远段分支稀疏。双侧颈内动脉末端及双侧大脑中动脉主干狭窄、闭塞伴脑底丰富杂乱的侧支循环血管网是烟雾病的主要影像征象。因此，该患者符合 MMD 的诊断。

MMD 是一种原因不明的慢性进展性脑血管疾病，以双侧颈内动脉末端和（或）大脑前、中动脉起始部动脉内膜缓慢增厚，动脉管腔逐渐狭窄以致闭塞，脑基底部大量异常血管网代偿性形成为主要特点。MMD 的临床表现多种多样，根据首发症状可分为梗死型、短暂性脑缺血发作（transient ischemic attack，TIA）型、出血型、癫痫型、频发 TIA 型、头痛型和无症状型。脑梗死、脑出血、脑萎缩是烟雾病的主要表现，以反复发作、多部位病灶为特点。脑梗死以双侧和多发为特点，很少见于基底节，多不发生于小脑和脑干。脑出血主要为蛛网膜下腔出血，脑内出血多在脑室周围。CT 及 MRI 平扫可清晰显示狭窄、闭塞的动脉及异常血管网，可很好地评估颈内动脉及颅脑动脉狭窄、闭塞，脑底毛细血管网形成，以及侧支循环建立情况，DSA 仍是烟雾病确诊的"金标准"。

【鉴别诊断】

（1）动脉硬化导致的脑梗死：动脉硬化导致的脑梗死多见于中老年患者，常有高血压、糖尿病等病史，CTA 与 MRA 可显示颅内动脉多发斑块及狭窄，一般与动脉供血分布一致，常无脑底异常血管网。

（2）其他原因脑出血：当患者出现脑出血时需与高血压及血管畸形所致脑出血相鉴别：烟雾病脑出血多发生于儿童及中青年，常表现为蛛网膜下腔出血、脑室内出血或脑室旁出血；高血压脑出血多见于 50 岁以上的高血压患者，出血部位多位于基底节、丘脑；动静脉畸形脑出血多位于脑皮质边缘，且常见条索状、团状钙化影。

（黄娟　叶印泉）

046 颅内动脉瘤

📋 病历摘要

【临床资料】

患者女性，72 岁。意识模糊伴呕吐 11 小时余。患者家属诉 11 小时前无明显诱因出现呕吐，伴意识模糊、大汗，不伴发热、咳嗽。

【影像资料】

入院后行颅脑 CT 平扫＋CTA 检查，详见图 46。

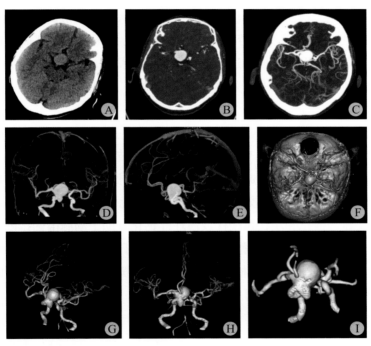

A：CT 平扫示鞍区结节状等 / 稍高密度影，密度均匀，边界清；B～E：CTA 横轴位原始图像，MIP 横轴位、冠状位和矢状位示右侧颈内动脉眼段一巨大动脉瘤；F～I：VR 图示动脉瘤位于右侧颈内动脉眼段，约 21.5 mm×19 mm×28 mm 大小。

图 46 颅脑 CT 平扫＋CTA

【手术及病理】

先后行右侧、左侧颈内外动脉及左椎 – 基底动脉血管造影，右侧颈内动脉血管造影见右侧颈内动脉眼段动脉瘤，约 20 mm×26 mm 大小，瘤颈约 18 mm，载瘤动脉直径约 4.5 mm。

病例分析

【诊断思路】

本例患者 CT 平扫示鞍区等 / 稍高密度结节，边界清，CTA 示病灶呈均匀、显著强化，且多平面重建图显示病灶与颈内动脉紧密相连，符合动脉瘤的诊断。

颅内动脉瘤是指由先天异常或后天损伤等因素导致颅内动脉局部血管壁损害，在血流动力学负荷和其他因素作用下，形成永久性局限性扩张，是造成蛛网膜下腔出血的首位病因。本病通常因脑组织内部动脉壁结构发育异常，或动脉硬化、脑外伤导致动脉壁老化、损伤，使得局部血管壁向外膨大，进而形成囊状瘤体。颅内动脉瘤患者在用力、紧张以及疲劳等状态下极易因为血压突然升高而使瘤体发生破裂，导致颅内蛛网膜下腔出血，进而诱发严重的并发症，对患者的健康以及生命都造成极大的威胁，伤残率以及病死率都较高。因此，颅内动脉瘤也被人们称为"定时炸弹"。

患者在任何年龄均可发病，多见于 40～60 岁女性。颅内动脉瘤好发于颅内大血管分叉处、脑底动脉环（Willis 环）上，在未破裂时或直径小于 5 mm 时很少有症状，但当体积较大时可引起局部压迫症状。动脉瘤破裂出血时可形成蛛网膜下腔出血。CT 平扫常难以发现较小动脉瘤；较大且无血栓形成的动脉瘤表现为圆形或分叶状均质显著强化肿块，弧线样或薄环样钙化有助于动脉瘤的诊断；有血栓形成时，血栓部分为等密度，且增强扫描无强化，可呈半圆形、新月形或"靶征"。MRI 显示动脉瘤与其血流、血栓、钙化和含铁血黄素沉积有关。无血栓动脉瘤，T_1WI 与 T_2WI 均为流空或低信号。

【鉴别诊断】

（1）脑膜瘤：发生在鞍区或鞍旁的动脉瘤，需与脑膜瘤鉴别，CT 增强或 MRI 检查可予以鉴别，动脉瘤的强化曲线不同于脑膜瘤，动脉瘤上升更快。MRI 检查很容易通过血管流空现象来识别无血栓形成的鞍旁动脉瘤；有血栓形成者，MRI 表现比较复杂，因瘤内血栓形成的程度及时间不同而有不同的表现。

（2）动脉圆锥：较小的动脉瘤需与正常血管结构相鉴别，如动脉圆锥。

（黄娟　叶印泉）

047 动静脉畸形

病历摘要

【临床资料】

患者女性，26 岁。头痛、头晕 10 余天。16 年前因突发晕倒于当地医院诊断为"脑血管畸形，脑出血"，行脑内血肿清除术。为进一步了解脑血管情况，来我院就诊。

【影像资料】

入院后行颅脑 CT 平扫＋CTA 检查，详见图 47。

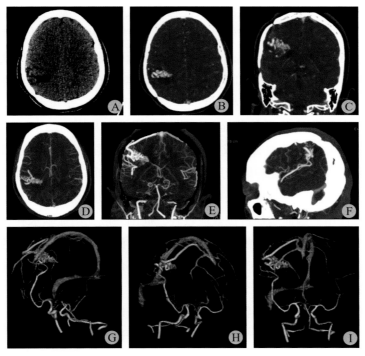

A：CT 平扫示右侧顶叶不规则条状等或稍高密度影，伴周围片状低密度影，边界清；B、C：CTA 横轴位原始图像、冠状位重建图像示右侧顶叶迂曲、蚯蚓状血管团；D～I：MIP 横轴位、冠状位、矢状位，VR 重建图可显示供血动脉和引流静脉，其中供血动脉为大脑中动脉远端分支及脑膜动脉，静脉回流至多支脑膜静脉，其中较粗大一支引流静脉汇入上矢状窦。

图 47 颅脑 CT 平扫＋CTA

【手术及病理】

患者行 DSA 检查，术中行右侧颈内动脉血管造影见右侧颈内动脉及其分支、大脑中动脉分支供血的畸形血管团，约 43 mm×27 mm×19 mm 大小，有一支粗大引流静脉汇入上矢状窦。

病理诊断： 颅内动静脉畸形（arteriovenous malformation，AVM）。

病例分析

【诊断思路】

本例患者为年轻女性，CT 平扫示右侧顶叶条状等或稍高密度影，CTA 可清楚显示右侧顶叶病灶明显强化，为迂曲血管团，多平面重建图像可见大脑中动脉及脑膜动脉供血，回流至脑膜静脉，符合动静脉畸形影像学表现。

颅内动静脉畸形是一种复杂的先天性脑血管疾病，脑动脉与静脉直接交通，两者之间为结构紊乱的畸形血管，称"血管巢"。动静脉畸形患者最严重的临床症状是血管破裂引起的出血性脑卒中，癫痫是其血管未破裂最常见的临床表现，也是出血后动静脉畸形患者的第二常见临床表现。影像学检查可直接显示动静脉畸形形成的"团块"，CT 平扫可见局灶性高/低或低等混杂密度影，呈斑点、团块或条索状，边缘不清，病灶周围有局限脑萎缩，无明显占位效应及周围脑水肿，注射造影剂后可直接显示异常强化的血管团或扭曲的血管，其周围可见供血动脉和引流静脉。CTA 或 MRA 能清楚显示动静脉畸形的瘤巢及其供血动脉、粗大引流静脉，并显示瘤巢和周围组织结构的三维解剖关系。病灶周围存在的脑萎缩弱化了血肿对脑组织的挤压、推移作用，因而病灶占位效应较轻，周围一般无明显脑水肿。由于胚胎脑血管首先在软脑膜发育，故动静脉畸形常位于大脑浅层。动静脉畸形的特征性影像学表现是血管巢、异常供血动脉及引流静脉，这对介入治疗具有重要意义。

【鉴别诊断】

（1）海绵状血管瘤：常见钙化，无增粗的供血动脉及引流静脉。

（2）硬脑膜动静脉瘘：畸形动脉与静脉直接交通，无瘤巢形成。

（黄娟　叶印泉）

048 海绵状血管瘤

病历摘要

【临床资料】

患者男性，24岁。突发头痛1天余，后伴有四肢抽搐，口吐白沫。

【影像资料】

入院后行颅脑CT平扫及MRI平扫＋增强扫描检查，详见图48。

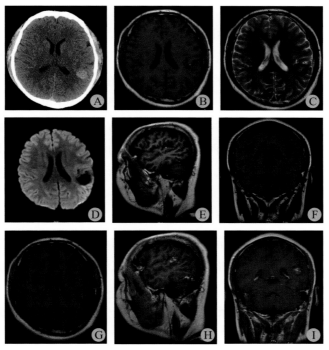

A：CT平扫示左侧颞顶叶交界区类圆形高密度病灶，密度欠均匀，边界清；B～F：MRI平扫示病灶呈混杂信号，中央呈稍长 T_1、稍长 T_2 信号，夹杂斑点状短 T_1 信号，边缘见特征性环状短 T_2 信号，DWI以低信号为主；G～I：MRI增强扫描示病灶内部呈较明显、欠均匀强化。

图48　颅脑CT平扫及MRI平扫＋增强扫描

【手术及病理】

术中导航确定肿瘤部位，在皮质隧道约1 cm处探及肿瘤组织，肿瘤周围血管

103

丰富，显微镜下进行全切。

病理诊断：海绵状血管瘤伴出血。

病例分析

【诊断思路】

本例为青壮年患者，表现为突发头痛，伴有四肢抽搐，口吐白沫，影像学检查示病灶位于左侧颞顶叶交界区，CT 呈边界清楚的稍高密度灶，病灶内见 T_1WI 高信号，周边可见特征性环状 T_2WI 低信号，为含铁血黄素沉着所致，提示病灶伴有不同时期反复出血，DWI 以低信号为主，增强扫描示病灶内部呈较明显欠均匀强化，结合临床表现及典型影像学表现，考虑海绵状血管瘤。

颅内海绵状血管瘤是先天性隐匿性血管畸形，多为单发病灶，常无任何症状，少数患者可有头痛、癫痫等发作。CT 平扫瘤体可以是等密度、稍高密度，也可以是等高混杂密度，甚至仅表现为不均质钙化灶。在 MRI 上 T_1WI 呈稍低或低信号，有出血时可见不均匀高信号，呈"爆米花"样表现，T_2WI 可呈高信号，周边可见特征性环形低信号，为含铁血黄素沉着所致，DWI 均为低信号。因病灶内的血管样结构缺乏肌层和弹力纤维，因而促进血液流动的动力不足，致病灶内造影剂排空缓慢。根据瘤体组成成分的不同，病灶可以表现为全部均匀强化、边缘强化而中心不强化，甚至无明显强化。

【鉴别诊断】

（1）动静脉畸形：多位于幕上脑表面，T_1WI 及 T_2WI 均为点状、条状流空信号，呈蜂窝状。MRA 可显示供血动脉及粗大引流静脉，增强扫描血管可部分强化呈高信号。

（2）脑肿瘤出血：病灶内部可见肿瘤实性部分，增强扫描肿瘤实性部分有强化，若肿瘤实性部分被出血所掩盖，可待出血吸收再行增强扫描显示实性成分。

（3）自发性脑出血：与海绵状血管瘤并急性出血 CT 表现相似，但多有高血压、动脉瘤等相关病史，自发性脑出血范围更广泛、MR 信号更均匀，周围可见环形水肿带。

（黄娟　叶印泉）

049 颈动脉海绵窦瘘

病历摘要

【临床资料】

患者男性，33 岁。无明显诱因发现右眼突出伴眼红 1 月余，无明显视力下降、复视及视物变形等不适。

【影像资料】

入院后行眼眶 CT 平扫＋增强及颅脑 CTA 检查，详见图 49。

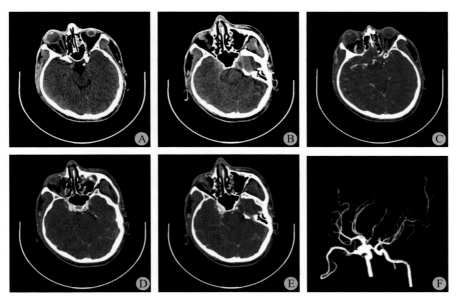

A、B：CT 平扫示右侧眼球突出，眼外肌稍肿胀，眼球边缘模糊，眼睑肿胀，右侧海绵窦增宽；C：CT 增强示右侧眼上静脉增粗，提前显影；D、E：CTA 原始图示右侧海绵窦增宽，多发蔓状、增粗血管显影；F：3D 重建显示右侧海绵窦区多发迂曲、增粗蔓状血管影，右侧眼上静脉显影。

图 49 眼眶 CT 平扫＋增强及颅脑 CTA

【诊疗经过】

患者介入行瘘孔栓塞术，术后患者眼球突出及眼红症状明显好转。

病例分析

【诊断思路】

该病例为青壮年男性患者，无明显外伤史，临床上表现为右侧眼球突出及眼部充血症状。眼眶 CT 平扫见右侧眼球向前突出，眼睑肿胀，眼外直肌有增粗，右侧海绵窦增宽，眼上静脉增粗。CTA 示右侧海绵窦内蔓状迂曲、增粗血管显影，迂曲的血管经眶尖视神经管向眶内走行，右侧眼上静脉明显增粗、强化，左侧海绵窦区呈斑片状明显强化。本病例患者虽无明确外伤病史，但临床有眼球突出伴红肿症状，CT 影像征象比较典型，因此可以考虑自发性颈动脉海绵窦瘘，但需与其他引起眼球突出及眼上静脉增粗的病变鉴别，眼上静脉增宽伴海绵窦增宽是鉴别诊断的关键点。

颈动脉海绵窦瘘（carotid-cavernous fistula，CCF）一般指颈内动脉海绵窦段的动脉壁或其分支发生破裂，以致与海绵窦之间形成异常的动静脉交通，多因外伤引起，少数病例可为自发性。临床上症状主要有搏动性眼球突出、颅内血管杂音、眼结膜充血和水肿、进行性视力障碍、头痛等。CT/MR 平扫可见眼球突出、眼上静脉增粗、外直肌弥漫性增厚、眼球边缘模糊、眼睑肿胀，增强扫描可见海绵窦区和扩张的眼上静脉明显强化，CT 还可发现颅底骨折压迫颈内动脉和视神经管等征象。MRA 及 CTA 可见明显扩张的海绵窦、眼上静脉和其他引流静脉。

【鉴别诊断】

（1）Graves 眼病：病变可表现为眼外肌增粗，且因眼外肌增粗使得眶尖处的静脉压增高，导致眼上静脉增粗，但其增粗程度相对较轻，且同侧海绵窦一般无增大。

（2）动静脉畸形：临床表现较相似，可有球结膜水肿充血、血管扩张等，但在影像上海绵窦常不表现增宽，有时可见成团血管影，且有眶壁骨质破坏，可以此鉴别。

（3）眶内肿瘤：可引起眼上静脉扩张及海绵窦扩大，但由于其是压迫造成的，所以程度相对较轻，且影像上可同时显示眶内肿瘤的直接征象。

（李淑豪　叶印泉）

050　急性播散性脑脊髓炎

📋 病历摘要

【临床资料】

患者男性，17岁。头痛伴认知、精神行为异常进行性加重半月余。2周前无明显诱因出现头痛，部位及性质不详，后逐渐出现反应差，精神状态差，不愿活动，且渐进出现精神行为异常，1天前出现神志不清，大小便失禁，认知功能障碍。

【影像资料】

入院后行颅脑 MRI 平扫＋增强扫描检查，详见图50。

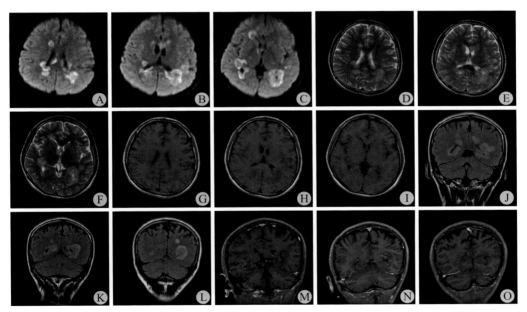

A～I：MRI 平扫轴位示双侧半卵圆中心、侧脑室旁及胼胝体脑白质内多发斑片状异常信号，以稍长 T_1、稍长 T_2 信号为主，内部信号欠均匀，部分中央见斑点状长 T_1、长 T_2 信号，DWI 呈不均匀高信号，病灶呈不对称性分布，部分边界欠清；J～L：冠状位 T_2 FLAIR 示多发病灶呈高信号；M～O：MRI 增强扫描示多发病灶呈条片状、开环状不均匀强化。

图50　颅脑 MRI 平扫＋增强扫描

【诊疗经过】

临床采用糖皮质激素治疗，患者症状逐渐减轻，3个月复查时脑白质内DWI高信号范围缩小。

病例分析

【诊断思路】

本例为青少年患者，以头痛为首发症状，逐渐出现精神、行为异常相关症状，起病较急，进行性加重，MRI平扫示以双侧半卵圆中心及侧脑室旁白质区为主呈不对称性分布的多发病灶，DWI呈高信号，增强扫描示部分病灶呈条片状、开环样强化。因此，结合临床病史及影像学特点，考虑急性播散性脑脊髓炎（acute disseminated encephalomyelitis，ADEM）。

ADEM为比较常见的脑脊髓弥漫性炎症性脱髓鞘疾病，常继发于病毒感染和免疫接种后，主要侵犯脑白质和脊髓，伴有小静脉的周围炎症性改变，可伴有髓鞘再生。可发生于任何年龄，以儿童及青年多见。本病是一种单时相疾病，起病急骤，进展迅速，首发症状有发热（体温可高达39℃以上）、头痛、恶心、呕吐、肌肉酸痛等。中枢神经系统症状通常在几天内达到高峰，表现为昏睡、昏迷、局灶性或弥漫性神经损害症状。MRI是诊断ADEM的最佳影像学方法，表现为双侧脑白质内多发斑片状异常信号，大脑半球皮质下及双侧侧脑室周围明显，可累及各脑叶、小脑、脑干及脊髓等，病灶多呈不对称分布，病变呈稍长T_1、稍长T_2信号，T_2 FLAIR呈高信号，急性期DWI呈高信号，增强扫描呈结节样、斑片状或脑回状强化。

【鉴别诊断】

（1）多发性硬化：临床上意识障碍较少见，发病常无诱因，呈多时相，常反复发作。影像学表现为病灶多对称分布于脑室周围白质区，且新老病灶共存并可伴脑局限性萎缩，"直角脱髓鞘征"显著。

（2）老年性脑白质病：多数患者年龄大于50岁，常伴有动脉粥样硬化、高血压、糖尿病等基础疾病，表现为散在非对称性白质病变。

（3）脑梗死：患者多有心血管基础疾病，病灶多与脑血管供血范围分布一致，无强化或呈脑回样强化。

（李淑豪　叶印泉）

051 多发性硬化

病历摘要

【临床资料】

患者女性，34 岁。双眼视物模糊、视力下降 1 月余，同时伴有左侧肢体渐进性无力，无视物旋转、视野缺损，无恶心、呕吐，无感觉减退，7 天前开始出现双下肢无力伴步态不稳，易跌倒。

【影像资料】

入院后行颅脑 MRI 平扫＋增强扫描检查，详见图 51。

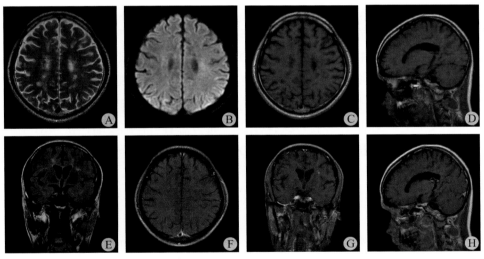

A：MRI 平扫轴位 T_2WI 示双侧脑室旁白质区多发斑片状稍高 / 高信号；B：轴位 DWI 示部分病灶呈稍高信号；C、D：轴位及矢状位 T_1WI 示多发病灶呈低信号，可见部分病灶与侧脑室垂直；E：冠状位 T_2 FLAIR 示双侧侧脑室旁多发斑片状高信号，部分病灶与侧脑室垂直；F ～ H：MRI 增强扫描示部分病灶呈斑点、斑片状强化，部分呈边缘强化。

图 51 颅脑 MRI 平扫＋增强扫描

【诊疗经过】

对患者进行糖皮质激素治疗，症状逐渐减轻，3 个月复查时脑白质异常强化范围缩小。

病例分析

【诊断思路】

该病例为中年女性，临床表现为视物模糊、视力下降，为多发性硬化较典型首发症状，同时伴有肢体无力，呈渐进性加重。MRI 表现为双侧侧脑室旁脑白质内多发斑点、斑片状长 T_1、长 T_2 信号，T_2 FLAIR 呈高信号，部分病灶垂直于侧脑室及胼胝体分布，呈"直角脱髓鞘征"，DWI 部分呈稍高信号，增强扫描部分病灶呈斑点、斑片状强化，部分呈边缘强化，表明部分病变仍处在活动期。临床症状及影像学表现均符合多发性硬化的诊断。

多发性硬化是中枢神经系统最常见的脱髓鞘疾病，多见于中青年女性，亚急性或慢性起病，临床表现复杂多变，常出现反复发作与缓解交替。视力障碍是多发性硬化患者早期症状之一。急性期、稳定期及恢复期的影像学表现各有不同。急性期病灶在 CT 上表现为多发的低密度灶，位于侧脑室周边，大小不等，无占位效应；MRI 示病灶主要分布在侧脑室周围及深部脑白质，部分垂直于侧脑室，称为"直角脱髓鞘征"，呈稍长 T_1、稍长 T_2 信号，DWI 呈高信号，增强扫描可见斑点、片状或环形强化，表示病变处于活动期。稳定期在 CT 上同样表现为低密度灶，但病灶体积缩小；在 MRI 上呈长 T_1、稍长 / 长 T_2 信号，DWI 呈低信号，增强扫描无强化。恢复期在 CT 上可见脑实质内多发脑软化灶，部分患者可伴脑萎缩；在 MRI 上同样表现为脑软化灶，呈长 T_1、长 T_2 信号，DWI 呈低信号。

【鉴别诊断】

（1）急性播散性脊髓炎：儿童多见，有前驱感染病史，单时相病程，病变强化，常不累及胼胝体。

（2）多发性脑梗死：多见于老年人，急性起病，常有脑血管病基础病史，病灶主要分布在基底节区及双侧半卵圆中心。

（3）脑转移瘤：患者多有原发肿瘤病史，呈多发，多位于幕上皮髓质交界区，瘤周水肿明显，增强扫描呈明显强化。

（李淑豪　叶印泉）

052 CO 中毒性脑病

病历摘要

【临床资料】

患者女性，71 岁。CO 中毒 1 个月，认知功能障碍 12 天。患者 1 个月前因于密闭空间内烧炭火取暖，被家属发现神志欠清，左侧肢体麻木无力，给予高压氧、抗感染、营养神经等对症治疗，症状好转后出院。12 天前无明显诱因出现认知功能障碍，表现为记忆减退；执行功能减退，行为错乱，表现为生活自理能力下降，不能自行刷牙，洗衣等。

【影像资料】

入院后行颅脑 MRI 平扫，详见图 52。

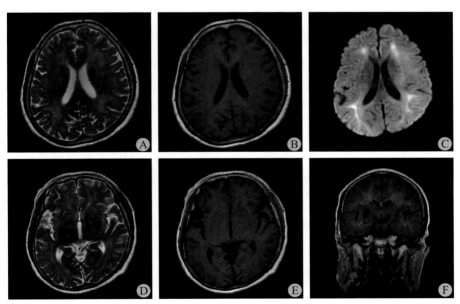

A～E：MRI 平扫轴位 T_2WI 示双侧大脑半球脑白质区对称性片状稍高信号，双侧苍白球见对称性斑片状稍高信号，T_1WI 示多发病灶呈稍低信号，DWI 示双侧大脑半球脑白质对称性片状高信号；F：冠状位 T_2 FLAIR 示双侧大脑半球白质内对称性片状高信号。

图 52 颅脑 MRI 平扫

【诊疗经过】

患者行高压氧及神经营养药物治疗后，症状缓解不明显。

病例分析

【诊断思路】

该病例为老年女性，有明确 CO 中毒病史，MRI 表现为双侧大脑半球白质对称性片状稍长 T_1、稍长 T_2 信号，DWI 呈高信号，冠状位 T_2 FLAIR 呈高信号；双侧苍白球呈对称性长 T_2 信号。影像学表现较典型且临床出现相关中毒后神经系统症状，符合 CO 中毒性脑病诊断。

CO 中毒性脑病患者临床表现与吸入 CO 的浓度与持续时间有关，大量吸入可出现急性中毒性症状，主要包括头晕、头痛、恶心、呕吐、精神异常、认知障碍、抽搐、意识丧失等。神经精神后遗症可在 CO 中毒后立即出现，并可持续存在，包括痴呆、记忆力丧失、人格障碍、步态不稳、精神性失用、语言障碍，10%～30% 的患者在急性 CO 中毒数周后可出现迟发的神经系统症状。在 MRI 上双侧苍白球可出现较对称长 T_1、长 T_2 信号，也可因出血呈短 T_1 信号，周边短 T_2 信号为含铁血黄素沉积，双侧大脑半球白质因弥漫性脱髓鞘呈对称性融合状高信号，FLAIR 呈高信号；在 DWI 上急性期出现双侧大脑半球白质内弥漫性对称的高信号影，ADC 值减低，慢性期信号减低，ADC 值逐渐增高。

【鉴别诊断】

（1）肝豆状核变性（Wilson 病）：好发于青少年，MR 上可出现尾状核、壳核、苍白球、丘脑对称性 T_1WI 低信号，T_2WI 呈不同程度高信号，DWI 呈高信号，但患者有血铜、尿铜的升高，角膜色素环（K-F 环）的出现，且常伴有肝硬化。

（2）双侧多发分水岭脑梗死：病灶形态及分布与所属供血动脉分布一致，常同时累及皮质及白质区，大多数呈三角形，基底节呈多发性病灶，可累及脑干。

（3）其他中毒性脑病：需结合相关具体病史。

（李淑豪　叶印泉）

053 可逆性后部白质脑病综合征

病历摘要

【临床资料】

患者女性，29岁。1周前顺产一名女婴，3天前无明显诱因出现头部胀痛，平躺加重，站立位时改善，6小时前患者躺床上进食时突感头晕、右眼视野缺损，后出现四肢抽搐，两眼上翻，口唇发绀，神志不清，呼叫不应，持续1～2分钟，发作停止后神志即恢复正常，并出现恶心、呕吐，呕吐物含鲜血，血压149/89 mmHg。

【影像资料】

入院行颅脑MRI平扫＋增强扫描检查，详见图53。

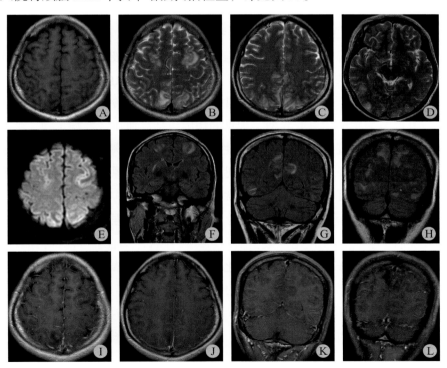

A～H：MRI平扫示双侧额叶、顶枕叶、右侧颞叶皮层及皮层下及双侧基底节区多发斑片状稍长 T_1、稍长 T_2 信号，T_2 FLAIR呈高信号，DWI呈高低混杂信号，部分病灶皮层略肿胀；I～L：MRI增强扫描示病灶未见明显强化，脑表面软脑膜血管增多。

图53 颅脑MRI平扫＋增强扫描

【诊疗经过】

患者行减轻脑水肿、严格积极控制血压、终止癫痫发作等对症支持治疗后，症状明显缓解。

病例分析

【诊断思路】

该病例为青年女性，产后1周，急性、亚急性起病，出现头痛、癫痫及意识障碍、视觉障碍等神经系统症状和体征，同时伴有血压急剧升高、子痫等特异性的临床状况，MRI表现为以累及顶、枕叶皮层和皮层下白质为主的血管源性脑水肿，伴有额颞叶、基底节区的多发病灶。影像学表现较为典型，再结合临床表现及病因，较易诊断为可逆性后部白质脑病综合征（reversible posterior leukoencephalopathy syndrome，RPLS）。

RPLS是一组少见的以头痛、精神改变、癫痫发作、视觉障碍为主要临床表现，以大脑后部白质血管源性水肿为主要影像学表现，且经积极治疗后上述临床症状和影像学表现可逆的临床-神经影像综合征。5%～19.4%的RPLS患者可发生脑出血。按照病灶分布可分型：①顶枕型，最为常见；②全脑分水岭型；③额上型；④以累及脑干或基底节为主的中央变异型。常见的病因包括高血压、妊娠子痫、各种严重肾脏疾病以及各类免疫抑制剂和细胞毒性药物的使用等。病因复杂和发病机制不明导致RPLS的影像学表现多样，主要表现多以脑白质血管源性水肿为主，几乎累及双侧，不完全对称，可累及灰质。T_1WI常呈等或低信号，T_2WI和FLAIR呈高信号，DWI通常为低信号或等信号，ADC图为显著高信号。增强扫描约20%可见强化，强化程度不等，脑叶病灶强化一般呈脑回状或斑片状，基底节、深部白质、小脑、脑干等部位多呈斑点样强化，软脑膜强化最常见，其次是软脑膜和皮层均强化，异常强化信号反映了局部血—脑脊液屏障的破坏。

FLAIR成像技术是显示皮质和皮质下水肿最敏感的方法，能够检出早期局灶异常，可作为疑诊本病的常规检查手段，而DWI和ADC图则可区分血管源性水肿和细胞毒性水肿，结合使用可更好地鉴别本病。

【鉴别诊断】

（1）可逆性脑血管收缩综合征（reversible cerebral vasoconstriction syndrome，RCVS）：女性多见，诱发因素包括分娩、接触毒品、接触酒精和血液制品、患有释放儿茶酚胺类的肿瘤等。其主要临床表现为雷击样头痛伴或不伴局灶神经功能缺损或癫痫发作，脑结构影像学表现正常，MRA 或 CTA 可见多灶性、节段性"串珠样"脑血管收缩。常并发脑梗死、脑出血、RPLS、脑水肿等。妊娠子痫 RPLS 患者 MRA 上也可见节段性血管狭窄，RPLS 和 RCVS 在临床及影像学表现上重叠，提示它们存在病理生理机制的一致性。

（2）颅内静脉窦血栓形成（cerebral venous sinus thrombosis，CVST）：横窦血栓形成的患者脑水肿常位于双侧枕叶、顶叶，与 RPLS 鉴别困难。CVST 患者颅脑 MRI 平扫显示横窦信号异常，在 MRV 上静脉窦部分或完全不显影并侧支静脉代偿性增多及扩张，而 RPLS 患者 MRV 显示正常。

（3）急性脑梗死：病变为细胞毒性水肿，发病部位与血管分布区一致，DWI 呈高信号且 ADC 图呈低信号，可与 RPLS 鉴别。

（程冰雪　黄小宁）

054 线粒体脑肌病

📋 病历摘要

【临床资料】

患者男性，53 岁。1 周前无明显诱因出现视物不清，2 天前出现头痛，以左侧为主，呈持续性胀痛，逐渐加重。既往有脑梗死病史。查体：智力、记忆力下降，定向力、计算力差，语言沟通不佳，双眼视力下降。

【影像资料】

入院行颅脑 MRI 平扫＋波谱成像检查，详见图 54。

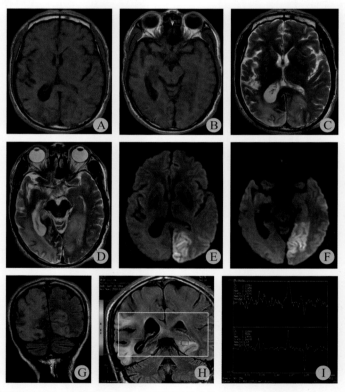

A～G：MRI 平扫示双侧颞枕叶皮层肿胀增厚，皮层下可见片状稍长 T_1、稍长 T_2 信号，T_2 FLAIR 呈高信号，以右侧显著，DWI 示右侧颞枕叶皮层下片状稍高信号，左侧枕叶中线旁皮层呈明显脑回状高信号；

H、I：MRS 示右侧颞顶叶病灶 NAA 峰及 Cho 峰均明显下降，左侧病灶区及皮层下可见明显倒置的乳酸峰。

图 54 颅脑 MRI 平扫＋波谱成像

【基因检测】

线粒体脑肌病伴高乳酸血症和卒中样发作综合征基因检测分析报告：检测到 *mtDNA A3243G* 突变。

【诊疗经过】

给予患者大剂量维生素、辅酶 Q10、L- 精氨酸等姑息对症治疗，症状缓解不明显。

病例分析

【诊断思路】

该患者为中老年男性，起病急，出现神经系统症状，既往有脑梗死病史。右侧颞枕顶叶异常信号，考虑陈旧病灶；左侧颞枕叶皮层 DWI 高信号，MRS 提示有明显倒置的乳酸峰。根据患者临床表现、体征、颅脑 MRI ＋ MRS 结果、基因检测结果（*mtDNA A3243G*），诊断为线粒体脑肌病伴高乳酸血症和卒中样发作（mitochondrial encephalomyopathy with lactic acidosis and stroke-like episode，MELAS）。

线粒体脑肌病（mitochondrial encephalomyopathy，ME）为线粒体 DNA 和（或）核 DNA 缺陷所致线粒体结构或功能异常而引发的以横纹肌和脑受累为主的一组多系统病变，在青中年群体中发病率相对较高，且具备较高母系遗传性，通过肌肉活检及基因检测能够明确诊断。临床以卒中及癫痫发作为首发或主要表现者最多。ME 主要包括 4 种类型：MELAS、肌阵挛性癫痫伴破碎红纤维综合征（myoclonic epilepsy associated with ragged red fiber，MERRF）、Kearns—Sayre 综合征（Kearns-Sayre syndrome，KSS）、亚急性坏死性脑脊髓病（subacute necrotizing encephalomyelopathy，SNE）（又称 Leigh disease），以 MELAS 最常见。MELAS 的典型 MRI 表现为皮质及皮质下灰质异常信号，以颞顶枕叶为主，通常不随大脑动脉供血区分布，呈多发长 T_1、长 T_2 卒中样信号，在 FLAIR 序列上呈对称或非对称的高信号，在 DWI 序列上呈等或高信号，伴脑室扩大和脑萎缩，而 ADC 在本病急性期可正常或轻度增高，无明显强化，多次行 MRI 检查可发现病变区呈游走、多变的特点。MRS 可检测到病变区、脑脊液中高乳酸峰，且比 DWI 序列检出早 2 周左右，对 MELAS 具有特征性的诊断价值，并能反映 MELAS 患者脑缺氧程度。常规 MRI 及 DWI 发现形态学异常且 MRS 检测到乳酸峰对 MELAS 的诊断十分重要。临床一旦明确诊断为 MELAS，患者及其家庭应进行遗传咨询和必要的基因检测。

【鉴别诊断】

（1）急性脑梗死：多见于老年人，常伴有冠心病、高血压、糖尿病、脑动脉硬化症等致病因素，发作时少伴抽搐，DWI 序列高信号与供应血管分布区相一致，急性期 ADC 图呈明显低信号，MRA 检查可见相应供血血管纤细、狭窄或闭塞改变。

（2）病毒性脑炎：多有前驱感染史，且首发症状常为头痛、发热，好发于边缘系统，颞叶、额叶、岛叶皮层、扣带回多见，而枕叶、顶叶少见，且多累及一个脑叶，常呈对称性。

（程冰雪　黄小宁）

055　肝豆状核变性

病历摘要

【临床资料】

患者女性，15岁。8个月前无明显诱因出现双手震颤，持物不稳，伴肌力下降，反应稍迟钝，6个月前出现性格改变，偶有胡言乱语，伴记忆力下降，偶有上睑下垂，饮水呛咳，吞咽困难，近几日行走步态不稳。

【影像资料】

入院行颅脑 MRI 平扫检查，详见图 55。

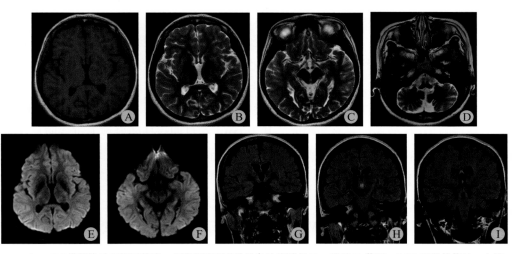

A～F：MRI 横断位示双侧豆状核、丘脑和脑干对称性条片状稍长 T_1、稍长 T_2 信号，DWI 呈稍低信号，小脑脑沟增宽，蚓部偏小，小脑延髓池增宽；G～I：MRI 冠状位 T_2FLAIR 示病灶呈稍高信号。

图 55　颅脑 MRI 平扫

【实验室检查】

肝肾功能未见明显异常。铜蓝蛋白测定（散射速率法）：血清铜蓝蛋白 0.024 g/L。眼科辅助检查示角膜色素环（K-F 环）阳性。腹部 B 超示肝硬化、脾大。

【诊疗经过】

患者行低铜饮食、驱铜排铜等药物治疗后，症状明显缓解。

病例分析

【诊断思路】

本例为青少年女性，起病缓慢、较隐匿，出现震颤、肌张力异常、共济失调、精神异常等较特征性的临床表现，实验室检查发现血清铜蓝蛋白降低，眼科检查提示角膜色素环（K-F环）阳性，腹部B超提示肝硬化、脾大，头颅MRI表现为双侧豆状核、丘脑和脑干对称性异常信号。结合病史、典型影像学及眼科检查，考虑肝豆状核变性（hepatolenticular degeneration，HLD）诊断。

HLD又称Wilson病，通常发生于儿童时期或青少年期，是一种常染色体隐性遗传性铜代谢障碍性疾病，其遗传缺陷在13号染色体的长链上。临床表现主要以肝损伤为主，其次为神经系统症状、角膜色素环等。HLD的神经系统病变主要是血清铜蓝蛋白和铜氧化酶活性减低，铜沉积在脑组织内而引起的海绵状变性、脱髓鞘及胶质增生。HLD累及颅内范围广泛，主要集中于基底节区、丘脑、中脑及小脑中脚，多呈对称性，当双侧大脑半球受累时，多伴有脑萎缩改变。CT平扫表现为边界模糊的低密度灶，增强扫描无强化。MRI平扫病灶呈稍长/长T_1信号及长T_2信号，FLAIR以高信号为主，部分病灶DWI呈高信号，增强扫描无强化。当病灶累及灰质核团时，可出现所谓的"蝴蝶征"或"八字征"改变。ADC及DWI可较好地反映HLD的病理改变和程度，其中DWI在早期病灶的发现上可能明显优于FLAIR、T_2WI序列，能更好地评估其临床阶段和预后。

【鉴别诊断】

（1）中毒性和缺氧性脑病：有特定的中毒或缺氧病史，临床上多无锥体外系的症状和体征，基底节病灶在T_1WI上信号减低显著，常呈囊状改变，病变一般不会同时累及丘脑和脑干。

（2）韦尼克脑病：多见于婴儿，有维生素B_1缺乏喂养史，出现神经系统症状后，肌内注射维生素B_1治疗效果明显，病灶可吸收消散。

（3）双侧基底节–丘脑梗死：多见于中老年人，常伴高血压、动脉硬化和糖尿病病史，发病急剧，临床表现主要为瘫痪、失语。

（程冰雪　黄小宁）

笔记

056 椎管内神经鞘瘤

病历摘要

【临床资料】

患者男性，46岁。无明显诱因出现右下肢乏力6个月，无头晕、头痛，无恶心，无黑蒙、心慌、胸闷等。

【影像资料】

入院行胸腰段 MRI 平扫＋增强扫描检查，详见图 56。

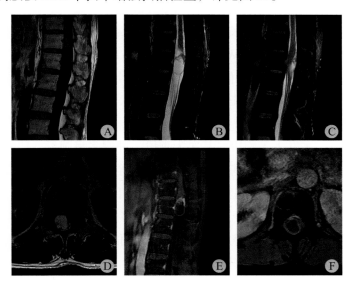

A～D：矢状位 T_1WI、T_2 压脂及轴位 T_2WI 示 T_{12} 下缘～L_1 椎体水平椎管内囊实性占位，中央呈囊性长 T_1、长 T_2 信号，周围见少许实性等信号，邻近脊髓受压向左侧移位，其上下水平硬膜下间隙增宽；E、F：矢状位、横轴位增强扫描示椎管内占位呈明显不均匀强化，病灶中央见片状无强化囊变区。

图 56 胸腰段 MRI 平扫＋增强扫描

【手术及病理】

显微镜下纵行切开硬脊膜，探查见肿瘤组织位于脊髓腹侧，肿瘤呈淡红色，有完整包膜，包裹一根神经根，离断神经根，显微全切肿瘤，约 3 cm×2 cm×3 cm 大小。

病理诊断：神经鞘瘤。

121

病例分析

【诊断思路】

该病例为中年男性，表现为右下肢乏力 6 个月，发现椎管内囊性为主的囊实性占位，椎管未见狭窄，脊髓向左侧推移，邻近硬膜下间隙增宽，考虑髓外硬膜下肿瘤。发生于髓外硬膜下的常见肿瘤包括脊膜瘤、神经鞘瘤及神经纤维瘤。本例肿瘤边界尚清，呈 T_2WI 高信号，增强扫描呈不均匀环形强化结节，因此考虑神经鞘瘤。

神经鞘瘤约占椎管内肿瘤的 29%，起源于施万细胞（神经膜细胞），多发生于颈胸段，腰段少见，多为单发。肿瘤常压迫脊髓和神经根，常表现为卧位时疼痛加重，直立后相关症状减轻，呈进行性加重。肿瘤多呈孤立结节状，有完整包膜，部分可沿神经根向椎间孔外生长，呈哑铃状改变，常伴椎间孔扩大及邻近椎体的骨质破坏。MRI 上实质部分 T_1WI 呈等信号，T_2WI 呈等或稍高信号，肿瘤易囊变坏死，囊变坏死区 T_1WI 信号更低，T_2WI 呈高信号。增强扫描呈明显不均匀强化，实性部分明显强化，囊变区不强化，囊壁可见环状及花边样强化。

【鉴别诊断】

（1）脊膜瘤：多发生于胸段，其次为颈段，肿瘤多呈圆形、卵圆形和扁丘形，其中扁丘形肿瘤常与硬脊膜宽基底相交。肿瘤呈等 T_1、等 T_2 信号，部分可有不规则钙化，T_2WI 呈低信号。肿瘤呈中等程度强化，可见脊膜尾征。

（2）神经纤维瘤：多发生于颈段和上胸段，多呈梭形，单发或多发，多发者常与 I 型神经纤维瘤病相关。呈等或稍长 T_1、长 T_2 信号，明显均匀强化，含有胶原纤维组织成分常见星芒状的低信号，坏死囊变少见。

（彭云　顾太富）

057 脊膜瘤

病历摘要

【临床资料】

患者男性，54岁。无明显诱因出现双下肢麻木感6月余，伴行动后乏力，无头晕、头痛，无恶心、呕吐，无四肢抽搐等。

【影像资料】

入院后行腰椎MRI平扫＋增强扫描检查，详见图57。

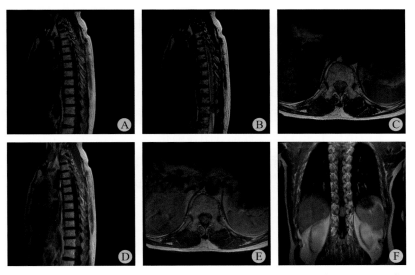

A～C：矢状位 T_1WI 、 T_2WI 及轴位 T_2WI 示 T_{10} ～ T_{11} 椎体水平椎管内占位，呈等 T_1 、稍短 T_2 信号，内见斑片状稍长 T_2 信号，邻近脊髓受压向左前方移位，其上下水平硬膜下间隙增宽；D～F：MRI 矢状位、横轴位及冠状位增强扫描示椎管内占位呈中度均匀强化，可见脊膜尾征，同平面脊髓受压向左侧移位。

图57 腰椎MRI平扫＋增强扫描

【手术及病理】

显微镜下纵行切开硬脊膜，探查见肿瘤组织位于脊髓背侧，肿瘤自硬脊膜发出，侵蚀硬脊膜，分离肿瘤与脊髓的粘连，显微镜下全切肿瘤，约 3 cm× 2 cm× 1 cm 大小。

病理诊断：砂粒体型脊膜瘤。

病例分析

【诊断思路】

该病例为中年男性，表现为双下肢有麻木感 6 月余，发现椎管内占位，同侧硬膜下间隙增宽，脊髓受压推移，考虑髓外硬膜下肿瘤。发生于髓外硬膜下的常见肿瘤包括脊膜瘤、神经鞘瘤及神经纤维瘤。本例肿瘤边界清楚，呈 T_2WI 低信号，以宽基底与硬脊膜相连，增强扫描呈均匀强化并见脊膜尾征。因此考虑脊膜瘤。

脊膜瘤占椎管内肿瘤的 10% ～ 46%，多数起源于蛛网膜帽状细胞，多发生于胸段，约占 80% 以上，其次为颈段。肿瘤可压迫脊髓和神经，引起肢体运动和感觉障碍。肿瘤的形状大部分为圆形、卵圆形和扁丘状，后两者更为常见，扁丘状常与硬脊膜宽基底相交。在 MRI 上 T_1WI、T_2WI 呈等信号，部分肿瘤因含钙化成分在 T_2WI 上可呈低信号，囊变、坏死不明显，增强扫描呈中度均匀强化，可见脊膜尾征。

【鉴别诊断】

（1）神经鞘瘤：多发生于颈、腰段，多为单发，沿神经根向椎间孔外生长呈哑铃状。肿瘤较大者往往发生囊变，呈长 T_1、长 T_2 信号，囊壁强化，实性成分呈等或稍长 T_1、等或稍长 T_2 信号，实性部分明显强化。

（2）神经纤维瘤：颈椎管内多见，呈单发或多发。多发者常与神经纤维瘤病 I 型相关。呈等或稍长 T_1、长 T_2 信号，明显强化，坏死及囊变少见。

（刘慧　黄小宁）

058 髓内星形细胞瘤

病历摘要

【临床资料】

患者男性，25 岁。四肢肢体无力 10 天，右侧明显，伴右侧肢体麻木，无大、小便障碍，无发热、咳嗽、腹泻。

【影像资料】

入院行颈椎 MRI 平扫＋增强扫描检查，详见图 58。

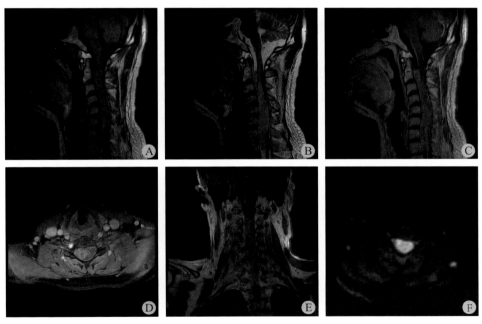

A、B：MRI 矢状位 T_1WI、T_2WI 示 $C_2 \sim T_1$ 椎体水平脊髓肿胀，椎管内长节段稍长 T_1、稍长 T_2 信号占位，中心见条状短 T_1 信号；C ～ E：MRI 矢状位、轴位及冠状位增强扫描示椎管内占位明显，呈不均匀强化；F：轴位 DWI 呈不均匀高信号。

图 58 颈椎 MRI 平扫＋增强扫描

【手术及病理】

显微镜下纵行剪开硬脊膜，见脊髓连同肿瘤组织一并膨出，$C_4 \sim C_6$ 节段尤甚。

笔记

显微镜下进一步探查发现肿瘤位于脊髓的腹侧，由髓内往前、右侧生长，肿瘤与脊髓无明显边界，上至 C_2 节段下至 T_1 节段，且血供丰富，呈暗红色、鱼肉样。免疫组化：瘤细胞 Vim（＋）、GFAP（＋）、P53 约 30%（＋）、S0X10（＋＋）、S-100（＋）、Syn（＋）、CK（－）、IDH-1（－）、EMA（－）、Ki-67 约 30%（＋）。

病理诊断：间变性星形细胞瘤，WHO Ⅲ级。

病例分析

【诊断思路】

本病例表现为四肢肢体无力伴右侧肢体麻木，在影像上表现为髓内占位，病变部位脊髓增粗，蛛网膜下腔变窄，因此可定位于髓内。发生于髓内的常见肿瘤包括室管膜瘤、星形细胞瘤和海绵状血管瘤等。病灶边界不清，累及范围较广泛，肿瘤中央见出血，增强扫描呈不均匀强化，并见脊膜强化，这些影像学表现均提示髓内星形细胞瘤。

星形细胞瘤是儿童髓内最常见的肿瘤，在成人髓内肿瘤中发生率居第二位，好发部位为颈、胸段。临床上以运动功能障碍为首发症状。肿瘤常呈偏心性生长，可发生出血及囊变，与正常脊髓分界不清。MRI 表现为 T_1WI 等低信号，T_2WI 等高信号，出血易发生于肿瘤中心，T_1WI 呈高信号，囊变部分 T_2WI 呈高信号，增强扫描示多数为不均匀强化。

【鉴别诊断】

（1）室管膜瘤：肿瘤边界较为清楚，常伴中央管扩张、脊髓空洞征象，肿瘤头端或尾端常发生反应性囊变，肿瘤出血可表现为病变两端 T_2WI 低信号，呈"黑帽征"。

（2）血管母细胞瘤：多呈偏心性生长，好发于脊髓背侧。在影像上表现为较大的囊变灶伴明显强化壁结节，可见流空血管。

（刘慧 黄小宁）

059　髓内室管膜瘤

病历摘要

【临床资料】

患者女性，35 岁。颈项部间断性疼痛 1 年，加重 2 个月。患者无肢体麻木及温、痛觉减退，无头晕、头痛，无恶心、呕吐，无畏寒、发热。

【影像资料】

入院行颈椎 MRI 平扫＋增强扫描检查，详见图 59。

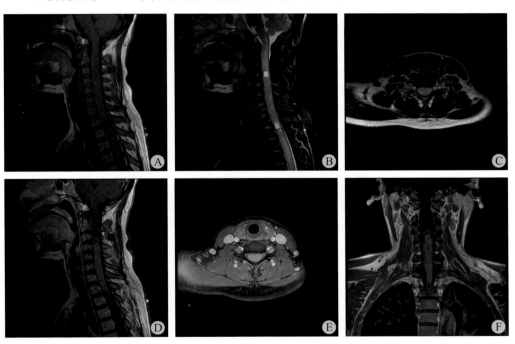

A～C：MRI 矢状位 T_1WI、T_2WI 抑脂及横轴位 T_2WI 序列示颈段脊髓肿胀增粗，内见节段性稍长 T_1、稍长 T_2 信号，其上下缘囊变呈长 T_1、长 T_2 信号；D～F：MRI 矢状位、横轴位及冠状位增强扫描示髓内病灶呈中度强化，其上下缘囊变区无强化。

图 59　颈椎 MRI 平扫＋增强扫描

【手术及病理】

显微镜下纵行切开硬脊膜，见脊髓较肿大，用尖刀沿脊髓后正中沟切开脊髓，探查见脊髓中央有灰红色肿瘤组织，血供丰富，包膜很薄但完整，约 5 cm×2.6 cm×1 cm 大小。免疫组化示瘤细胞 EMA 核旁点状（＋）、Vim（＋）、S-100（＋）、GFAP（＋）、SOX10（－）、Ki-67 < 1%（＋）。

病理诊断：室管膜瘤。

病例分析

【诊断思路】

该病例临床表现为颈项部间断性疼痛 1 年余，病变位于颈段脊髓，脊髓不均匀性增粗，硬膜下间隙变窄，因此可定位于髓内。发生于髓内的常见肿瘤包括室管膜瘤、星形细胞肿瘤、血管母细胞瘤和海绵状血管瘤等。该病例表现为脊髓膨大，脊髓内占位，病变范围较局限，边界较清楚，病变头尾两端发生囊变，增强扫描实性部分呈中度均匀强化，囊变区无强化，符合室管膜瘤影像学诊断。

髓内室管膜瘤是一类起源于脊髓导水管、脑室周围室管膜细胞或终丝等部位的室管膜残留物，组织学相当于 WHO Ⅱ级，可在沿着椎管的任何地方发生。成人室管膜瘤多位于脊髓，且以颈胸段为主，是成人髓内最常见肿瘤，占成人髓内肿瘤的50% ～ 60%；发生于儿童者多位于颅后窝，且以第四脑室为主。常见的临床症状包括慢性疼痛、感觉及运动功能障碍。发生于脊髓的室管膜瘤在影像上表现为病变节段脊髓增粗，病变范围较局限，T_1WI 呈等或低信号，T_2WI 呈高信号，增强扫描呈中度强化。肿瘤上下端常发生囊变，常因为出血在上下两端发生含铁血黄素沉积，呈"黑帽征"，是髓内室管膜瘤的典型征象。

【鉴别诊断】

（1）脊髓星形细胞瘤：多呈偏心性生长，与脊髓分界欠清，肿瘤范围较广泛，常累及多个脊髓节段，囊变、出血多位于脊髓内部。

（2）髓内血管母细胞瘤：表现为脊髓弥漫性增粗、囊变、出血，T_1WI 呈等或高信号，T_2WI 呈高信号，肿瘤内可见血管流空信号，并见壁结节明显强化。

（刘慧　黄小宁）

060 髓内海绵状血管瘤

病历摘要

【临床资料】

患者女性，25 岁。因"反复腰痛 5 天，双下肢疼痛伴无力 2 天，加重 1 天"来我院就诊。腰痛呈阵发性，无放射痛，休息后可缓解，2 天前患者突感双下肢疼痛伴无力，左侧明显，伴小便排出障碍，无畏寒、发热，无头痛、头晕等不适。外院诊断为"脊髓灰质炎"。

【影像资料】

入院行胸椎 MRI 平扫增强扫描，详见图 60。

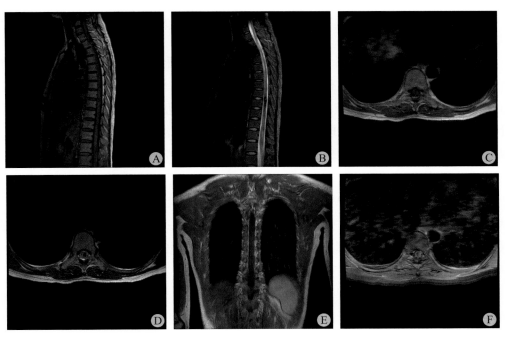

A ～ D：MRI 矢状位 T_1WI、T_2WI 及横轴位 T_1WI、T_2WI 示 T_8 ～ T_9 椎体水平脊髓内见片状混杂稍长 T_1、短 T_2 信号，其上下水平脊髓呈片状水肿信号；E、F：MRI 冠状位及横轴位增强扫描示脊髓内病灶呈轻度不均匀强化，脊髓水肿无异常强化。

图 60 胸椎 MRI 平扫＋增强扫描

【手术及病理】

逐层暴露至硬脊膜，见硬脊膜压力较高，显微镜下纵行切开硬脊膜及脊髓，探查脊髓可见暗红色血块，血块内有肿瘤组织，分离肿瘤与脊髓，将肿瘤完整切除。

病理诊断： 海绵状血管瘤伴出血。

病例分析

【诊断思路】

该病例表现为反复腰痛 5 天，双下肢疼痛伴无力 2 天，伴小便排出障碍，患者病情进展迅速，神经症状明显。影像学检查发现胸段脊髓稍增粗并伴有节段性信号异常，脊髓未见推压移位，因此定位于髓内。发生于髓内的肿瘤包括星形细胞肿瘤、室管膜瘤、海绵状血管瘤等。病灶 T_1WI 呈稍低信号，T_2WI 呈低信号，周围见含铁血黄素环，增强扫描呈轻度不均匀强化。这些征象均提示椎管内血管畸形，需考虑髓内海绵状血管瘤。中心及周围 T_2WI 低信号的铁血黄素沉积为瘤内血管破裂出血所致。

脊髓内海绵状血管瘤属于脊髓血管畸形，为非肿瘤性发育异常。好发于胸段脊髓。因其所处部位较重要，往往引起显著的神经症状。病理改变为紧密排列的薄壁血管，管腔扩张，部分管腔内有新鲜或陈旧出血，周边脊髓可见含铁血黄素沉积。因病灶反复出血故 MRI 表现可呈多样性，T_1WI 常为混杂信号，T_2WI 呈高信号，病灶中心或周围发生出血则呈低信号，增强扫描病灶中心可强化。

【鉴别诊断】

（1）室管膜瘤：在 T_1WI 上呈等或低信号，T_2WI 上呈高信号，其内可见出血、坏死及囊变，常伴中央管扩张、脊髓空洞征象，肿瘤头端或尾端反应性囊变，增强扫描实性成分均匀强化，囊变、坏死区不强化。肿瘤出血可见病变两端在 T_2WI 上呈低信号的"黑帽征"。

（2）星形细胞肿瘤：脊髓呈梭形膨大，范围较广，与脊髓组织边界不清，蛛网膜下腔变窄，合并囊变或出血时信号不均，出血常表现为中心性，增强扫描呈明显强化，发生囊变及出血时强化不均。

（刘慧　黄小宁）

061 多发性骨髓瘤

病历摘要

【临床资料】

患者男性，73 岁。反复头晕乏力 5 个月，胸背部疼痛 2 个月，因"发热伴咳嗽、咳痰 8 天"入院。实验室检查：血红蛋白 80 g/L，血清钙 3.55 mmol/L，免疫功能六项示免疫球蛋白 IgM 为 0.249 g/L（0.51 ～ 2.80 g/L），血清补体 C3 为 0.812 g/L（0.9 ～ 1.8 g/L），余正常。尿液本周蛋白（Bence-Jones 蛋白）阳性。

【影像资料】

胸部 CT 检查示双肺多发片状实变影，经抗感染治疗后好转，考虑细菌性肺炎。入院行头颅正位 DR、颈胸椎 MRI 及 CT 检查，详见图 61。

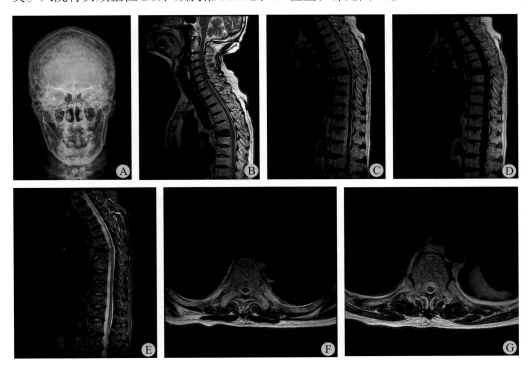

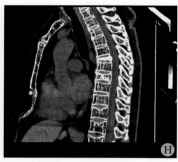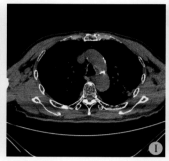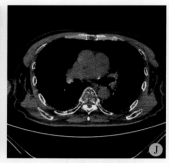

A：头颅 DR 正位片示颅骨多发穿凿样骨质破坏，呈多发斑片、地图状低密度影，边界欠清；B：颈椎矢状位 T_2WI 示颈椎内多发斑点片状等、稍高信号，呈斑驳状改变；C、D：胸椎矢状位 T_1WI 示胸椎内多发斑点、小圆形低信号灶，T_2WI 呈等信号，病灶弥漫分布在正常高信号骨髓背景下，呈盐和胡椒征改变，其中 T_6 椎体明显压缩变扁，T_{11} 及 T_{12} 椎体上缘局限性凹陷；E：矢状位 T_2WI 压脂示胸椎内呈弥漫斑点状、圆形低及稍高信号灶，T_6 椎体压缩骨折呈不均匀高信号，后缘轻度膨隆；F、G：横断位 T_2WI 示胸椎及双侧肋骨内呈斑驳点状等、稍低信号，信号不均匀；H：胸椎 CT 矢状位重建图示椎体弥漫性骨质疏松改变，T_6 椎体明显压缩变扁呈高密度，T_{11} 及 T_{12} 椎体上缘局限凹陷，另可见胸骨密度不均匀减低；I、J：胸椎横断位 CT 示胸椎及双侧肋骨内弥漫斑点片状低密度影，呈蜂窝状改变，边界欠清。

图 61　头颅正位 DR、颈胸椎 MRI 及 CT 检查

【骨髓细胞学检查】

骨髓细胞学涂片显示单克隆浆细胞比例约为 40%，符合多发性骨髓瘤。

病例分析

【诊断思路】

本例患者为老年男性，骨髓细胞学检查单克隆浆细胞比例约为 40%，实验室检查示尿液中本周蛋白阳性、血清钙升高、中度贫血，影像学检查示弥漫性骨质疏松、多发溶骨性破坏灶、MRI 呈典型盐和胡椒征改变。此外，患者肺部感染示细菌性肺炎，提示免疫功能降低。综上能够明确多发性骨髓瘤诊断。

多发性骨髓瘤是血液系统常见的恶性肿瘤，以浆细胞克隆性增殖为特征，多发于老年人，中位年龄约为 60 岁，男女比例为 3：2。临床表现主要为 CRAB 症状（血钙增高、肾功能损害、贫血、骨病）及继发淀粉样变性等。实验室检查血液和尿液可检测到过量的免疫球蛋白。患者因骨质破坏导致的骨痛、高钙血症、骨质疏松、溶骨性破坏及病理性骨折被称为骨髓瘤骨病。

多发性骨髓瘤好发于富含红骨髓的中轴骨和胸廓，椎体多见，少数晚期累及椎

弓根。根据 CT 表现分为弥漫性骨质疏松型、单骨型、多骨型及硬化型。溶骨性破坏表现为粟粒状、穿凿样、虫蚀状、皂泡状、蜂窝状骨质破坏，破坏区有时可见骨嵴呈泡沫状，边界清楚，无硬化边及骨膜反应，骨皮质膨胀变薄或穿破形成软组织肿块，病灶之间的区域内骨质疏松明显。可伴病理性骨折，椎间隙一般正常。MRI 对软组织和骨髓的分辨率很高，是检测弥漫性骨髓浸润和压缩性骨折最敏感的手段。MRI 上病灶 T_1WI 呈低信号，T_2WI 呈等、稍高信号，弥漫多发病灶分布在正常高信号的骨髓中呈盐和胡椒征改变。

《中国多发性骨髓瘤诊治指南（2021 年）》中提出有症状的多发性骨髓瘤诊断标准：①骨髓单克隆浆细胞比例 ≥ 10% 和（或）组织活检证明有浆细胞瘤；②血清和（或）尿出现单克隆 M 蛋白；③ CRAB 症状，即校正血清钙 > 2.75 mmol/L（C）；肾功能损害（肌酐清除率 < 40 mL/min 或血清肌酐 > 177 μmol/L）（R）；贫血（血红蛋白低于正常下限 20 g/L 或 < 100 g/L）（A）；溶骨性破坏，通过影像学检查（X 线、CT 或 PET/CT）显示有一处或多处溶骨性病变（B）。

【鉴别诊断】

（1）原发性骨淋巴瘤：可发生于任何年龄，男女比例约为 3 : 1。病变好发于下肢长骨、骨盆、椎体等，呈单发或多发，70% 为溶骨型，约 5% 为硬化型，其余为混合型，可形成较大软组织肿块，病理性骨折少见。典型表现为骨质破坏范围相对小、骨膜反应轻而软组织肿块较大。病灶在 T_1WI 上呈低信号，T_2WI 上呈中等、低或高信号，信号欠均匀，增强扫描呈明显强化。

（2）脊柱转移瘤：有原发肿瘤病史，椎体病灶多发且呈跳跃性转移，多累及椎体的中后部，伴椎弓根受侵。T_1WI 呈稍低信号，T_2WI 呈等或稍高信号，病灶边界多清晰，增强扫描呈不规则强化。

（3）脊柱结核：病变以溶骨性破坏为主，常累及多个椎体，呈跳跃式侵犯，骨增生硬化不明显，多伴椎旁脓肿。CT 上可见死骨、钙化及脓肿，脓肿呈单房或多房，壁薄且光滑，MR 上脓腔 T_1WI 呈等稍高信号，T_2WI 呈不均匀高信号，增强扫描呈环形、线状较明显强化。

（喻思思 黄小宁）

062　脊椎转移瘤

病历摘要

【临床资料】

患者男性，54 岁。因"腰痛伴左下肢疼痛 1 月余，加重 7 天"入院。1 个月前搬重物后出现腰部疼痛，为酸胀痛，间歇发作，伴左下肢放射痛，每天持续数小时，弯腰、负重、久站、步行时加重，平卧位休息时好转，无活动受限，无双下肢无力等其他不适。7 天前以上症状加重，患者左下肢剧烈疼痛，影响睡眠，伴行走受限。专科检查腰部肌肉僵硬，腰椎椎体及椎旁肌压痛（+），左臀部压痛（+），左下肢直腿抬高试验（+），左侧"4"字试验（+）。肿瘤标志物检测结果：CEA 33.41 ng/mL，CA-199 > 700.00 U/mL，CA-125 357.20 U/mL，AFP 和 PSA 在正常范围。

【影像资料】

入院行腰骶椎 MRI 平扫及胸部 CT 检查，详见图 62。

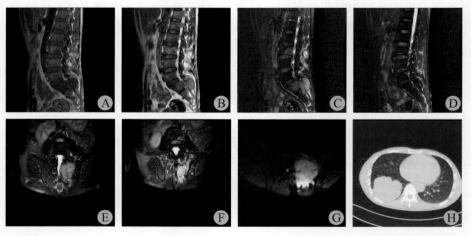

A、B：腰椎 MRI 平扫，矢状位 T_1WI 及 T_2WI 显示 $S_1 \sim S_2$ 椎体骨质破坏并有软组织肿块形成，病灶呈稍长 T_1、稍长 T_2 信号，边界较清楚，同时可见 L_3 椎体后部斑片状类似信号；C、D：矢状位 T_2WI 压脂显示 $S_1 \sim S_2$ 软组织肿块呈高信号，信号欠均匀，L_3 椎体后部及 L_5 椎体后上缘见斑片状不均匀高信号；E、F：冠状位 T_2WI 压脂显示骶骨左侧肿块向骶管内轻度突出，边界较清楚，另左侧髂骨内见结节状不均匀长 T_2 信号，边界清楚；G：横断位 DWI 显示骶骨肿块呈高信号，边缘分叶状；H：右肺下叶见巨大实性软组织肿块，边缘见毛刺及分叶。

图 62　腰骶椎 MRI 平扫及胸部 CT

【手术及病理】

患者在 CT 引导下行右肺肿块穿刺活检术，取出两条 1 mm×8 mm 条状鱼肉样组织。病理：肿瘤细胞向鳞状细胞分化，呈片、灶状分布浸润性生长，细胞异型性明显。免疫组织化学检查：癌细胞 CK（＋）、P63（＋）、P40（＋）、TTF-1（－）、ALK-D5F3（＋）、Ki-67 约 40%（＋）。

病理诊断：（右肺）鳞状细胞癌。

【治疗及随诊】

患者临床诊断为"肺鳞状细胞癌；骨继发恶性肿瘤"，肿瘤科给予白蛋白结合型紫杉醇 200 mg，d1、d8 ＋卡铂 700 mg，d1，q3w 定期化疗治疗。大约 5 个月后患者复查影像学检查，胸腹部 CT 显示右肺下叶软组织肿块明显缩小，但骶骨破坏伴软组织肿块较前增大，并且中轴骨尤其是椎体内新增多发成骨及溶骨性骨质破坏病灶。

病例分析

【诊断思路】

本例患者为中年男性，因"腰痛伴左下肢疼痛 1 月余，加重 7 天"就诊。影像学表现为腰骶椎、左髂骨多发骨质破坏伴骶骨软组织肿块，病灶呈稍长 T_1、稍长 T_2 信号，DWI 呈高信号，病灶为多发，实验室检查示患者肿瘤标志物升高，结合临床资料及其影像表现，考虑恶性骨肿瘤、多发转移性骨肿瘤可能。随后行胸部 CT 检查示右肺下叶软组织肿块，考虑周围性肺癌，并经病理证实为鳞状细胞癌。在临床工作中，部分患者可因转移性骨肿瘤引起的骨痛及神经症状就诊，根据病灶影像学特征怀疑为转移性骨肿瘤时，应该继续检查寻找原发肿瘤病灶。

脊柱转移大约占全身骨骼转移的 70%，尤其是胸、腰椎骨转移最为常见，患者多为中老年，大多数既往有恶性肿瘤病史。主要临床症状是局部疼痛，初期为间歇性，随病情发展变为持续性，晚期为剧烈疼痛。可伴病理性骨折、高钙血症、神经压迫症状。原发肿瘤以乳腺癌、前列腺癌、肺癌、鼻咽癌、甲状腺癌、肾癌多见。转移途径包括直接蔓延、血行转移、淋巴系统转移，包括溶骨性、成骨性和混合性转移，好发于含红骨髓的躯干骨骼（如脊柱、骨盆、肋骨、颅骨、胸骨及锁骨），在长骨好发于肱骨及股骨的中段以上骨骼。肘、膝以下很少见，手或足的转移性骨肿瘤多半来自肺癌。病灶常多发，呈跳跃性分布，易累及椎弓根，椎间隙无狭窄。

影像表现如下。①溶骨性转移：最常见，骨质破坏多呈蚕食或鼠咬状，边缘不规则，无硬化边，很少有骨膜反应，出现病理性骨折可伴骨膜反应，周围可见软组织肿块。病灶在 T_1WI 呈低信号，T_2WI 呈中等高信号，T_2WI 压脂呈高信号，增强扫描呈中等或明显强化。主要见于肺癌、乳腺癌、肾癌、大部分鼻咽癌、少部分膀胱癌。②成骨性转移：较少见，表现为斑点块状及结节状硬化灶。椎体广泛转移时，整个椎体可呈均匀性硬化，边缘清楚或模糊，骨外形大多不变。病灶在 T_1WI 及 T_2WI 上均呈低信号，增强扫描示轻度强化或无强化。主要见于前列腺癌、膀胱癌以及部分乳腺癌和肺癌。③混合性转移：约占 20%，兼有溶骨与成骨病灶。在同一病灶上可出现溶骨与成骨两种表现。同一肿瘤的转移可表现为溶骨与成骨转移两种类型。

【鉴别诊断】

（1）多发性骨髓瘤：由单克隆浆细胞在骨髓腔内恶性增殖形成，中老年多见，男性多于女性。临床以进行性加剧的骨骼疼痛为主，常合并病理性骨折。多数尿中可见本周蛋白。好发于富含红骨髓的中轴骨和胸廓，椎体多见，少数晚期累及椎弓根。根据 CT 表现分为弥漫性骨质疏松型、单骨型、多骨型及硬化型。溶骨性破坏表现为粟粒状、圆形或穿凿样骨质破坏，破坏区有时可见骨嵴呈泡沫状，边界清楚，无硬化边及骨膜反应，骨皮质膨胀变薄或穿破形成软组织肿块，病灶之间的区域内骨质疏松明显。在 MRI 上病灶 T_1WI 呈低信号，T_2WI 呈中高信号，弥漫多发病灶呈"盐和胡椒征"改变。

（2）脊柱结核：骨质破坏多累及椎体的前中部，通常是多椎体侵犯，椎间隙早期保留，晚期受累。病变以溶骨性骨质破坏为主，骨增生硬化不显著，在 CT 上可见死骨及钙化。椎旁脓肿较大，呈"流注状"，为单房或多房，壁薄且光滑，脓腔 T_1WI 呈等稍高信号，T_2WI 呈不均匀高信号，壁及分隔 T_2WI 呈低信号，增强扫描呈环形、线状较明显强化。

（喻思思　黄小宁）

063 脊柱结核

病历摘要

【临床资料】

患儿男性，11 岁。约 10 天前发现背部畸形，弯腰时感疼痛，遂于外院就诊行胸部 CT 检查，提示右上肺斑片、条索影，胸椎见骨质破坏。后于我院就诊，行结核感染 T 细胞检测，结果提示 T 细胞斑点试验阳性，红细胞沉降率 25 mm/h（0 ～ 15 mm/h）。

【影像资料】

入院行胸椎 CT 及 MRI 平扫检查，详见图 63。

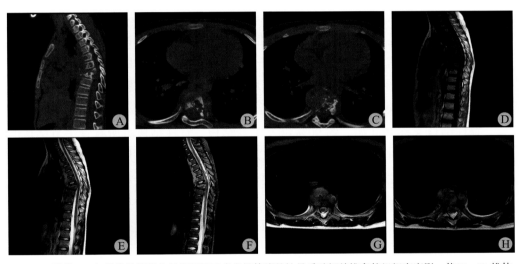

A ～ C：胸椎 CT 矢状位及横断位骨窗图显示多发椎体溶骨性骨质破坏并椎旁软组织密度影，伴 T_7、T_8 椎体病理性压缩骨折，部分累及邻近附件结构，骨质破坏区内可见多发斑点状高密度影，病变较广泛，边界欠清；D ～ F：胸椎矢状位 T_1WI、T_2WI 及 T_2WI 压脂序列显示 T_2 ～ T_8 椎体骨质破坏，其中 T_7 椎体为楔形压缩骨折、T_7 ～ T_8 椎间隙消失，受累椎体及椎旁可见不规则片状、团块状稍长 T_1、长 T_2 信号，沿前纵韧带呈"流注状"改变；G、H：横断位 T_2WI 显示椎旁多房分隔状稍长 T_2 信号，伴局灶斑片状低信号，壁及分隔呈环形、线状低信号，并可见部分层面病灶突向椎体后方椎管内，伴同层面脊髓前缘轻度受压。

图 63 胸椎 CT 及 MRI 平扫

【手术及病理】

患者进行后入路胸椎融合术＋胸椎结核病灶清除术＋椎管成形术，暴露病椎，咬除病椎骨组织多块，约 4.0 cm ×2.0 cm ×1.0 cm，于椎体前缘吸出大量淡黄色脓性积液，充分冲洗后，于前柱植入抗结核药物。镜下见大量干酪样坏死，朗汉斯巨细胞及类上皮细胞浸润。特殊染色：抗酸（＋）、PAS（－）、PASM（－）。

病理诊断：（胸椎）结核。

病例分析

【诊断思路】

本病例为男性儿童，早期症状及体征不特异，出现背部畸形、疼痛才就诊。影像表现为胸椎多发骨质破坏，沿前纵韧带扩展，邻近椎体前缘受侵，伴 T_7、T_8 椎体病理压缩，$T_7 \sim T_8$ 椎间盘破坏，椎间隙消失。CT 显示破坏区内斑点片状高密度影，提示死骨及钙化，边缘骨质无增生硬化。MRI 显示椎体及椎旁病灶呈多房分隔状改变、流注状蔓延，脓腔 T_1WI 呈等信号，T_2WI 呈不均匀高信号夹杂斑片低信号，壁及分隔呈低信号。以上影像表现符合椎体结核伴寒性脓肿的特点。再结合患者临床表现、外院胸部 CT 提示右上肺斑片条索影、结核 T 细胞斑点试验阳性，可明确脊柱结核（spine tuberculosis）的诊断。

脊柱结核又称 Pott 病，约 90% 继发于肺结核，脊柱结核占所有骨关节结核的50%，好发于儿童和青少年，其中 30 岁以下者占 80% 以上，儿童以胸椎多见，成人以腰椎多见。脊柱结核诊断的标准主要包括临床表现、实验室检查、影像学检查和病理诊断四个方面。脊柱结核可有全身症状和局部症状。全身症状表现为结核毒血症状，往往由于病程较长、症状不重而被忽略，且部分患者亦无明显感染中毒的表现。局部症状表现为腰背部疼痛和活动受限，疼痛常常较轻，多在劳累后加重，休息后可缓解，因早期症状较轻，所以常被忽视。随着病情进展，中晚期主要为表现寒性脓肿、神经损害及脊柱畸形。

脊柱结核骨质破坏多累及椎体的前中部，通常是多椎体侵犯，常累及相连的2 ～ 3 个椎体，并常呈连续性侵犯。病变以溶骨性破坏为主，骨增生硬化不显著，在 CT 上可见死骨及钙化，呈斑点片状高密度影。脓肿较大，呈"流注状"，为单房或多房，壁薄且光滑，脓腔 T_1WI 呈等、稍高信号，T_2WI 呈不均匀高信号，壁及分隔 T_2WI 呈低信号，增强扫描呈环形、线状较明显强化。椎间隙早期保留，晚期受累，可见条片状 T_1WI 等稍高信号，T_2WI 稍高信号。

【鉴别诊断】

（1）化脓性脊柱炎：分为化脓性骨髓炎和化脓性椎间隙炎。多发生于成人，且多有其他部位感染、外科手术或介入治疗等病史。临床表现为发病急、病程短、症状重，高热和疼痛等感染中毒症状明显。好发于腰椎，其次为胸椎。通常仅侵犯相邻椎体及椎间隙，很少超过 3 个椎体，未有跳跃性累及多椎体。早期快速出现椎间隙侵犯狭窄，相邻骨破坏及边缘硬化，破坏区内无钙化，向周围软组织侵犯形成蜂窝织炎，严重者形成脓肿，脓腔多较小，可见分隔，壁厚不规则。

（2）布氏杆菌性脊柱炎：由布鲁菌引起的人兽共患病，是一种较少见的脊柱炎。好发于牧区中青年，男性多见。典型起始部位为椎体前上终板，也可见于下终板，椎体后部附件很少累及。病变多位于腰椎，以 L_4、L_5 为甚，其次为胸椎。椎体破坏灶边缘有不同程度的骨硬化，呈"鹦鹉嘴"改变，邻近椎间盘塌陷伴气体（真空征）常见，特别在椎间盘的前部。椎旁脓肿少见，有时可见小脓肿形成，在 MRI 上 T_1WI 呈低信号，T_2WI 呈高信号。

（3）脊柱转移瘤：有原发肿瘤病史，多见于老年人，临床表现为疼痛逐渐加重。椎体病灶多发且跳跃性转移，骨质破坏多累及椎体的中后部，伴椎弓根受侵，椎间隙一般无破坏或狭窄。MRI 表现为 T_1WI 呈稍低信号，T_2WI 呈等信号或稍高信号，病灶边界多清晰，病灶呈不规则强化。

（4）椎体终板骨软骨炎：是发生于软骨的无菌性炎症，临床表现以局部疼痛、活动受限为主，常发生于腰椎，其次为颈椎，与局部活动和负重有关。MRI 表现为终板骨髓水肿，随后出现脂肪化、骨硬化改变，可见许莫结节，无椎旁脓肿。

（喻思思　黄小宁）

第二章
头颅五官

064　眼眶炎性假瘤

病历摘要

【临床资料】

患者男性，39 岁。无明显诱因突然出现左眼红肿 1 月余，睁眼稍困难，偶伴胀痛，视力无明显下降。不伴眩晕、恶心、呕吐等。10 余天前发现向下看时双眼视物重影，自行于药店买普拉洛芬眼药水每日滴 2 次，后症状逐渐加重。

【影像资料】

入院行眼眶 MRI 平扫＋增强扫描检查，给予泼尼松片冲击治疗后复查 MRI，详见图 64。

笔记

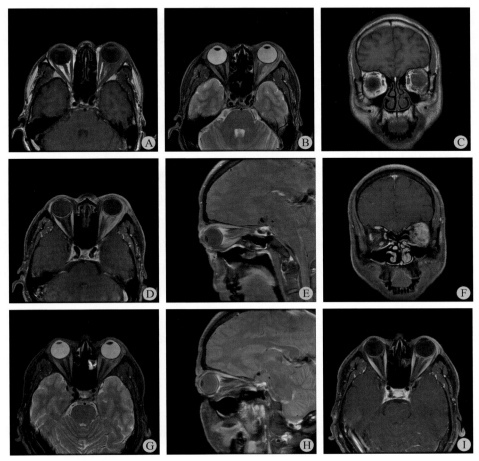

A、B：横断位 T_1WI 和 T_2WI 显示左侧球后脂肪间隙模糊，可见不规则片状稍长 T_1、长 T_2 信号，边缘模糊不清，眼环毛糙增厚，眼睑轻度肿胀；C：冠状位 T_1WI 显示左侧外直肌、视神经增粗，提示受累；D～F：MRI 及增强扫描显示病灶呈明显较均匀持续性强化，边缘毛糙，外直肌肌腹和肌腱同时受累，视神经边缘环形强化，眼环增厚并弧形强化，眼睑可见条片状强化；G～I：给予患者泼尼松片冲击治疗后复查 MRI，横断位和矢状位 T_2WI 显示病灶范围明显缩小，外直肌及眼睑肿胀明显减轻，横断位 T_1WI 增强扫描显示病灶强化范围明显缩小，视神经边缘强化减少，眼环增厚且强化明显缓解。

图 64　眼眶 MRI 平扫＋增强扫描＋ MRI 复查

📋 病例分析

【诊断思路】

本病例为中年男性，单眼发病，病变范围弥漫，影像表现为眼外肌、视神经、眼环、眼睑多部位受侵犯，呈不规则片状改变，边缘毛糙模糊，提示炎性病变可能。在 MRI 上呈稍长 T_1、长 T_2 信号，增强扫描示明显较均匀强化，符合浸润型炎性假瘤表现。给予诊断性激素冲击治疗后复查可见病灶范围明显缩小，眼外肌及眼睑肿胀明显减轻，视神经及眼环周围强化范围缩小，故而明确诊断。

眼眶炎性假瘤为一种特发的非特异性肉芽肿，与自身免疫性有关，好发于中青年。临床表现为急性、亚急性或慢性起病，主要症状为疼痛、眼球突出移位。多为单眼发病，几乎可以累及眶内所有结构。

眼眶炎性假瘤病理上常分为三型：淋巴细胞增生型（浸润型）、纤维组织增生型（硬化型）和混合型。给予抗生素及激素治疗后好转，停药后可反复。影像学分型包括弥漫型、肌炎型、泪腺炎型、色素 – 巩膜型、视神经周围炎型、眶隔前型、眶尖型和肿块型等。影像表现包括眼外肌受累，以上直肌和内直肌的肌腹与肌腱同时增粗多见，泪腺弥漫性肿大，眼环增厚，视神经增粗并周围环形强化，眶隔前软组织肿胀，眶尖脂肪间隙消失并可蔓延至海绵窦等，可一型或多型同时存在。病灶表现为眶内灶状或弥漫性软组织异常密度 / 信号，浸润型病灶 CT 表现为等密度，MRI 上 T_1WI 呈稍低信号，T_2WI 呈高信号，增强扫描表现为明显强化；硬化型 CT 表现为较高密度，MRI 表现为 T_1WI 呈低信号，T_2WI 呈低信号，增强扫描呈轻中度强化；混合型表现介于上述两者之间，强化均匀或不均匀。

【鉴别诊断】

（1）眼眶蜂窝织炎：临床症状重，病程短而急，常有明显红肿热痛。病灶通常不形成肿块，可形成脓肿，脓液在 DWI 呈高亮信号，邻近骨质可有破坏，抗感染治疗有效。

（2）毒性弥漫性甲状腺肿（Graves 病）：临床多表现为双侧无痛性突眼，发展缓慢，多伴甲状腺功能异常。眼外肌以肌腹增粗为主，肌腱附着处正常，以下直肌受累多见，多无眶后脂肪间隙受累及视神经增粗改变。

（3）眼眶淋巴瘤：中老年人多见，病灶无包膜，呈浸润性生长，常包绕眼球、眼外肌、视神经，呈铸型改变，眼外肌肌腹和肌腱均增厚，眼上肌群较易受累，眼球形态无异常改变。病变细胞致密，T_1WI 呈等 / 略低信号，T_2WI 呈等 / 略高信号，弥散受限，信号均匀，边缘相对较清楚。

（喻思思　黄小宁）

065 眼眶海绵状血管瘤

病历摘要

【临床资料】

患者女性，36 岁。右眼偶感不适，有异物感半月余，无视力下降、复视及视物变形等。于当地医院行眼眶 CT 检查示右眼眶内占位性病变。

【影像资料】

入院行眼眶 MRI 平扫＋增强扫描检查，详见图 65。

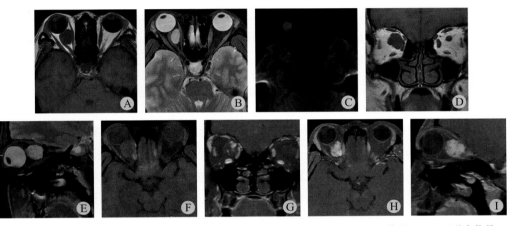

A～E：右眼球稍向前突，右眼球后方肌锥内间隙见椭圆形占位，呈等 T_1、稍长 T_2 信号，DWI 呈稍高信号，边界清楚；F：T_1WI 压脂呈稍高信号；G～I：增强扫描示病灶呈渐进性充填式强化。

图 65 眼眶 MRI 平扫＋增强扫描

【手术及病理】

分离球周筋膜，暴露肌锥腔内肿瘤，约 1.5 cm×1.5 cm 大小，包膜完整，紫红色，质韧，表面被多层纤维组织覆盖，瘤体与眶尖粘连紧密，牵拉眶尖部，分离肿瘤周围组织，将肿瘤完整取出。

镜下瘤组织由大量血管构成，血管管腔大小不一，管壁厚薄不均，部分管腔相互沟通。

病理诊断：（右眼眶）海绵状血管瘤。

病例分析

【诊断思路】

该病例为年轻女性，发现右眼球后肌锥内间隙肿块。成年人眶内常见肿瘤包括淋巴瘤、海绵状血管瘤、炎性假瘤等。该病例临床表现为双眼胀痛流泪伴异物感，影像上表现为眶内单发实性椭圆形肿块，边界清楚，边缘锐利，密度/信号均匀，呈等 T_1、稍长 T_2 信号，DWI 稍高信号，增强扫描呈明显渐进性充填式强化，因此考虑海绵状血管瘤。

眼眶海绵状血管瘤是临床上常见的眼眶原发肿瘤，多见于 20～40 岁女性，大多数单侧单发，好发于球后肌锥内，为椭圆形或有分叶的实性肿瘤，暗紫色，外有薄的纤维包裹。影像上 CT 呈等密度，少数有钙化。MRI 呈略长 T_1、长 T_2 信号，T_2WI 高信号肿块内可见纤维分隔形成的线状低信号，肿块边缘的环状低信号，由包膜和化学位移伪影形成。动态增强呈渐进性充填式强化。海绵状血管瘤是成人眶内最常见的良性肿瘤，发展缓慢，一般手术切除比较容易，术后不易复发。

【鉴别诊断】

（1）视网膜母细胞瘤：多见于 5 岁以下婴幼儿，临床表现为白瞳征，好发于眼球后部玻璃体腔内，可见斑片状钙化的软组织肿块，病灶多呈乳头状或扁丘状。

（2）神经鞘瘤：好发于 20～50 岁，女性多见，呈椭圆形或类圆形，位于肌锥外间隙者较多。神经鞘瘤血运丰富且可发生囊变或坏死，CT 密度不均匀，增强扫描多强化迅速且不均匀。MRI 呈稍长 T_1、稍长 T_2 信号，内信号不均，可有低密度或长 T_1、长 T_2 信号的黏液疏松区。

（3）眼眶淋巴管瘤：常见于儿童，大多位于肌锥外间隙，常同时累及眼睑，形态不规则，包绕眼球生长，呈长 T_1、长 T_2 信号，常伴有自发性出血，亚急性期常呈 T_1 高信号，典型的可见液–液平面。

（唐小平　黄小宁）

066　视网膜母细胞瘤

病历摘要

【临床资料】

患儿女性，2岁。无明显诱因出现左眼黄白色反光1年余，无明显眼红、眼痛，当地医院B超检查示左侧眼球玻璃体内实性回声团，考虑占位。于我院行专科检查：左眼对光反应迟钝，瞳孔区黄白色反光，玻璃体腔内见黄白色肿块，表面可见迂曲的视网膜血管。

【影像资料】

入院后行眼眶CT和MRI平扫检查，详见图66。

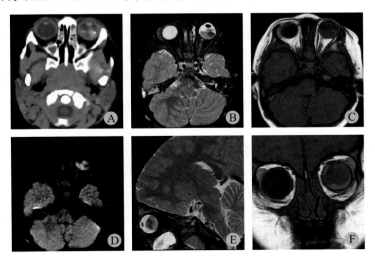

A：CT平扫示左眼球内小片状混杂密度影，内见斑点状钙化；B～D：MRI轴位示左眼体积稍大，眼球内占位呈稍短T_1、稍短T_2，内信号不均，DWI呈不均匀高信号；E、F：矢状位T_2WI和冠状位T_1WI示病灶局限于左侧眼球玻璃体内，眼环完整，眼外肌视神经未受累。

图66　眼眶CT和MRI平扫

【手术及病理】

开左睑完整取出眼球，视神经残端未见新生物及色素沉着，肿块约1.6 cm×1.5 cm×1 cm大小，切面灰黄色，实性，质软，部分突出于眼球后壁。

病理诊断：（左眼球）视网膜母细胞瘤（retinoblastoma，RB）。

病例分析

【诊断思路】

该例为 2 岁儿童，临床表现为白瞳征，检查发现左眼球内占位。儿童眼眶常见肿瘤有 RB、血管瘤、横纹肌肉瘤等。该病例 CT 表现为典型的瘤体内钙化，病灶边界欠清楚，密度 / 信号不均匀，DWI 呈不均匀高信号，这些影像表现提示恶性肿瘤，需要考虑 RB。

RB 起源于视网膜内层神经上皮，是儿童最常见的眼内恶性肿瘤，发病率为 1/20 000 ～ 1/15 000，3 岁以下多见，占发病儿童的 98%。单眼发病常见，少数为双眼发病。该肿瘤最初在视网膜上生长，以后向周围浸润性生长，侵及玻璃体并沿视神经乳头侵及视神经及颅内。组织学上，远离血管的肿瘤细胞呈巢片状坏死，变性坏死中有特征性的颗粒样或絮状钙化。临床上发病早期无典型症状，当肿块增大至一定程度时，可见瞳孔呈黄光放射，表现为白瞳征，眼底见灰白色或黄白色半球形肿块。影像学上典型 CT 表现为眼球内含有钙化的肿块，其钙化机制为肿瘤供血不足引起细胞坏死，产生钙化复合体结构。瘤体内钙化是 RB 的定性诊断依据。MRI 表现为球内异常软组织信号，当钙化较大时，T_1WI 及 T_2WI 均为低信号。

【鉴别诊断】

（1）Coats 病：亦可表现为白瞳征，是小儿较多见的眼球良性病变，该病单眼发病，较 RB 发病年龄大，好发年龄为 5 ～ 10 岁，极少钙化；眼球无增大；增强扫描示 Coats 病渗出物不强化。病因是视网膜上毛细血管炎和毛细血管扩张引起脂肪蛋白渗出积聚导致视网膜脱离。无须手术。

（2）永存原始玻璃体增生症（persistent hyperplasia of primary vitreous，PHPV）：是胚胎原始玻璃体不能正常退化和胚胎结缔组织过度增生导致的一种先天性病变。本病多见于婴幼儿，90% 单眼发病，常有白色瞳孔。影像上以玻璃体密度增高为特点，增强扫描呈明显强化，钙化少见。眼球小，晶状体小而不规则，晶状体后与视网膜之间可见管状或圆锥状软组织影（Cloquet 管），为血管纤维性增生物，在 T_1WI 及 T_2WI 上均呈低信号，MRI 显示 Cloquet 管清晰。

（3）脉络膜骨瘤：多见于年轻女性，CT 以眼环后端极部扁平状高密度钙化为特点，眼环无变化，表现为眼球后壁高密度肿块影，可双侧发病。

（唐小平　黄小宁）

067 脉络膜黑色素瘤

病历摘要

【临床资料】

患者男性，55岁。2个月前无明显诱因右眼视物时出现黑影遮挡感，视力下降，视物模糊，无眼红、眼痛、畏光、流泪等不适，近来右眼视力下降加重。行专科检查提示右眼底视盘界清、色淡红，下方视网膜及脉络膜高度隆起，遮蔽视盘及黄斑，视网膜表面见点片状纤维增生。门诊以"右眼视网膜脱离"收入院。

【影像资料】

入院后行眼眶MRI平扫＋增强扫描检查，详见图67。

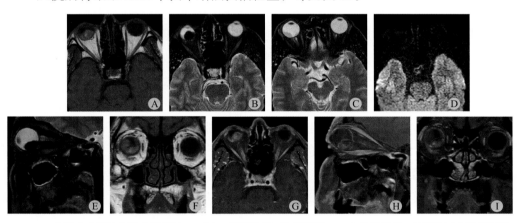

A～F：右眼球玻璃体内见丘状稍短 T_1、短 T_2 信号结节，边界清楚，DWI呈等信号，玻璃体后方结节周围见"V"形稍短 T_1、稍短 T_2 信号（红色箭头），眼环完整；G～I：增强扫描示玻璃体内结节呈中等不均匀强化，结节周围"V"形信号无强化。

图67 眼眶MRI平扫＋增强扫描

【手术及病理】

离断视神经，血管钳夹持后离断4条直肌（上直肌、下直肌、内直肌、外直肌）、上斜肌及下斜肌，完整取出眼球，视神经残端未见新生物及色素沉着，眼球内见灰黑色凸起，约1.5 cm×1.5 cm×1.0 cm大小。镜下见肿瘤实性片状排列，核仁明显，大量色素沉积。免疫组化：瘤细胞Vim（＋），HMB45（＋），MelanA（＋），

S-100（＋），SOX10（＋），CK（－）。

病理诊断：（右眼球）恶性黑色素瘤。

病例分析

【诊断思路】

该病例为中老年男性，无明显诱因出现视物遮挡感及视力下降，MRI 检查发现眼球内结节伴视网膜脱离，表现为比较特征的稍短 T_1、短 T_2 信号，增强扫描示肿块呈弥漫性中度强化，边界清楚，而合并的视网膜脱离（"V"形）无强化，因此考虑脉络膜黑色素瘤。

脉络膜黑色素瘤是眼球常见的肿瘤性病变，仅次于视网膜母细胞瘤，居眼内肿瘤第 2 位，多见于中老年人，单眼发病，好发于眼球后极，90% 起自脉络膜，7% 起自睫状体，瘤体呈蘑菇状、半球形，突入玻璃体腔。早期出现视力减退和视野缺损等症状，后期可出现视网膜脱离甚至失明；而肿瘤增大或新生血管破裂，玻璃体内或周围出血可导致眼压升高，从而引起眼痛、头痛。组织学上瘤体内散在新生血管，含黑色素多少不等，大多数肿瘤含黑色素，也有少数肿瘤不含黑色素。免疫组化 S-100 蛋白和 HMB45 为诊断恶性黑色素瘤很好的标志物。影像学上典型黑色素瘤呈特征性短 T_1、短 T_2 信号，这是因为黑色素瘤瘤体中所含黑色素是一种顺磁性物质，具有缩短 T_1 和 T_2 弛豫时间的作用。大多数肿块信号较均匀，DWI 呈等信号，多为中等强化，含黑色素少的黑色素瘤易被误诊。

【鉴别诊断】

（1）视网膜或脉络膜下出血：同样表现为短 T_1、短 T_2 信号，有些出血浓厚或较为局限，形态类似黑色素瘤，前者病程多较短，常表现为视力突然丧失，而后者视力进行性减退；前者无强化，后者实体强化；前者可伴视网膜 / 玻璃体积血，后者早期眼底大多较清晰。

（2）眼球内转移瘤：脉络膜的转移癌（腺癌），常穿破脉络膜，多数体积较小，大多强化，常伴视网膜剥离，呈多发或弥漫性眼球壁增厚。来源于腺癌的转移癌可产生黏液，可缩短 T_1、T_2 弛豫时间，信号与黑色素瘤相似。

（3）眼球血管膜黑色素细胞瘤：亦可发生于脉络膜、虹膜等部位，因含丰富黑色素，故 T_1WI、T_2WI 信号类似黑色素瘤，但其增强扫描后强化不明显。

（唐小平　黄小宁）

笔记

068 眼眶淋巴瘤

病历摘要

【临床资料】

患者女性，74 岁。1 年前无明显诱因出现右眼突出，感右眼肿大且有异物感，伴同侧视力下降，无复视及视物变形等。外院 CT 提示右眼眶占位。于我院行专科检查提示右眼上睑肿大，颞侧球结膜充血，可见鱼肉样组织，边界欠清，上侧及颞侧眶缘可触及肿块边缘，肿块质软，活动度差，与周围组织分界欠清，无压痛。眼球向前突出、外转受限。

【影像资料】

入院后行眼眶 CT 平扫及 MRI 平扫＋增强扫描检查，详见图 68。

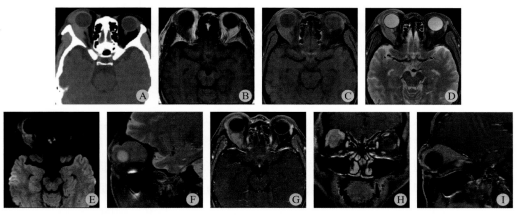

A：CT 平扫示右眼球突出，右眼眶外上象限见铸型稍高密度软组织影，密度均匀，边界欠清；B～F：MRI 轴位及矢状位示肌锥外泪腺区紧贴眼眶壁、半包绕眼球生长的肿块，包埋右侧外直肌及上直肌，呈等 T_1、稍长 T_2 信号，DWI 呈高信号，边界欠清；G～I：增强扫描示肿块呈中度、均匀强化。

图 68 眼眶 CT 平扫及 MRI 平扫＋增强扫描

【手术及病理】

术眼沿颞侧结膜缘做弧形皮肤切口，分离肿瘤周围组织，见肿瘤边界欠清晰，粉红色，质软、质脆，自眶后延伸而来，分离过程中未见明显肿块包膜，肿块与上直肌、外直肌粘连，部分浸润下斜肌，将肿瘤完整取出。

病理诊断： 右眼眶黏膜相关淋巴组织淋巴瘤，右眼外直肌肌鞘见肿瘤累及。

笔记

病例分析

【诊断思路】

本例患者为老年女性，右侧眼眶外上象限肌锥间隙铸型占位。眼眶内常见肿瘤包括淋巴瘤、海绵状血管瘤、炎性假瘤等。本例患者临床表现为右眼睑水肿，影像表现为眼眶内紧贴眼眶壁、半包绕眼球生长的肿块，包埋右侧外直肌、上直肌，形态不规则，边界欠清，未累及视神经及眶周骨质，增强扫描呈中度均匀强化，因此考虑淋巴瘤。

眼眶原发性淋巴瘤是一种少见的结外恶性淋巴瘤，其发病率随年龄增大而增加，是老年人最常见的眼眶恶性肿瘤，发病高峰年龄为 50～70 岁，好发于球后肌锥间隙、泪腺、睑结膜区，眼眶外上象限较为多见。瘤体形态不一，呈浸润生长，沿所在结构塑形，一般不侵入眼球，眶骨多无破坏，恶性程度较低。组织学上眼眶淋巴瘤细胞密度高，排列紧密，间质成分少，病灶中常无出血及钙化，无流空血管影。影像上大多数淋巴瘤特点：呈浸润性生长，铸型改变，T_2WI 呈等或稍低信号，DWI 及动态增强鉴别诊断价值较高，DWI 呈稍高信号，ADC 值较低，动态增强呈速升速降型。临床表现缺乏特异性，诊断相对困难，影像学检查是发现病灶并做出诊断的重要方法。

【鉴别诊断】

（1）炎性假瘤：对激素治疗敏感，多单眼发病，多条外直肌受累，单条外直肌常见，肌腹肌腱同时增粗；边界模糊，可伴眼环增厚、泪腺增大、眶内脂肪密度增高。单纯眼肌型炎性假瘤，相对好鉴别；铸型生长的炎性假瘤鉴别较困难，因临床上眼眶淋巴瘤早期表现类似炎症，且初期激素治疗可缓解，易被误诊为炎性假瘤。动态增强有助于鉴别，炎性假瘤的 TIC 曲线呈渐进型，与淋巴瘤的平台型及流入－流出型曲线不同；炎性假瘤弥散无明显受限，亦有助于鉴别。

（2）良性淋巴组织增生：被认为是淋巴瘤的前期，影像上病变的密度和形态等方面均可相同，较难鉴别，应密切随访或做活检，必要时可利用免疫检查进行诊断。

（唐小平　黄小宁）

069　鼻腔内翻性乳头状瘤

病历摘要

【临床资料】

患者女性，68 岁。无明显诱因出现反复左侧鼻塞半年，呈间歇性，夜间更为严重，鼻涕主要为黄脓涕，无鼻痒、喷嚏及嗅觉下降，无鼻出血及涕中带血等不适。鼻内镜提示左侧鼻腔有新生物。为进一步治疗来我院就诊。

【影像资料】

入院后行鼻腔 CT 平扫及 MRI 平扫＋增强扫描检查，详见图 69。

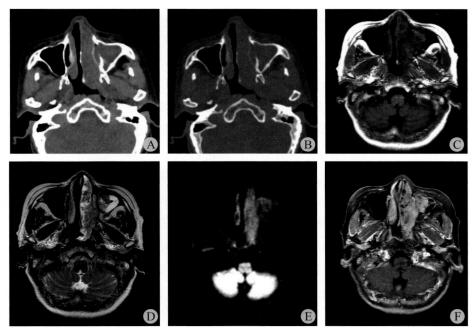

A、B：CT 平扫示左侧鼻腔、上颌窦内不规则条状软组织密度影，与左侧鼻甲分界不清，骨窗示局部骨质吸收、增生；C～F：MRI 示左侧鼻腔、上颌窦内软组织肿块呈混杂等 T_1、稍长 T_2 信号，DWI 呈高信号，信号不均匀，增强扫描示病灶呈不均匀、脑回样明显强化，同侧鼻窦窦口堵塞，内见等低 T_1、长 T_2 信号积聚，增强扫描未见强化，同侧鼻甲显示不清。

图 69　鼻腔 CT 平扫及 MRI 平扫＋增强扫描

【手术及病理】

鼻内镜下可见左侧鼻腔有大量荔枝肉样新生物，伴筛窦骨质增生，筛窦腔内有大量乳头状新生物，呈黏膜息肉样变伴腔内大量脓性分泌物，左侧眶纸板骨质增生。显微镜下可见肿瘤组织呈巢团状、乳头状排列，间质水肿。

病理诊断：（鼻腔）内翻性乳头状瘤。

病例分析

【诊断思路】

本病例系中老年女性，因鼻塞、鼻腔分泌物增加就诊。临床检查和 CT、MRI 检查提示左侧鼻腔、上颌窦内异常软组织，局部骨质受压吸收、骨质增生，未见明显骨质破坏，病变范围广泛，未见明显的钙化、囊变，磁共振信号较为混杂，基本呈等 T_1、稍长 T_2 信号，增强扫描呈不均匀明显强化，部分呈脑回样，符合鼻腔内翻性乳头状瘤表现。

鼻腔内翻乳头状瘤多原发于鼻腔侧壁，常蔓延到邻近鼻窦，几乎是单侧发病，双侧发病极少见。内翻乳头状瘤属于交界性肿瘤，可恶变，恶变后形态多不规则，明显侵犯周围结构，明显骨质破坏。鼻腔内翻乳头状瘤 CT 扫描可见肿块弥漫生长，冠状位能更清晰地显示病灶与鼻道、鼻窦的关系，对肿块周边骨质破坏改变的显示具有优越性，增强扫描可与鼻道阻塞性炎症进行区分。MRI 检查不但可以清楚地显示病变的起源部位、生长方向、大小，还可以区分肿瘤和伴发的阻塞性炎症、息肉，对于确定病变侵及眼眶、骨内及翼窝等鼻外部位范围的价值更大。组织学特点是上皮成分向基质内呈内翻性增生，增生的上皮可呈指状、舌状和乳头状等，因此影像学上会有栅栏状、脑回状的表现，而在 MRI 检查 T_2WI 或增强 T_1WI 上能更好地显示这种影像学表现，并且是一个可靠的征象。上皮细胞以移行上皮为多，且基底膜完整（基底膜是否完整是有无恶变的主要鉴别依据）。鼻内翻乳头状瘤与癌两者关系密切，有 5% ～ 15% 的鼻腔内翻乳头状瘤可转化为鳞癌或在相同部位伴有鳞癌。由于手术后容易复发，术前准确定位、定性，明确肿瘤的范围，术中完整切除肿瘤是减少复发的关键。鼻腔及鼻窦内翻性乳头状瘤的影像学特征常能确定本病的诊断，并可明确病变部位、范围及与邻近器官的关系，为临床医生制定手术方案提供可靠的影像学依据。

【鉴别诊断】

（1）鼻息肉：常双侧发病，表现为鼻腔内结节状新生物，鼻窦也可见息肉，常伴有炎症，鼻腔和鼻窦病灶一般不会连通。

（2）鼻腔恶性肿瘤：常见鳞癌、横纹肌肉瘤，常伴明显侵蚀性，周围脂肪层模糊，显示不规则形骨质破坏，强化程度不一，易侵犯鼻外结构，无典型内翻性乳头状瘤的表现，部分与内翻性乳头状瘤鉴别较为困难。

（3）鼻腔淋巴瘤：可见鼻翼、鼻背皮肤增厚，病灶周围骨组织可见吸收、破坏改变，病灶信号均匀；T_2WI 信号较高，增强扫描强化程度呈轻中度；DWI 序列对鉴别诊断有价值，淋巴瘤的 ADC 值明显减低。

（郑甜　左敏静）

070　鼻腔鳞癌

病历摘要

【临床资料】

患者男性，41 岁。反复右鼻出血半年，偶伴右鼻塞，嗅觉稍下降，右眼视力下降 2 月余，视物模糊，偶伴右眼胀感、头晕等不适。专科检查提示右侧鼻腔粉红色新生物堵塞，上附少许清亮分泌物。

【影像资料】

入院行鼻窦 CT 平扫及 MRI 平扫＋增强扫描检查，详见图 70。

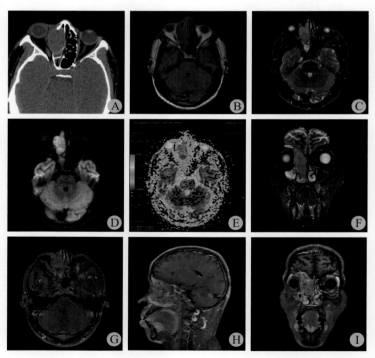

A：鼻窦 CT 平扫示右侧鼻腔、筛窦内软组织密度肿块影，边界清楚，邻近骨质呈膨胀性吸收改变，病灶突向右侧眼眶生长；B～F：MRI 平扫示右侧鼻腔、筛窦内不规则形软组织信号，呈等 T_1、稍长 T_2 信号，其内见条状长 T_1、长 T_2 信号，DWI 呈高信号，ADC 呈低信号，病灶向上压迫右侧前颅底，向外累及右侧上颌窦开口处及右侧眼眶，右侧内直肌呈受压推移改变；G～I：右侧鼻腔、筛窦病灶明显不均匀强化，边界不清，形态不规则。

图 70　鼻窦 CT 平扫及 MRI 平扫＋增强扫描

【手术及病理】

鼻内镜下右侧中鼻道见暗红色新生物，暴露筛窦及额窦，见肿瘤来自额窦和筛窦交界处，完整切除瘤体。

病理诊断：（右鼻腔）鳞状细胞癌。

病例分析

【诊断思路】

该病例为中年男性，肿瘤位于右侧鼻腔、筛窦，临床表现为反复右鼻出血半年，偶伴右鼻塞，嗅觉稍下降，右眼视力下降 2 月余，并偶伴头晕等不适。影像学表现为右侧鼻腔、筛窦内混杂密度肿块，边界不清，肿块对周围骨质呈压迫吸收改变，且累及鼻腔、筛窦及眼眶等部位；DWI 示弥散受限，MRI 增强扫描呈不均匀明显强化。鼻腔鼻窦内常见肿瘤包括鼻腔癌、嗅神经母细胞瘤、横纹肌肉瘤、淋巴瘤、转移瘤等。结合该患者临床病史较短，病情进展迅速，首先考虑鼻腔鼻窦恶性肿瘤，其中以鳞状细胞癌最为常见。

鼻腔鼻窦恶性肿瘤少见，约占头颈部恶性肿瘤的 3%，占全身恶性肿瘤的 0.2% ～ 0.8%，60% 的鼻腔鼻窦肿瘤起源于上颌窦，其次是鼻腔。常规 CT 和 MRI 是目前临床上应用最广泛的评价鼻腔鼻窦肿瘤的影像学方法，CT 和 MRI 能够显示鼻腔鼻窦占位性病变的形态、大小、血供、骨质破坏、对周围组织侵犯深度及颈部淋巴结的受累情况。鳞状细胞癌是鼻腔鼻窦最常见的原发恶性肿瘤，占 80% ～ 90%，临床上好发于 50 岁以上的男性，与吸烟、职业、接触镍与铬等因素有关，主要临床表现有回缩性血涕、鼻塞、鼻出血等鼻部症状，晚期可有耳鸣、听力减退、头痛、视力下降等症状。CT 表现为鼻腔鼻窦软组织密度肿块伴邻近骨质破坏，因鳞癌浸润性生长，所以骨质破坏明显，少有骨质残留，边界不清；MRI 表现为中等 T_1、稍长 T_2 信号，DWI 呈高信号，较大肿瘤常常因为坏死与出血而呈不均匀信号，增强扫描呈不同程度强化，多为中度至明显强化，常伴有颈部淋巴结转移。

【鉴别诊断】

（1）嗅神经母细胞瘤：位于鼻腔上部的嗅上皮，沿着嗅神经走行区分布，发病年龄有 2 个高峰，即 10 ～ 20 岁与 50 ～ 60 岁，临床表现为鼻塞、头痛、嗅觉丧失等。影像表现为鼻腔顶部软组织肿瘤，易穿过筛板侵入颅内，形成哑铃状，CT 表现为均匀软组织密度，邻近骨质受压被吸收、破坏；MRI 表现为 T_1WI 呈中等信号，

T_2WI 呈中等或稍高信号，信号低于鳞癌，呈明显不均匀强化。

（2）横纹肌肉瘤：儿童与成人均可见，男性多见，病理分为胚胎型、腺泡型与多形型，临床表现无特异性，肿瘤广泛侵犯鼻腔、鼻窦、眼眶、颅底。CT 表现为较大等密度肿块，邻近骨质受压变形或被破坏；MRI 表现为等 T_1WI、稍长 T_2WI 信号，较大肿瘤因出血及黏液样变而信号不均，呈不均匀强化，典型强化为线状、环状及葡萄状强化。

（3）淋巴瘤：鼻腔淋巴瘤属于结外淋巴瘤，以非霍奇金淋巴瘤来源多见，好发于老年人，常见症状为进行性鼻塞与无痛性鼻腔肿块，肿瘤好发于鼻腔前部及中线区，并侵犯浅层软组织，以弥漫性病灶多见。CT 表现为宽基底生长等密度肿块影，与鼻腔黏膜分界不清，常伴鼻中隔黏膜对称性增厚，相应鼻背部皮肤增厚，常无骨质破坏或骨质改变轻微，多呈膨胀性生长；MRI 常表现为 T_1WI 及 T_2WI 呈中等信号，为中等程度均匀强化。

（4）转移瘤：有原发肿瘤病史，骨质破坏常见。

（钟玉凤　黄小宁）

071　中耳胆脂瘤

病历摘要

【临床资料】

患者男性，73岁。右耳流脓50余年，加重3年，脓液为无血性液，伴右耳听力渐进性下降，感右耳胀痛，无发热、头痛，有间断性耳鸣，有头晕，无恶心、呕吐。

【影像资料】

入院行颞骨 HRCT ＋ MRI 平扫及增强扫描检查，详见图 71。

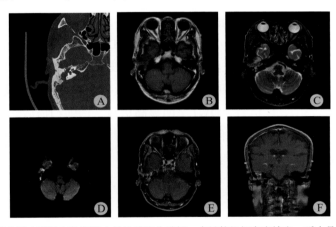

A：颞骨 HRCT 示右侧中耳鼓室鼓窦膨大并骨质吸收破坏，内见软组织密度填充、听小骨吸收；B～D：右侧中耳鼓室鼓窦内病灶呈等稍长 T_1、稍长 / 长 T_2 信号，DWI 局部为高信号，边界欠清；E、F：病灶呈边缘环形线样强化，向上突入颅中窝底，邻近硬脑膜呈线样强化。

图 71　颞骨 HRCT ＋ MRI 平扫及增强扫描

【手术及病理】

镜下见大量角化物。

病理诊断：中耳胆脂瘤。

病例分析

【诊断思路】

该病例为老年男性，病变位于右侧中耳鼓室鼓窦，患者有较长的中耳乳突炎病史，表现为右耳流脓，伴右耳听力渐进性下降、间断性耳鸣。影像学表现为右侧鼓室鼓窦扩大并骨质吸收破坏，听小骨吸收，MRI 未见明显实性肿块，DWI 示病变呈不均匀高信号，增强扫描后呈环形线样强化并累及右侧颅底脑膜，结合其临床长期右耳流脓病史，且近期加重，考虑右耳中耳乳突炎并胆脂瘤形成。

胆脂瘤根据起源可分为先天性胆脂瘤和后天性胆脂瘤，先天性胆脂瘤多位于颞骨岩部，而后天性胆脂瘤分为原发性和继发性，原发性胆脂瘤通常无化脓性中耳炎病史，起病隐匿；继发性胆脂瘤常常继发于慢性化脓性中耳乳突炎，临床上以后天性继发性胆脂瘤多见。

颞骨 HRCT 为胆脂瘤术前首选的检查方法，可清楚了解病变累及范围及骨质破坏情况，MRI 可更好地观察病变对颅内累及情况，且能鉴别中耳其他病变。因胆脂瘤含大量脱落上皮、角化物及胆固醇结晶，因此在 DWI 上表现为明显高信号，多数文献认为可能是病灶内存在液性脂质成分而导致水分子的弥散受限，但导致高信号的主要因素是 T_2 穿透效应，与表皮样囊肿的 DWI 表现类似。后天性胆脂瘤患者颞骨 HRCT 可见中耳上鼓室腔内软组织肿块，鼓室盾板和骨嵴骨质被吸收破坏，鼓室鼓窦扩大，听小骨及鼓室盖可见侵蚀，严重者可累及外耳道以及颅内。MRI 表现为等稍长 T_1、等稍长 T_2 信号，DWI 呈明显高信号，增强扫描后病变本身无强化，但是周围并发炎症时可呈环形强化。

【鉴别诊断】

（1）胆固醇肉芽肿：T_1WI、T_2WI 均为高信号，DWI 呈低信号，增强扫描后未见强化。

（2）慢性化脓性中耳炎：骨质以硬化为主，一般无鼓室盾板破坏及鼓室鼓窦扩大。

（3）鼓室球瘤：起源于鼓室的副神经节细胞，可发生于中耳任何位置，但是以鼓岬附近多见，临床常见搏动性耳鸣、听力下降等，女性多见。病变较小时，HRCT 因周围骨质部分容积效应的干扰对病灶的扫描价值不大，而 MRI 对于软组织的分辨率高于 CT，病变在 T_1WI 呈等信号，T_2WI 呈高信号，增强扫描后呈明显强化。

（4）肿瘤性病变：中耳最常见的肿瘤是鳞癌，平扫无特征性，增强扫描早期即明显强化，延迟扫描病灶仍有强化或强化减弱，DWI 多为等稍高信号，多伴有周围骨质破坏。

（钟玉凤　黄小宁）

072　颈静脉球瘤

病历摘要

【临床资料】

患者女性，30 岁。左侧耳鸣 2 年余，无头痛、恶心、呕吐等症状。至当地医院就诊，行颅脑 MRI 检查示左侧颈静脉孔区占位。为求进一步治疗，遂来我院就诊。

【影像资料】

入院行颞骨 CT 平扫及颅脑 MRI 平扫＋增强扫描检查，详见图 72。

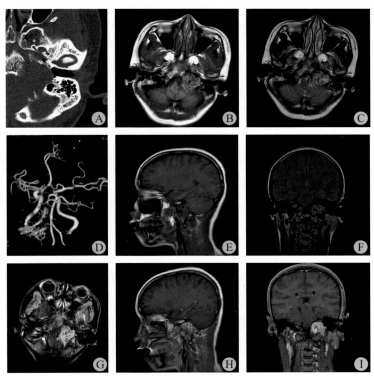

A：颞骨 CT 扫描示左侧颈静脉孔区骨质虫蚀样破坏，无骨质硬化，并见软组织密度肿块影；B～F：MRI 平扫示肿块呈等稍短 T_1、稍长 T_2 信号，内见多发迂曲流空小血管，呈"盐和胡椒征"，MRA 示肿块内部较多血管；G～I：增强扫描示肿块明显强化，边界清楚，形态不规则，通过颈静脉孔向颅外生长。

图 72　颞骨 CT 平扫＋颅脑 MRI 平扫及增强扫描

【手术及病理】

术中见颈静脉窝被红色肿块占据，瘤体血供极丰富，内部呈血窦。

病理诊断：（左侧颈静脉孔区）颈静脉球瘤。

病例分析

【诊断思路】

该病例为年轻女性，出现左侧耳鸣 2 年余。占位位于左侧颈静脉孔区，颈静脉孔区常见的占位性病变有神经源性肿瘤、脑膜瘤、颈静脉球瘤等。CT 表现为左侧颈静脉孔区见软组织密度肿块影，周围骨质呈虫蚀样破坏；MRI 表现为 T_2WI 高信号或较高信号且增强扫描可见肿块内呈典型的"盐和胡椒征"，再结合其临床病史，首先考虑颈静脉球瘤。

颈静脉球瘤属于副神经节瘤，又称化学感受器瘤，起源于副神经嵴细胞，头颈部副神经节瘤可分为颈动脉体化学感受器瘤、颈静脉球瘤和迷走副神经节瘤。颈静脉球瘤发病率仅次于颈动脉体化学感受器瘤，主要发病部位在颈静脉孔区，女性多见，多为良性，恶性约为 4%；因肿瘤为生长缓慢的富血供肿瘤，所以临床症状出现较晚，以搏动性耳鸣多见。CT 表现为颈静脉孔区不规则软组织肿块影，边界清楚，较大时邻近骨质边缘呈虫蚀样骨质破坏，并可侵犯周围结构，如中耳鼓室、内听道、颈动脉管、舌下神经管、岩尖、斜坡等；MRI 表现为 T_1WI 呈等或稍低信号，T_2WI 呈高信号，由于肿瘤内存在较多迂曲血管，使得影像呈"盐和胡椒征"，盐代表肿瘤组织，胡椒代表流空血管，病变明显、持续强化。

【鉴别诊断】

（1）神经鞘瘤：颈静脉孔区边界清楚的软组织肿块。CT 表现为颈静脉孔扩大，骨质吸收、变薄，骨髓腔不受侵犯。MRI 上呈 T1WI 低信号，因肿瘤由不同比例的 Antoni A 及 Antoni B 细胞组成，T_2WI 多为不均匀高信号，增强扫描呈不均匀强化。

（2）脑膜瘤：CT 表现为颈静脉窝和邻近颅底骨质不规则穿凿样破坏并伴有骨质硬化，骨质破坏较颈静脉球瘤轻。MRI 上 T_1WI 呈低到等信号，T_2WI 呈等信号，增强扫描呈明显均匀强化，常伴"脑膜尾征"。

（钟玉凤 黄小宁）

073 鼻咽血管纤维瘤

病历摘要

【临床资料】

患者男性，13 岁。右侧鼻腔反复出血 2 年，每次出血量较少，可自行止血，感鼻塞，呈持续性，运动后鼻塞可减轻，感右侧嗅觉消失，无脓涕，无眼球运动障碍。体格检查示右侧鼻腔一淡红色新生物，来我院就诊。

【影像资料】

入院行鼻咽部 CT 平扫及 MRI 平扫＋增强扫描检查，详见图 73。

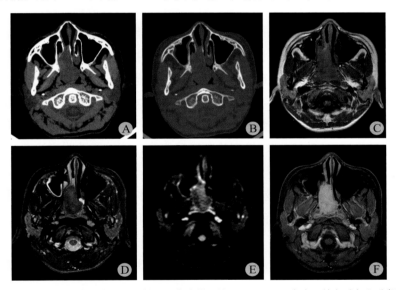

A：CT 平扫示右侧鼻腔及鼻咽部团片状软组织密度影，约 4 cm×10 cm 大小，并向后突入后鼻道生长；
B：CT 骨窗未见明显骨质破坏；C～E：MRI 平扫示右侧鼻腔及鼻咽部软组织肿块呈稍长 T_1、稍长 T_2 信号，其内信号欠均匀，DWI 呈不均匀高信号，局部边界尚清；F：MRI 增强扫描示肿块呈明显均匀强化。

图 73 鼻咽部 CT 平扫及 MRI 平扫＋增强扫描

【手术及病理】

肉眼见肿块基底附着于右侧鼻咽顶部、右侧后鼻孔边缘，切面呈灰白灰红色，质中；显微镜下可见肿瘤由致密的纤维间质和薄壁血管构成。

病理诊断：符合血管纤维瘤。

病例分析

【诊断思路】

本病例系青少年男性，因经常性鼻出血来院就诊。影像学检查发现鼻咽顶壁近后鼻孔区软组织影，边缘光滑，边界稍欠清，CT 平扫为等密度，MR 呈稍长 T_1、稍长 T_2 信号，增强扫描呈明显强化，肿块内无钙化、囊变等，符合鼻咽血管纤维瘤影像表现。

鼻咽血管纤维瘤是在青少年中较为少见的良性富血供肿瘤，好发于 10 ～ 25 岁青春期男性，故也被称为青春期鼻咽血管纤维瘤（juvenile nasopharyngeal angiofibroma，JNA）。因其常呈侵袭性生长，可广泛侵犯周围组织结构，故行手术切除或介入治疗后肿瘤复发率高。鼻咽血管纤维瘤的 CT 表现：膨胀性软组织影，密度均匀，囊变坏死少见，无明确钙化和骨质残留，边界清晰，持续慢性病程会导致邻近窦腔窦壁及颅底孔道塑形变形，增强扫描示肿瘤明显强化，边界清晰。MRI 表现：根据肿块内的点状、条状流空信号以及增强扫描后明显强化的特点基本可以明确诊断，MRI 检查还可以明确肿瘤与鼻腔鼻窦阻塞性炎症之间的边界。由于该肿瘤系颈外咽升动脉供血，血供丰富，术前不恰当手术方式包括穿刺活检等都可引起难以控制的出血，临床经常用介入血管栓塞治疗，因此术前明确诊断，确定肿瘤范围及供血甚为关键。CT 和 MRI 检查诊断准确率高，能较好地明确诊断。

【鉴别诊断】

（1）鼻咽癌：肿瘤呈弥漫浸润性生长，与周围组织分界不清，且常有颈部淋巴结转移，颅底骨质破坏等。而鼻咽血管纤维瘤血供极丰富，增强扫描后强化极显著，与周围组织分界较清楚。

（2）鼻息肉：也可表现为鼻腔后鼻孔软组织肿块，范围局限，边界清晰，中等程度强化，有时可见到肿瘤蒂，结合患者年龄、强化表现有助于鉴别。

（3）淋巴瘤：强化不如鼻咽血管纤维瘤明显，若全身其他部位淋巴结肿大，则可支持淋巴瘤诊断。

（郑甜　左敏静）

074 鼻咽癌

病历摘要

【临床资料】

患者女性，71岁。右面部疼痛3月余伴右颈部肿块，右耳耳闷1月余，伴右耳听力渐进性下降，偶有回涕带血，无耳流脓、耳痛、耳痒，偶有头晕，无头痛、眩晕，无恶心、呕吐。现患者感右颈部肿块增大明显，遂至我院就诊。

【影像资料】

入院行鼻咽部MRI平扫＋增强扫描检查，详见图74。

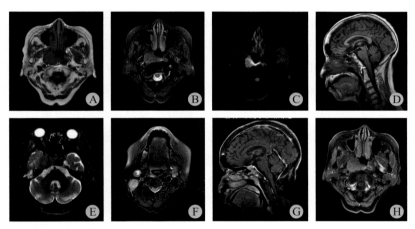

A～F：MRI平扫示鼻咽部顶后壁及右侧壁增厚并软组织肿块形成，呈等T_1、稍长T_2信号，DWI呈高信号，病灶局部与翼内肌分界不清，右侧翼腭窝、头长肌受累，斜坡骨质破坏，T_1WI信号不均匀减低，右侧咽旁间隙、双侧颈部间隙见多发肿大淋巴结，右侧乳突内见斑片状长T_2信号；G、H：MRI增强扫描示右侧鼻咽后壁软组织肿块呈明显欠均匀强化，斜坡骨质呈不均匀轻中度强化。

图74 鼻咽部MRI平扫＋增强扫描

【手术及病理】

鼻咽镜下穿刺活检，显微镜下示肿瘤组织呈巢、片状排列，浸润性生长，瘤细胞呈合体样，胞质较少，未见明显角化及细胞间桥，核类圆形，可见小核仁及核分裂。免疫组化示癌细胞CK（＋）、EGFR（＋）、P40（＋）、Ki-67约70%（＋）。原位杂交：EBER（＋）。

病理诊断：（鼻咽部）非角化性癌。

病例分析

【诊断思路】

本病例系老年女性，典型的临床表现是右侧面部痛，右颈部肿块，伴回缩性涕血及右耳听力下降。影像学检查发现该患者右侧鼻咽侧壁及顶后壁部肿胀，咽隐窝消失，局部可见不规则软组织肿块，侵犯右侧咽旁间隙，并右侧中耳乳突炎形成；病灶 T_2WI 信号稍高，DWI 呈高信号，增强扫描呈明显强化，双侧颈深间隙可见多发肿大淋巴结。符合鼻咽癌诊断。

鼻咽癌是我国常见恶性肿瘤之一，多数是鳞癌，约占鼻咽部肿瘤的 70%。最主要的临床症状是回缩性涕血。肿瘤起于鼻咽部的侧咽隐窝，鼻咽镜下可见局部软组织明显增厚或软组织肿块。CT 表现：早期鼻咽癌可表现为一侧咽隐窝变浅或消失，通过两侧对比可早期发现病灶，增强扫描示病灶明显强化。CT 检查可发现鼻咽癌对枕骨斜坡、鞍区、中颅窝底等骨质的侵犯以及两侧咽旁间隙及颈部肿大淋巴结。MRI 检查可显示鼻咽腔形态的异常，包括肿瘤对邻近的腭帆提肌、腭帆张肌、翼内肌的侵犯，以及向咽后间隙和椎前间隙侵犯。鼻咽癌 MRI 检查 T_1WI 呈稍低信号，T_2WI 呈稍高信号，但较正常鼻咽腔黏膜信号略低，增强扫描示明显强化。影像学检查在帮助诊断及鉴别诊断的同时，可为肿瘤的正确分期及合理地制定放射治疗方案提供依据。美国癌症联合学会对鼻咽癌分期如下：① T1 期肿瘤局限于鼻咽部；② T2 期肿瘤侵犯至口咽或鼻腔，T2a 期无咽旁侵犯，T2b 期有咽旁侵犯；③ T3 期肿瘤侵犯骨质或鼻窦；④ T4 期肿瘤侵犯颅内和（或）颅神经、颞下窝、喉咽及眼眶。

【鉴别诊断】

（1）鼻咽部淋巴瘤：头颈部淋巴瘤多见，但是鼻咽部淋巴瘤相对少见，CT 和 MRI 检查常可显示双侧颈部、韦氏环和纵隔等全身多处淋巴结有肿大，可资鉴别。对仅局限于鼻咽部的肿块，DWI 对鉴别诊断帮助较大，淋巴瘤的 ADC 值常较低。

（2）鼻咽部慢性炎症：鼻咽部慢性炎症可使鼻咽部增厚，有时与鼻咽癌难以鉴别。但鼻咽癌病灶不对称，并且较为局限，增强扫描可见鼻咽黏膜线中断，诊断困难时可做活检。

（3）鼻咽部淋巴组织增生（腺样体增生）：青少年多见，但是近年来，老年人也可见鼻咽部淋巴组织增生。鼻咽部淋巴组织增生者，除了鼻咽部以外，扁桃体、舌根部、软腭等都可以发现对称性淋巴组织增生。鼻咽部淋巴组织增生者，颈部淋巴结常不肿大。

（郑甜　左敏静）

笔记

075 鼻咽部淋巴瘤

病历摘要

【临床资料】

患者女性，15岁。双侧鼻塞伴出血、流涕1月余，鼻塞为持续性，夜间更为严重，鼻涕主要为黄脓涕，同时伴有嗅觉下降，无头晕、耳鸣、耳闷、听力下降及面部麻木等不适。查体示双侧鼻腔后端近后鼻孔处粗糙淡粉色新生物堵塞，各鼻窦区无压痛；口咽部可见巨大淡红色新生物堵塞；左颈部可见一4 cm×4 cm大小肿块，活动性差，质韧，无压痛，表面皮温正常。

【影像资料】

入院行鼻咽部CT平扫及MRI平扫＋增强扫描检查，详见图75。

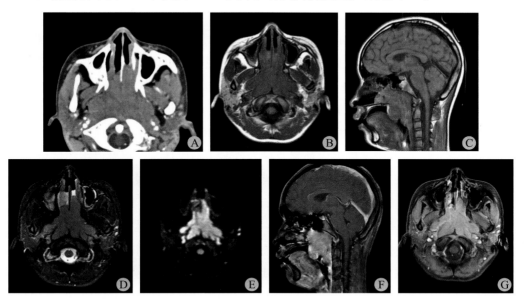

A：CT轴位示鼻咽部巨大不规则软组织密度肿块，向鼻腔内生长，边界欠清，密度较均匀；B～E：MRI平扫示鼻咽部黏膜增厚，后壁见巨大不规则软组织肿块，呈等 T_1、稍长 T_2 信号，DWI呈高信号，填塞鼻咽腔，向前延伸入后鼻腔进入中鼻道，累及双侧翼内肌，向外推移翼外肌，双侧颌下区和颈深间隙见多发肿大淋巴结；F、G：MRI增强扫描示鼻咽部肿块呈明显均匀强化。

图75 鼻咽部CT平扫及MRI平扫＋增强扫描

【手术及病理】

鼻咽部活检，显微镜下示纤维间质内挤压严重的异型淋巴样细胞团。免疫组化示瘤细胞 CD（＋）、PAX5（＋）、CD10 约 90%（＋）、Bcl-6 约 70%（＋）、CD79α（＋）、Ki-67 约 90%（＋）。

病理诊断：考虑（鼻咽部）高度侵袭性 B 细胞淋巴瘤，Burkitt 淋巴瘤可能。

病例分析

【诊断思路】

本病例系青少年女性，因双侧鼻塞伴出血、流涕而来院检查。影像学检查发现鼻咽部软组织较对称性增厚并软组织肿块形成，CT 密度均匀，没有钙化、囊变、出血，MRI 检查显示肿块边界尚清，信号均匀，增强扫描均匀强化，双侧颈深间隙淋巴结肿大，淋巴结的信号改变与病变处一致，符合鼻咽部淋巴瘤诊断。

近年来，头颈部淋巴瘤发病率呈明显上升趋势，在头颈部恶性肿瘤中占第 2 位，绝大多数为非霍奇金淋巴瘤（non-Hodgkin's lymphoma，NHL），少许为霍奇金淋巴瘤（Hodgkin's lymphoma，HL），且多属 B 细胞型，少许为 T 细胞型。B 细胞淋巴瘤的细胞学特征变化多样，核大而不规则，可以分叶或有核裂，细胞边界非常清楚。免疫组化对淋巴瘤的诊断和分类是必不可少的，B 细胞标志 CD19、CD20、CD22、CD79α 和 CD5 均为阳性。

NHL 是一组具有异质性的恶性肿瘤，且发病率逐年上升，头颈部为最常见的累及部位之一，而其中又以韦氏环累及最为普遍（韦氏环是一组淋巴组织区域，主要包括鼻咽、口咽、舌根、扁桃体、喉咽等）。韦氏环 NHL 最常见的病理类型为侵袭性的弥漫大 B 细胞淋巴瘤（diffuse large B-cell lymphoma，DLBCL），可单个结构（如一侧腭扁桃体）或多个结构（如一侧腭扁桃体和舌扁桃体）发病，也可双侧发病（如双侧扁桃体发病，但大小、形态多不对称），血管鞘和深筋膜间隙常见肿大淋巴结。CT 平扫呈类圆形的软组织肿块，均匀等密度，增强扫描后呈轻度强化，肿块无钙化，通常无坏死、囊变。MRI 检查 T_1WI 呈等低信号，T_2WI 呈等高信号，DWI 呈高信号，信号均匀，与周围组织界限清晰，轻度均匀强化。韦氏环 NHL 占结外 NHL 的 5% ～ 16%，占原发头颈 NHL 的一半以上。韦氏环 NHL 最常见的发生部位为扁桃体，占韦氏环 NHL 的 60% ～ 80%，其次是鼻咽部。NHL 的所有病理类型都可出现在韦氏环部位，但临床上以侵袭性淋巴瘤为主，DLBCL 约占韦氏环 NHL 的 56%，而鼻咽部位常见的病理类型为结外 NK/T 细胞淋巴瘤。

【鉴别诊断】

（1）咽部鳞癌：包括鼻咽、腭扁桃体、舌根、侧咽壁、软腭等部位的鳞癌，它们的 CT 和 MRI 表现与淋巴瘤不同，肿块表面多不光整，密度和信号不均匀，多有坏死、囊变，常见环形强化。可侵犯周围软组织结构，也可侵犯颅底骨质，颈部转移淋巴结也多呈不均质增强，有坏死、囊变，呈环形强化。

（2）咽部淋巴组织增生：常见于腭扁桃体、舌根、鼻咽、软腭等部位，发生在鼻咽部也可称为腺样体增生。淋巴组织增生多为对称性增大且无颈部淋巴结肿大，在 CT 和 MRI 上密度或信号均匀，与周边组织界限清楚。青少年多见于鼻咽、腭扁桃体，老年人多见于舌根、软腭等部位。

（3）咽部感染：最常见的是扁桃体感染，儿童扁桃体感染最常见，临床有咽痛、发热、白细胞计数升高等表现，口咽部检查见扁桃体充血、肿大，表面可见脓苔，诊断不难。

（郑甜　左敏静）

167

076　喉咽癌

病历摘要

【临床资料】

患者男性，49岁。吞咽困难伴梗阻感3月余，咽痛2个月，无咽部异物感，于我院门诊行电子喉镜检查示喉咽新生物，门诊拟"咽部肿块"收治入院。

【影像资料】

入院行喉咽部CT增强扫描及MRI平扫＋增强扫描检查，详见图76。

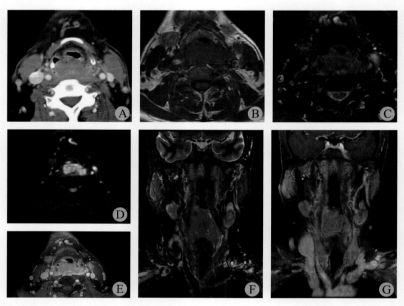

A：CT增强示喉咽后壁增厚并软组织肿块形成，双侧梨状隐窝消失；B～G：肿块呈稍长 T_1、稍长 T_2 信号，DWI高信号，呈明显强化，累及双侧杓状会厌襞，病变凸向口咽腔生长，口咽腔狭窄，双侧颈部见多发肿大淋巴结，呈不均匀强化。

图76　喉咽部CT增强扫描及MRI平扫＋增强扫描

【手术及病理】

电子喉镜示喉咽新生物。免疫组化：癌细胞CK（＋）、P63（＋）、EGFR（＋）、P16（＋）、Ki-67约60%（＋）。原位杂交：EBER（－）。

病理诊断：（喉咽）鳞状细胞癌。

病例分析

【诊断思路】

本病例为中年男性，肿块生长于喉咽后壁，向口咽腔生长。该患者临床表现有吞咽困难伴梗阻、咽痛，影像学表现为喉咽后壁软组织肿块，增强扫描呈明显不均匀强化，边界较清晰，累及双侧梨状隐窝、杓状会厌襞，并颈部多发肿大淋巴结转移，符合喉咽鳞状细胞癌诊断。

喉咽癌是一种常见的发生在咽喉部位的恶性肿瘤，根据临床解剖位置将喉咽分为梨状隐窝、环状软骨后区、咽喉后壁区 3 个区域，常发生于梨状隐窝；根据病理特征分类，鳞状细胞癌占喉咽癌大多数，约为 95%，高发年龄为 50～70 岁，咽部异物感是其最常见的临床症状。喉镜及 CT、MRI 检查是目前咽喉部肿瘤诊断及分期的主要检查方法。CT 及 MRI 对确认肿瘤侵犯范围及评价颈部淋巴结转移优于喉镜。CT 具有高分辨率的显像特点，对病灶及其侵犯范围的确认有重要参考价值；MRI 具有较高的空间和软组织分辨率，在喉咽癌的诊断和分期中有较高的临床价值。

CT 表现为梨状隐窝、环后区或咽后壁区中等密度软组织肿块，增强扫描后呈明显不均匀强化。肿瘤位于梨状隐窝时常伴有梨状隐窝狭窄或消失，周围脂肪间隙消失，梨状隐窝侧壁、前壁或后壁明显增厚，亦可引起甲状软骨骨质破坏，而环后区肿瘤常常侵犯杓状软骨及环状软骨后壁，可伴有环状软骨、杓状软骨、喉腔后方黏膜增厚。较大的肿瘤还会侵犯椎前肌及椎体。MRI 表现为 T_1WI 稍低信号，T_2WI 稍高信号，呈明显强化。

【鉴别诊断】

主要与声门型喉癌鉴别，从发生部位来看，喉癌发生于喉腔，可侵犯杓状会厌襞，但是很少累及声带，而喉咽癌位于喉的两侧及后方；从声门移位旋转来看，声门上区喉癌位于会厌的侧面，而喉咽癌位于梨状隐窝，向内侵犯喉旁间隙，将声门向对侧推移，声门移位较明显；喉癌一般不会使杓-椎距或环-椎距出现明显变化，而喉咽癌可造成杓-椎距或环-椎距增宽；喉咽癌颈部淋巴结转移发生率较喉癌高。

（钟玉凤　黄小宁）

077   腮腺多形性腺瘤

病历摘要

【临床资料】

患者女性，70岁。发现左腮腺区无痛性肿块1周。专科检查：左腮腺区可见一肿块隆起，局部皮肤无红肿、破溃；触诊肿块质地较硬，无压痛，表面光滑，活动度尚可；张口、闭口活动正常，颈部未触及肿大淋巴结。

【影像资料】

入院后行头颈部MRI平扫＋增强扫描检查，详见图77。

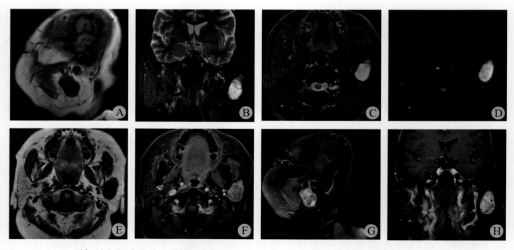

A～E：MRI平扫示左腮腺浅叶一类椭圆形肿块，T₁WI信号稍低于肌肉，T₂压脂以高信号为主，内见混杂线状、斑片状稍低信号，DWI呈高信号；F～H：MRI增强扫描示动、静脉期肿块呈持续渐进性强化，边缘包膜明显强化。

图77　头颈部MRI平扫＋增强扫描

【手术及病理】

术中见左腮腺浅叶区一椭圆形肿块，边界清楚，质地较硬，约2 cm×3 cm大小，肉眼观切面呈灰白灰红色。镜下示肿瘤由腺组织、黏液样组织及软骨样组织等多种成分组成，部分区域包膜不完整。

病理诊断：（左腮腺）多形性腺瘤。

病例分析

【诊断思路】

本病例为腮腺区偶发无痛性肿块，病史较短，未见面神经症状，局部皮肤亦无红、热、破溃或瘘管形成，影像上病灶位于腮腺浅叶，形态呈类椭圆形，边界清楚，无邻近结构受侵及周围渗出征象，颈部未见肿大淋巴结，因此炎性病变及恶性肿瘤基本可排除。患者系老年女性，先天发育类疾病也不常见，优先考虑良性肿瘤或肿瘤样病变。MRI 图像上肿块呈现两大特点：① T_2 压脂以高信号为主，内可见线状、小片状稍低信号；②增强扫描呈渐进性延迟强化，即"慢进慢出"强化方式。综合临床与影像表现，支持多形性腺瘤的诊断。

大多数腮腺肿瘤是良性的，多形性腺瘤为腮腺最常见的良性肿瘤，其镜下结构多样，除肿瘤性上皮组织外，还含有黏液基质、软骨样组织、角化物、钙化等成分，因此又称为混合瘤。任何年龄均可发生，高峰年龄为 40 ～ 50 岁，女性略多于男性。生长缓慢，病史一般较长，患者常因无意中发现耳垂下区无痛性肿块就诊。肿瘤多为单侧、单发，浅叶好发，发生在深叶者常累及咽旁间隙。形态上大多呈圆形或椭圆形，少数为分叶状，边缘清楚。由于肿瘤组织构成的复杂性，CT、MRI 图像中瘤体的密度或信号多不均匀，在 T_2WI 上，富含黏液软骨样基质的部分多为高信号，而上皮细胞密集区则信号稍低。动态增强示肿瘤多呈持续上升型强化，究其原因，一方面肿瘤微血管密度低，对比剂进入缓慢；另一方面细胞外间隙大，软骨黏液样基质含量丰富，对比剂在其中滞留，廓清延迟。此外，多形性腺瘤有潜在恶变风险，如肿瘤短期内迅速增大，粘连固定，出现疼痛或面瘫症状时，应警惕恶变可能。

【鉴别诊断】

（1）淋巴瘤性乳头状囊腺瘤：多见于中老年男性，与长期吸烟密切相关。好发部位为腮腺浅叶后下极，有多发及囊变倾向，上呼吸道感染可诱发肿块增大。增强扫描呈"快进快出"强化方式，贴边血管征或贴边血管浅分叶征为其特征性表现。

（2）基底细胞腺瘤：60 岁以上女性多见，好发于腮腺浅叶，常为单侧、单发，多数病灶较小（直径＜ 3 cm），易发生出血、坏死、囊变，钙化少见，增强扫描大部分呈"快进慢出"强化方式。

（程紫珺　邓军）

南昌大学第二附属医院医学影像典型病例精解

中国医学临床百家

078 腮腺淋巴瘤性乳头状囊腺瘤（Warthin 瘤）

📋 病历摘要

【临床资料】

患者男性，58 岁。因疼痛发现双侧耳垂下区各有一肿块 8 天。有长期吸烟史，抽烟半包/日。专科检查：双侧腮腺区各触及一类圆形肿块，质中偏软，活动度良好，有触痛，局部皮温正常，未见破溃及红肿。无眼睑闭合不全及口角歪斜。

【影像资料】

入院后行头颈部 CT 平扫＋增强扫描检查，详见图 78。

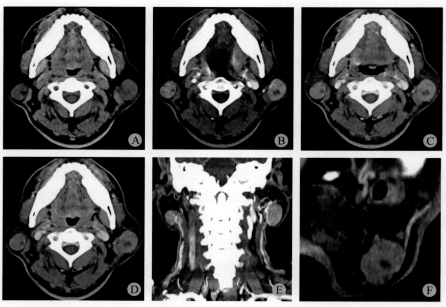

A：CT 平扫示双侧腮腺浅叶后下象限各一类圆形肿块影，边界清楚，密度略低于肌肉；B～D：CT 增强扫描示双侧病灶动脉期呈明显强化，静脉期强化减退，左侧较大者中央可见低密度无强化囊变区；E、F：冠、矢状位重建图像示肿块边缘粗大血管贴边走行。

图 78 头颈部 CT 平扫＋增强扫描

【手术及病理】

术中双侧腮腺浅叶后下极各见一类圆形实性肿块，质中，见明显包膜，左侧约

172

6 cm×4 cm 大小，右侧约 4 cm×3 cm 大小。肉眼见切面呈灰黄色。镜下示肿瘤由囊性的腺样结构组成，囊腔衬覆双层上皮，内层为柱状嗜酸细胞，外围为较小的基底细胞，间质内见不等量含生发中心的淋巴样组织。

病理诊断：（双侧腮腺）淋巴瘤性乳头状囊腺瘤。

🔖 病例分析

【诊断思路】

本病例为腮腺区痛性肿块，病灶质中偏软，活动度良好。影像具有一定特征性，首先，为双侧发病，且均位于腮腺浅叶后下极；其次，肿块呈类圆形，边界清楚，周围腮腺组织密度正常；再次，增强扫描示动脉期明显强化，静脉期强化减退，呈"快进快出"强化方式，其中左侧较大肿块中央可见低密度、无强化囊变区；最后，肿块边缘可见增粗血管走行，即"贴边血管征"。结合患者为老年男性，有长期吸烟史，不难诊断为腮腺淋巴瘤性乳头状囊腺瘤。

淋巴瘤性乳头状囊腺瘤和多形性腺瘤是腮腺两大常见良性肿瘤，当我们遇到腮腺良性占位时，应首先考虑这两种疾病。其中淋巴瘤性乳头状囊腺瘤又称 Warthin 瘤或腺淋巴瘤，在腮腺良性肿瘤中发病率仅次于多形性腺瘤，居第 2 位。本病病因尚无定论，多数学者认为由异位至淋巴结或淋巴组织内的腮腺导管上皮组织异常增生导致，与免疫功能减退、吸烟及 EB 病毒感染等因素相关。临床上常见于 50 岁以上男性，发病高峰年龄为 60～70 岁，多数患者有长期吸烟史。肿瘤生长缓慢，病程长短不一，常表现为下颌角区无痛活动性肿瘤，部分病例伴疼痛。肿瘤内淋巴组织继发炎症时，可有消长史。影像上淋巴瘤性乳头状囊腺瘤主要有六大特点：①好发于腮腺浅叶后下极，一般认为与该部位淋巴组织丰富有关。②约 10% 患者具有多发倾向，可在同侧腮腺内出现多个结节或肿块，亦可双侧腮腺同时发病。③膨胀性生长，形态较规则，呈类圆形或椭圆形，边界清楚。④易发生囊变，此特征与肿瘤组织构成有关。镜下淋巴瘤性乳头状囊腺瘤主要有两种成分，分别是复层柱状上皮和淋巴样间质，当淋巴组织成分占优势时病灶呈实性；当上皮成分占优势时，由于腺上皮具有分泌功能，肿瘤无正常导管排出系统，分泌物淤积，腺腔逐渐扩大融合成囊。⑤因肿瘤淋巴间质内有丰富的血管，动态增强早期实性成分多明显强化，静脉期强化减低，呈"快进快出"强化方式。⑥可见贴边血管征或贴边血管浅分叶征，提示肿瘤质地偏软且不具侵蚀性。

【鉴别诊断】

（1）多形性腺瘤：发病的高峰年龄为 40 ～ 50 岁，女性略多于男性，与吸烟无关，一般无疼痛。在腮腺内位置无明显规律性，但以浅叶较常见，双侧或多发少见。增强扫描早期强化不明显，延迟后呈渐进性强化，即"慢进慢出"强化方式，平均强化程度低于淋巴瘤性乳头状囊腺瘤。

（2）腮腺淋巴结炎：与淋巴瘤性乳头状囊腺瘤继发感染临床表现相似，影像上也不容易鉴别，如经抗感染治疗有效，但又不能完全消除，结合相关影像特点应考虑到淋巴瘤性乳头状囊腺瘤。

（3）腮腺淋巴瘤性乳头状囊腺瘤和转移瘤：均可表现为双侧或多发性腮腺结节、肿块，但病史短，生长快。腮腺淋巴瘤性乳头状囊腺瘤分为结内型和结外型，病灶多呈类圆形软组织肿块，可跨腮腺深、浅叶，边界较清，密度较均匀，少有坏死，增强扫描呈轻中度均匀强化，常合并颈部或其他部位淋巴结肿大。转移瘤多有原发肿瘤病史，以甲状腺癌及鼻咽癌最常见，影像学表现与原发肿瘤密切相关。

（程紫珺　邓军）

079 颈动脉体瘤

病历摘要

【临床资料】

患者女性，40 岁。5 年前偶然发现右颈上部一无痛性肿块，近 1 个月来感局部不适。专科检查：右颈外侧区见一肿块隆起，触诊质地中等，无压痛，表面光滑，周边界限尚清楚，可活动，局部皮肤色泽正常。

【影像资料】

入院后行 MRI 平扫＋增强扫描及 CT 增强检查，详见图 79。

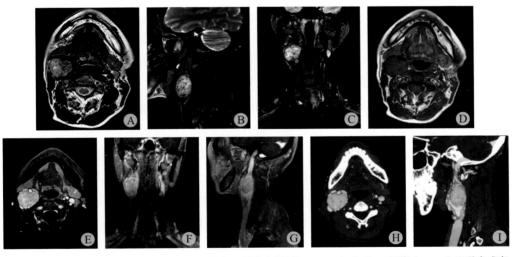

A ～ D：MRI 平扫示右侧颌下区、右颈总动脉分叉处椭圆形肿块，T_2WI（A）及 T_2 压脂（B、C）以稍高或高信号为主，瘤内散在点、条状流空血管影，表现为"盐和胡椒征"，T_1WI（D）呈等信号；E ～ G：MRI 增强扫描示动脉期肿块显著强化，静脉期强化持续，延迟期瘤内强化有所消退，颈动脉分叉呈"喇叭口"样扩大；H、I：CT 增强动脉期示肿块强化程度接近于同层动脉，矢状位重建示右颈总动脉分叉处一椭圆形肿块，长轴与血管走行一致，造成颈内、外动脉分离移位，颈动脉分叉角增大，呈"高脚杯"样改变。

图 79 MRI 平扫＋增强扫描及 CT 增强

【手术及病理】

术中可见一实性肿块位于右颈内、外动脉分叉中间，与颈动脉及颈袢粘连，周边可见丰富血管网。

肉眼观肿块质中，切面呈灰红色；镜下示肿瘤由排列成器官样结构的卵圆形主细胞和位于主细胞周围的梭形支持细胞组成。

病理诊断：（右颈部）颈动脉体瘤。

病例分析

【诊断思路】

该例患者肿块位于右颈总动脉分叉处，造成颈内、外动脉分离移位，颈动脉分叉角增大，呈"高脚杯"样改变；形态为椭圆形，冠、矢状位病灶长轴与血管走行一致。MRI平扫示T_1WI呈等信号，T_2WI呈稍高信号，瘤内散在点、条状流空血管，表现出"盐和胡椒征"。增强扫描后动脉期瘤体强化程度接近于颈动脉，静脉期强化持续，延迟期瘤内强化有所消退。本例患者发病部位特殊，为颈总动脉分叉处，且强化明显，可见"盐和胡椒征"，故首先考虑颈动脉体瘤。

颈动脉体是人体最大的副神经节，为外周化学感受器之一，位于颈总动脉分叉处后方的动脉壁上，源自此处的肿瘤称为颈动脉体瘤，其病因目前尚未明确，可能与线粒体敏感基因突变和慢性组织缺氧有关。

颈动脉体瘤任何年龄均可发生，以30～50岁常见，女性略多于男性，通常单侧发病，少数为双侧或多发。该肿瘤一般生长缓慢，良性居多，但存在恶变可能，且组织学检查不能鉴别肿瘤的良、恶性，淋巴结或远处转移以及局部切除后复发为恶性特征。临床上患者多因无意中发现下颌角处无痛性肿块就诊，早期无明显自觉症状，部分肿块可闻及血管杂音或有搏动感。当肿块增大压迫迷走神经、舌咽神经和颈交感神经链时，会出现一系列神经症状，如饮水呛咳、声嘶、霍纳综合征等。典型的影像学表现如下。①特定的发病部位：肿瘤位于颈总动脉分叉部，使颈内外动脉受压、推移，形成"高脚杯征"；可向任何方向生长，但因其下方有颈动脉鞘筋膜限制，故向上生长较快。②显著强化：增强扫描强化明显，以动脉期为著，强化程度与邻近动脉相仿。③"盐和胡椒征"：肿瘤内部可见多发蜿蜒迂曲及点状血管流空信号。T_1WI图像中"盐"代表慢血流或亚急性期出血所致的高信号，"胡椒"代表多发血管流空信号。慢血流和亚急性期出血罕见，因而在瘤内常仅见到血管流空信号。

颈动脉体瘤属富血供肿瘤，发病部位解剖结构复杂，与颈动脉和颅神经均关系密切，因而手术风险较高。影像学检查除定位及鉴别诊断外，还有助于术前风险评估。阅片时应重点关注以下两点，①肿瘤滋养血管：主要由颈外动脉分支咽升动脉、耳后动脉或枕动脉供血，术前对供血动脉选择性栓塞可有效减少术中出血。②肿瘤累及颈动脉的程度，常分为三型：Ⅰ型，肿瘤直径＜4 cm，无颈动脉包绕或粘连；Ⅱ型，肿瘤直径＞4 cm，部分包绕颈动脉，与血管壁有一定程度的粘连；Ⅲ型，肿瘤直径＞4 cm，生长范围超过颈动脉分叉，完全包绕颈动脉，与血管壁粘连较重。

【鉴别诊断】

（1）颈部神经鞘瘤：多位于颈部总动脉分叉部后方，颈动脉分叉角一般不会增大，瘤体血供不如颈动脉体瘤丰富，多呈中度不均匀强化，内可见不强化囊变区，强化峰值时间也晚于颈动脉体瘤。

（2）颈部淋巴结转移：肾癌、甲状腺癌等淋巴结转移可表现为颈部单发富血供肿块，但肿块位于颈动脉和颈内静脉外侧或后外侧，很少导致颈动脉分叉角扩大，瘤内也无迂曲血管流空影。

（程紫珺　邓军）

080　颈部血管瘤

病历摘要

【临床资料】

患者女性，40岁。自幼即发现左面颊部肿块，无明显不适，未予处理。近年来感肿块明显增大，遂来我院就诊。专科检查：左颌下区可见局部皮肤隆起，肤色无明显异常；触诊扪及一椭圆形肿块，质软，无明显压痛及搏动感，局部皮温正常；听诊患处未闻及血管杂音。

【影像资料】

入院后行头颈部 MRI 平扫＋增强扫描检查，详见图 80。

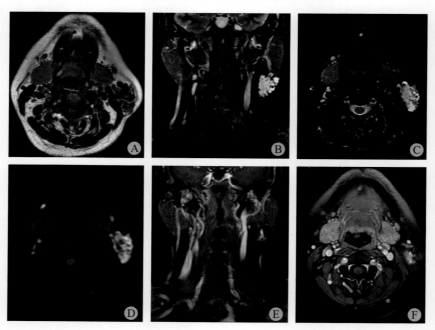

A～D：MRI 平扫示左侧颈阔肌与胸锁乳突肌间隙内一分叶状肿块，边界清晰，上端与腮腺下缘关系密切，T_1WI 信号稍高于肌肉，T_2 压脂及 DWI 呈明亮高信号，上述序列中肿块内均散见线状、小圆形低信号灶；

E、F：MRI 增强扫描示动脉期肿块中央明显斑片状强化，静脉期强化持续且范围进一步扩大，表现为"扩散性强化"形式。

图 80　头颈部 MRI 平扫＋增强扫描

【手术及病理】

术中于左颈部深筋膜下方胸锁乳突肌浅面探查可见血管瘤组织，瘤体内弥漫分布多个静脉石。

肉眼观肿瘤质软，切面呈灰红灰黄色；镜下示大量大小不一的血管呈瘤样增生。

病理诊断：（左颈部）血管瘤。

病例分析

【诊断思路】

该病例为中年女性，病程长，触诊肿块质软，局部无压痛，皮肤温度不高，未见红肿，故倾向于良性肿瘤性病变。MRI 图像肿块位于左侧颈阔肌与胸锁乳突肌间隙内，形态呈分叶状，边界清晰，上端与腮腺下缘关系密切，其信号特点及强化形式均符合血管瘤典型表现：①信号特点：T_1WI 信号稍高于肌肉，T_2 压脂呈明显高信号，两个序列中瘤内均可见多个小圆形低信号灶，结合术中所见，考虑为静脉石；②强化形式：呈明显"扩散性强化"，动脉期中央见斑片状明显强化，静脉期强化范围进一步扩大。

软组织血管瘤是血管内皮细胞异常增殖产生的真性肿瘤，是软组织中较常见的良性肿瘤，生长缓慢，60% 发生于头颈部，男女比为 1 :（3 ~ 5）；多在出生后 2 周时出现，也可见于成人，前者 80% ~ 90% 可自行消退。血管瘤约 20% 为多发性，对有三处或更多处皮肤血管瘤的患儿，建议行 MRI 检查以排除内脏和颅内血管瘤。

病理上，血管瘤的主要组成成分为血管内皮细胞、大小不一的血管，同时伴有纤维结缔组织、平滑肌、脂肪、淋巴管、血栓、钙化等。分为三个亚型：毛细血管瘤、海绵状血管瘤和混合血管瘤，其中毛细血管瘤由血管内皮细胞错构增殖所致，位置表浅，呈分叶状，边界清楚，稍突出于皮面，颜色鲜红；海绵状血管瘤起源于网状真皮或皮下组织内，肿块柔软，界限不清楚，外观呈紫红色，常侵犯深层组织，以斜方肌和咬肌最多见；混合血管瘤兼具上述两种特点。

位置表浅的血管瘤，如位于皮肤或皮下，临床上根据皮肤颜色改变和查体多能确诊，但位置较深的血管瘤，如发生在肌肉和肌间隙内，体征常不具特征性，需借助影像学检查。磁共振成像因对软组织分辨力高，为血管瘤主要影像学检查手段，

笔记

血管瘤的 MRI 表现具有一定特征性。首先，肿瘤在 T_2WI 上呈明显高信号，有学者认为系肿瘤血管腔内血液积聚或血流缓慢所致；其次，瘤内其他的一些成分，在 MRI 图像上也能清晰显示，如 T_1WI 及 T_2WI 中脂肪均呈高信号，而纤维间隔、钙化或静脉石则均为低信号；最后，动态增强扫描肿块呈明显"扩散性强化"，即随着扫描时间的延长，强化范围逐渐扩大，一般 5 ～ 10 分钟内肿块全部明显强化。

【鉴别诊断】

（1）淋巴管瘤：淋巴管瘤与血管瘤在 T_1WI、T_2WI 上信号差别不大，但后者有时可见小圆形低信号静脉石影；增强扫描血管瘤多呈明显"扩散性强化"，淋巴管瘤多无强化或仅囊壁轻度强化。

（2）恶性软组织肿瘤：多呈浸润性生长，可伴有周围组织水肿，并侵犯邻近血管、神经和骨组织等结构。血管瘤无上述征象，且 T_2WI 及增强扫描信号一般高于恶性软组织肿瘤。

（程紫珺 邓军）

081 甲状旁腺瘤

病历摘要

【临床资料】

患者女性，54 岁。体检发现甲状腺右叶后下缘旁结节 1 周，无其他不适，实验室检查示甲状旁腺激素明显升高。

【影像资料】

入院后完善颈部 CT 直接增强扫描及甲状旁腺显像，详见图 81。

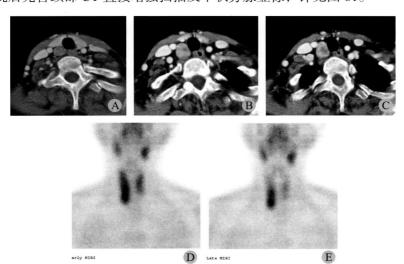

A ～ C：甲状腺右叶背侧偏下方见类圆形明显不均匀、持续性强化结节，界清；D、E：静脉注射 ^{99m}Tc–MIBI 后 15 分钟显像前位片可见甲状腺区正常显像，甲状腺右叶下部见明显放射性浓聚灶，延迟 1.5 小时后显像可见甲状腺显像减退，甲状腺右叶下部仍见明显放射性浓聚灶。

图 81 颈部 CT 直接增强扫描及甲状旁腺显像

【手术及病理】

颈前静脉间纵行切开颈白线，推开颈前肌，显露甲状腺，甲状腺右侧叶下极后方触及约 4 cm×3 cm×2 cm 大小结节，质软，表面光滑，边界清，术中诊断甲状旁腺瘤，完整切除病灶。

病理诊断：甲状旁腺瘤。

病例分析

【诊断思路】

患者为中老年女性，体检发现甲状腺右叶后下缘旁结节 1 周，实验室检查示甲状旁腺激素明显升高，血清总钙明显升高。CT 直接增强扫描示甲状腺右叶背侧偏下方类圆形明显不均匀、持续性强化结节，界清。甲状旁腺显像示甲状腺右叶后下缘延迟放射性浓聚灶，诊断为甲状旁腺功能亢进结节。综合影像学表现及实验室检查，首先考虑甲状旁腺瘤。

原发性甲状旁腺功能亢进是由甲状旁腺激素分泌过量导致的全身钙、磷和骨代谢异常。女性多见，好发于 20～50 岁，大多数患者无明显症状，常为体检或偶然发现血清钙升高。甲状旁腺瘤是甲状旁腺功能亢进的主要原因。CT 检查时，腺瘤一般表现为在甲状腺下极气管 – 食管旁低密度脂肪间隙内的类圆形、卵圆形或类三角形软组织结节影，少数病灶内有单发或多发低密度区，提示囊变坏死，动态增强早期，腺瘤的实性部分由于血供丰富而呈明显强化，随着强化时间的延长，强化程度逐渐下降。在 MRI 上表现为 T_1WI 信号强度类似于肌肉，而 T_2WI 上信号较高，甚至近似于脂肪信号，病变的坏死囊变区呈长 T_1、长 T_2 信号。约 10% 的腺瘤为异位甲状旁腺瘤，通常位于上颈部、颈动脉鞘、甲状腺叶内、颈根部、前上纵隔内。若在临床工作中发现甲状旁腺区有孤立结节或肿块，且甲状旁腺功能亢进的患者，首先应考虑甲状旁腺瘤的可能。

【鉴别诊断】

（1）甲状旁腺增生：可为原发或继发，一般为多个腺体增生，也可以一或两个腺体增生为主；当一或两个腺体增大较显著时，影像学表现与甲状旁腺瘤表现类似，难以鉴别。

（2）甲状旁腺癌：是甲状旁腺功能亢进较为少见的原因，但是 85% 的甲状旁腺癌有甲状旁腺功能亢进。甲状旁腺癌富含纤维组织，易发生钙化，概率可达25%，难以与甲状旁腺瘤及其他软组织肿瘤相区分，当出现远处转移或局部组织浸润时有助于鉴别诊断。

（吴海龙　唐小平）

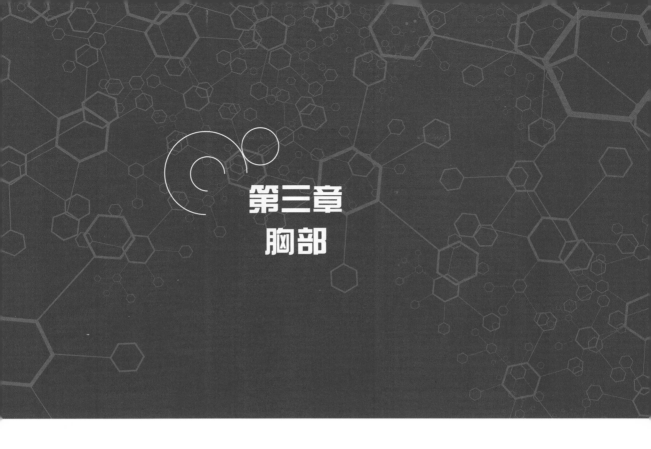

第三章
胸部

082 肺隔离症

📋 病历摘要

【临床资料】

患者女性，40岁。发现肺部阴影3天。患者3天前无明显诱因出现左侧腰痛，疼痛难忍，盗汗，伴头晕、乏力，偶有头痛，无胸闷、胸痛、咳嗽、咳痰、咯血、腹胀、恶心、呕吐等症状。

【影像资料】

于当地医院行上腹部CT检查示左肺下叶内侧基底段肿块性质待查，入院后行胸部CT平扫＋增强扫描，详见图82。

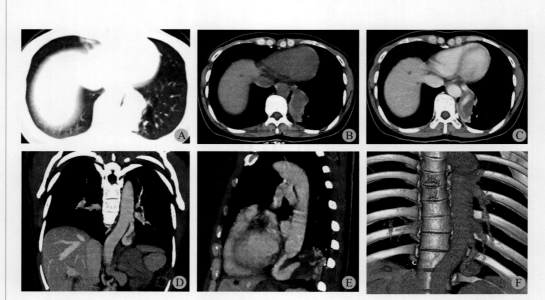

A：CT 平扫横断面肺窗显示左肺下叶脊柱旁团片状影，边缘清晰；B、C：CT 平扫及增强横断面纵隔窗显示
左肺下叶病灶密度较低，增强扫描内见强化粗大血管穿行；D～F：增强冠状位、矢状位 MIP 及三维重建显
示病灶内血管来自胸主动脉。

图 82　胸部 CT 平扫＋增强扫描

【手术及病理】

在胸腔镜引导下于左腋前线第 4 肋间取一长约 3 cm 的切口为胸腔镜操作孔。向上切开纵隔胸膜，见胸主动脉发出一个异常分支进入左下肺。游离左下肺异常体循环动脉分支，切除异常血管。

肉眼可见左下肺组织切面囊实性区内含灰黄色脓液，实性区可见坏死。镜下肺组织间质纤维组织增生明显，较多慢性炎细胞浸润，支气管扩张，部分呈囊壁样。

病理诊断：支气管肺隔离症。

病例分析

【诊断思路】

该患者为青年女性，因腰痛就诊，胸部症状不明显。行腹部检查提示胸部病变，病灶位于左肺下叶脊柱旁，边缘清晰，呈团片状低密度影，增强扫描内见强化血管，由胸主动脉供血，其余部分无明显强化。主动脉供血为肺隔离症的典型表现，周边无强化部分为无功能的肺组织。因此，考虑为肺隔离症。

肺隔离症是一种少见的肺先天性发育异常，多为无功能的肺组织，与支气管树缺乏交通，由体循环供血。病理分为叶内型（常见，多位于后基底段，隔离的肺组织在肺叶内，被同一脏胸膜所包裹，常伴反复感染，供血动脉多来自降主动脉，常回流至肺静脉）、叶外型（有独立的脏胸膜，多伴其他畸形，不易并发感染，供血动脉多来自腹主动脉上段，常回流至奇静脉及半奇静脉）和内外混合型（少见）。CT 可表现为边缘清晰的囊实性、实性、囊性密度影，实性部分明显强化，囊性部分内可含气，病灶可反复感染，边缘不清时可见渗出。肺隔离症可发生于胸腔内任何部位，对罕见部位肺隔离症应加强认识，对于经积极治疗仍反复不愈，同时又无法明确病因的肺部感染，应考虑肺隔离症的可能，通过增强及 MIP、VR 等技术显示异常供血血管起源、走行及形态。

　　【鉴别诊断】

　　（1）肺癌：肺内肿块，边缘多呈分叶状，增强扫描强化欠均匀，较大肿块中心可出现坏死，供血动脉多为支气管动脉。

　　（2）肺脓肿：好发于肺边缘，典型病灶内见气－液平面，周边见渗出及实变肺组织，增强扫描脓肿壁见显著强化。

（刘贯清　邓军）

083 大叶性肺炎

病历摘要

【临床资料】

患者女性，22岁。发热、咳嗽10天。患者10天前无明显诱因出现发热，测得体温大于38.0 ℃，伴盗汗、头部隐痛，咳嗽进行性加重，咳少量白色黏痰，咳嗽剧烈时感季肋区锐痛；今患者再次出现发热，体温为38.0～39.0 ℃，以午后、凌晨发热为主，予以药物治疗后汗出热退，但体温易反复升高。

【影像资料】

入院行胸部CT平扫检查，详见图83。

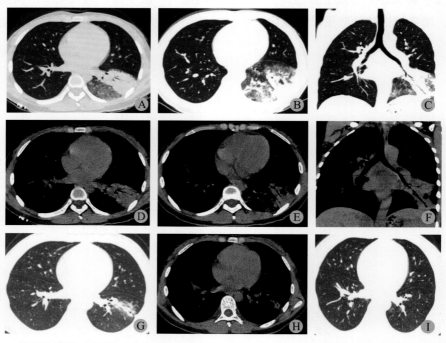

A～C：CT平扫横断面及冠状面肺窗显示左肺下叶大片实变影，内见充气支气管征，周边见片絮状高密度影；D～F：CT平扫横断面及冠状面纵隔窗显示左肺下叶大片实变影，内见充气支气管征，左下叶支气管局部变窄；G、H：治疗2周后病灶明显吸收；I：3个月复查病灶完全吸收。

图83 胸部CT平扫检查

【实验室检查】

治疗前：白细胞 6.73×10^9/L，中性粒细胞百分比 81.4%，C- 反应蛋白 114 mg/L；治疗后：白细胞 4.37×10^9/L，中性粒细胞百分比 62.3%，C- 反应蛋白 18.73 mg/L。

病例分析

【诊断思路】

该病例病灶位于左肺下叶，呈大片状均匀实变影，内见充气支气管征，实变灶边缘较清晰，未跨肺叶，周边见片絮状高密度影，所属支气管通畅无堵塞。该患者为年轻女性，因发热、咳嗽就诊；影像学表现为肺内大片实变影及周围渗出影，内见充气支气管，提示为炎性病变；经抗感染治疗后复查，病灶完全吸收、消散。综合考虑为大叶性肺炎。

大叶性肺炎是由肺炎链球菌引起的，病变累及一个肺段以上肺组织，是以肺泡内弥漫性纤维性渗出为主的急性炎症。好发于青壮年，部分有淋雨、受凉等诱因。起病急，常有寒战、高热、咳嗽、胸痛等临床表现。白细胞及中性粒细胞比例常升高。病理上分为充血期（此时肺泡壁毛细血管扩张，肺泡腔内少量渗出，CT 表现为肺内少许磨玻璃样影）、实变期（包括红色肝样变及灰色肝样变期，肺泡腔内充满纤维素及红细胞、白细胞，CT 常表现为以叶间裂为界的实变合并充气支气管征）、消散期（白细胞溶解，纤维素渗出物吸收，CT 表现为实变影变淡、消散）。

【鉴别诊断】

（1）阻塞性肺炎：因肺叶或肺段内支气管阻塞引起肺组织实变，支气管阻塞可由肿瘤、异物、痰栓等多种原因引起。部分合并肺不张者会引起患侧肺叶体积缩小，如由肿瘤引起还可见肺门肿块及淋巴结肿大等征象。多为老年人发病，治疗后常反复。

（2）干酪性肺炎：结核分枝杆菌感染，多见于肺上叶，密度常不均匀。内可见充气支气管征及虫噬样空洞，不只局限于肺叶，可跨肺叶分布，边缘模糊。周边或其他肺叶、肺段内见渗出病灶。临床表现上有结核相关症状出现。

（刘贯清　邓军）

084 小叶性肺炎

病历摘要

【临床资料】

患者男性，65 岁。咳嗽、发热 1 天。2 个月前因胰头癌行胰十二指肠手术。

【影像资料】

急诊行胸部 CT 平扫检查，详见图 84。

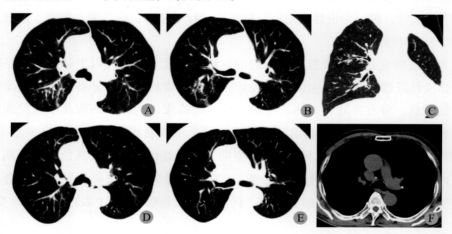

A ～ C：CT 平扫横断面及冠状面肺窗显示右肺上叶后段沿支气管分布斑点、斑片高密度影，支气管壁增厚；

D、E：3 个月复查病灶完全吸收；F：纵隔窗病灶显示不清。

图 84　胸部 CT 平扫检查

病例分析

【诊断思路】

本例患者为老年男性，临床表现为发热、咳嗽，2 个月前有腹部肿瘤手术史，体质较为虚弱。病灶位于右肺上叶后段，沿支气管周边分布斑点、斑片状高密度影，病变边缘模糊，所属支气管管壁增厚。经抗感染治疗后复查，病灶完全吸收、消散，提示肺部感染，因此，根据临床表现和影像学分布特点，诊断为小叶性肺炎。

小叶性肺炎是以细支气管为中心及其周围肺组织的急性化脓性炎症，又称支气管肺炎。常见于双肺各叶，以下叶及背侧多见。主要由细菌感染引起，以肺炎链球菌最多见，多发于小儿、老人及体弱者。病理上早期为支气管黏膜充血水肿，逐渐进展为腔内充满脓性渗出物，周围肺泡腔内充满中性粒细胞及脓细胞。影像学表现为支气管壁增厚及周围斑点、斑片影，部分可融合成片。

【鉴别诊断】

（1）阻塞性肺炎：因肺叶或肺段内支气管阻塞引起肺组织实变，常表现为支气管壁狭窄引起远端肺组织内感染，支气管阻塞可由肿瘤、异物、痰栓等多种原因引起。部分合并肺不张者会引起患侧肺叶体积缩小，如由肿瘤引起还可见肺门肿块及淋巴结肿大等征象。常为老年人发病，治疗后病变常反复。

（2）肺结核：结核分枝杆菌感染，多见于肺上叶，形态多样，可多叶分布，密度常不均匀，可见渗出、实变、钙化及空洞，可多种形态病灶并存。临床上有结核相关症状出现。

（刘贯清　邓军）

085　肺脓肿

病历摘要

【临床资料】

患者男性，81岁。痰中带血1周，咳嗽、咳痰，以咳黄脓痰为主。既往有糖尿病、高血压、肾功能不全病史。

【影像资料】

入院后行胸部CT平扫检查，详见图85。

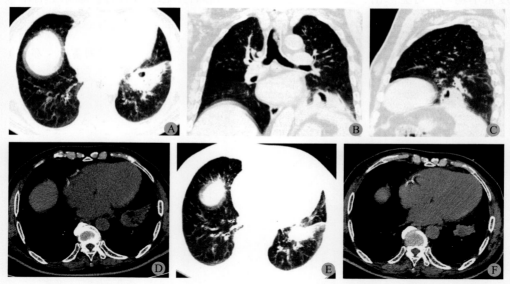

A～C：胸部CT平扫横断位、冠状位、矢状位肺窗显示左肺下叶团片状高密度影，边界较清晰，病灶中心见小空洞；D：胸部CT平扫纵隔窗显示左肺下叶病灶内见低密度坏死区及空洞，周边见实变及少许充气支气管征；E、F：半个月后复查肺窗及纵隔窗均显示病灶较前明显缩小。

图85　胸部CT平扫检查

【诊疗经过】

行抗感染治疗，复查示病灶缩小。

病例分析

【诊断思路】

该患者为老年男性，临床表现为发热、咳嗽、胸痛及咳黄脓痰。病灶位于左肺下叶，呈团片状高密度影，内见空洞及坏死，边缘尚清晰，周边见片状实变及充气支气管征。经抗感染治疗后复查，病灶缩小，因此，考虑为肺脓肿。在影像学上主要和肺肿瘤相鉴别，肺肿瘤表现为周边实性肿块及中心的坏死灶，坏死灶经支气管排出形成空洞，空洞内壁常凹凸不平，壁也厚薄不均，经抗感染治疗后无明显缩小，本例患者如果进行增强扫描会有助于病变的诊断，脓肿增强后周边为均匀强化实变肺组织，中心为气 – 液平面，内壁较光滑。

肺脓肿可由口腔误吸、肺部病变及血源性感染引起。好发于双肺边缘，多为金黄色葡萄球菌感染。病理上表现为肺组织坏死，坏死及液化物等形成空腔，破溃至支气管形成空洞，可有气 – 液平面，咳脓痰。典型肺脓肿影像表现为单发厚壁空洞，内壁光滑并见气 – 液平面，周边为炎性渗出或实变，增强扫描脓肿壁呈明显强化。可合并同侧胸腔积液。

【鉴别诊断】

（1）肺癌及空洞：常为较大肿块内出现坏死，坏死物经支气管排出而形成空洞，空洞壁厚薄不均，内壁常不光滑，可合并支气管阻塞及肺不张等改变，进展期肿瘤还可见肺门肿块及淋巴结肿大等征象。

（2）肺结核空洞：结核分枝杆菌感染，多见于肺上叶，空洞内以气体为主，周边见多发卫星病灶，病灶内密度常不均匀，可见钙化。其他肺叶、肺段内见渗出病灶。临床表现上有结核相关症状出现。

（刘贯清　邓军）

086 肺隐球菌病

病历摘要

【临床资料】

患者男性，49 岁。健康体检发现两肺多发结节 1 天，偶感胸闷，无咳嗽、咳痰、发热、胸痛、乏力等不适。自起病以来，精神、食欲、睡眠尚可，大小便正常，体重改变不明显。实验室检查：甘油三酯 2.97 mmol/L（↑），尿酸 207.41 μmol/L（↓），血常规、肝功能、肿瘤四项无异常；隐球菌荚膜多糖抗原试验呈弱阳性；脑脊液常规检查：潘氏试验（＋），红细胞计数 2×10^6/L，白细胞计数 2×10^6/L，氯 124.60 mmol/L，葡萄糖 4.08 mmol/L，脑脊液蛋白 432.65 mg/L；脑脊液病原学检查：革兰染色、抗酸染色、墨汁染色、病毒五项联合筛查（－）。查体：生命体征平稳，神志清，浅表淋巴结无肿大，咽部充血，颈软，双肺呼吸音稍粗，未闻及干、湿啰音。

【影像资料】

入院行胸部 CT 平扫＋增强扫描，详见图 86。

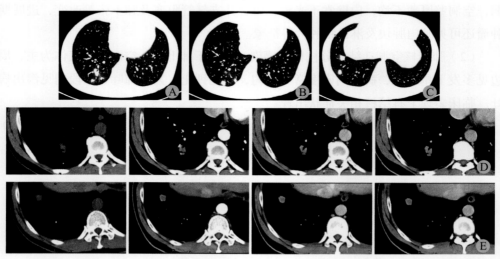

A～C：胸部 CT 平扫肺窗示右肺下叶多处结节状阴影，周边伴晕征，部分病灶内见支气管充气征，支气管壁光整，未见牵拉、扩张及狭窄，病灶均无脐凹征、毛刺征及胸膜凹陷征；D、E：多期增强纵隔窗示病灶明显强化，强化较均匀，病灶无钙化及坏死。右侧胸腔未见积液。右肺门及纵隔未见肿大淋巴结。

图 86 胸部 CT 平扫＋增强扫描

【诊疗经过】

影像学诊断考虑隐球菌感染，隐球菌荚膜多糖抗原试验呈弱阳性，脑脊液墨汁染色阴性，临床拟诊肺隐球菌病，未行肺穿刺组织病理学检查，给予氟康唑诊断性抗隐球菌治疗，每间隔 1 个月复查胸部 CT 显示右下叶病灶逐渐缩小，于抗感染治疗后 5 个月复查右下叶病灶完全吸收、消散。

病例分析

【诊断思路】

本患者为中年男性，病灶位于右肺下叶，影像学检查见右肺下叶多发结节伴晕征，边界欠清，部分病灶含支气管气相，其内支气管壁光整，管腔未见牵拉、扩张或狭窄，病灶无钙化及空洞，增强扫描呈明显较均匀强化，未见坏死、液化无强化区。结合临床资料，该患者免疫功能正常，症状轻微，实验室检查示隐球菌荚膜多糖抗原检测呈弱阳性，临床拟诊肺隐球菌病并给予诊断性治疗，最终治疗后病灶完全吸收、消散。

隐球菌病是第二常见肺真菌病，仅次于曲霉菌。致人感染的隐球菌主要是新型隐球菌与格特隐球菌，属酵母菌，广泛分布于土壤、鸽粪，以及霉烂的蔬菜、水果中，特别是鸽粪当中。隐球菌病主要通过呼吸道吸入隐球菌孢子而感染，其中新型隐球菌感染多发生于免疫功能低下者，格特隐球菌常感染无免疫抑制者。隐球菌感染最多见于中枢神经系统，其次是肺、皮肤。

肺隐球菌病是由隐球菌感染引起的亚急性与慢性肺真菌病。在我国，肺隐球菌病更多见于无免疫抑制的患者。肺隐球菌病患者临床症状与其免疫状态有关，无免疫抑制的患者多无症状或仅出现咳嗽、咳痰、胸闷和发热等非特异性表现，而免疫抑制的患者常见的临床表现多样，多以高热、气促、低氧血症为主，病死率高。隐球菌荚膜多糖抗原检测有非常高的诊断价值，可以作为难以进行组织穿刺的患者诊断的重要依据。

在影像学上以单发或多发外周分布的结节 / 团块状阴影伴晕征为特征，其他影像学表现多与患者免疫状态相关，可出现斑片状肺炎样浸润、实变影，病灶内可出现空洞（鬼脸征），合并肺门及纵隔淋巴结肿大，以及胸腔积液，罕见的可呈弥漫粟粒型，常被误诊为急性血行播散性肺结核。组织病理学检查或脑脊液墨汁染色是诊断的"金标准"。

【鉴别诊断】

（1）肺曲霉菌病：两者均可表现为结节和空洞，但是肺曲霉菌病更常见厚壁空洞和多房样肺气囊样改变，且伴有较多空气新月征。有研究表明，树芽征也可作为一项鉴别点，肺曲霉菌病更多表现为树芽征。

（2）肺结核：好发于青年人，以咳嗽、咳痰、午后低热、夜间盗汗、咯血、胸痛为主要临床表现，CT影像学表现为两肺多灶性病变，上叶尖后段、下叶背段为好发部位，形态上有结节影、斑片状阴影、条索灶，以及空洞、钙化同时存在，有沿支气管播散呈簇状分布的树芽征，累及胸膜使之增厚，可出现钙化，常合并胸腔积液，肺门及纵隔淋巴结肿大，边缘欠清晰，增强扫描示肺内病灶常无明显强化，多以边缘强化为主，肺门及纵隔淋巴结呈环形强化。患者还可出现肺外结核的影像学表现。

（3）金黄色葡萄球菌肺炎：本病是由金黄色葡萄球菌感染引起的急性化脓性肺部炎症，易感人群是存在基础疾病的人。临床表现为急骤起病，高热、寒战、胸痛及咳黄脓痰。影像学多表现为细支气管周围炎，常呈现小叶性肺炎特征，病变沿支气管分布呈树雾征、树芽征，部分病灶融合成斑片状、楔形阴影，进展为肺亚段、肺段病变，若分泌物堵塞细支气管形成肺气囊，严重者可发生自发性气胸。而血行播散性金黄色葡萄球菌肺炎发生于金黄色葡萄球菌败血症患者，呈两肺多发结节或斑片影，呈随机性分布，边界不清，病灶中心出现坏死，可形成空洞，增强扫描呈明显环形强化。痰培养/血培养发现金黄色葡萄球菌可明确诊断。

（4）肺转移瘤：患者多为老年人，有原发肿瘤病史。影像学表现为两肺多发内外带胸膜下大小不等的结节或肿块，边界清楚，边缘常光整，病灶周边纹理清晰，增强扫描与原发肿瘤强化特征相近，因病灶多出现囊变、坏死，常表现为不均匀性明显强化。

（黄小宁　左敏静）

087　耶氏肺孢子菌肺炎

病历摘要

【临床资料】

患者男性，39 岁。夜间低热、盗汗 3 天。患者 3 天前无明显诱因出现夜间盗汗，伴低热，体温 37.4 ℃，无咳嗽、咳痰、胸闷、呼吸困难等症状。4 个月前行异体肾移植手术，高血压病史 5 年，服用吗替麦考酚酯胶囊、他克莫司、泼尼松等免疫抑制剂。实验室检查：血常规白细胞计数 8.10×10^9/L，单核细胞百分比 12.2%（↑），淋巴细胞百分比 15.6%（↓），GM 试验 1.08（↑），G 试验 < 5 pg/mL，隐球菌荚膜多糖试验阴性，降钙素原 1.43 ng/mL（↑），C- 反应蛋白 21 mg/L（↑）。查体：神志清，双肺呼吸音粗，未闻及明显干、湿啰音及胸膜摩擦音。

【影像资料】

入院行胸部 CT 平扫，详见图 87。

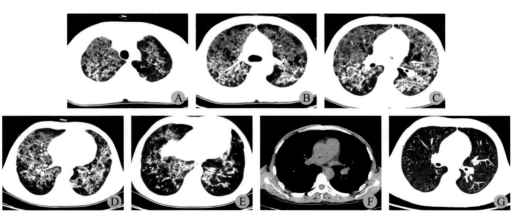

A ～ E：胸部 CT 平扫肺窗示两肺弥漫性分布磨玻璃样密度影，小叶间隔增厚，呈网格状，病变分布以中上叶为主，内中带受累，胸膜下残留少许正常肺，气管支气管通畅；F：纵隔窗示两肺门，纵隔未见肿大淋巴结，两侧胸腔未见积液；G：抗感染治疗 3 个月后复查，两肺磨玻璃样密度影病灶显著吸收。

图 87　胸部 CT 平扫

【诊疗经过】

肾移植术后患者服用免疫抑制剂抗排异治疗 4 个月，患者处于免疫功能低下状态，因夜间盗汗伴低热就诊。实验室检查：血常规示单核细胞百分比升高，降钙素原、C-反应蛋白升高。CT 示两肺弥漫性肺实质性病变，以磨玻璃样密度影为主，合并小叶间隔增厚，呈网格状改变，病灶以中上野分布为主，胸膜下残留少许正常肺组织，病灶无沿重力分布特征，符合肺部感染性病变影像学改变，结合 GM 实验阳性，考虑肺部真菌感染，倾向于耶氏肺孢子菌肺炎。根据影像学诊断，后行纤维支气管镜检查及右下叶支气管肺灌洗术，检出耶氏肺孢子菌。诊断明确，口服复方磺胺甲噁唑抗感染治疗，停用吗替麦考酚酯胶囊，他克莫司、泼尼松用量不变。3 个月后返院复查胸部 CT 显示两肺磨玻璃样密度影病灶显著吸收。

病例分析

【诊断思路】

本患者为青壮年男性，于肾移植后免疫抑制抗排异治疗 4 个月后，因发热就诊，临床表现为无明显诱因出现夜间盗汗伴低热。胸部 CT 平扫示两肺上叶弥漫性分布磨玻璃样密度影，病变分布以内中带为主，提示弥漫性肺实质性病变表现，符合肺部感染诊断，但胸腔内未见积液，结合患者此时处于免疫抑制状态，且实验室检查 C-反应蛋白、降钙素原升高，GM 试验阳性，需考虑到耶氏肺孢子菌肺炎（pneumocystis jirovecii pneumonia，PJP），经肺泡灌洗液病原学 NGS 检测确诊。

耶氏肺孢子菌，原称卡氏肺囊虫，后经 mRNA 的保守序列鉴定为真菌。耶氏肺孢子菌肺炎曾用名卡氏肺囊虫肺炎、卡氏肺孢子菌肺炎（pneumocystis carinii pneumonia，PCP），是因感染肺孢子菌引起的间质性浆细胞肺炎，属于机会致病菌导致的肺部真菌感染性疾病。PJP 是免疫力低下人群重要的一类机会性肺部感染。免疫力低下人群包括 HIV 感染者、恶性肿瘤化疗者、实体器官移植术后抗免疫排斥治疗者、长期使用糖皮质激素者等。PJP 患者典型临床表现为发热、呼吸困难和咳嗽。实验室检查中氧分压（PO_2）< 60 mmHg，血清乳酸脱氢酶、血清（1，3）-β-D-葡聚糖（G 试验）升高。

早期胸部 X 线检查可能是正常的。胸部高分辨率 CT（high-resolution computed tomography，HRCT）对于诊断 PCP 的敏感性更高。PCP 早期表现为双肺由中心向外周分布的对称性多发的弥漫性粟粒状、斑点状阴影，边界清晰；中期表现为以肺门为中心的双侧对称向外分布的弥漫性磨玻璃影，胸膜下较少受累，呈典型的"月弓"征表现。晚期表现为间质纤维化改变，双肺下叶间隔明显增厚，有条索影、网格影等改变。肺气囊是 PCP 较常见的影像学表现，破裂可引起自发性气胸、纵隔及皮下气肿；少见表现有结节、实变、纵隔淋巴结肿大、胸腔积液等。

在呼吸道标本、痰液或肺泡灌洗液中查到肺孢子菌可确诊，常用手段有肺穿刺或开胸活检、经支气管镜活检、肺泡灌洗液病原学 NGS 检测。

【鉴别诊断】

（1）巨细胞病毒肺炎：发病前多有呼吸道感染症状，其临床及影像学表现与PJP 相似。影像学以两肺多发斑片状或弥漫性磨玻璃样密度影多见，中下叶肺野分布多，无向心性分布特点，常合并多发肺微小结节，结节分布无特征性，也可并发肺实变，无薄壁含气囊腔。肺部病毒感染可通过病原学检测明确诊断。

（2）马尔尼菲蓝状菌病：是由马尔尼菲蓝状菌感染引起的一种少见致死性真菌病。竹鼠及人是自然宿主，在我国南部地区多见，常侵犯免疫力低下者，感染可经血行播散到各种组织器官，可通过血、骨髓病原学检测确诊。临床上，有发热、咳嗽、咳痰、肝大、脾大、淋巴结肿大、白细胞增高等感染表现。在影像学上，多肺叶、肺段受累，以磨玻璃样密度影、气腔实变、小叶中心结节多见，肺门及纵隔、腹腔多发淋巴结肿大，肿大淋巴结较早出现坏死为其特征。

（黄小宁　左敏静）

088 新型冠状病毒感染

病历摘要

【临床资料】

患者女性，66 岁。发热 3 天。3 天前出现体温升高，最高体温为 39 ℃，伴畏寒，无咳嗽、咳痰，无胸闷、气促、鼻塞、流涕、咽部不适等症状。1 日前同小区人员确诊为新型冠状病毒感染 1 例。实验室检查：白细胞计数 8.13×10^9/L，淋巴细胞百分比 12.2%（↓），中性粒细胞百分比 82.1%（↑）；C- 反应蛋白 146.33 mg/L（↑）；甲型、乙型流感病毒抗体筛查阴性，新型冠状病毒核酸检测阳性。查体：体温 39 ℃，精神疲软，浅表淋巴结无肿大，咽部充血，颈软，双肺呼吸音稍粗，未闻及干、湿啰音。

【影像资料】

入院行胸部 CT 平扫，详见图 88。

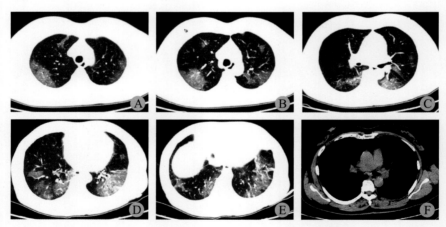

A ~ E：胸部 CT 平扫肺窗，两肺多肺叶受累、非肺段分布斑片状 / 大片状磨玻璃密度影，较清晰，病变以胸膜下、中外带分布为主，病灶内血管影增粗，小叶内间隔增厚，呈网格状；F：胸部 CT 平扫纵隔窗，两侧肺门、纵隔未见肿大淋巴结，两侧胸腔未见积液。

图 88　胸部 CT 平扫

【诊疗经过】

患者为老年女性，无感冒前驱症状，因高热就诊，CT 示两肺多肺叶受累、非肺段分布片状磨玻璃样密度影，边界清，以胸膜下、中外带分布，病灶内血管影增粗，小叶内间隔增厚，呈网格状，符合肺部感染性病变，以病毒性肺炎可能性大，结合流行病史（患者居住小区存在新型冠状病毒感染确诊病例），考虑为新型冠状病毒感染疑似病例，新型冠状病毒核酸检测阳性结果确诊。给予莫西沙星抗感染、阿比多尔及奥司他韦抗病毒治疗，后转至定点医院进一步诊治。

病例分析

【诊断思路】

该病例为老年女性，发热 3 天，高热伴畏寒，急性起病。影像学表现为多发肺野中外带非叶段分布的磨玻璃样密度影，病灶内小叶间隔增厚，血管增粗伴支气管充气征，病灶边界较清晰，无坏死空洞。结合临床资料及影像学表现，该病例疑似符合新型冠状病毒感染表现，结合流行病史（患者居住小区存在确诊病例），经咽拭子新型冠状病毒核酸检测阳性确诊。对于首次发热就诊患者或者疑似新型冠状病毒感染患者，应选择高分辨率 CT（HRCT）检查，而对于重症 / 危重症新型冠状病毒感染患者可选择 DR 进行影像学对比分析、评估疗效。

新型冠状病毒是目前已知的第 7 种能感染人的冠状病毒，属于 β 属。

新型冠状病毒主要传播途径有呼吸道飞沫、密切接触传播，可能存在气溶胶传播。本病传染源为患者（含无症状感染者）。潜伏期 1 ~ 14 天，多为 3 ~ 7 天。临床上，新型冠状病毒感染主要表现为急性呼吸道感染，多以发热、干咳、鼻塞、流涕、乏力为首发症状，部分患者可出现味觉、嗅觉减退或丧失。实验室检查白细胞总数正常或降低，淋巴细胞计数减少。胸部 CT 为主要影像学检查方法，影像学表现为肺部多发非叶段分布中外带为主（尤其是胸膜下）的斑片状磨玻璃样密度影，病灶小叶内间隔增厚，血管增粗，病变边缘常较清晰，病灶内含支气管充气征，通常不合并肺门纵隔淋巴结肿大，胸腔积液少见。

【鉴别诊断】

（1）社区获得性肺炎：起病急，多有感冒症状（鼻塞、流涕、头痛），发热、咳嗽、咳痰多见，实验室检查白细胞计数升高，中性粒细胞计数及百分比升高，影像学多表现为肺叶肺段亚段分布斑片状、楔形实变影，边界模糊，其内含支气管充气征，可合并胸膜增厚及胸腔积液。经验性抗感染治疗有效。

（2）耶氏肺孢子菌肺炎：典型临床表现为发热、呼吸困难和咳嗽。实验室检查中氧分压（PO_2）＜ 60 mmHg，血清乳酸脱氢酶、血清（1，3）- β -D- 葡聚糖升高。HRCT 主要表现为弥漫性肺实质性病变，以磨玻璃样密度影为主，以中上叶分布为主，呈向心性分布，通常胸膜下残存少许正常肺，亦可出现肺部小结节影、肺实变及含气囊腔，其中含气囊腔表现为多发壁薄、壁厚均匀、含气无纹理的透亮影，多位于两上叶胸膜下，可相互融合。

（3）巨细胞病毒肺炎：发病前多有呼吸道感染前驱症状，其临床及影像学表现与耶氏肺孢子菌肺炎相似。影像学以两肺多发斑片状或弥漫性磨玻璃样密度影多见，中下叶肺野分布为多，无向心性分布特点，常合并多发肺微小结节，结节分布无特征性，也可并发肺实变，无薄壁含气囊腔。通过肺部病毒感染病原学检测可确诊。

（黄小宁　左敏静）

089　中央型肺癌

病历摘要

【临床资料】

患者男性，45岁。自诉无明显诱因出现咳嗽、咳痰伴发热3天，伴胸部疼痛，无头痛、头晕，无恶心、呕吐，无心悸、心慌等不适。自起病以来，患者精神、食欲、睡眠一般，二便未见明显异常，体重无明显变化。查体：生命体征平稳，精神疲软，浅表淋巴结无肿大，咽部充血，颈软，双肺呼吸音稍粗，未闻及干、湿啰音。实验室检查：CEA、CA199、CA125、NSE、CYFRA21、SCCA均（－）；血常规、肝肾功能无异常。

【影像资料】

入院行胸部CT平扫＋增强扫描，详见图89。

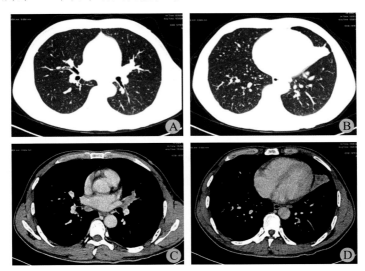

A、B：CT横断位肺窗示左肺上叶舌段支气管截断性堵塞，密度增高，舌段萎陷、体积缩小，呈内收三角状密实影，边界清晰；C、D：CT增强扫描纵隔窗示左肺上叶舌段支气管截断性闭塞，其内膨胀性生长软组织密度肿块，远侧端与肺组织分界不清，病灶轻中度欠均匀强化，远侧肺组织萎陷呈内收三角状，中度强化，且亚段支气管腔内黏液栓形成，无强化。R10淋巴结肿大，边缘光整，不均匀性强化，强化特征与左肺上叶支气管腔内肿块相近。

图89　胸部CT平扫＋增强扫描

【手术及病理】

于当地医院就诊行纤维支气管镜检查：左上叶舌段支气管开口处新生物阻塞管腔，质脆易出血，考虑支气管肿瘤；组织活检病理结果：肿瘤细胞向鳞状上皮细胞样分化，异型性明显，免疫组化：CD56（－）、NapsinA（－）、TTF-1（－）、Syn（－）、CK7（－）、CK5/6（＋）、P63（＋）、P40（＋）、CK20（－）、Ki-67 约 10%。

术前肺癌 MDT 会诊：左肺上叶中央型肺癌，影像分期 $iT_4N_3M_0$ ⅢC，行免疫联合化疗。免疫联合化疗后行左肺上叶切除术。

肉眼所见：肺组织一叶 13 cm×8.5 cm×5 cm，距支气管切缘 0.5 cm 见支气管壁略毛糙，范围 3 cm×1.5 cm，距支气管切缘 5 cm 见灰白色结节，直径 0.4 cm，结节距胸膜 0.2 cm。镜下所见：新辅助化疗后，未见原病变残留；肺内大量粉尘或炭末沉积，支气管切缘未见病变累及；支气管旁找到淋巴结 6 枚，送检第 5 及第 6 组淋巴结 2 枚、第 7 组淋巴结 6 枚、第 9 组淋巴结 1 枚、R10 及 L10 各 1 枚，均未见病变累及。疗效为 pCR。

📋 病例分析

【诊断思路】

本例患者为中年男性，病变位于左肺段支气管，影像学表现呈左肺上叶舌段支气管截断性、膨胀性闭塞及腔内长条状软组织密度结节，边界不清，增强扫描呈不均匀性轻中度强化，病灶远侧与正常肺组织分界不清，左肺舌段体积缩小，呈内收三角状密实影，其内支气管管腔内可见柱形低密度无强化影，周边肺实质呈轻度强化。临床资料显示该患者无明显诱因出现咳嗽、咳痰伴发热 3 天，伴胸部疼痛，结合以上情况，考虑左肺上叶舌段中央型肺癌伴肺不张合并肺部感染。

中央型肺癌为发生在肺段及肺段以上支气管黏膜上皮细胞来源的恶性肿瘤，组织病理学上以鳞状细胞癌多见。相对于周围型肺癌而言，中央型肺癌因其发生部位为靠近肺门的大气道，临床上肿瘤早期患者常因出现咯血、咳嗽、咳痰、发热、胸痛等症状来院就诊被发现。

胸部 CT 检查对中央型肺癌的诊断和分期有一定的价值，肺窗、纵隔窗均可显示主支气管、叶段支气管管腔狭窄或闭塞，管壁内、外或管腔内可见软组织结节或肿块，增强扫描呈轻度强化，多表现为不均匀性强化，并因堵塞支气管造成远侧肺野阻塞性肺气肿、阻塞性肺炎、阻塞性肺不张等影像学改变，同时可发生肺门、纵隔淋巴结转移引起淋巴结增大或者肿大，并出现不均匀性强化。本病行纤维支气管镜下组织病理学检查可确诊。

　　结合实验室检查肿瘤标志物鳞状细胞癌相关抗原（SCCA）、细胞角蛋白19片段（CYFRA21）升高，男性患者有吸烟史，往往可提示中央型肺鳞癌诊断。对于原因不明性咯血的中老年男性吸烟患者，需要着重观察肺段及肺段以上支气管管壁及管腔通畅情况，切勿漏诊小病灶。对于病变呈现肺叶/肺段性分布实变的患者，需仔细阅片观察肺段及肺段以上支气管通畅情况以鉴别阻塞性肺炎与大叶性肺炎。此外，在肺癌影像分期中，CT在判断纵隔淋巴结转移方面对N分期有着重要价值。

【鉴别诊断】

　　（1）支气管内膜结核：支气管内膜结核指发生在气管、支气管黏膜和黏膜下层的结核病，感染途径有结核分枝杆菌植入支气管黏膜、通过支气管周围组织（气道黏膜下、血管或者淋巴管）侵及支气管黏膜，造成支气管黏膜充血、水肿、破溃，进而肉芽组织增生、纤维瘢痕形成引起支气管管壁增厚、管腔狭窄甚至闭塞等病理学改变。如叶段支气管壁呈节段性较均匀性增厚，支气管腔呈鼠尾状狭窄或闭塞，支气管黏膜明显强化，同时肺内出现多段分布、多形态、多时相病变，沿气道播散呈"树芽征"，小叶中心性结节成簇分布，合并薄壁空洞及钙化，可提示支气管内膜结核诊断，可通过结核分枝杆菌痰液检查或纤维支气管镜活检确诊。

　　（2）气管支气管良性肿瘤：气管支气管良性肿瘤发病率低，临床上可出现刺激性咳痰、气喘、喘鸣、咯血、呼吸困难等症状。组织病理学上可分为乳头状瘤、脂肪瘤、软骨瘤、错构瘤、神经源性肿瘤等。在影像学上多表现为气道黏膜或黏膜下边缘光整、边界清楚的结节或肿块，可堵塞或压迫气道致阻塞性肺气肿、肺炎或肺不张。CT检查，病灶内出现脂肪密度及爆米花样钙化考虑错构瘤，而病灶内表现为均匀一致的脂肪密度时则为脂肪瘤。气道良性肿瘤需与气道异物、恶性肿瘤鉴别，对于影像学鉴别困难的患者需行纤维支气管镜下组织学活检明确诊断。

（黄小宁　左敏静）

090 周围型肺癌

📋 病历摘要

【临床资料】

患者女性，52 岁。2 个月前无明显诱因出现咳嗽，偶有咳痰，伴胸背部疼痛，活动后出现气促，平躺缓解。当时未予重视，未予以治疗，近 2 个月，症状未缓解。实验室检查：血常规大致正常，神经元特异性烯醇化酶＋鳞状上皮细胞癌相关抗原阴性，CEA 11.09 ng/mL、CA125 42.40 U/mL，AFP、CA199 未见明显升高。

【影像资料】

入院行胸部 CT 平扫＋增强检查，详见图 90。

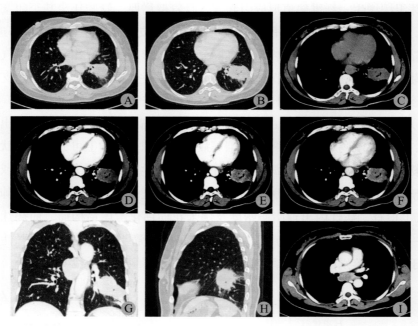

A、B：CT 平扫肺窗示左肺下叶支气管局部狭窄、闭塞，支气管旁见一分叶状软组织肿块，约为 50 mm×38 mm 大小，边缘见毛刺、棘突征，内见空泡征；C：平扫纵隔窗示病灶密度不均匀，内见空泡征、支气管充气征；D～F：增强三期扫描示病灶呈不均匀轻中度强化；G：冠状位肺窗示病灶呈分叶状，内见空泡征，见胸膜牵拉凹陷；H：矢状位肺窗示病灶呈分叶状，内见空泡征，边缘见血管集束征；I：纵隔增强示后纵隔见肿大淋巴结，不均匀轻中度强化。

图 90 胸部 CT 平扫＋增强检查

笔记

【手术及病理】

CT 定位肺组织穿刺活检术。

镜下所见：肿瘤组织向鳞状细胞样分化，呈片／灶状分布，浸润性生长，细胞异型性明显；间质纤维增生，慢性炎细胞浸润。免疫组化：癌细胞 CK（＋）、P40（＋）、P63（＋）、TTF-1（－）、ALK-D5F3（－）、P53（野生型，5%＋）、Ki-67 约30%（＋）。

病理诊断：（肺部）鳞状细胞癌。

病例分析

【诊断思路】

本例患者为中老年女性，左肺下叶前基底段远端支气管狭窄、闭塞，邻近见一孤立分叶状肿块，病灶直径大于 4 cm，提示其恶性倾向；同时出现毛刺征、空泡征、血管集束征、胸膜凹陷征等征象；病灶密度不均匀，呈轻中度不均匀强化，强化程度介于炎性和结核性病变间，增强值为 20 ～ 60 Hu，且伴有纵隔淋巴结转移，综合以上，周围型肺癌的诊断可以明确。

周围型肺癌是指起自三级支气管以下、呼吸性细支气管以上的肺癌，以腺癌、鳞癌多见。中老年人多见，近年有年轻化趋势。早期多无症状，晚期出现咳嗽、痰中带血、胸痛等表现。肺癌结节边缘的形态学特征对肺癌的诊断及良恶性的判断有重要价值。周围型肺癌的边缘在影像学上主要表现为分叶征、毛刺征、空泡征、支气管充气征、胸膜凹陷征、血管集束征等，反映了周围型肺癌的病理学改变。分叶征提示肿瘤生长的过程中受肺支架结构阻挡或肿瘤呈浸润性生长，而肺癌中分叶征可占 80% 左右；边缘分叶征、毛刺征、空泡征、血管集束征、胸膜凹陷征 5 个征象与周围型肺癌的诊断准确率呈正相关。但这些征象在同一患者中可能并不同时出现，这是最常见的误诊原因。

【鉴别诊断】

（1）结核球：好发于上叶尖后段、下叶背段，大小为 2 ～ 3 cm 的多见，多呈圆形或椭圆形，边界清晰、光滑，无分叶或浅分叶，其内可见环形或弥漫斑点状的钙化或空洞，周围可见卫星病灶，呈结节、斑片状炎症，与胸膜邻近可见牵拉、凹陷或增厚粘连，增强边缘强化，中心无强化或轻度强化。病灶变化缓慢，结核球因干酪样坏死物质经支气管排出可表现为小空泡或空洞。

（2）球形肺炎：多分布于肺野外围，靠近胸膜处，病变与胸膜接触范围明显较宽；病灶内中心密度高于边缘，边缘模糊，可见晕征，病变内无钙化，常见较稀疏、较长毛刺，增强时，球形肺炎病灶内部强化血管影走行规则，无明显受压移位的表现，病灶边缘可见与肺门相连的迂曲强化血管影，即局部充血征。抗感染治疗后，病灶缩小。

（3）错构瘤：边缘清楚，有或无分叶，其内有脂肪密度或钙化灶，爆米花样钙化是错构瘤的特征性表现。

（4）转移瘤：患者有原发恶性肿瘤病史，肺内转移瘤多数无分叶、毛刺，多数边缘清楚，可有钙化、空洞，多发常见。

（涂欢欢　邓军）

091　微浸润性腺癌

病历摘要

【临床资料】

患者女性，38岁。2年前体检发现左下肺结节，定期复查，无咳嗽、咳痰、胸闷、呼吸困难等症状。实验室检查：血常规、肿瘤四项无异常。

【影像资料】

体检发现肺结节在近3个月内有增大，入院行胸部CT增强检查，详见图91。

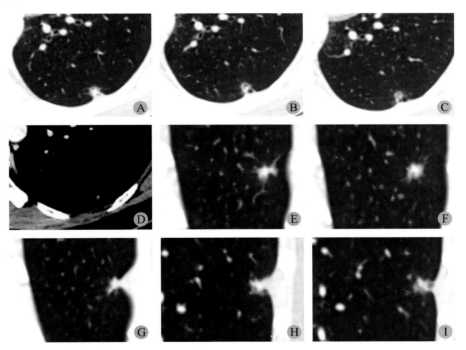

A～C：CT平扫肺窗示左肺下叶见一个浅分叶状混合磨玻璃小结节，直径约6mm，边缘可见毛刺，内见小泡征、空气支气管征，邻近胸膜牵拉凹陷；D：增强纵隔窗示病灶实性部分呈中度强化；E～I：冠状位、矢状位肺窗示病灶呈浅分叶，边缘见毛刺、胸膜牵拉凹陷、血管集束征，内见小泡征、空气支气管征，增粗血管穿行。

图91　胸部CT增强检查

【手术及病理】

于左侧第 8 肋间腋中线处置入胸腔镜，于腋前线之间第 4 肋间开一切口，探查左下肺结节，结节约 7 mm，质地韧，于胸腔镜下切除。

镜下见癌细胞呈腺样排列，细胞异型明显，呈浸润性生长。免疫组化：癌细胞 CK（＋）、TTF-1（＋）、NapsinA（＋）、CK7（＋）、ALK-D5F3（－）、Ki-67 约 5%（＋）。弹力纤维染色：胸膜弹力纤维未见断裂。

病理诊断：（左下肺）微浸润性腺癌（minimally invasive adenocarcinoma，MIA），未见脉管内癌栓及神经侵犯。

病例分析

【诊断思路】

患者左肺下叶见一浅分叶状混合磨玻璃结节，直径约 6 mm，边缘可见毛刺、胸膜凹陷征，内见小泡征、空气支气管征及增粗血管穿行，应考虑 MIA。

MIA 为肿瘤细胞以附壁生长为主、孤立的、直径≤ 3 cm 的小腺癌，病灶内部出现实性成分并且直径＜ 5 mm。目前，CT 是肺腺癌诊断的首选方法，尤其是对磨玻璃结节（ground-glass opacity nodule，GGN）的诊断尤为重要。CT 显示 MIA 多是密度较高的混合磨玻璃结节（mixed ground-glass opacity nodule，mGGN），结节常呈不规则形，平均直径为 1.2 cm，边缘见分叶征、毛刺征、胸膜凹陷征、血管集束征，内见空气支气管征，密度不均匀伴小泡征，结节中央伴有实性成分（直径＜ 5 mm），瘤-肺界面清晰。CT 上磨玻璃结节的增大或实性成分的出现、密度增加是病变可能进展为侵袭性疾病的征象，以此为切入点，对疾病的诊断起到一定的作用。若 mGGN 病灶较大，形态不规则，边缘出现分叶征、毛刺征及胸膜凹陷征，内见小泡征、空气支气管征及实性成分出现，且瘤-肺界面清晰，应多考虑 MIA。

【鉴别诊断】

（1）原位腺癌（adenocarcinoma in situ，AIS）：属于早期肺腺癌，归入肺腺癌的浸润前病变；AIS 多为圆形、边界清楚的纯磨玻璃结节（pure ground-glass opacity nodule，pGGN），密度多不均匀，病灶大小在 1 cm 以下，少有分叶征、毛刺征、空气支气管征及胸膜凹陷征；MIA 是 AIS 的进一步发展，以 mGGN 多见，表现为孤立单个病灶，形态不规则，相对较大且密度不均匀居多，边缘欠光滑、多毛刺，肺静脉异常、分叶征、小泡征、空气支气管征和胸膜凹陷征发生较 AIS 增多，同时病灶中大多可发现有实性成分的存在。

（2）浸润性腺癌（invasive adenocarcinoma cancer，IAC）：内部实性成分＞ 5 mm 的肺腺癌，形状较 MIA 更加不规则，IAC 最大直径及平均 CT 值、实性部分均较 MIA 大。IAC 的空气支气管征、pGGN 内支气管呈扩张或扭曲、分叶征、血管集束征、空泡征发生率高于 MIA。

（涂欢欢　邓军）

092　肺错构瘤

病历摘要

【临床资料】

患者女性，53 岁。10 余天前至当地医院体检时行胸部 X 线检查示右肺下叶类圆形高密度影，考虑良性病变。无咳嗽、咳痰、胸闷、气促、低热、盗汗等特殊不适。实验室检查：血常规、肿瘤四项未见明显异常。

【影像资料】

入院后行胸部 CT 平扫＋增强检查，详见图 92。

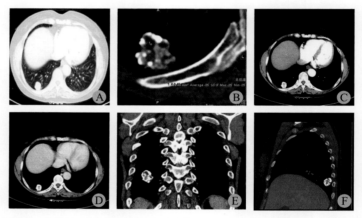

A：CT 肺窗示右肺下叶背段见一类圆形结节，边界清楚；B：CT 纵隔窗平扫示病灶密度混杂，内见脂肪密度。C、D：增强两期示病灶密度不均匀，边缘见蛋壳样钙化，病灶内见斑点状、爆米花样钙化及小片状低密度区，病灶实性部分轻度强化，低密度区强化不明显；E、F：冠状位、矢状位示病灶边缘较规则、边缘蛋壳样钙化，内见斑点状、爆米花样钙化。

图 92　胸部 CT 平扫＋增强检查

【手术及病理】

于右侧第 8 肋间腋中线取一长约 1 cm 的切口为胸腔镜观察孔，置入胸腔镜。在胸腔镜引导下应用超声刀分离胸膜腔粘连，粘连分解处应用超声刀止血。游离并切断下肺韧带，探查到右下肺有一个肿块，质硬，活动度欠佳。应用切割吻合器切除右下肺肿块。肿块由岛状排列的软骨和被覆呼吸性上皮的裂隙构成。

病理诊断：（右下肺）错构瘤。

病例分析

【诊断思路】

本患者为中老年女性，病灶发生于右肺下叶背段胸膜下，为单一孤立结节，边界清，形态较规则，边缘见蛋壳样钙化，包膜完整，病灶密度虽不均匀，但病灶内部见大量钙化、实性部分少，说明病灶生长缓慢，考虑良性肿瘤可能性大；根据病灶内含脂肪密度及爆米花样钙化，考虑肺错构瘤。

肺错构瘤是最常见的肺良性肿瘤，大多数发生在肺组织的外围，少数发生在大支气管管腔内。发病年龄多在 40 岁以上，男多于女，以 50～60 岁年龄组发病率最高。错构瘤一般发育缓慢，生长表浅。从病理上讲，一种病理变化是倾向以软骨发育异常为主，辅以脂肪、平滑肌等结构；另一种病理变化是倾向以平滑肌发育异常为主，辅以软骨、脂肪、腺体等结构，有完整包膜附着。肺错构瘤常无症状，并以孤立结节形式存在，故特别需要与相应的肺癌、结核球、炎性假瘤等鉴别。爆米花样钙化及脂肪密度是错构瘤的特征性表现，但单纯点状、环状、弧形钙化不具有诊断意义，因为肺癌、结核等肺内结节均可出现这一征象，这也是易导致误诊的最常见原因。

【鉴别诊断】

（1）周围型肺癌：结节形态不规则，边缘可见分叶、棘突、毛刺，可有空泡征、血管集束征、胸膜凹陷征等，结节内无脂肪，少见钙化，增强 CT 值较平扫增加 20 Hu 以上，可有肺门及纵隔淋巴结肿大，肺内、外转移。

（2）结核球：好发于上叶尖后段、下叶背段，大小以 2～3 cm 多见，多呈圆形或椭圆形，边界清晰，可不光滑，无分叶或浅分叶，其内可见钙化或空洞，周围可见卫星病灶，与胸膜邻近可见牵拉、凹陷或增厚粘连，增强边缘强化，中心无强化或轻度强化。病灶变化缓慢。

（3）炎性假瘤：炎性假瘤可表现为肺内孤立性结节，但形态多不规则，内可见单个或多个小空洞，边缘毛糙、模糊，边缘可见长毛刺和血管集束征。内部多无钙化及脂肪，经抗感染治疗后病灶可有缩小。

（4）硬化性血管瘤：硬化性血管瘤是肺内少见的良性肿瘤，多表现为边界清楚，内部无脂肪成分，可见钙化，增强呈明显强化，可见"贴边血管征"。而错构瘤呈轻度强化。

（涂欢欢　邓军）

093 肺水肿

病历摘要

【临床资料】

患者男性，64 岁。有高血压、糖尿病、冠心病等多种基础疾病，基础心功能差。入院当天早晨开始出现无明显诱因胸闷、气短、呼吸困难，无咳嗽、咳痰、胸痛、恶心、呕吐、抽搐等不适，自服"速效救心丸"后患者症状仍持续不缓解，下午 5 点钟胸闷、气短、呼吸困难症状加重。入院实验室检查：血常规大致正常，C-反应蛋白、红细胞沉降率升高，BNP 升高，为进一步诊治收入院。行胸部 CT 平扫考虑急性心力衰竭、肺水肿，给予利尿药，控制血压，间断给予正压通气，患者症状明显好转，6 天后复查胸部 CT。

【影像资料】

入院后行急诊胸部 CT 扫描（图 93-A ～图 93-D），治疗后复查 CT（图 93-E、图 93-F）。

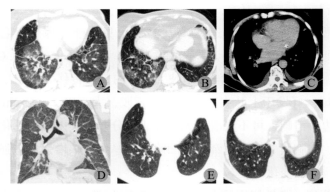

A、B：CT 平扫肺窗示两肺小叶间隔均匀光滑增厚，伴斑片状磨玻璃影，支气管血管束增粗，周围见袖口征，叶间裂增厚；C：CT 平扫纵隔窗示双侧胸腔少量积液，心脏增大，左房、左室增大为主；D：冠状位肺窗示两肺小叶间隔较对称性、均匀光滑增厚，伴斑片状磨玻璃影，支气管血管束增粗、光滑，见 Kerley's A 线、B 线；E、F：6 天后复查 CT 示双肺病变较前明显缓解。

图 93 胸部 CT 扫描

【诊疗经过】

临床考虑急性心力衰竭、肺水肿，给予利尿药，控制血压，间断给予正压通气，6 天后复查 CT 示双肺病变较前明显缓解。

病例分析

【诊断思路】

本病例为老年患者，存在高血压、糖尿病、冠心病等多种基础疾病，CT示两肺小叶间隔较对称性、均匀光滑增厚，伴斑片状磨玻璃影，支气管血管束增粗、模糊，支气管周围见袖口征，周围肺野内伴有肺泡实变，胸膜下见Kerley's A线、B线，对称分布的双侧胸腔积液，伴有心脏外形的增大，结合临床症状，应考虑心源性间质性肺水肿。

肺水肿是在多种系统性疾病的基础上发生的浆液过多积聚在肺血管外的状态，是漏出和吸收不平衡的结果。临床较常见的是心源性肺水肿、肾性肺水肿，其中尤以心源性肺水肿最常见。心源性肺水肿临床见于心肌梗死、高血压和主动脉等疾病引起的左心衰竭。由于左心功能不全造成肺静脉回流受阻，肺微血管静水压升高，肺毛细血管内的血浆大量渗出到肺间质和肺泡内，病理上可分为肺泡性肺水肿和间质性肺水肿两种。肺水肿CT表现为肺门影增大，支气管血管束增粗、模糊，肺野密度增高，出现磨玻璃样高密度影。肺泡性水肿是急性左心功能衰竭的表现，CT表现为肺野内斑片状、云雾状高密度影，内可见支气管充气征，典型表现为两肺对称分布，以肺门为中心呈蝶翼状分布片状高密度影。间质性肺水肿多见于慢性左心功能不全，CT表现为肺叶密度增高，支气管血管束增粗、模糊，出现支气管"袖口征"，出现磨玻璃样高密度影，小叶间隔增厚，出现细线条状的间隔线，叶间胸膜增厚等。胸腔积液是间质性肺水肿的一种表现形式，由胸膜水肿所致，双侧胸腔积液多见。

【鉴别诊断】

（1）肺炎：肺炎多有寒战、发热、胸痛、白细胞升高等表现，肺水肿多表现为气急、呼吸困难、端坐呼吸。肺炎多有按肺叶、肺段分布的片状高密度影，极少呈双侧对称分布，且心脏外形很少有变化；而肺水肿的阴影密度较均匀，有时呈毛玻璃样，病灶分布较对称，有间质异常阴影，如肺门、支气管血管束增粗、模糊及间隔线，心脏外形多增大。

（2）肺间质纤维化：CT表现为肺小叶间隔和支气管血管束增厚、增粗、毛糙、扭曲变形，胸膜下线、蜂窝肺和支气管牵拉、扩张等；而肺水肿肺小叶间隔及支气管血管束增粗、模糊，无扭曲变形和支气管扩张。

（涂欢欢　邓军）

094 硅沉着病

病历摘要

【临床资料】

患者男性，65 岁。矿区工作多年，硅沉着病病史 5 年，未予特殊治疗。既往有高血压、类风湿性关节炎病史。

【影像资料】

入院行胸部 CT 平扫检查，详见图 94。

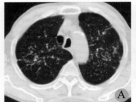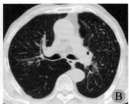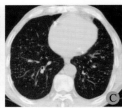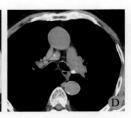

A～C：胸部 CT 平扫肺窗示双肺弥漫分布粟粒结节及条索影，局部钙化，胸膜增厚；D：胸部 CT 平扫纵隔窗示纵隔淋巴结增大、钙化。

图 94 胸部 CT 平扫检查

【诊疗经过】

结合既往病史及影像学表现综合分析诊断为硅肺（硅沉着病）。再三嘱咐患者前往职业病防治所对症治疗，后患者经过合理休息、适当营养支持及肺功能锻炼，症状较前明显减轻。

病例分析

【诊断思路】

本病例有明确的矿区长时间工作史，两肺 CT 表现为弥漫性小结节及条索影，小结节大小多为 2～5 mm，小叶中心、胸膜下多见，未见明显网格影，纵隔淋巴结增大、钙化，这些征象均提示硅沉着病。

硅沉着病是由于长期处于含有较高浓度游离二氧化硅的工作环境中，吸入粉尘中二氧化硅引起肺弥漫性纤维性病变的一种职业病。早期可无任何症状，当病变进展或伴有并发症时，可出现咳嗽、咳痰、咯血、胸痛、呼吸困难等症状。晚期可引起肺通气功能障碍。基本病理表现为过多及长期吸入的游离二氧化硅进入肺门被吞噬细胞吞噬，聚集在小血管及微小淋巴组织内，引起增生性纤维改变，继而发生纤维化及玻璃样变，形成矽结节，矽结节相互融合形成大阴影。此外还伴有肺间质不同程度的纤维结缔组织弥漫性增生。因此硅沉着病的主要影像学表现为肺纹理改变，可见增多、增粗及网状阴影；小圆形结节，边缘整齐或不整齐，密度较高，中心较密；结节及块状阴影以两肺上叶多见，呈圆形、椭圆，部分融合成块状阴影；纵隔淋巴结肿大、钙化。

【鉴别诊断】

（1）急性粟粒性肺结核：影像学表现病灶大小、形态相似，分布均匀，临床中毒症状明显，硅沉着病一般在肺尖及肋膈角病灶少见，职业病史有助于鉴别。

（2）肺含铁血黄素沉积症：为两肺广泛分布点状和网状影，密度淡，轮廓不清楚，而硅沉着病结节密度高，边缘清楚。

（3）细支气管肺泡癌：弥漫型细支气管肺泡癌呈弥漫分布的结节，病变进展快，有恶病质症状。

（李岩　邓军）

095 胸膜间皮瘤

病历摘要

【临床资料】

患者女性，61岁。4个月前无明显诱因出现反复咳嗽，为连声咳，咳白色黏痰，伴间断痰中带血，无发热、胸闷、气短等症状，当地医院诊断为"结核性胸膜炎"，住院应用3HRZE/9HR方案规律行抗结核治疗，症状有所缓解，1个月前症状再次加重，伴胸闷、胸痛、头晕、恶心。

【影像资料】

入院行胸部CT平扫、增强检查，详见图95。

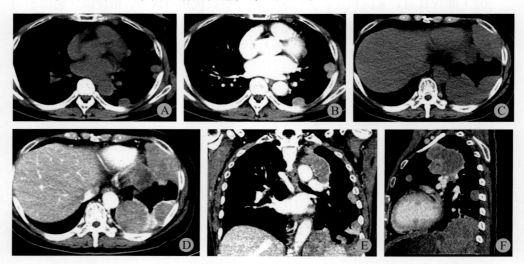

A～D：CT横断位平扫＋增强示左侧胸膜下多发软组织密度结节，部分融合，增强呈明显不均匀强化；

E～F：CT冠状位＋矢状位增强重建示左侧胸膜多发不规则、欠均匀强化结节、肿块。

图 95 胸部 CT 平扫、增强检查

【手术及病理】

在CT引导下行经皮左肺病灶穿刺活检术。

镜下见瘤细胞呈乳头状、腺管状排列，细胞异型明显，考虑为间皮瘤。

免疫组化：瘤细胞CK（＋）、Vimentin（＋）、CK7（＋）、CR（＋）、D2-40（＋）、

WT-1（＋）、CK5/6 局 灶（＋）、TTF-1（－）、NaspsinA（－）、MC（－）、P40（－）、Ki-67 约 70%（＋）。

病理诊断：恶性间皮瘤。

病例分析

【诊断思路】

该患者为老年女性，病史未提及石棉接触史及结核病史，但患者早期因咳嗽，在当地医院行诊断性抗结核治疗后症状加重；影像学表现为胸膜多发软组织肿块，部分融合，局部见包膜强化，增强呈不均匀明显强化，无明显胸腔积液，胸膜增厚，增强呈不均匀明显强化，因此考虑为胸膜来源恶性肿瘤，首先考虑恶性间皮瘤。

胸膜间皮瘤是胸膜最常见的原发性肿瘤，起源于胸膜间皮细胞，80% 患者有石棉接触史，平均潜伏期为 35 ～ 40 年。影像学表现最常见为侵犯脏胸膜和壁胸膜的多发肿块，以壁胸膜为主。可发生于大片增厚或融合肿块包裹的肺组织，常因重力因素位于下半胸腔。约 60% 的患者可有大量胸腔积液，邻近组织可受侵犯，血供丰富，强化明显。MRI 扫描对良恶性的鉴别有一定价值，T_2WI 序列高信号或 T_1WI 增强明显强化提示恶性，同时在检测胸壁和横膈侵犯方面具有明显优势。

【鉴别诊断】

（1）胸膜转移瘤：中老年患者，有肿瘤病史，多表现为胸膜多发结节和单侧胸腔积液，在肺实质内常见多发转移结节。当原发灶诊断困难时鉴别较为困难。

（2）胸膜淋巴瘤：胸膜多发结节同时伴肺门、纵隔多发肿大融合淋巴结，当肺内伴发结节，且短期内进展迅速时则提示为胸膜淋巴瘤，胸腔可见积液。

（3）胸膜结核：多发生于中青年，常有结核中毒症状，结核菌素试验强阳性；影像学表现为胸膜多发结节、胸膜增厚、胸腔积液，则提示为胸膜结核。

（李岩 邓军）

096 胸腺瘤

病历摘要

【临床资料】

患者男性，60岁。10年前无明显诱因出现双眼睑下垂，无胸痛、胸闷、咳嗽、咳痰及四肢无力等症状，未行特殊治疗，当地医院诊断为重症肌无力，予以对症治疗。

【影像资料】

1周前行胸部CT检查，发现纵隔肿瘤，为求进一步和治疗，来我院就诊行胸部CT平扫＋增强扫描，详见图96。

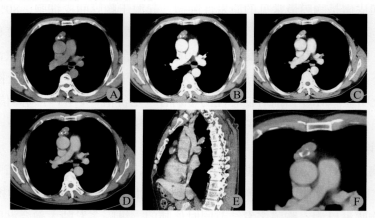

A～F：横断位平扫＋横断位、矢状位增强CT示前纵隔软组织密度结节，
可见钙化，呈轻中度强化，边缘清晰。

图96 胸部CT平扫＋增强扫描

【手术及病理】

于剑突下1.5 cm，纵切口切开白线，钝性分离前纵隔组织，超声刀完整切除纵隔肿块及周围脂肪组织。

肉眼检查：不规则组织一块，约17.8 cm×12 cm×2.5 cm大小，切开见3.4 cm×2 cm×0.8 cm大小的结节状肿块，切面呈灰黄、灰红色，实性，质中，稍分裂，肿块包膜尚完整，局灶钙化；紧邻该肿块见直径1.8 cm的囊肿，囊壁厚0.1 cm，内壁光滑，内含灰黄色浑浊液体。

镜下见 3.4 cm×2 cm×0.8 cm 大小的结节状肿块，肿瘤细胞呈圆形或短梭形，其间散在较多小淋巴细胞，部分区肿瘤细胞呈片状分布。1.8 cm 囊肿：纤维组织囊壁，被覆柱状上皮。

病理诊断：（纵隔）AB 型胸腺瘤合并胸腺囊肿。

病例分析

【诊断思路】

该例为中老年患者，发现前上纵隔肿瘤，影像学表现为边界清楚的实性软组织占位，其内见钙化，增强不均匀轻中度强化，纵隔脂肪未见受累，邻近结构未见侵犯，提示病变为良性肿瘤。发生于前纵隔区域的常见肿瘤包括胸腺瘤、胸腺癌、胸腺类癌、淋巴瘤等。根据该患者临床和影像学表现，考虑为前纵隔非侵袭性胸腺瘤。

胸腺瘤是前纵隔最常见的肿瘤，起源于胸腺上皮细胞，占纵隔肿瘤的 20% ～ 25%，占前纵隔肿瘤的 50%。常分为非侵袭性胸腺瘤和侵袭性胸腺瘤两种，非侵袭性胸腺瘤约占胸腺瘤 80%。好发于 50 ～ 60 岁成年人，儿童少见，无明显性别差异，多数无明显临床症状。影像学表现为边界清楚的圆形、卵圆形或分叶状质地均匀的软组织肿块，强化多均匀，当肿瘤较大时，可因出血、坏死和（或）囊变而呈现不均匀强化。纵隔脂肪是否受累，是确定肿瘤有无侵袭性的有力证据。病理上胸腺瘤分 A 型、AB 型、B 型，其中 B 型根据淋巴细胞比例分 B1 型、B2 型、B3 型，胸腺癌为 C 型，其中 A 型、AB 型为良性，B1 型为低度恶性，B2 型为中度恶性，B3 型和胸腺癌为高度恶性。

【鉴别诊断】

（1）胸腺癌：中老年多见，平均发病年龄 50 岁，男性稍多见，多数患者表现为胸痛或胸部不适，是多发生于前纵隔的形态不规则的混杂密度肿块，边界不清，内可见坏死、囊变和出血，常侵犯邻近结构，纵隔淋巴结可见转移等。

（2）畸胎瘤：多位于前纵隔中部，呈类圆形，可有轻度分叶，大小不等，典型病例里含有多个胚层结构，可有脂肪、软组织、牙齿、骨骼影，故密度欠均匀，皮样囊肿壁可以发生钙化。

（3）纵隔型肺癌：肺癌中心点基本位于肺内，与纵隔交界面呈锐角，病灶通常可见毛刺、深分叶征象，有时可见肺血管、支气管进入病灶，肺门及纵隔淋巴结增大多见。

（李岩　邓军）

097　纵隔畸胎瘤

病历摘要

【临床资料】

患者女性，29 岁。自诉无明显诱因出现右侧胸痛，持续不缓解，无咳嗽、咳痰、咯血、胸闷、气促、盗汗等症状。当地医院胸部 CT 检查示纵隔肿瘤。患者自起病以来，精神一般，睡眠一般，食欲尚可，大小便正常，体力活动正常，近来体重无明显改变，实验室检查无特殊。

【影像资料】

入院后行胸部 CT 增强扫描，详见图 97。

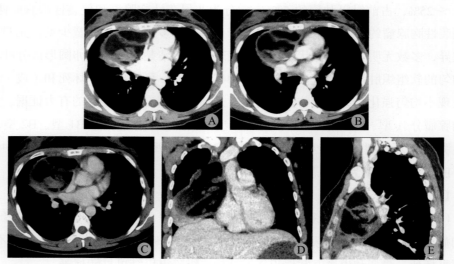

A～E：横断位 CT 增强检查＋冠状位重建和矢状位重建图像示前纵隔不均匀强化肿块，边缘尚清晰，内见
无强化成分和脂肪成分，软组织成分呈轻中度强化。纵隔淋巴结肿大。

图 97　胸部 CT 增强扫描

【手术及病理】

于右侧第 7 肋间腋中线取一长约 1 cm 的切口为胸腔镜观察孔，置入胸腔镜。探查见肿瘤包膜围绕肺动脉，完整切除病灶。

笔记

打开肿瘤包膜，可见乳白色豆腐渣样物质，表面可见毛发，瘤体有分隔。

病理诊断：（纵隔）成熟性囊性畸胎瘤。

病例分析

【诊断思路】

本患者为青年女性，无明显诱因，肿瘤位于右前中上纵隔区域，发生于前中纵隔区域的常见肿瘤包括胸腺瘤、胸腺癌、生殖细胞肿瘤、淋巴瘤、胸腺类癌等，影像学表现为边界尚光整的混杂密度肿块，周围组织结构未见侵犯，肿块内见脂肪密度，因此考虑为纵隔生殖细胞肿瘤，符合纵隔良性畸胎瘤。

畸胎瘤是由原始生殖细胞或多能胚细胞转型而形成的，按肿瘤组织成熟程度分为成熟畸胎瘤与不成熟畸胎瘤两种，常见于年轻人，发生于女性者多为成熟畸胎瘤。影像学表现为由 2 ～ 3 个胚层构成的前纵隔肿块，瘤内可见脂肪、钙化、骨骼等成分，增强呈不均匀轻度强化。成熟畸胎瘤多为囊性，因而又称囊性畸胎瘤，多表现为囊性或囊实性混杂密度肿块，大多外表光滑，有完整包膜，内见脂性密度；成熟畸胎瘤内因含多种结构，因此强化常不均匀。

【鉴别诊断】

（1）胸腺瘤：好发年龄为 40 ～ 50 岁，占位效应较畸胎瘤轻，多为边界清楚的软组织肿块，肿瘤内见钙化、无脂肪，与畸胎瘤较容易鉴别，有重症肌无力则更容易鉴别。

（2）淋巴瘤：多与颈部及全身淋巴结病变同时发现，也可仅出现中纵隔区域的淋巴结，可见淋巴结融合征象及血管漂浮征。

（3）胸腺囊肿：胸腺囊肿多发生于儿童，肿瘤呈单房或多房囊性肿块，以多房多见，密度接近于水，增强后无明显强化，与无脂肪、钙化的囊性畸胎瘤鉴别较难，囊性畸胎瘤囊壁多较胸腺囊肿囊壁明显，胸腺囊肿呈多房时，内可见分隔，增强扫描分隔明显强化。

（李岩　邓军）

098　纵隔巨大淋巴结增生症

病历摘要

【临床资料】

患者男性，46 岁。1 周前体检发现纵隔肿块，无胸痛、胸闷、咳嗽、咳痰、咯血、气促、盗汗等症状。

【影像资料】

入院后行胸部 CT 平扫＋增强扫描，详见图 98。

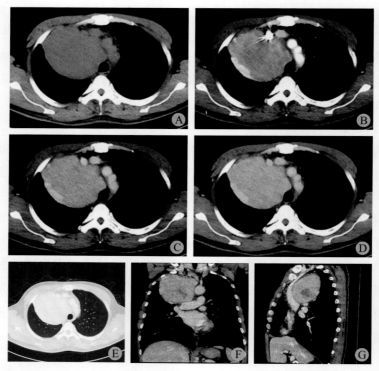

A：CT 平扫纵隔窗示中纵隔软组织肿块影，边界较清，CT 值 39 Hu；B ～ D：CT 增强三期示肿块动脉期中度强化，静脉期及延时期明显强化，其周围可见斑点状及弧形高密度影环绕，与同期血管强化一致；E：CT 平扫肺窗示肿块与肺分界清晰，邻近肺组织受压，提示病灶来源于纵隔；F、G：CT 增强冠状位及矢状位重建示肿块位于中纵隔，明显欠均匀强化，内见少许片状低密度区，邻近血管受压。

图 98　胸部 CT 平扫＋增强扫描

【手术及病理】

取胸骨正中切口，探查发现纵隔肿瘤与奇静脉、上腔静脉、右锁骨下静脉、无名静脉等组织紧密粘连。肿块活动度差，无明显包膜。分离过程中见颈总静脉内血栓形成并闭塞，右锁骨下静脉回流入肿块，呈次全闭塞，侧支循环较丰富。肉眼所见：肿块约 13 cm×9 cm×15 cm 大小，切面呈灰黄、灰红色，实性，质软。镜下所见：滤泡生发中心萎缩，套细胞区增宽，滤泡间血管增多，浆细胞浸润，透明变性的血管插入生发中心呈"棒棒糖"样外观。

病理诊断： 巨大淋巴结增生症（Castleman 病），透明血管型。

病例分析

【诊断思路】

该患者为中年男性，无明显临床症状及体征。影像学检查示中纵隔区较大的浅分叶状实性软组织肿块，边界清楚、边缘光滑，密度比较均匀。邻近气管、纵隔血管及肺组织受压改变。增强扫描病灶呈明显较均匀强化，内见少许片状低密度影，病灶周围可见斑点状及弧形高密度影环绕，提示肿块为良性病变。增强扫描时，肿块与同期血管强化一致，提示肿块内部血管丰富，此特征在 Castleman 病中常见，综合考虑 Castleman 病。

Castleman 病即巨大淋巴细胞增生症，是一种少见的良性疾病，以淋巴组织非典型性增生为特征，由 Castleman 最初报道而得名。发病年龄偏年轻，平均 23 岁。本病可发生于淋巴组织的任何部位，以胸部纵隔最多见（60% ～ 70%），其次为颈部（约 15%），腹部（10%）、腋窝（5%）相对少见。病理分透明血管型、浆细胞型和混合型，以透明血管型多见，临床分局限型和多中心型。透明血管型多表现为孤立淋巴结肿大，无明显临床症状，好发于纵隔。浆细胞型病变的预后较差，主要以大量浆细胞浸润为主，而血管成分少，多表现为多中心型，多发淋巴结肿大，往往伴有全身症状，如贫血、消瘦、乏力、红细胞沉降率加快、肝脾大等多脏器累及，好发于腹膜后、颈部、盆腔等。

透明血管型 Castleman 在 CT 上密度较均匀，但病灶中间可见条状或裂隙样低密度区，增强扫描表现为除条状或裂隙样低密度区外的病灶明显均匀增强，并与腹主动脉同步增强，强化程度接近大血管，动脉期 CT 值可达 130 Hu，肿块边缘另可见条状血管样强化。部分病变内见钙化，典型钙化为分支状钙化或簇状钙化，分布于瘤灶中央，出现的概率仅 5% ～ 10%，但出现此征象时可提示透明血管型病变。浆细胞型 Castleman 在 CT 表现为多发软组织肿块，圆形、类圆形，密度均匀，无明显坏死、出血，周围无明显粘连，增强后呈轻中度均匀增强，可有继发性改变，如胸腔积液、腹腔积液和肝脾肿大等，CT 诊断缺乏特异性。

【鉴别诊断】

（1）淋巴瘤：淋巴瘤常位于中纵隔气管旁，往往累及多个淋巴结，可融合成团，密度均匀，无液化、坏死，无钙化，增强仅轻中度强化；而 Castleman 病多为单发，增强明显强化。

（2）结节病：好发于青年女性，纵隔及肺部病变同时存在，表现为纵隔及两侧肺门淋巴结肿大，以两侧肺门对称性淋巴结肿大为典型特征，常伴有肺间质性改变。

（3）淋巴结结核：临床上常有结核等病史或肺内结核灶，肿大淋巴结内有干酪坏死，CT 呈低密度，边缘可见弧形钙化，增强不明显或呈环形强化。

（郎圆圆　龚良庚）

099 乳腺纤维腺瘤

病历摘要

【临床资料】

患者女性，47 岁。1 年前无意中发现左侧乳房肿块，否认肿块表面出现红肿、瘙痒、破溃，否认双乳头溢液。专科查体示左乳 3 点方向距乳头 1.3 cm 处可触及约 2.7 cm×2.3 cm 的肿块，质中，边界清，无压痛，活动度可，与周围组织无粘连。双乳头无凹陷，表皮无红肿、破溃，无明显橘皮样改变。双侧腋下未触及明显肿大淋巴结。

【影像资料】

入院行乳腺彩超、数字断层摄影及乳腺 MRI 平扫＋增强扫描，详见图 99。

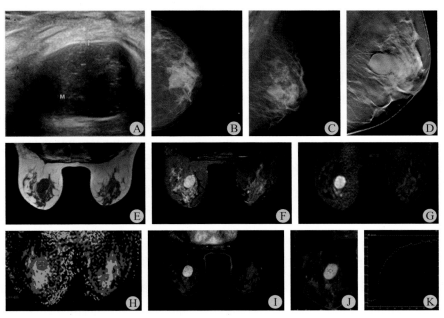

A：乳腺彩超示左侧乳腺腺体内一个椭圆形低回声肿块，边缘清晰，CDFI 探查肿块内见少许血流信号。B～D：乳腺 X 线示左乳中央区卵圆形等腺体密度肿块（蓝色箭头），密度均匀，未见明显病理性钙化，边缘光整，可见"透亮晕"征。E～H：乳腺 MRI 平扫示左乳中央区卵圆形肿块，在 T_1WI 上呈稍低信号，STIR 呈稍高信号，内见线状低信号分隔，边界清晰、光整；DWI 呈不均匀稍高信号，ADC 图呈低信号，ADC 值约 1.9×10^{-3} mm^2/s。I～K：乳腺 MRI 增强扫描示肿块呈持续性渐进性不均匀强化，内见分隔样轻度强化，时间信号强度曲线呈渐增型。

图 99 乳腺彩超、数字断层摄影及乳腺 MRI 平扫＋增强

【手术及病理】

左乳 5 点距乳头 3.5 cm 处见肿块颜色稍白，呈纤维样改变，质地中等，表面光滑，边界尚清，约 2.5 cm×2.5 cm 大小，无明显组织浸润表现。

病理诊断:（左乳）纤维腺瘤。

病例分析

【诊断思路】

该患者为年轻女性，病灶位于左侧乳腺中央区。钼靶上表现为卵圆形等腺体密度肿块，边界清晰，边缘光整，可见"透亮晕"征，无分叶、毛刺、结构扭曲等恶性征象，病灶内外未见明显病理性钙化灶，皮肤无增厚、凹陷，腋下未见明显肿大淋巴结影，故考虑为良性病变。MRI 上肿块形态规则，呈卵圆形，边缘清楚，T_1WI 呈稍低信号，STIR 上呈稍高信号，内见少许线样低信号分隔，DWI 呈不均匀稍高信号，ADC 值较高，约 1.9×10^{-3} mm^2/s，增强扫描肿块呈持续性渐进性不均匀强化，内见分隔样弱强化，时间信号强度曲线呈渐增型（TIC- I 型）。病灶边界清楚，ADC 值较高及 TIC- I 型，均提示良性肿瘤，其中内部弱强化的分隔状影，是纤维腺瘤的特征。因此，诊断乳腺纤维腺瘤有影像学依据。

乳腺纤维腺瘤是乳腺最常见的良性肿瘤，其发病与体内雌激素作用过于活跃有关，在组织学上是由乳腺纤维组织和腺管两种成分增生共同构成的良性肿瘤。直径多为 1 ～ 3 cm，常发生于各年龄段妇女，但多见于 40 岁以下女性，可一侧或两侧发病，也可多发。孕期妇女可伴有病灶短期增大的危险。临床上可触及圆形或卵圆形、表面光滑、活动度好的肿块。主要影像学表现：① X 线表现为圆形或卵圆形肿块，边缘光滑整齐，密度近似或稍高于正常腺体，周围可见透亮线环绕，为被推压的周围脂肪组织。部分纤维腺瘤可见钙化，呈粗颗粒状、分支状或斑点状，部分钙化可逐渐发展，融合成片。② MRI 表现：T_1WI 多表现为低信号或中等信号，在 T_2WI 上，根据肿瘤内细胞、纤维成分含量不同而表现为不同信号，纤维成分含量多的纤维腺瘤信号强度低，而水及细胞含量多的黏液性及腺性纤维腺瘤信号强度高。病理上细胞外间隙大，排列不致密，细胞密度小，扩散不受限。动态增强扫描大多表现为缓慢渐进性的均匀强化或由中心向外围扩散的离心样强化，少数可呈快速显著强化，如黏液性及腺性纤维腺瘤。40% ～ 60% 的纤维腺瘤可观察到病灶无强化或弱强化的低信号分隔，是乳腺纤维腺瘤的特征性表现。有时富血供的腺瘤与

笔记

早期乳腺癌难以区分，需要仔细甄别。

【鉴别诊断】

（1）叶状肿瘤：多见于中老年女性，X线多表现为分叶状高密度肿块，边缘清晰或模糊，可见晕征，钙化少见；其形态学特点、信号特点及ADC值与纤维腺瘤相似。但叶状肿瘤体积一般较纤维腺瘤大，短期内可见迅速增大，内部多有囊变、坏死、黏液变及出血导致信号不均匀，尤其是交界性及恶性叶状肿瘤。增强扫描大多呈明显不均匀强化，早期多为快速强化，TIC曲线多呈Ⅱ型。

（2）淋巴瘤：可表现为边界清晰的肿块，X线上大致分为结节型、肿块型及浸润型，但缺乏特异性；MRI上表现为信号均匀、富血供、明显较均匀的强化，TIC以流出型为主，典型特征为弥散受限较显著（ADC值很低）。

（郎圆圆　龚良庚）

笔记

100 乳腺浸润性导管癌

病历摘要

【临床资料】

患者女性，53岁。无意中发现右侧乳房肿块，约鹌鹑蛋大小，无疼痛、皮肤红肿、破溃，无乳头溢液、凹陷、偏斜、脱屑或糜烂。专科查体：右乳外上象限10～11点钟方向触及约2 cm×2 cm大小的肿块。质中，表面欠光滑，活动度欠佳，肿块与表面皮肤无明显粘连，乳头无凹陷，双侧腋窝未触及明显肿大淋巴结。

【影像资料】

入院后行乳腺彩超、X线摄影及乳腺MRI平扫＋动态增强扫描，详见图100。

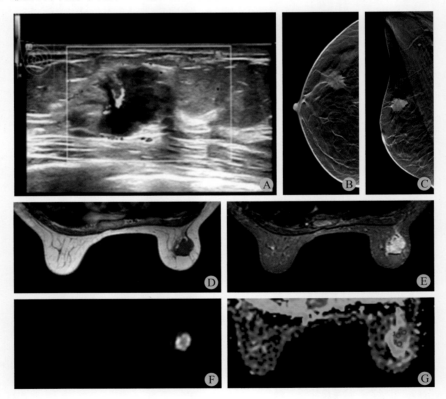

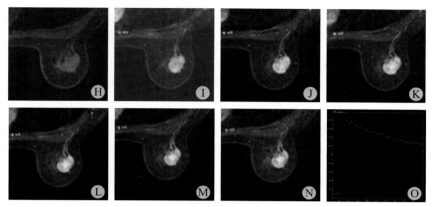

A：乳腺彩超示右侧乳腺 10～11 点方向腺体内一个不规则低回声团块，边界欠清，内部回声不均匀，后方回声无改变，CDFI 于病灶内探及较丰富的血流信号。B、C：数字乳腺断层摄影示右乳外上象限不规则肿块，密度欠均匀，内见细小点状钙化，边缘欠光整，可见分叶及毛刺。D～G：乳腺 MRI 平扫示右乳外上象限不规则肿块，T_1WI 呈稍低信号，T_2WI 呈不均匀高信号，边界欠清，边缘可见分叶及毛刺，呈"蟹足样"改变；DWI 呈环形高信号，ADC 图呈低信号，ADC 值为（0.6～0.95）$\times 10^{-3}$ mm²/s。H～图 O：乳腺动态增强扫描示肿块呈明显不均匀强化，向心性强化趋势，TIC 呈流出型，肿块后缘见粗大血管。

图 100　乳腺彩超、X 线摄影及乳腺 MRI 平扫＋动态增强扫描

【手术及病理】

在右乳外上象限 10 点钟方向做放射状切口，见肿块质硬、表面不平、边界不清，沿肿块周围切除肿块及部分腺体组织，约 5 cm×5 cm×3 cm 大小。肉眼检查示肿块切面呈灰白、灰黄色，实性，质硬，边界欠清。镜下所见癌细胞排列呈条索状或不规则巢状，异型性明显，纤维组织增生，伴慢性炎性细胞浸润。

病理诊断：（右乳）浸润性导管癌，Ⅱ级。

病例分析

【诊断思路】

该患者为绝经前后女性，临床表现为右乳无痛性肿块。影像学对于肿块性乳腺病变的分析要从发病部位、形态学、内部密度或信号特点（如 DWI）、动态增强扫描特点及其他伴随征象等方面进行分析，这些都直接影响到后续的诊疗方案。本例病灶位于右乳外上象限，为乳腺癌的好发部位；形态不规则，边缘可见分叶及毛刺，倾向恶性病变。数字乳腺断层摄影显示病灶密度高于腺体。MRI 的 STIR 序列上呈不均匀高信号，DWI 呈明显不均匀高信号，ADC 值低，动态增强扫描为明显

不均匀向心性强化，强化方式为"快进快出"，时间信号强度曲线呈快速－流出型，病灶后缘见粗大血管，提示血供丰富。本病例发病年龄、部位、临床及影像表现均比较典型，符合乳腺癌表现。

乳腺癌是女性常见的恶性肿瘤。好发于绝经期前后 40～60 岁的女性，偶有男性乳腺癌发生。临床症状常为乳房肿块，伴或不伴疼痛，也可有乳头回缩、溢血等，腋窝及锁骨上窝可触及肿大淋巴结。影像学主要征象：①肿块：X 线上肿块密度多较高、不均匀，边缘多不规则。MRI 平扫肿块 T_1WI 呈低信号，T_2WI 多呈不均匀高信号，增强扫描呈向心性强化、导管或段样分布强化。强化方式为"快进快出"，时间－信号强度曲线呈"流出型"。功能成像 DWI 呈高信号，ADC 值减小。H-MRS 上，部分乳腺癌于 3.2 ppm 处可出现增高的胆碱峰。②钙化：形态多呈细小沙砾状、颗粒型、线样或线样分支状，大小不等、浓淡不一，分布上常呈簇状或线性、段性分布。钙化可单独存在，亦可位于肿块内。③结构扭曲：乳腺实质与脂肪界面发生扭曲、变形、紊乱，但无明显肿块，可伴或不伴钙化。影像学次要征象主要包括：①局限性不对称致密：与以前的 X 线片相比，发现新出现的局限致密区或两侧乳腺对比有不对称局限致密区。②导管征：乳头下一支或数支导管增粗。③皮肤增厚和局限性凹陷。④乳头内陷。⑤血供增加。⑥腋窝及锁骨上淋巴结肿大。

【鉴别诊断】

（1）乳腺纤维腺瘤：患者年龄多在 40 岁以下，影像学表现为类圆形肿块，边缘光滑、锐利，密度均匀且近似正常腺体密度，部分可见粗颗粒状钙化。MRI 动态增强扫描，大多数纤维腺瘤表现为缓慢渐进性强化或由中心向外围扩散的离心性强化，时间信号强度曲线多为 I 型（流入型）曲线，病灶内可见无强化低信号分隔，DWI 呈高信号，ADC 值一般较高。但部分血供特别丰富的腺瘤有时容易与乳腺癌混淆。

（2）黏液癌：为特殊类型乳腺癌，分为单纯型和混合型，多见于老年女性，MRI 可表现为边界清晰的肿块，由于肿瘤内含大量的黏液成分，T_2WI 呈明显高亮信号，DWI 呈明显高信号，但 ADC 值一般较高，强化早期多为轻度环形强化或不均匀强化，并有向病灶中心填充的趋势，但肿瘤实性成分较少，富含黏液导致对比剂填充扩散速度减慢，时间信号强度曲线多呈流入型（I 型），少数病灶中肿瘤细胞分布密集，相应区域强化明显表现为平台型。

（郎圆圆　龚良庚）

第四章
心脏大血管

101 冠状动脉粥样硬化性心脏病

病历摘要

【临床资料】

患者男性，52岁。反复胸闷4月余，加重2个月，偶伴胸前区刺痛，数分钟后自行缓解。患者有近30年的吸烟史，高血压病史20余年，服用降压药，服药后血压为130/90 mmHg，无其他特殊病史。门诊行心电图检查提示ST段压低。

【影像资料】

为明确诊断，行肺部CT平扫和冠状动脉CTA扫描（西门子双源CT Flash）。肺部CT示正常。冠状动脉CTA图像详见图101。

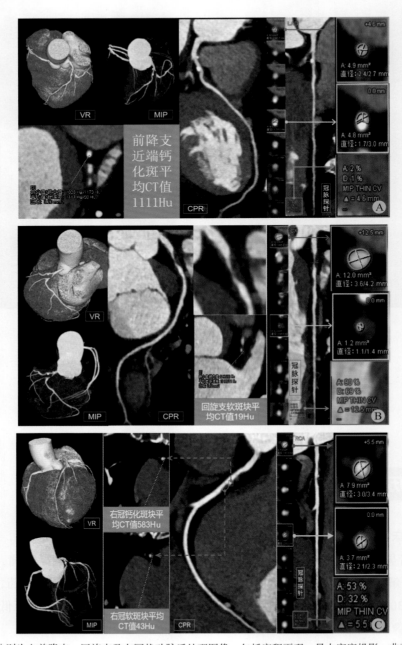

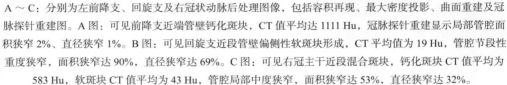

A～C：分别为左前降支、回旋支及右冠状动脉后处理图像，包括容积再现、最大密度投影、曲面重建及冠脉探针重建图。A图：可见前降支近端管壁钙化斑块，CT值平均达1111 Hu，冠脉探针重建显示局部管腔面积狭窄2%、直径狭窄1%。B图：可见回旋支近段管壁偏侧性软斑块形成，CT平均值为19 Hu，管腔节段性重度狭窄，面积狭窄达90%，直径狭窄达69%。C图：可见右冠主干近段混合斑块，钙化斑块CT值平均为583 Hu，软斑块CT值平均为43 Hu，管腔局部中度狭窄，面积狭窄达53%，直径狭窄达32%。

图101　冠状动脉CTA扫描

【手术及病理】

患者行冠状动脉 DSA 术，术中诊断冠状动脉三支病变，回旋支近段重度狭窄，右冠主干近段中度狭窄，前降支近段管腔轻微狭窄。根据术中情况，于回旋支内放置支架。

未行病理检查。

病例分析

【诊断思路】

该患者为中年男性，有多年吸烟史，出现胸闷、胸痛的症状，临床结合心电图异常高度怀疑冠心病。冠脉 CTA 扫描后进行钙化分析、容积再现、曲面重建及冠脉探针技术的后处理重建，显示前降支近段钙化斑导致管腔局限性轻微狭窄，回旋支近段软斑块导致管腔节段重度狭窄，右冠主干近段钙化斑及软斑块形成导致管腔局部中度狭窄。因此，可以诊断为冠状动脉粥样硬化性心脏病，并累及三支冠脉。

临床引起胸闷的原因很多，主要包括心源性、肺源性、精神紧张性因素和低氧环境。心源性因素主要包括心肌缺血、心绞痛或心肌梗死，也有心律不齐或心律失常。肺源性胸闷最多见的是慢性阻塞性肺疾病，部分胸腔或胸廓疾病也会影响呼吸的顺畅性从而导致胸闷。高海拔、呼吸暂停综合征等因素也可导致胸闷，有夜间睡眠呼吸暂停的患者，机体处于缺氧的状态，也会有胸闷的感觉。精神心理方面的问题以女性稍多见，患者总有轻微胸闷、憋气的感觉，但一般没有器质性问题。

当胸闷合并胸前区疼痛时，首先要排除心源性疾病，如心律失常、冠状动脉粥样硬化性心脏病（冠心病）等。冠心病是世界上发病率和病死率较高的疾病之一，早期发现并明确诊断对患者预后具有重要意义。典型症状为心肌缺血引起的胸闷、胸痛、乏力、呼吸困难等，可伴有出汗、恶心、呕吐等症状，病情严重者可出现心力衰竭、低血压或休克等表现。病程后期部分患者可出现心室壁瘤、心脏破裂、栓塞性疾病等并发症。

冠状动脉造影一直以来都是冠心病类疾病诊断的"金标准"，可准确评估患者的冠状动脉狭窄程度，但这种检查方法有创，在临床应用中存在一定局限性。随着我国螺旋 CT 技术的飞速发展，多层螺旋 CT 在临床得到了广泛的应用。冠心病临床诊断采用螺旋 CT 进行冠状动脉 CT 血管造影（coronary computed tomography angiography，CCTA）扫描，可获得较高的诊断准确率。CCTA 具有扫描速度快、创伤微小及操作简单等优点，且影像学图像具有较高的空间、时间分辨率，可为临床确诊冠状动脉狭窄及冠状动脉粥样硬化提供准确数据。CCTA 成像技术还可在最大密度投影处理、曲面重建处理以及多平面重建中应用，可多角度显示冠状动脉主干及其大的分支，区分钙化斑块和非钙化斑块，判断管腔的狭窄程度和狭窄范围。可明确患者的冠状动脉和心脏之间的关系，可通过异常冠状动脉表现、冠状动脉与附近组织的表现进而确定患者是否存在心肌桥等情况，可有效预防心肌桥诱发的假阳性征象。

（郎圆圆　龚良庚）

102　肥厚型心肌病

病历摘要

【临床资料】

患者男性，42 岁。劳动后胸闷反复发作 3 年余，每次持续数秒，偶伴气促，无胸痛，无恶心、呕吐。既往无特殊病史，无明显家族史。入院体格检查：血压 129/82 mmHg，脉搏 70 次 / 分，两肺呼吸音清，心界不大，心律齐，心音正常。心电图：窦性心律、左室高电压、ST-T 改变。心脏超声：左室心肌肥厚，左室射血分数为 68%。

【影像资料】

入院后行心脏 MRI 平扫＋增强扫描，详见图 102。

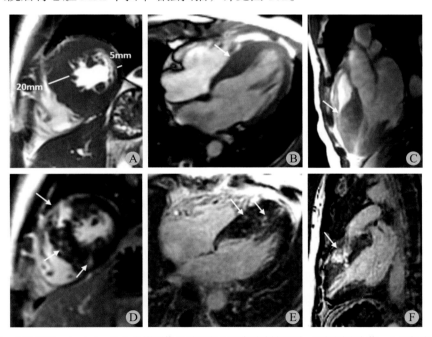

A ～ C：心脏 MRI axi、4 ch、2 ch 电影图像显示左室心肌非对称性肥厚，以间隔壁为著，心肌舒张功能受限；D ～ F：MRI 延迟增强图像显示间隔壁心肌内片状、灶状异常强化（白箭）。心脏 MRI 后处理左室功能：

EDV 93.9 mL，ESV 18.2 mL，SV 75.7 mL，EF 81%，CO 4.9 L/min。

图 102　心脏 MRI 平扫＋增强扫描

病例分析

【诊断思路】

本例患者为中年男性，慢性心功能不全起病，反复发作 3 余年。MRI 表现为左室心肌非对称性肥厚，舒张末期间隔壁厚度达 20 mm，延迟增强显示间隔壁心肌灶状、斑片状、补丁状延迟强化（纤维化心肌），符合肥厚型心肌病（hypertrophic cardiomyopathy，HCM）的诊断。

HCM 是常见的心肌病之一，发病率约为 1/500，常见于 20 ～ 40 岁男性，是青年人猝死的首要原因，尤其是运动员。HCM 是一种家族多基因遗传性疾病，50% 患者呈常染色体显性遗传，40% 为自发性基因突变，突变基因可遗传给后代。大部分 HCM 患者无症状或症状较轻，常见症状为心悸、气短，少数可出现晕厥甚至猝死。目前认为舒张功能失调是本病的主要病理生理机制之一，晚期常引起舒张性心力衰竭。

超声心动图或心脏磁共振（cardiac magnetic resonance，CMR）提示左心室肥厚但不伴左心室扩张，成人患者舒张末期最大室壁厚度 ≥ 15 mm（或有明确家族史患者室壁厚度 ≥ 13 mm），排除其他心源性、系统性、综合征性疾病即可诊断HCM。HCM 病变可以侵犯心室的任何部位，其中室间隔最易受累，常引起非对称性室间隔肥厚。约 70% 的 HCM 患者可引起左心室流出道机械性梗阻，称之为梗阻性肥厚型心肌病。5% ～ 15% 的患者会发生左心室不良性重构，伴有左心室进行性扩张、室壁变薄、功能降低，甚至进展为心力衰竭，也就是终末期 HCM。

CMR 对于诊断和评价 HCM 具有独特优势，其不仅能够准确评价心脏的结构与功能，还能利用钆对比剂的延迟强化（late gadolinium enhancement，LGE）识别心肌纤维化。CMR 电影序列可以准确显示心腔大小及肥厚心肌的位置、范围和程度，舒张末期室壁厚度 ≥ 15 mm 即可诊断为 HCM。除此之外，电影序列还可观察到 HCM 患者肥厚心肌收缩期增厚率降低、舒张期顺应性降低、左心室流出道的高速血流及二尖瓣反流等改变。延迟增强扫描可以显示肥厚节段的心肌延迟强化，呈点片状、补丁状或晕状，终末期 HCM 患者可出现弥漫透壁样延迟强化。

除此之外，心脏磁共振的 T_1mapping、细胞外容积（extracellular volume，ECV）、心肌应力测量、4D Flow 技术等可提供心肌组织学特征及血流动力学状况，从多参数、多平面及多模态成像综合评估 HCM 患者心脏的形态结构、功能、血流动力学、微循环障碍及心肌纤维化等信息，辅助临床诊断及决策。

【鉴别诊断】

（1）高血压心脏病：早期患者心功能正常，主要表现为左心室向心性肥厚，常为对称性，左室收缩力正常或增强，左室舒张功能受限，心肌信号正常；失代偿期患者左心室呈离心性肥厚，左室扩张，左心室收缩力下降，心肌壁线样或不规则强化。而 HCM 常呈非对称性，舒张受限更明显，常表现为肥厚处纤维化明显，并且可出现左室流出道梗阻及收缩期前向运动（systolic anterior motion，SAM）征，这在高血压心脏病中罕见。

（2）运动员生理性心肌肥厚：心肌均匀增厚，左心室腔扩大，但是心脏无舒张受限，且 EF 正常。

（3）心肌淀粉样变性：属浸润性心肌病，也表现为心肌肥厚，但呈限制型心肌病表型，可出现心房增大。LGE 心肌弥漫性异常强化，可见瓣膜、心房壁强化。因心腔廓清迅速，可见特征性"反转强化"特点，这在 HCM 中罕见。结合临床常伴多发性骨髓瘤病史、心电图见肢体导联低电压可帮助明确诊断。

（任海波　龚良庚）

103 扩张型心肌病

病历摘要

【临床资料】

患者男性，17岁。反复胸闷1月余入院，活动后加重，严重时或静息状态也可出现。夜间端坐呼吸伴气促，偶干咳，无咳痰，无下肢水肿。当地医院心脏彩超：左室增大、室壁运动减弱，EF为21%。心电图：窦性心律，间歇性窦房结内游走节律，心室内传导阻滞，左前分支阻滞，ST-T改变。否认家族性遗传病，否认高血压、糖尿病病史。

【影像资料】

入院后行胸部正侧位片及心脏MRI检查，详见图103。

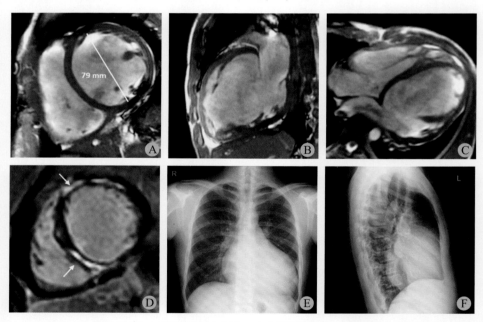

A～C：心脏MRI短轴位2ch、左室长轴位2ch及4ch电影图像显示左室腔扩大，心肌均匀性变薄；D：MRI延迟增强图像显示心肌中层环形强化（白箭）；E、F：胸部正侧位X线片示左室增大，心后间隙变窄。

心脏MRI后处理左室功能：EDV 326 mL，ESV 273 mL，SV 53 mL，EF 16%，CO 3.3 L/min。

图103 胸部正侧位片及心脏MRI检查

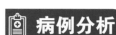

病例分析

【诊断思路】

本例患者为青少年男性，病因不明确，以左室扩大、左心衰竭及心律失常为主要临床表现。胸片示心影向左下方扩大，心后间隙变窄，表明以左心室增大为主。心脏磁共振电影序列示左室心腔增大，室壁厚度弥漫性较均匀变薄，运动幅度普遍降低，心脏后处理提示左室收缩功能明显降低，延迟增强表现为心肌中层弧线状明显强化，提示心肌纤维化可能。结合患者的病史、临床表现及相关影像检查，可初步考虑扩张型心肌病（dilated cardiomyopathy，DCM），但该病为排除性诊断，应除外缺血性心脏病、心肌炎、先天性心脏发育异常、高血压、心脏瓣膜病等疾病方可确诊。

DCM 是一类由遗传和非遗传因素造成的异质性心肌病，以心室扩大和心肌收缩功能降低为主要特征，是心力衰竭的最常见的病因之一。该病多见于中青年男性，通常起病缓慢，其发生可能与病毒感染、免疫、代谢异常及遗传有关。DCM 的临床诊断标准：①左心室扩大，即左心室舒张末期内径＞ 50 mm（女性）或 55 mm（男性）；②左心室射血分数＜ 45%，左室短轴缩短率＜ 25%。

按病因可大致分为：①家族性 DCM；②获得性 DCM：包括免疫性 DCM、酒精性心肌病、围生期心肌病、心动过速性心肌病；③特发性 DCM；④继发性 DCM：自身免疫性心肌病，代谢内分泌性和营养性疾病继发的心肌病，其他器官疾病并发的心肌病。在家族性 DCM 和特发性 DCM 患者中常可检测抗心肌抗体阳性。本病例患者符合 DCM 的临床诊断标准，但引起 DCM 的病因还需进一步探索，包括家族史、获得性或家族性 DCM 病史询问或相关检查及抗心肌抗体检测等。

临床上常表现为心脏逐渐扩大、心肌收缩功能降低、进行性心力衰竭、室性或室上性心律失常、传导系统异常、血栓或猝死。心电图无特异性，可显示 ST-T 改变，异常 Q 波，QRS 波异常，r 波递增不良或室内传导阻滞等。病理上多表现为心肌细胞萎缩、变性、坏死，代偿性心肌细胞肥大和间质纤维化。影像学检查常协助诊断：①胸部 X 线片通常表现为心脏向左侧或双侧扩大，心胸比＞ 0.5，常伴有肺淤血、肺水肿、肺动脉高压及胸腔积液等表现。②心脏 MRI 不仅可有效、无创、准确地评价心室结构及功能的变化，还能定性、定量评价心肌纤维化的程度。MRI 图像典型表现为左室或全心扩大、室壁变薄及运动弥漫性减弱；延迟强化以室间隔肌壁间中层强化为主，部分也可表现为无强化、心外膜下强化或心内膜下强化。

【鉴别诊断】

（1）缺血性心脏病：由冠状动脉病变引起的微循环障碍现象，导致心肌缺血、坏死、纤维化或心肌瘢痕的形成。通常表现为冠状动脉不同程度的狭窄，继发性心脏扩大，局部心肌变薄，节段性室壁运动减弱，变薄心肌与"肇事"血管供血范围大致相同，心肌灌注上充盈降低，延迟增强表现为心内膜下强化或从心内膜下至心外膜扩散的透壁性强化。

（2）左心室心肌致密化不全：属于先天性心肌病，主要表现为心内膜下心肌肌小梁增多、粗乱，呈"栅栏样"改变，左室舒张末期非致密化心肌与致密化心肌厚度的比值大于2.5，病变发展到晚期会出现心室扩张、左心功能下降。该病几乎都会累及心尖部，而DCM表现为侧壁肌小梁增多，心尖部一般不受累。

（3）心肌炎：大多是由病毒感染引起的心肌组织的非特异性炎症，会导致受累心肌水肿、变性、坏死和纤维化，大多可治愈，但部分容易因反复或治疗不及时而迁延成慢性。该病多见于青中年男性，一般有病毒感染史，心肌酶有不同程度的增高，左室下侧壁和室间隔是常见的受累部位，强化方式为心外膜下局灶性强化或壁间线样强化，治愈后可消散。

（任海波　龚良庚）

104 心肌梗死

病历摘要

【临床资料】

患者男性，66岁。1年前体检偶然发现高血压、糖尿病，未正规治疗。急性胸闷、胸痛3周余，3周前突发胸痛，入院时神志模糊，呼之能应，双瞳孔等大等圆、对光反射灵敏。当地医院急诊行心电图、血生化检查等均提示心肌梗死，给予抗心力衰竭、抗凝等对症处理，症状有所缓解，后转入我院。我院心电图提示广泛前壁、高侧壁异常Q波及ST段抬高，Ⅱ、AVF导联异常Q波并Ⅱ导联ST段抬高，QT延长，肢导联低电压。生化：BNP 1427 pg/mL（参考值0～100），pro-BNP 5153 pg/mL（参考值0～300），超敏肌钙蛋白Ⅰ 1.43 μg/L（参考值0～0.78），血清肌钙蛋白Ⅰ 0.25 μg/L（参考值0～0.5）。心脏超声提示左室广泛前壁、前间壁室壁变薄、动度减弱，心尖圆钝，左室收缩、舒张功能减退，心包少量积液。

【影像资料】

入院后行心脏MRI及冠脉造影检查，详见图104。

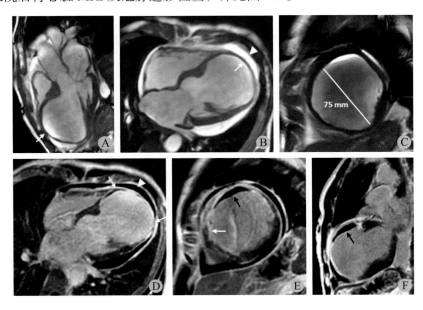

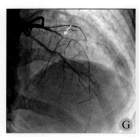
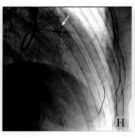
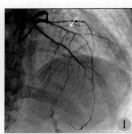

心脏 MRI　A～C：三腔心、四腔心、短轴电影成像示左心室心尖部心肌及室中部除下壁、下侧壁外心肌广泛性运动减弱，心尖部扩大、圆隆伴室壁变薄、室壁瘤形成（白箭），心包腔高信号积液（白箭头）；D～F：MRI 延迟增强图像示变薄心肌透壁样强化（白箭），提示心肌梗死，心内膜下心肌条片状无强化区（黑箭）代表梗死区存在微循环阻塞，心包腔低信号积液无强化（白箭头）；MRI 后处理左室功能：EDV 298 mL，ESV 240 mL，SV58.5 mL，EF 20%，CO 4.5 L/min。

冠脉造影　G：前降支重度狭窄（白箭）；H：显示支架置入（白箭指示支架位置）；I：支架置入后造影显示管腔通畅（白箭）。

图 104　心脏 MRI 及冠脉造影检查

病例分析

【诊断思路】

该病例为老年患者，临床表现为急性胸痛，血生化示心肌酶谱升高，心电图存在病理性 Q 波，超声显示左心室节段性变薄伴运动异常。CMR 显示左室前壁及前间壁变薄、运动幅度减弱，心尖部室壁瘤形成，左室心功能减退，延迟增强图像示变薄心肌存在透壁样强化及微血管阻塞区；冠脉造影显示前降支重度狭窄。综合以上临床和影像学表现，考虑该患者为前降支供血区心肌梗死伴室壁瘤形成。

心肌梗死主要是因为冠状动脉重度狭窄、闭塞，血流中断，使供血范围相对应的心肌因持久性缺血而坏死。梗死心肌在急性期发生水肿、充血，随着时间的推移，梗死区心肌发生萎缩变性及坏死，被纤维组织替代。影像学表现为心肌节段性受累，表现为室壁肿胀或变薄，运动减弱、无运动或矛盾运动。在 MRI 早期增强成像上，梗死区域心肌低灌注，表现为信号降低；在延迟增强上表现为心内膜下或透壁性延迟强化，另外可伴有心内膜下的低信号区，该区域为无法完全恢复再灌注的心肌，即微血管阻塞区，提示预后不良。室壁瘤是心肌梗死之后常见的并发症，也是引发心肌梗死后心脏破裂的危险因素。室壁瘤分为真性室壁瘤和假性室壁瘤：真性室壁瘤是梗死区域心肌全层坏死并逐渐被纤维瘢痕组织所替代，出现室壁扩张、变薄并向外膨出，瘤壁为梗死的心肌；假性室壁瘤常发生于急性心肌梗死后的 5 ～ 10 天，是指左心室破裂后被外面的心包粘连包裹，瘤壁由血凝块、心外膜和部分粘连的心包组成。真性室壁瘤较假性更为常见，通过超声、CT、MRI 等影像学方法对两者鉴别并不困难。

【鉴别诊断】

（1）扩张型心肌病：扩张型心肌病表现为心脏扩大、心肌收缩功能减弱，延迟强化多位于室间隔心肌中层，弧线状强化，且不与冠状动脉供血区域相吻合。

（2）心肌炎：急性心肌炎主要表现为分散于心外膜下心肌的点片状强化，反映了心肌细胞坏死和局部组织水肿，以左心室游离壁受累最多见；慢性心肌炎主要表现为心肌壁变薄，心外膜下或心肌壁内强化，反映了瘢痕的形成。急性心肌炎延迟增强的范围和形式具有动态变化的特点，延迟强化灶会在几天或几周之内逐渐消散，并有可能消失。

（任海波　龚良庚）

105 主动脉夹层

病历摘要

【临床资料】

患者男性，64 岁。突发胸背部疼痛 5 天入院。5 天前无明显诱因出现胸背部痛，呈放射状、撕裂样疼痛，持续性加重，伴呼吸急促，大汗淋漓，四肢冰凉无力，脸色苍白，无昏迷、晕厥，无腹痛、恶心、呕吐等不适。就诊时最高血压 200/100 mmHg。

【影像资料】

急诊行胸腹部 CTA 检查，急诊手术后复查 CTA，详见图 105。

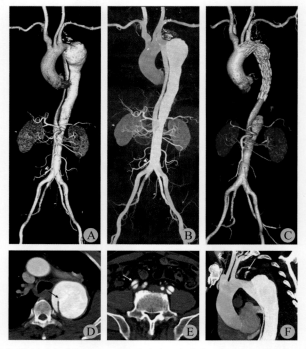

A、B：术前 VR 及 MIP 图像显示主动脉增粗，呈双腔改变，真腔小、假腔大，真腔位于右侧、假腔位于左侧；内见撕裂内膜片，左锁骨下动脉开口以远可见破口，向下达双侧髂动脉，主动脉弓假腔内合并血栓；C：象鼻支架腔内隔绝术后 VR 图像示支架通畅，假腔未见显影；D、E：横断面原始图显示降主动脉破口（黑箭），夹层向下累及髂动脉（白箭）；F：MIP 图显示主动脉弓逆撕，盲端慢血流形成假腔内血栓（白箭）。

图 105 胸腹部 CTA 检查

病例分析

【诊断思路】

本例患者为老年男性，以急性主动脉综合征起病，CTA 表现为主动脉增粗，可见撕裂薄片、形成双腔，假腔更大，合并逆撕盲端附壁血栓形成，符合典型主动脉夹层（aortic dissection，AD）的诊断。

AD 的每年发病率为（2.6 ～ 3.5）/100 000，近 65% 为男性，发病平均年龄约 65 岁。AD 起病凶险，死亡率高，严重威胁着人类的健康和生命。AD 的发病机制是由各种原因导致主动脉内膜与中层之间附着力下降，在血流冲击下，内膜破裂，血液进入中层形成夹层或由动脉壁滋养血管破裂导致壁内血肿，逐渐向近心端和（或）远心端扩展形成主动脉夹层。中层的裂开通常是在中层内 1/3 和外 2/3 交界面，夹层使完整的主动脉壁结构一分为二：主动脉壁内膜层和中层的内 1/3 组成夹层内壁，中层外 2/3 和外膜层组成夹层外壁，夹层内、外壁间的裂开间隙为夹层腔。为了与主动脉腔区别，夹层腔称为假腔，后者称为真腔。

主动脉夹层、主动脉壁内血肿和主动脉穿透性溃疡是急性主动脉综合征（acute aortic syndromes，AAS）中最常见的 3 种疾病。AAS 指临床症状相似、主要表现为典型"主动脉性疼痛"（急剧胸 / 背部刀割样 / 撕裂样疼痛），但病因、病理生理学机制不完全相同的一组主动脉疾病的总称，常见的病因有高血压、动脉粥样硬化、先天性心血管缺陷（二叶主动脉瓣、主动脉缩窄和主动脉环扩张）、遗传性综合征包括马方综合征（*FBN1* 基因突变）、血管型 Ehlers-Danlos 综合征（*COL3A1* 基因突变）、Loeys-Dietz 综合征（*TGFBR1* 或 *TGFBR2* 基因突变）和 Turner 综合征等，以及其他结缔组织疾病。

急性主动脉综合征在血管疾病的总死亡率中占有相当高的比例，其起病凶险，预后差，严重威胁着人类的健康和生命。现代高清晰度影像学的发展对主动脉疾病的病理生理过程提供了有价值的信息，并确定了主动脉夹层有重要意义的分型，能早期明确诊断并选择合适的治疗手段，从而改善预后。目前急诊最常用的影像检查手段为 CTA，其扫描速度快，通过血管腔内引入造影剂，能清晰显示血管腔、血管壁和腹腔内情况；能够进行三维重建，测量大小；能对主动脉夹层进行准确分型，进而指导临床治疗。

主动脉夹层分型有两种，一种为 Debakey 分型，是根据夹层破口及累及范围而定，分为 I 型、Ⅱ 型、Ⅲ 型主动脉夹层，每一种分型的破口都不一样，夹层范围也

笔记

有所不同：Ⅰ型破口位于主动脉瓣上 5 cm 内，近端累及主动脉瓣，远端累及主动脉弓、降主动脉、腹主动脉，甚至髂动脉；Ⅱ型破口位置与Ⅰ型相同，夹层仅限于升主动脉；Ⅲ型破口位于左侧锁骨下动脉开口以远 2 ~ 5 cm，向远端累及髂动脉。第二种为 Stanford 分型，主要根据夹层累及范围，分为 A 型与 B 型两类：A 型夹层范围累及近端升主动脉或主动脉弓（适合急诊外科手术治疗）；而 B 型是指夹层范围仅局限于降主动脉或降主动脉及腹主动脉（可先行内科治疗，再行开放手术或介入治疗）。

　　随着现代医学影像学技术的发展和临床治疗水平的不断提高，人类对 AAS 的认识也不断深入，越来越多的患者得到了及时、准确的诊断和恰当的治疗，相信未来该病的挽救率会越来越高，更多的患者能恢复健康、回归社会。

　　【鉴别诊断】

　　（1）主动脉壁内血肿：被称为不典型夹层，血肿位于中膜与外膜之间，没有明确内膜片，无血流灌注。CTA 表现为主动脉壁呈新月形或环形增厚，没有内膜撕裂的破口，主动脉真腔可发生变形或略变细。以往认为主动脉壁的厚度 ≥ 7 mm 是诊断标准，但现在认为主动脉壁 ≥ 5 mm 即可诊断为主动脉壁内血肿。

　　（2）主动脉穿透性溃疡：多伴有广泛动脉粥样硬化背景，CTA 表现为主动脉局限性扩张，呈壁在性充盈缺损及深大的龛影，呈指状或蘑菇状，大的主动脉穿透性溃疡在断层图像上可呈"双腔"征，又称局限性 AD。主动脉穿透性溃疡可合并局限性主动脉壁内血肿，也可进展为 AD。

（任海波　龚良庚）

106　主动脉弓动脉瘤

病历摘要

【临床资料】

患者男性，74 岁。血压升高 8 年，伴活动后呼吸困难、双下肢乏力，偶感耳鸣、头痛，无恶心、呕吐，无视物旋转，无黑蒙、晕厥，无面色苍白、大汗，无心悸。自行服用"酒石酸美托洛尔"，用量为 50 mg/qd，血压控制欠佳，维持在 190/130 mmHg 左右。

【影像资料】

入院行 CTA 检查，详见图 106。

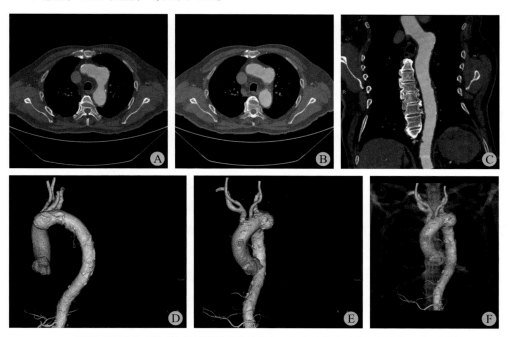

A、B：CTA 原始图像示主动脉弓左侧局限性囊腔状隆起，与主动脉壁延续，囊腔内见对比剂填充，约 2.0 cm×4.5 cm 大小，密度与血管腔一致，累及左锁骨下动脉开口处，主动脉弓及分支、降主动脉管壁增厚，见散在钙化；C：曲面成像后处理示主动脉壁局部凸出；D～F：CTA 重建 VR 图示主动脉弓壁局部瘤腔凸出。

图 106　CTA 检查

病例分析

【诊断思路】

该患者为老年男性，CTA 检查发现主动脉弓局限性扩张呈囊状，囊腔内见对比剂填充，囊壁与主动脉壁延续，颈部宽大，累及左锁骨下动脉开口处，此表现符合主动脉瘤，因此考虑为主动脉弓（真性）动脉瘤。

主动脉局部病理性扩张称为动脉瘤。在胸主动脉，若其直径大于 4 cm 或大于其近心端正常血管管径的 1/3，则为动脉瘤。按照病理解剖和瘤壁组织结构成分，可将之分为真性和假性动脉瘤两类。假性动脉瘤指动脉壁破裂后形成血肿，周围包绕结缔组织，"瘤壁"由机化的纤维组织构成，无正常动脉壁的三层结构。

胸主动脉瘤的病因包括动脉粥样硬化、感染、创伤先天畸形、大动脉炎、梅毒、马方综合征及白塞综合征等。主动脉瘤可侵犯主动脉的任何部位，一般为单发，亦可形成多发性或弥漫性瘤样扩张。瘤体较小时，患者无任何自觉症状，较大瘤体可压迫侵蚀周围组织器官，引起胸背疼痛、咳嗽、气短、声音嘶哑、吞咽困难等症状。研究表明，动脉瘤扩张程度越大，其破裂概率越大。

基本影像表现：①纵隔阴影增宽或局限性隆起，该隆起与主动脉相连；②瘤壁可见钙化；③心脏形态多在正常范围。CTA 可见瘤体内附壁血栓表现为半月形或环形充盈缺损。若对比剂外溢到瘤壁之外，应警惕出现主动脉瘤渗漏或破裂。MRI 平扫与对比增强 MRA 均可诊断动脉瘤，以增强扫描效果最好。

影像学检查可确诊动脉瘤，并提供手术治疗所必需的病变结构、功能信息。诊断中需要鉴别真性还是假性动脉瘤，主要区别在于瘤壁是否含有完整的主动脉三层结构，如果是则诊断为真性动脉瘤，影像学表现为瘤壁与主动脉壁延续，周边组织结构清楚，而假性动脉瘤的边缘是不完整的动脉壁结构，多由纤维组织构成。

【鉴别诊断】

假性动脉瘤：假性动脉瘤指动脉壁被撕裂或穿破，血液自此破口流出而被主动脉邻近组织包裹，形成血肿，多由创伤所致。临床一般无特异性，病灶较大时，可触及搏动，并可闻及血管杂音，有局部疼痛及发胀感。影像表现上，CT 可见造影剂外溢，MRI 可见"流空"征象。真性动脉瘤为主动脉局限性扩张，呈梭形、囊状或梭囊状，假性动脉瘤瘤体内填满低密度陈旧血栓，无对比剂充盈，无强化，CT 可见动脉壁外有软组织影，MR 可显示假性动脉瘤破口与主动脉腔相通。

（张鑫　唐小平）

107　下肢动脉粥样硬化闭塞症

病历摘要

【临床资料】

患者男性，65 岁。双下肢长时间行走后出现疼痛不适 8 年余，疼痛不适呈进行性加重趋势，患肢皮肤麻木，有发凉感。

【影像资料】

入院行双下肢 CTA 检查，详见图 107。

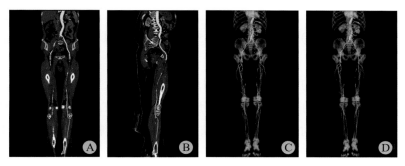

A ～ D：下肢 CTA 重建图像示双下肢动脉管壁多发钙化，管腔粗细不均，局部呈串珠样改变。双侧股浅动脉有不同程度的狭窄 / 闭塞，双侧腘动脉局部管腔轻中重狭窄。

图 107　双下肢 CTA 检查

【术中造影】

腹主动脉及双侧髂动脉通畅，股浅动脉开口处至远端长段闭塞约 25 cm，股深动脉显影良好，腘动脉管腔粗细不均，胫前动脉、胫后动脉血流通畅。扩张后造影：股浅动脉全程恢复通畅，可见多发夹层形成；闭塞段完全开通，造影显示良好。支架位置准确，股动脉狭窄段消失，未见造影剂外溢，膝下动脉显影同前，流速较前增快。

病例分析

【诊断思路】

该患者为老年男性，CTA 检查显示腹主动脉及分支广泛粗细不均，以及局部

249

管腔不同程度的狭窄及闭塞。患者双下肢长时间行走后出现疼痛不适8年余，呈进行性加重趋势，且有发凉感，提示其原因是下肢供血不足，符合双下肢动脉粥样硬化闭塞症。

动脉粥样硬化闭塞症是全身性动脉粥样硬化在肢体局部的表现，全身性动脉内膜及其中层呈退行性、增生性改变，使血管壁变硬、缩小、失去弹性，从而继发血栓形成。好发于大、中型动脉，如腹主动脉下段、髂动脉、股动脉和腘动脉等处，上肢动脉很少累及。患肢有发冷、麻木、疼痛、间歇性跛行，以及趾或足发生溃疡或坏死等临床表现。

血管造影一直被作为此病诊断的"金标准"，可以提示动脉病灶的确切范围、是否为多发性及动脉阻塞程度，也可了解侧支循环建立的情况，是制定手术方案不可缺少的检查方法。CTA可通过对重建技术的运用全面而准确地评估下肢动脉硬化闭塞症患者的动脉狭窄与代偿侧支的情况。CTA血管狭窄程度分级：①正常；②轻度狭窄（1%～49%）；③中度狭窄（50%～69%）；④重度狭窄（70%～99%）；⑤闭塞（100%）。

CT、MRI和DSA均能直接显示周围血管病变，无论是动脉粥样硬化引起的血管狭窄，还是血管炎、动脉瘤、动静脉畸形均可显示。CTA显示细小血管及血管壁钙化均较好，但钙化有时会影响对血管狭窄程度的准确判断。MRA能很好地显示血管，不受钙化斑块干扰，但目前空间分辨力不如CTA。DSA是诊断病变血管狭窄和闭塞的"金标准"，但属于有创检查，临床较少作为单纯诊断性检查而应用。

【鉴别诊断】

（1）急性下肢动脉栓塞：栓子进入动脉导致远端血管堵塞，好发于腹主动脉、股动脉等，起病急，临床表现为"5P"症状：无脉（pulselessness）、疼痛（pain）、苍白（pallor）、感觉异常（paresthesia）和麻痹（paralysis），是肢体动脉栓塞的表现。CTA表现为栓塞部位管腔突然截断而远端管腔无显影，周围无明显侧支血管。

（2）大动脉炎：好发于主动脉及其分支起始部，常见于年轻女性，受累血管内膜增厚，导致血管狭窄、闭塞或血栓形成，部分患者可见动脉扩张、假性动脉瘤或主动脉夹层。影像学特征主要有血管壁呈弥漫或多节段向心性增厚，血管壁水肿。增强扫描时血管内壁环形强化（提示炎症处于活动期），而以纤维为主的血管中膜强化不明显。

（张鑫　唐小平）

108　肺动脉血栓栓塞

病历摘要

【临床资料】

患者女性，60岁。出现反复头晕、气促10天，无发热、咳嗽、咳痰、胸痛等症状，右侧大腿有胀感，无水肿。4天后出现右侧胸痛并放射至右肩部，伴乏力、咳痰，痰中带暗红色血丝，无发热。当地医院查CT示两肺下叶感染，双侧胸腔少量积液。

【影像资料】

入院行CTA检查，详见图108。

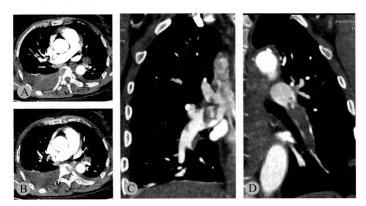

A、B：CTA原始图像横断位示左侧肺动脉管腔内见多发充盈缺损（红星号所示），管腔闭塞，双侧胸腔积液；
C、D：冠状位重建图示多发肺动脉血管腔内见充盈缺损（红星号所示），节段性血管闭塞。

图 108　CTA 检查

病例分析

【诊断思路】

该患者CTA检查见双肺多发血管腔内有充盈缺损，此类血管充盈缺损可以考虑血栓和瘤栓。腔内病灶未见明显强化，提示血栓可能性大。另外，该患者为老年人，临床出现气促、胸痛、咳痰且痰中带血，表现为急性临床症状。符合肺动脉栓塞的临床表现和影像学表现，因此可以考虑肺动脉血栓栓塞症（pulmonary thromboembolism，PTE）。

肺血栓栓塞症简称肺栓塞，是以各种栓子阻塞肺动脉或其分支为其发病原因的一组疾病或临床综合征的总称，包括PTE、脂肪栓塞综合征、羊水栓塞、空气栓塞、肿瘤栓塞等，其中PTE为肺栓塞最常见的类型，常见的栓子是下肢深静脉的血栓，占90%～95%。肺动脉栓塞多发生在肺叶、肺段动脉及分支，多为双侧发病。

肺栓塞的直接征象包括血管腔狭窄或闭塞，栓子在增强扫描时呈现"充盈缺损"而呈相对"低信号"，CTA薄层图像是诊断PTE的主要方法。肺栓塞的间接征象包括肺灌注缺损、肺梗死及肺栓塞引起肺动脉高压等，严重者可出现胸腔积液、腹腔积液。CT肺动脉造影是首选的影像学检查方法，能够清楚显示肺动脉主干、叶、段级的血栓征象，并和其他疾病相鉴别。CT肺动脉造影可发现以下直接征象：①中心型（轨道征），栓子位于血管中心，栓子周围有高密度对比剂；②偏心型，管腔内有边缘性充盈缺损，与血管壁呈锐角，肺动脉部分通畅；③附壁环型，血管周围为低密度栓子，中心为高密度对比剂；④闭塞型，肺动脉管腔完全闭塞，近段肺动脉扩张，远端分支纤细，呈"残根征"或"枯树枝状"改变。其他间接征象有马赛克征、肺血管稀疏、肺梗死、胸腔积液、下肢静脉血栓形成。

进行影像学诊断时要密切关注PTE的直接征象和间接征象，主要的直接征象包括充盈缺损、肺灌注减少、轨道征等，重要的间接征象包括肺野楔形、条带状密度增高影或盘状肺不张，中心肺动脉扩张及远端血管分支减少或消失等。

【鉴别诊断】

（1）肺动脉肿瘤：两者均有充盈缺损。肺栓塞为偏心型或中央型原位充盈缺损，可以累及中央肺动脉，也可累及周围肺动脉或两者同时受累；肺动脉肿瘤大多为膨胀性生长，主要累及中央肺动脉，肿瘤增强有强化，而血栓没有强化。

（2）急性冠脉综合征：急性肺栓塞、急性心肌梗死及主动脉夹层为胸痛三联征，临床均表现为急性胸痛。肺动脉栓塞患者除了肺栓塞引起的右心功能异常外，因左心回血量的减少，可出现冠状动脉供血不足、心肌缺氧，表现为胸闷、心绞痛样胸痛，心电图有心肌缺血样改变，易被误诊为冠心病所致的心绞痛或心肌梗死。患有心肌梗死时心电图和心肌酶水平有相应的特征性动态变化。

（3）肺炎：当肺动脉栓塞有咳嗽、咯血、呼吸困难、胸膜炎样疼痛，并出现肺不张、肺部阴影，尤其同时合并发热时，易被误诊为肺炎。肺炎有相应的肺部和全身感染的表现，如咳脓性痰伴寒战、高热，外周血白细胞和中性粒细胞比例增加等，抗生素治疗有效。

（张鑫　唐小平）

第五章
腹部和盆腔

109　肝海绵状血管瘤

病历摘要

【临床资料】

患者女性，55 岁。体检行腹部彩超检查发现肝占位性病变，无畏寒、发热，无恶心、呕吐，无腹痛、腹泻等不适症状。

【影像资料】

行上腹部 CT 平扫＋增强扫描检查，详见图 109。

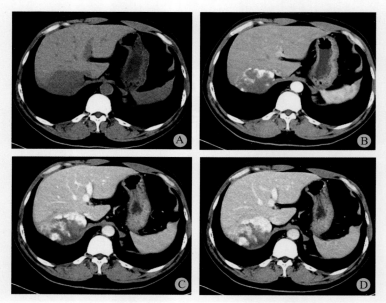

A：CT 平扫示肝右后叶上段类圆形均匀低密度影，边界清晰；B：增强扫描动脉期病灶中心无强化，病灶边缘见结节状强化，病灶右缘见细条状血管显影；C：门静脉期病灶边缘结节样强化范围向中心进展；D：平衡期肿块内呈均匀性填充的趋势。

图 109　上腹部 CT 平扫＋增强扫描

【手术及病理】

肝脏呈红褐色，质地柔软，无明显肝硬化，肝 S7 脏面可见病灶，约 4.0 cm×5.0 cm 大小，完整切除。病理检查见瘤组织由大量血管构成，血管腔大小不一，管壁厚薄不均，部分管腔相互沟通。

病理诊断：肝血管瘤 [海绵状血管瘤（cavernous hemangioma）]。

病例分析

【诊断思路】

该病例 CT 显示肝右后叶见类圆形低密度病变，边界清楚，提示良性病变；增强扫描早期见边缘结节状强化，门静脉及延迟期强化范围向中央扩展，呈"快进慢出"的表现，考虑肝海绵状血管瘤。

肝血管瘤是最常见的肝脏良性病变，是一种先天性血管畸形，由胚芽错构而成，被认为是一种错构瘤，临床上以海绵状血管瘤最多见。患者多无明显不适症状，常在体检或腹部手术过程中发现。血管瘤可发生于任何年龄，但常在成年人中出现，女性为多。血管瘤大多为单发性，9% ～ 22% 为多发性。

血管瘤在 CT 检查时一般为圆形或类圆形肿块，边界清晰，有时可见浅分叶。平扫多呈均匀的稍低密度影，直径 4 cm 以上者称为大血管瘤，其内密度可不均匀，中心可见更低密度区，呈裂隙状、星芒形或不规则形。增强扫描对诊断血管瘤意义最大，绝大多数血管瘤在 CT 多时相增强扫描时有特征性改变：①病灶平扫呈低密度；②动脉期病灶边缘呈结节状强化，为动脉供血的扩张血窦；③随时间进展，病灶呈向心性强化直至完整充填，强化程度与腹主动脉平行；④延迟扫描示病灶呈稍高密度或等密度充填，充填时间大于 3 分钟；⑤病灶强化逐步减退。如符合其中 3 条可考虑诊断为血管瘤。

MRI 检查中 T_1WI 呈低信号，T_2WI 呈高信号，且信号强度均匀，边缘清晰，与周围肝脏反差明显，被形容为"灯泡征（lighting bulb sign）"，这是血管瘤在 MRI 检查时的特异性表现；增强扫描强化方式与 CT 相似。

【鉴别诊断】

（1）肝囊肿：肝实质内圆形低密度区，边缘锐利，边界清楚，囊内密度均匀，CT 值为 0 ～ 20 Hu。增强后囊内无强化，在周围强化的肝实质的衬托下，囊肿边界更加清楚。

（2）肝腺瘤：平扫为低密度灶，增强扫描见动脉期、实质期的强化，其强化程度不如血管瘤明显，周围常可见包膜影。

（3）转移瘤：多为乏血供肿瘤，平扫为低密度灶，常可见晕环征；增强扫描常无明显强化。少数血供丰富，因为其多为门静脉供血，所以动脉期很少见强化，门静脉期常表现为周边强化，中心不强化，即"牛眼征"，此点可与血管瘤鉴别。

（4）原发性肝癌：平扫为低密度灶，增强扫描的典型表现为动脉早期强化，门静脉期造影剂退出较快，延迟扫描为低密度影，常在瘤周见一低密度假包膜影，与血管瘤较容易鉴别；且原发性肝癌一般有肝硬化和肝炎病史，甲胎蛋白呈阳性。

（张鑫　唐小平）

110 肝细胞腺瘤

病历摘要

【临床资料】

患者男性，43 岁。因下腹部不适就诊，查体：上腹部轻压痛，无反跳痛，皮肤巩膜无黄染。实验室检查示肝功能正常，AFP 在正常范围内，既往无肝炎病史。

【影像资料】

入院后行 CT 平扫及增强扫描检查，详见图 110。

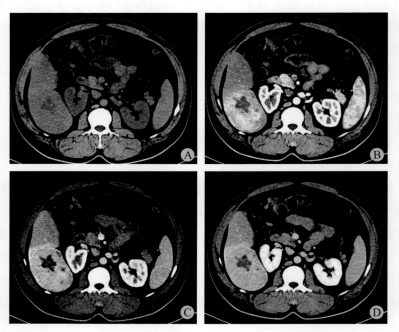

A：CT 平扫示肝脏密度不均匀减低，肝右后叶稍低密度肿块，边界尚清，肿块密度不均，中央见斑片状低密度区；B～D：增强扫描动脉期肿块呈明显不均匀强化，门静脉期强化程度略有下降，平衡期呈相对均匀等密度强化，中央见斑片状低密度无强化区。

图 110 CT 平扫＋增强扫描

【手术及病理】

于右肋缘下斜行切开，见腹腔内少量淡黄色腹腔积液；肝脏红褐色，无明显萎缩，肿瘤位于肝右后叶，质软，边界清晰。行肝部分切除术，肿瘤切开呈灰白色、鱼肉状，包膜完整。

病理诊断：肝细胞腺瘤，伴低度异型增生。

病例分析

【诊断思路】

该病例为中年男性，临床无明显症状，无肝硬化病史，AFP正常。CT平扫表现为脂肪肝背景下稍低密度团块影，中心见片状低密度区；增强扫描动脉期团块影明显不均匀强化，门静脉期原峰值强化区强化程度减低，病灶强化范围扩大，肿块前缘与正常肝实质间见线形低密度包膜影，中心低密度区无强化；延时期团块呈等或略高强化密度影，中心低密度区仍无强化或缩小趋势。这些CT表现符合肝腺瘤伴中央坏死的影像征象。

肝细胞腺瘤是一种少见的肝脏良性肿瘤，好发于孕龄期女性，国外报道其发病与长期口服避孕药有关；多无明显临床症状，体检偶然发现。组织学上肿瘤主要由分化良好的肝细胞组成，易发生出血、坏死及脂肪样变性。肝细胞腺瘤影像学表现不具有特异性，平扫呈低或稍低密度影；增强扫描示肿块明显强化，坏死区无强化，肿块边缘可见延迟强化包膜；肿块若发生出血或脂肪样变性，磁共振 T_1WI 可表现为高信号，提示诊断肝细胞腺瘤。

【鉴别诊断】

（1）纤维板层型肝细胞癌：多见于年轻人，无肝硬化病史，AFP常在正常范围内；肿块体积较大，血供丰富，密度不均，中央见"星芒状"瘢痕，T_2WI 呈低或稍低信号，增强扫描无强化。使用肝细胞特异性对比剂能有效诊断肝细胞肝癌，肝胆期呈低信号。

（2）肝局灶性结节增生：女性多于男性，无肝硬化背景；肝内单发实性肿块，血供丰富；肿块中央见"星芒状"瘢痕，T_2WI 呈高信号，增强扫描延迟强化。

（3）海绵状血管瘤：肝内最常见的良性肿瘤，CT平扫常呈稍低密度，增强扫描动脉期边缘结节状、环状明显强化，门静脉期及延迟期强化逐渐向中心填充。T_2WI 呈明显高信号，见"灯泡征"。

（邓军 顾太富）

笔记

111 肝局灶性结节性增生

病历摘要

【临床资料】

患者男性，46岁。体检发现肝占位5年余，体积增大3年余。7年前因结肠癌行手术治疗，定期复查未见明确复发征象；否认肝炎病史。实验室检查示AFP在正常范围内。

【影像资料】

行上腹部CT增强扫描及MRI平扫＋增强扫描检查，详见图111。

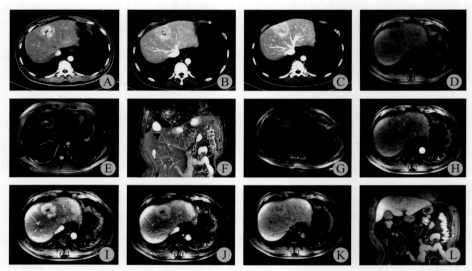

A～C：CT三期增强扫描动脉期示肝左内叶分叶状肿块，明显不均匀强化，中央见小斑片状低密度区；门静脉期及延迟期肿块持续强化，中央低密度区渐进性延迟强化；D～F：MRI平扫示肿块呈不均匀稍长 T_1、稍长 T_2 信号，中央见小斑片状长 T_1、长 T_2 信号；G：DWI示病灶呈不均匀稍高信号；H～L：使用肝细胞特异性对比剂MRI增强扫描示肿块动脉期明显强化，门静脉期和延迟期持续强化，中央见斑片状无或低强化区，肝胆期肿块呈高摄取，中央斑片状延迟强化。

图111 上腹部CT增强扫描及MRI平扫＋增强扫描

【手术及病理】

腹腔镜探察见肝脏呈红褐色、质地柔软，无明显肝硬化。肝左内叶见一肿块，稍突出表面，质韧，与周围无明显粘连。腹腔镜下行肝肿瘤切除术。

病理诊断：肝局灶性结节性增生（focal nodular hyperplasia，FNH）。

病例分析

【诊断思路】

该患者为中年男性，既往有结肠癌病史，发现肝占位病史较长，无临床表现，无肝炎病史，结肠癌无明确复发征象。影像上表现为肝左叶实性占位，边界清晰，MRI 扫描中央瘢痕呈 T_2WI 高信号；增强扫描肿块呈不均匀明显强化，中央见斑片状延迟强化，使用肝细胞特异性对比剂增强扫描示肝胆期肿块呈高摄取。这些表现均提示肝脏良性肿瘤，局灶性结节性增生可能性大。中央斑片状延迟强化可能是由纤维组织、小血管及胆管构成的瘢痕所致。

FNH 是第二常见的肝脏良性肿瘤，仅次于海绵状血管瘤，多见于中青年女性。大多数患者无明显临床症状，于体检时偶然发现。组织学上主要由正常肝细胞组成，中央见由纤维组织、小血管及胆管构成的"星芒状"瘢痕。CT 检查典型 FNH 表现为肝内单发等或稍低密度肿块，中央瘢痕呈低密度，增强扫描肿块持续明显强化，中央瘢痕延迟强化；MRI 呈稍长 T_1、稍长 T_2 信号，中央瘢痕呈长 T_2 信号。对于不典型 FNH 与纤维板层型肝细胞癌的鉴别存在一定的困难，肝细胞特异性对比剂增强扫描能有效区分两者，肝胆期前者呈高摄取，后者呈低摄取。

【鉴别诊断】

（1）转移瘤：具有原发肿瘤病史，组织学特征与原发肿瘤相似。转移瘤代谢旺盛，易发生中心坏死，可见"牛眼征"，增强扫描呈边缘环形强化，中央为无强化坏死区。

（2）纤维板层型肝细胞癌：多见于年轻人，无肝硬化病史，AFP 常在正常范围；肿块体积较大，血供丰富，密度不均，增强扫描肿块中央见"星芒状"无强化区。肝细胞特异性对比剂增强扫描时，肝胆期呈低摄取。

（3）海绵状血管瘤：肝内最常见良性肿瘤，CT 平扫常呈低密度，T_2WI 呈明显高信号，见"灯泡征"。动脉期边缘结节状、环状明显强化，门静脉期及延迟期逐渐向中心填充。

（4）肝细胞腺瘤：好发于育龄期女性，与长期口服避孕药密切相关，肿瘤易发生出血、坏死及脂肪样变性，T_1WI 表现为高信号，增强扫描表现为动脉期快速强化，后期强化减退。

（邓军　顾太富）

112 肝细胞癌

病历摘要

【临床资料】

患者女性，67 岁。2 周前体检发现肝占位，无恶心、呕吐，无腹胀、腹痛等其他不适，未行特殊治疗。既往有乙型肝炎病史，曾因消化道出血行输血治疗。查血 AFP > 1000 ng/mL，CEA、CA199、CA125 值均在正常范围内。

【影像资料】

入院后行 CT + MRI 检查，详见图 112。

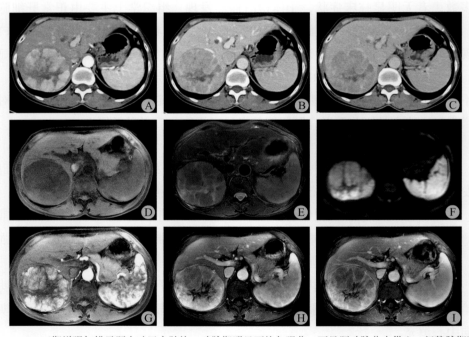

A ～ C：CT 三期增强扫描示肝右叶巨大肿块，动脉期明显不均匀强化，可见肝动脉分支供血，门静脉期强化程度减退，延迟期见假包膜强化，内见斑片状无强化区；D ～ F：MRI 平扫示肝右叶巨大肿块，呈类圆形，稍长 T_1、稍长 T_2 信号，DWI 呈不均匀高信号，内见斑片状或条索状长 T_1、长 T_2 信号，病灶边界清楚，可见包膜；G ～ I：MRI 增强扫描示动脉期肿块明显不均匀强化，门静脉期强化减退，呈"快进快出"强化方式，延迟期可见假包膜强化。

图 112 CT ＋ MRI 扫描

【手术及病理】

探查腹腔，腹腔内无腹腔积液，肝脏呈红褐色，轻度肝硬化改变，肿块占据肝S6～8段，约 10 cm×8 cm 大小。镜下见癌细胞呈粗梁状排列，细胞异型性明显，浸润性生长。

病理诊断：中分化巨块型肝细胞癌。

病例分析

【诊断思路】

该病例为老年女性，有乙型肝炎病史和肝硬化背景，AFP ＞ 1000 ng/mL，影像学检查发现肝右叶类圆形肿块，平扫呈不均匀稍长 T_1、稍长 T_2 信号，有囊变坏死区和假包膜，扩散明显受限；CT 和 MRI 动态增强扫描示病灶呈典型的"快进快出"强化方式，延时期见假包膜强化。结合这些影像学表现和临床、实验室资料，诊断为肝细胞癌。

肝细胞癌发生率高，与慢性病毒性肝炎和肝硬化密切相关，血液 AFP 检查多显著升高，临床上多有腹痛、腹胀、腹部肿块等症状。病理学上分为三种类型：巨块型（最多见）、结节型和弥漫型。肿瘤一般呈膨胀性生长，压迫周围肝实质，导致纤维组织增生包绕肿瘤，形成假包膜。肝细胞癌容易侵犯门静脉和肝静脉而引起血管内癌栓或肝内、肝外血行转移；侵犯胆道引起阻塞性黄疸；晚期可发生远处转移。

CT 平扫肿瘤一般呈低或稍低密度影，内部密度不均；MRI 平扫多呈稍长 T_1、稍长 T_2 信号、DWI 不均匀高信号，因为肿瘤内经常合并出血、坏死或囊变，使其信号不均匀，称为"斑驳陆离征"。肿瘤主要由肝动脉供血，所以增强扫描示动脉期快速显著强化，门静脉期快速退出，呈"快进快出"表现，而假包膜一般呈延迟强化。影像评估还需注意观察门静脉和肝静脉是否出现瘤栓，以及肝内血行转移情况。

【鉴别诊断】

（1）胆管细胞癌：少见的肝脏原发恶性肿瘤，一般无肝硬化背景，可伴发胆石症或其他胆道疾病；常见糖类抗原 199（CA199）升高，AFP 不高，肝左叶更常见，周围可见胆管扩张。肿块一般边界不清，呈分叶状或蟹足样，沿胆管走行，局部与胆管壁分界不清，侵犯邻近肝实质；多为乏血供肿块，延迟强化较明显。

261

（2）肝转移瘤：常见的肝内继发性肿瘤，多有原发肿瘤病史，一般为肝内多发结节，也可表现为单发结节或肿块，呈圆形或类圆形，AFP 不高；MR 平扫与肝细胞癌表现相似，有时可见病灶中央点状或斑片状高信号，称为"靶征"；增强扫描多为不均匀强化或环形强化，特征表现为"牛眼征"，即中间为无强化坏死区，边缘有强化，周围为低信号水肿带。

（邓军　顾太富）

113　胆管细胞癌

病历摘要

【临床资料】

患者男性，62 岁。无明显诱因出现上腹部胀痛，无其他不适。查体：皮肤巩膜轻度黄染，上腹部无压痛。AFP、CEA 和 CA199 值均在正常范围内。

【影像资料】

行上腹部 CT 增强扫描及 MRI 平扫＋增强扫描检查，详见图 113。

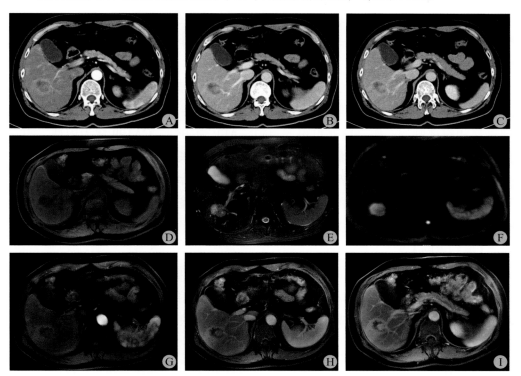

A～C：CT 三期增强扫描示动脉期肝右叶 S6 段肿块边缘强化，门静脉期及延迟期为渐进性强化，强化不均；D～F：MRI 平扫示肝 S6 段见分叶状占位，呈长 T_1、稍长 T_2 信号，DWI 呈高信号，内部信号欠均匀，病灶边界欠清，与右后叶肝内胆管相连，邻近胆管轻度扩张；G～I：MRI 增强扫描示肿块动脉期边缘环形强化，门静脉期及延迟期渐进性强化。

图 113　上腹部 CT 增强扫描及 MRI 平扫＋增强扫描

【手术及病理】

探查腹腔内无腹腔积液，肝脏轻度萎缩，表面呈波浪状，轻度硬化改变，肝右后叶可及一肿块，质硬，约 3 cm×3 cm 大小，周围无子灶。行右肝肿瘤切除和胆囊切除术。镜下见癌组织呈腺样排列，浸润性生长，癌细胞异型性显著，间质纤维组织增生。

病理诊断：（胆管）中分化细胞癌。

📋 病例分析

【诊断思路】

本例患者为老年男性，上腹部胀痛三年，MRI 平扫发现肝 S6 段分叶状肿块，信号欠均匀，T_2 信号偏低，提示有纤维成分；尽管 CA199 不高，但扩散明显受限，提示恶性肿瘤；增强扫描表现为渐进性强化和延迟强化。肿块与右叶肝内胆管关系密切，且外周胆管轻度扩张，与肿块分界不清，提示小胆管受累。以上符合肝内胆管细胞癌的影像表现。

肝内胆管细胞癌比较少见，约占原发肝脏恶性肿瘤的 3.25%。中老年多见，多发生在肝内末梢胆管，常有胆石症或其他胆管疾病史。本病临床症状常表现为上腹部疼痛和腹部肿块，胆管阻塞可引起黄疸，AFP 为阴性，CA199 常为阳性。胆管细胞癌好发于肝左外叶，肿瘤沿着胆管黏膜浸润性生长，引起胆管狭窄、阻塞及扩张，CT 平扫一般表现为边界欠清的分叶状肿块，呈稍低密度影；MRI 呈稍长 T_1、稍长 T_2 信号，DWI 呈明显高信号，信号欠均匀，增强扫描多为延迟强化，这种强化特征与其富含纤维组织有关。

【鉴别诊断】

（1）肝细胞癌：最常见的原发肝脏恶性肿瘤，发病与乙型肝炎和肝硬化密切相关，AFP 多升高；MRI 平扫示肿块边界清楚，密度/信号可均匀或不均匀，典型表现为"斑驳陆离征"，可形成假包膜；增强扫描示肿块多为"快进快出"强化和延迟期假包膜强化。

（2）肝转移瘤：多为肝内多发结节或肿块，患者有原发肿瘤病史，特征表现为"靶征""牛眼征"，多为环形强化、持续性强化或不均匀强化。

（邓军 顾太富）

笔记

114　肝转移瘤

病历摘要

【临床资料】

患者女性，52 岁。患者 6 个月前因结肠癌于外院行升结肠切除术。查体一般情况可，上腹部无压痛和反跳痛。

【影像资料】

入院后行 MRI 检查，详见图 114。

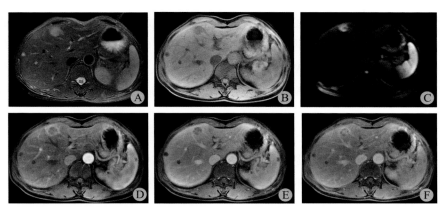

A ～ C：MRI 平扫示肝 S4 段一类圆形稍长 T_1、稍长 T_2 信号的结节，DWI 呈明显高信号，边界清；另肝右叶内见多发类圆形小结节状长 T_1、长 T_2 信号，DWI 呈低信号；D ～ F：MRI 增强示肝 S4 段结节呈明显不均匀强化，以环形及分隔样强化为主；肝右叶另见多发小圆形无强化结节。

图 114　MRI 平扫＋增强扫描

【手术及病理】

探查腹腔，腹腔内无腹腔积液，轻度粘连，肝脏呈红褐色，无明显肝硬化改变，肝 S4/S5 段可探及包膜下结节，术中超声定位肝 S4/S5 段肿瘤，边界清楚，周围未探及明显子灶，超声定位确定肝肿瘤，距肿瘤边界 1 cm 为切缘，超声刀由浅入深切开肝实质，将肿瘤完整切除。

镜下见癌细胞呈腺样、筛孔状排列，细胞异型性明显；免疫组化示癌细胞 CK（＋）、CK20（＋）、CDX2（＋）、CEA（＋）、Ki-67 约 60%（＋）。

病理诊断：（肝脏）转移性中分化腺瘤，结合病史考虑来源于结肠。

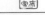

病例分析

【诊断思路】

该病例为中老年女性，MRI 平扫发现肝 S4 段异常信号结节，呈长 T_1、稍长 T_2 信号，DWI 呈高信号，边界清；增强扫描呈明显不均匀环形强化，环壁厚壁不均。肝内环形强化的病灶需要考虑肝转移瘤、肝脓肿、肝细胞癌、胆管细胞癌等。患者既往有结肠癌病史，因此诊断肝转移瘤。

肝脏是恶性肿瘤发生转移的常见部位之一，尤其是消化道肿瘤发生肝转移的概率很大。肝转移瘤可单发或多发，多发更常见，常见原发肿瘤有肺癌、胃肠道肿瘤、乳腺癌等。肝转移瘤由肿瘤本身、肿瘤周围肝窦受压和周围血管增生构成，因此 MR 表现为动脉期病灶边缘不规则环形强化，环壁厚壁不均，有时可见局部中断及壁结节，延迟期强化程度逐渐减低。转移瘤周围的新生血管较肝细胞癌丰富，因此环形强化比肝细胞癌出现早，持续时间长。肝转移瘤内部易出现钙化、出血、囊变、坏死等改变，因此在 T_1WI 和 T_2WI 上信号多变、不均。肝转移瘤可表现为特征性的"牛眼征"改变，T_2WI 病灶边缘略高信号，病灶内见低信号，增强扫描示环形强化。

【鉴别诊断】

（1）肝脓肿：是一种常见的肝脏感染性疾病，在中老年患者中多见，常伴有发热症状，增强扫描示脓肿壁环形强化，囊壁光滑、完整、连续，分隔厚度均匀。

（2）原发性肝癌：好发于 30 ～ 60 岁，男性多见，发病与肝炎及肝硬化密切相关，60% ～ 90% 的肝细胞癌患者血清 AFP 呈阳性。肝细胞癌主要由肝动脉供血，所以肿瘤呈现特征性的"快进快出"的影像征象。

（3）肝内胆管细胞癌：患者早期可有黄疸的症状，增强扫描示动脉期肿瘤周围出现厚壁、薄环或花边状轻中度强化并持续到延迟期，表现为向心性强化。

（肖晓怡　顾太富）

115　胆囊癌

病历摘要

【临床资料】

患者男性，59 岁。2 周前体检发现胆囊占位性病变，无向腰背部放射性疼痛，无恶心、呕吐，无腹泻、腹胀、腹痛，皮肤巩膜无黄染。

【影像资料】

入院行上腹部 CT 平扫＋增强扫描及 MRI 平扫检查，详见图 115。

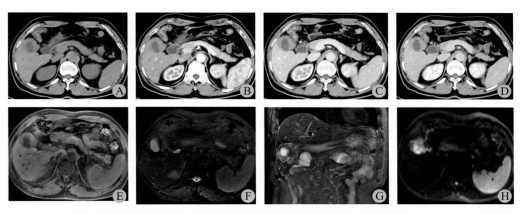

A ～ D：CT 平扫示胆囊壁不规则增厚，增强扫描可见增厚的胆囊壁呈明显不均匀强化；E ～ G：MRI 平扫示不规则增厚的胆囊壁呈等 T_1、稍长 T_2 信号，与邻近肝实质分界清晰；H：DWI 示病灶呈高信号。

图 115　上腹部 CT 平扫＋增强扫描及 MRI 平扫

【手术及病理】

右肋缘切开进腹，探查腹腔，胆囊明显肿大，与周围网膜及横结肠存在粘连，胆囊壁明显增厚，可触及一约 3 cm×4 cm 大小的硬性肿块，边界不清，分离胆囊及周围网膜之间的粘连，解剖胆囊三角区，完整切除胆囊。

病理诊断：（胆囊）中分化腺癌，癌组织侵及全层。

病例分析

【诊断思路】

该例为中老年患者，体检发现胆囊占位性病变，无特异性临床症状，CT 表现为胆囊壁不规则弥漫性增厚，增强扫描示增厚的胆囊壁不均匀强化；MRI 示胆囊壁不规则增厚，信号不均匀，DWI 呈明显不均匀高信号。中老年胆囊壁不规则增厚的病变包括胆囊癌、慢性胆囊炎、胆囊息肉、胆囊腺肌症和黄色肉芽肿性胆囊炎。本例胆囊壁不规则增厚且黏膜中断破坏，黏膜中断破坏是厚壁型胆囊癌的特征性影像学表现，因此考虑胆囊癌。

胆囊癌是胆道系统中最常见的恶性肿瘤，占肝外胆道恶性肿瘤发病率的首位，占消化系统恶性肿瘤第五位，好发于 50 岁以上的中老年人，女性发病率是男性的 3 倍，74%～92% 的患者伴有结石。早期临床症状不明显，大多患者就诊时已属晚期。胆囊癌多起源于底部（60%）和体部（30%），胆囊恶性肿瘤 98% 起源于上皮组织，其中 90% 为腺癌，其组织学特点是柱状细胞或立方细胞排列构成腺体，包括乳头状腺癌、黏液性腺癌、结节状腺癌及浸润型腺癌等亚型。CT 表现：①肿块型，胆囊窝见不规则软组织肿块影，增强扫描可见不均匀强化；②厚壁型，胆囊壁局限性不均匀性增厚；③腔内型，乳头状结节或腔内肿块，胆囊壁基底部增厚僵硬，增强扫描后呈明显不均匀强化。MRI 表现：①肿块型，表现为胆囊窝软组织肿块，可完全或不完全填充胆囊腔，呈长 T_1、等/稍长 T_2 信号，增强扫描可见不同程度强化，MRCP 多见胆囊充盈缺损或不显影；②厚壁型，胆囊壁局限性增厚，MRCP 显示胆囊腔不规则，或部分显示；③腔内型，腔内见结节样软组织影突起，基底宽窄不一，增强后明显强化，MRCP 示胆囊不规则充盈缺损或部分囊腔消失。

【鉴别诊断】

（1）慢性胆囊炎：多呈均匀一致性增厚，内壁较光整，胆囊黏膜线多连续完整，囊壁柔软、形态多正常；增厚程度不及胆囊癌，增强扫描时呈分层状强化。

（2）黄色肉芽肿性胆囊炎：增厚的胆囊壁间见低密度结节，胆囊壁强化，低密度结节无强化，胆囊腔内缘完整，壁间结节均从胆囊壁外缘突出，不是向胆囊腔内突入黏膜线。

（肖晓怡　顾太富）

116 胆管癌

病历摘要

【临床资料】

患者女性，48岁。上腹痛3月余。患者于3个月前无明显诱因出现右上腹部疼痛不适，无向腰背部放射性疼痛，无恶心、呕吐及腹泻，有发热，皮肤巩膜无黄染，疼痛发作时于当地医院静脉滴注消炎解痉药物后好转。患者自发病以来，精神睡眠及饮食尚可，大小便正常，体重无明显增减。CA199为191.58 U/mL。

【影像资料】

入院后行上腹部CT平扫+增强扫描及MRI平扫检查，详见图116。

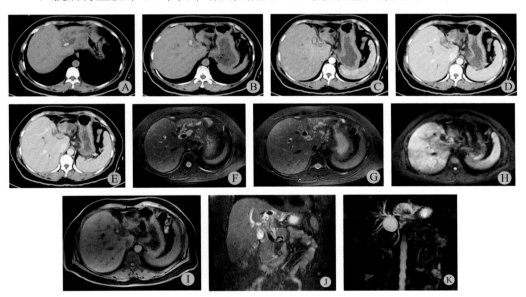

A、B：上腹部CT平扫示肝左叶萎缩，左肝内胆管呈软藤样扩张，胆管内可见高密度结石；C～E：上腹部CT增强扫描示左肝内胆管近肝门区截断，局部见软组织结节，增强扫描呈明显不均匀强化；F～J：上腹部MR平扫示肝左叶缩小，左肝内胆管明显扩张，内可见胆管结石呈短T_1、短T_2信号，肝门区胆管壁增厚，见稍长T_1、稍长T_2结节，DWI呈高信号；K：MRCP示左肝内胆管呈软藤样扩张，肝门胆管区截断。

图116 上腹部CT平扫+增强扫描及MRI平扫

【手术及病理】

探查腹腔见左半肝萎缩，可见结石，游离第一肝门，胆管局部触之质硬，考虑胆管肿瘤，行左半肝切除＋胆肠吻合术。

病理诊断： 肝内胆管结石，胆管上皮重度异型增生，局灶癌变。

病例分析

【诊断思路】

该病例为中年女性，临床表现为非特异性上腹痛，CA199升高，影像学表现为左肝内胆管呈软藤样扩张，肝内胆管结石，肝门部胆管不规则狭窄，局部见软组织结节，增强扫描呈明显不均匀强化，综上需考虑肝门区的恶性肿瘤性病变，肝门胆管癌符合此类影像学表现。肝门部胆管壁不规则增厚，管腔狭窄伴狭窄段以上肝内胆管呈软藤样扩张是诊断胆管癌的重要影像学征象。

胆管癌是指起源于肝总管、左右肝管及其汇合部的黏膜上皮癌，以男性多见，好发年龄在50～70岁。根据其病理可分为结节型、浸润型和乳头型，其中以浸润型多见。临床起病隐匿，早期主要临床表现为上腹部不适，随病情进展出现黄疸、消瘦等表现，大部分患者黄疸进行性加重，少数患者可以出现寒战和发热。在CT和MRI上表现为肿瘤沿胆管壁周围浸润生长，肝门部胆管壁不规则增厚，形成软组织肿块，管腔狭窄伴狭窄段以上肝内胆管扩张。肝内胆管明显扩张呈软藤征和胆囊不增大则是肝门部胆管癌的主要间接征象。

【鉴别诊断】

（1）胆管结石：以反复上腹部持续性绞痛为主要临床表现，CT表现为单发或多发圆形、多边形或泥沙状高密度影、等密度或低密度影；MRI示胆管结石T_2WI呈低信号，MRCP可显示梗阻上方的扩张程度，常呈倒杯口状充盈缺损。

（2）胆管炎：以腹痛、寒战、高热为主要临床表现，梗阻多发生在胆管下端，胆总管明显扩张，管壁增厚，胆管粗细不均，狭窄与扩张并存，胆管壁广泛均匀增厚，增强后明显强化。

（肖晓怡　顾太富）

117 胰腺癌

病历摘要

【临床资料】

患者女性，70 岁。10 余天前无明显诱因出现上腹部疼痛，伴肩背部放射性疼痛，皮肤巩膜无黄染，无发热、胸闷、气促。患者入院以来，精神睡眠食欲可，大小便正常，体重无明显改变。CA199 为 633.68 U/mL。

【影像资料】

入院行上腹部 CT 增强扫描及 MRI 平扫＋增强扫描检查，详见图 117。

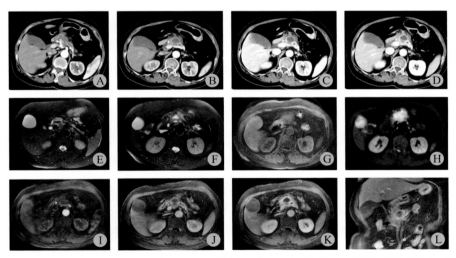

A～D：上腹部 CT 增强扫描示胰腺颈部一不规则形低密度肿块，边界欠清，胰腺体尾部体积缩小，胰管扩张；增强扫描示肿块呈不均匀轻度强化，内可见无强化坏死区；E～H：上腹部 MR 平扫示胰颈部肿块呈稍长 T_1、稍长 T_2 信号，内可见斑片状更长 T_2 信号，DWI 呈明显高信号，边界欠清，远端胰管明显扩张，胰体尾部萎缩；I～L：MRI 增强扫描示胰颈部肿块呈渐进性轻度不均匀强化，内见片状无强化区。

图 117 上腹部 CT 增强扫描及 MRI 平扫＋增强扫描

【手术及病理】

取上腹部左侧反 "L" 形切口，探查腹腔，胰体部见一约 4 cm×5 cm×3 cm 大小肿块，边界不清，与肝动脉及门静脉关系密切，决定行胰体尾＋脾切除术。

病理诊断：（胰腺）中分化导管腺癌，癌组织侵及胰周脂肪组织。

病例分析

【诊断思路】

该患者为老年女性，胰颈部见一不规则形低密度肿块，肿块呈分叶状，边界欠清，增强扫描呈不均匀轻度强化，内可见无强化坏死区，伴远端胰管扩张，胰腺体尾部萎缩，肿瘤标志物 CA199 明显升高，考虑胰腺癌。

胰腺癌是胰腺最常见的恶性肿瘤，其恶性程度高、预后差，5 年生存率＜5%。患者早期常无明显的临床表现，当因黄疸或疼痛就诊时，病灶常较大或已存在不同程度的组织侵犯，多数已处于癌症晚期。胰腺癌的镜下特征是肿瘤细胞和大量间质纤维化混杂，比例无规则。CT 平扫示肿瘤呈低密度，MRI 平扫示 T_1WI 上呈低信号，T_2WI 上呈略高信号，DWI 呈高信号。因肿瘤血管内有效血管面积不足，增强扫描后表现为轻度或几乎无强化。胰腺癌大部分起源于导管上皮，因此，它的另一个重要征象是容易累及胰管，出现上游胰管扩张。因此，肿块轻度强化（乏血供）、胰管扩张是胰腺癌的特征性影像表现。CA199 可由正常胰上皮细胞合成，在多种肿瘤组织、正常胰腺和其他消化道上皮组织中均有表达，CA199 目前仍被认为是诊断胰腺癌灵敏度最高的血清标志物，是除影像学检查外最有价值的辅助诊断指标。

【鉴别诊断】

（1）胰腺浆液性囊腺瘤：中老年女性多见，边缘光滑，圆形或卵圆形肿块，密度近于水，包膜光滑、菲薄，分为多囊型、蜂窝型、寡囊型，腺瘤直径一般小于 2 cm，中央纤维瘢痕和分隔可见条状不规则钙化或特征性日光放射钙化，增强扫描后肿瘤的蜂窝状结构更清晰，一般不引起胆管及主胰管扩张。

（2）胰腺黏液性囊腺瘤和囊腺癌：中老年女性多见，胰腺尾部好发，边缘光滑，圆形、卵圆形肿块，密度近于水，多为大单囊，少数为几个大囊组成，一般大于 2 cm，囊壁厚薄不均，囊内有线状菲薄分隔；恶性者囊壁较厚，不规则。囊壁可见壳状或不规则钙化。可见乳头状结节突入腔内，增强扫描可见强化。

（3）肿块型胰腺炎：肿块多位于胰头部，CT 扫描大多表现为密度高于胰腺实质的均匀性肿块，增强扫描可见明显强化，肿块呈圆形、卵圆形，边缘多较规则。胰腺周围脂肪间隙受浸润，可有钙化。

（肖晓怡　顾太富）

118　胰腺浆液性囊腺瘤

病历摘要

【临床资料】

患者男性，52岁。自诉1个月前出现腹胀不适，皮肤巩膜无黄染，无畏寒、发热，无恶心、呕吐，无腹痛等不适。于当地医院行腹部彩超提示胰头区囊性占位。

【影像资料】

行上腹部 CT 及 MRI 检查，详见图118。

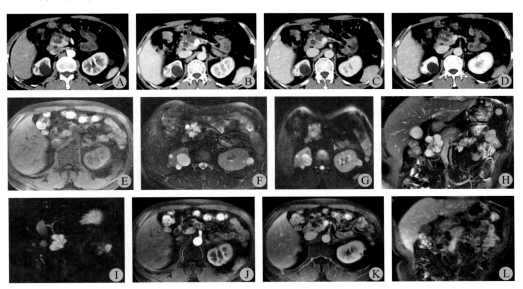

A～D：上腹部 CT 增强扫描示胰头多房囊性为主肿块，灶内见中心瘢痕伴斑点状钙化，中心瘢痕及囊壁延迟轻中度强化，囊内无强化；E～G：MRI 轴位示胰头肿块呈不均匀长 T_1、长 T_2 信号，DWI 稍高信号，灶内见中心瘢痕呈等 T_1、短 T_2 信号，DWI 呈低信号；H：冠状位 T_2WI 示胰头多房囊性肿块，内见低信号中心瘢痕；I：MRCP 示胰头区多房囊性高信号，胆胰管未见扩张；J～L：MRI 增强扫描示强化方式与 CT 一致。

图118　上腹部 CT 及 MRI 检查

【手术及病理】

术中见胰头多房囊性病变，占据整个胰头，胰体尾质软，腹腔其他脏器未及异常。

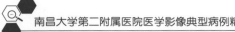

肉眼检查见胰头灰红灰黄色组织一块，约 7 cm×6.5 cm×5 cm 大小，切开见一多房囊性肿块，约 5 cm×4 cm×3 cm 大小。镜下见肿瘤呈多囊性，囊壁内衬单层立方上皮，间质纤维组织增生。

病理诊断：（胰头）浆液性囊腺瘤（serous cystic neoplasm，SCN）。

病例分析

【诊断思路】

肿瘤位于胰头，呈多房囊性密度／信号，病灶内见中心瘢痕呈软组织密度／信号，且 CT 检查可见斑点状钙化，增强扫描时病灶囊性部分无强化，中心瘢痕及囊壁见延迟轻中度强化，与胰管及胆管无沟通，未引起胰胆管扩张，胰腺周围脂肪间隙清晰，未见肿大淋巴结，因此考虑为胰腺良性囊性肿瘤，微囊型 SCN 可能性大。

胰腺 SCN 好发于中老年女性，发病部位以胰体尾部为主，发病隐匿，多无临床特异性表现；当病灶较大时，则会出现胆道梗阻、上腹部不适等症状。病理学上大多数 SCN 为起源于胰腺导管上皮的胰腺外分泌肿瘤，是一个海绵囊状病变，内衬单层立方上皮细胞的良性肿瘤。影像学上可以分为微囊型（小囊直径 < 2 cm，囊腔数目超过 6 个）、寡囊型（小囊直径 > 2 cm，囊腔数目不超过 6 个）、混合型和实性 SCN，其中以微囊型 SCN 多见（占 70% ～ 90%）。微囊型 SCN 在 MRI 和 MSCT 上表现为典型的多房囊性分叶状肿块，边界清楚，壁薄厚均匀，有分隔，囊内呈水样密度或信号，偶见壁结节，与胰管系统不相通，胰管无扩张，与胰腺组织分界清楚；增强扫描后分隔及囊壁呈轻到中等强化，囊内无强化，20% ～ 30% 的患者可发现延迟强化的中心瘢痕，此外在 MSCT 上显示中心可有"日光放射状（星状）"钙化。影像学检查中 MRI 对肿瘤内多囊表现及中心瘢痕的显示优于 MSCT。因 SCN 基本不出现恶变，影像学具有特征性表现，所以明确诊断后可随访观察，一般不需要采取进一步手术治疗，但在出现明显腹痛、病灶生长过快或病灶有恶变的可能时，应给予手术治疗。

【鉴别诊断】

（1）胰腺囊肿：包括假性囊肿及真性囊肿。假性囊肿相对较常见，有胰腺炎或胰腺损伤病史，临床表现为上腹部疼痛伴腰背部放射，血尿淀粉酶升高；影像学表现为胰腺肿胀、被膜毛糙，实质内或胰腺周围单发或多发囊性病灶，如病灶内有出血，CT 平扫可见高密度影，MRI 中 T_1WI 可见高信号，另外 MRI 还可显示囊肿内含有坏死碎屑物质，囊壁菲薄，呈包膜样轻度强化，如合并感染则囊壁较厚，囊内见气－液平面。真性囊肿较为少见，常有其他脏器先天性囊性病灶，在 MSCT 上均显示为液体灶，MRI 上囊肿为长 T_1、长 T_2 信号，动态增强扫描后囊内均无强化，囊壁呈轻度到中度强化。

（2）胰腺黏液性囊腺瘤：几乎完全见于女性，以胰腺体尾部多见，临床表现不明显；通常表现为较大单房或多房性囊肿，平均直径常在 10 cm 以上，不与胰管相通，可伴有胰管扩张；MSCT 上可见病灶呈类圆形或不规则形肿块，边缘光滑，密度欠均，略高于水或近似水样密度，囊壁较厚，常薄厚不均；MRI 上可见肿块内各囊腔信号或有不同，表现为 T_1WI 上呈稍高信号或低信号，T_2WI 呈高信号，DWI 上呈高信号；增强扫描示囊壁及分隔呈延迟强化，少数可见有壁结节，无中心瘢痕；部分病灶边缘及间隔可以看到"蛋壳状"钙化，如有实性成分或壁结节、肿瘤边界不清、囊内间隔不规则、邻近组织或器官受侵或远处转移、周围血管包埋伴淋巴结肿大者，则提示病变可能为恶性。

（3）胰腺导管内乳头状黏液性肿瘤：好发于老年男性，可分为主胰管型、分支胰管型和混合型。主胰管型病变局限在胰腺导管内伴胰管节段性或弥漫性迂曲扩张，3D-MRCP 和 MSCT 三维重建显示胰管内可见乳头状结节，增强后乳头状结节轻度强化。分支胰管型多位于胰腺钩突部，为不规则形、分叶状囊性肿块，MSCT、MRCP 可见病灶与分支胰管相通，可见分隔或壁结节，主胰管可轻度扩张。混合型即与分支胰管相通的囊性肿瘤合并主胰管扩张。

（彭碧波　顾太富）

119 胰腺黏液性囊腺癌

病历摘要

【临床资料】

患者女性，68 岁。2018 年 6 月左右无明显诱因出现反复上腹部腹痛不适，无发热，无恶心、呕吐，无呕血、黑便等不适；自起病以来，患者精神、食欲、睡眠较差，大小便正常，体重下降 10 kg。实验室检查提示血、尿淀粉酶正常，CA199 为 51.03 U/mL（0～37）。

【影像资料】

行上腹部 CT 及 MRI 检查，详见图 119。

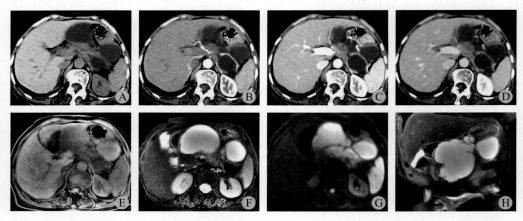

A～D：上腹部 CT 平扫及增强扫描示胰头体尾部正常形态消失、密度减低，并见多发大小不一囊性肿块，增强时胰腺体尾部强化减弱，囊性肿块囊壁及分隔中度强化，囊壁厚薄不均，并见腹腔干主干及肝总动脉、脾动脉近段包埋其中，管腔粗细不均；E～H：MRI 平扫示胰腺体尾部多发囊性肿块，呈稍长 T_1、长 T_2 信号，部分囊腔呈稍短 T_1、长 T_2 信号，DWI 呈高信号，囊壁较厚、厚薄不均，胰腺体尾部信号异常，T_2WI 抑脂及 DWI 信号增高。

图 119 上腹部 CT 及 MRI 检查

【手术及病理】

术中胰体尾部可探及多发囊性占位，大小不一，张力较高，最大约 8 cm×7 cm，与胃、空肠起始端、脾脏关系紧密。术中诊断：胰腺囊性肿瘤，决定行胰体尾切除。

肉眼可见胰腺囊肿一块，大小约 8 cm×5 cm×2 cm，囊壁厚 0.2～0.5 cm，切开囊壁组织，切面灰黄色，质硬。镜下可见胰腺囊性肿块癌组织呈腺样排列，癌细胞呈柱状，胞质丰富，异型性明显，浸润性生长。免疫组化示癌细胞 CK7（＋）、CK19（＋）、CEA（＋）、AACT（＋）、CK20（－）、Ki-67 约 20%（＋）。

病理诊断：（胰腺）中分化黏液性囊腺癌。

病例分析

【诊断思路】

该病例为老年女性，胰腺体尾部变形、密度减低，若在检查中见多房囊性肿块，第一印象会想到胰腺炎伴假性囊肿，但患者血、尿淀粉酶不高，胰周无炎性渗出、积液的表现，不支持胰腺炎的诊断，所以我们应该从胰腺囊性肿瘤中来鉴别。该患者为多发、多房的囊性肿块，囊较大、壁较厚，厚薄欠均匀，囊与囊之间见多发分隔，MRI 可见囊腔内信号不均，部分囊腔 T_1WI 呈高信号，提示部分囊腔内富含黏液，因此考虑胰腺囊性肿瘤中的黏液性囊性肿瘤（mucinous cystic neoplasm，MCN）；该患者 CA199 升高，并且肿瘤较大（最大的囊直径达 7.6 cm）、壁较厚（较厚处达 0.8 cm），肿瘤与邻近胃小弯侧壁及脾门区分界不清，增强可见囊壁及分隔中度强化，内壁欠光整，腹腔干远端及脾动静脉、肝总动脉包埋其中，管腔狭窄、局限性闭塞，因此该肿瘤具备恶性征象，诊断黏液性囊腺癌可能性大。

胰腺黏液性囊性肿瘤发病率低，好发于中年女性；病灶多位于胰体尾部，通常呈单发大囊结构，囊壁较厚，可产生黏蛋白，实质部分具有独特的卵巢样基质。影像学检查典型表现是单房或多房囊性病灶，边缘光整，囊壁较厚，囊内因含黏液和黏蛋白，故 CT 平扫密度较高，MRI 的 T_1WI 表现为短 T_1 信号；囊壁有时可见实性结节，增强扫描后囊壁及结节多有强化，部分囊壁可见壳样钙化，病灶不与胰腺导管相通；MCN 具有恶性潜能，癌变率为 10%～17%，可以进展为胰腺浸润性癌，一旦发生淋巴结转移，其预后与相同分期的胰腺导管腺癌相似。因此术前正确诊断和鉴别诊断对指导临床治疗具有重要意义；目前指南中多将肿瘤直径超过 3 cm、有实性壁结节、含实性成分、囊壁蛋壳样钙化、主胰管扩张等作为 MCN 手术治疗的指征。该病例符合 MCN 的影像学表现，并具有浸润性表现的特征。

【鉴别诊断】

（1）胰腺浆液性囊腺瘤：好发于中老年女性，发病部位以胰体尾部为主，其中最常见的微囊型 SCN 在 MRI 和 MSCT 上表现为典型的多房囊性分叶状肿块，边界清楚，壁薄厚均匀，囊内呈水样密度或信号，与胰管无沟通，与胰腺组织分界清楚；增强扫描后分隔及囊壁呈轻到中等强化，部分患者可发现延迟强化的中心瘢痕，此外部分肿瘤内见星芒状钙化；另外 SCN 几乎不具备恶性潜能，不出现周围血管受侵犯的征象。

（2）胰腺炎并假性囊肿：有胰腺炎及淀粉酶升高病史，胰腺实质肿胀伴胰周脂肪间隙渗出、积液，假性囊肿形成后表现为胰腺实质或胰周多发或单发囊性肿块，囊壁一般较菲薄、轻度强化，合并感染后囊壁较厚，但厚薄均匀，如累及邻近血管，一般表现为管壁光滑的狭窄或伴有血管内血栓形成。

（3）胰腺实性假乳头状瘤：好发于年轻女性，肿瘤一般较大，呈囊性或囊实性肿瘤，肿瘤实性成分呈渐进性、明显强化，呈"浮云征"，肿瘤易合并出血、钙化，与胰管无沟通。

（彭碧波　顾太富）

120　胰腺神经内分泌肿瘤

病历摘要

【临床资料】

患者女性，29 岁。1 周前行经时上腹部持续性疼痛未缓解，无腰背部放射痛，无发热、寒战不适，遂到我院就诊。入院后行实验室检查，血、尿淀粉酶及肿瘤四项（AFP、CEA、CA199、CA125）均未见异常。

【影像资料】

行上腹部 CT 平扫＋增强扫描及 MRI 平扫检查，详见图 120。

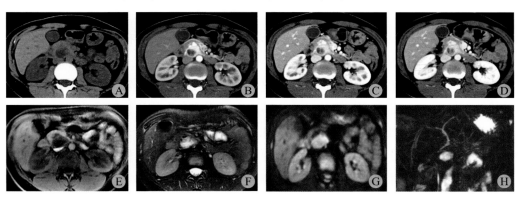

A ～ D：上腹部 CT 平扫及增强扫描示胰头部类圆形低密度肿块，内见类圆形更低密度区，增强时肿瘤实质部分呈持续性明显强化，病灶内见低密度无强化区；E ～ G：MRI 轴位示胰头部肿块呈不均匀稍长 T_1、稍长 T_2 信号，内见斑片状长 T_1、长 T_2 信号，DWI 呈不均匀高信号；H：MRCP 示胆胰管未见扩张，胰头病灶与胰管无相通。

图 120　上腹部 CT 平扫＋增强扫描及 MRI 平扫检查

【手术及病理】

术中胰头探及质硬肿瘤，约 3 cm×2 cm 大小，腹腔内大、小网膜及腹腔未见肿瘤种植灶，腹腔其他脏器未及异常。术中诊断：胰腺肿块，决定行腹腔镜下胰十二指肠切除术。

肉眼可见胰头钩突部灰红色肿块，约 2.5 cm×2 cm×2 cm 大小。镜下可见肿瘤细胞呈条索状排列，间质血窦丰富。免疫组化示瘤细胞 CK 部分（＋）、Vim 部分

（+）、CD56（+）、Syn（+）、CgA（+）、TTF-1（−）、NSE（−）、PR（−）、CD10（−）、Ki-67＜1%（+）；

病理诊断：（胰头部）胰腺高分化神经内分泌肿瘤。

病例分析

【诊断思路】

肿瘤位于胰头，边界欠清，密度不均，CT 平扫呈不均匀稍低密度，MRI 平扫呈不均匀稍长 T_1、稍长 T_2 信号，内见斑片长 T_1、长 T_2 信号，DWI 呈不均匀高信号，增强时病灶囊性部分无强化，实性部分出现持续性、明显强化，以动脉期强化最明显，后期强化稍有消退，肿块不伴胰胆管梗阻扩张，周围间隙清晰，未见肿大淋巴结；总结以上征象，考虑胰腺神经内分泌肿瘤（pancreatic neuroendocrine neoplasm，pNEN）可能性大。

pNEN 是一类起源于肽能神经元和神经内分泌细胞的异质性肿瘤，发病率大约为十万分之一，占所有胰腺肿瘤的 1%～2%；好发于成年人，绝大多数患者为 30 岁以上，男性发病率稍高。根据有无分泌功能将其分为功能性和无功能性两种，功能性 pNEN 包括胰岛素瘤、胃泌素瘤、胰高血糖素瘤和血管活性肠肽瘤等，这一类肿瘤可产生不同的激素，导致相应的临床症状；功能性 pNEN 的 CT 平扫以等密度结节为主，一般病灶较小，平扫不易发现，部分可突出于胰腺轮廓外，增强扫描示动脉期明显强化，并缓慢消退，平衡期接近胰腺实质密度。而非功能性 pNEN 因无分泌功能，通常患者临床症状不明显，肿瘤一般较大，多见完整包膜，大多数病灶呈囊实性密度及信号，动脉期实性部分以不均匀或环形明显增强为主。大部分胰腺神经内分泌肿瘤呈囊实性，因此该肿瘤符合非功能性 pNEN 的影像学表现，诊断并不困难。2020 年 WHO 根据核分裂象和 Ki-67 计数将神经内分泌肿瘤分为 G1、G2 和 G3 三级，如果影像学表现为肿瘤较大、形态不规则、边界模糊、出现胰周组织或血管的侵犯、淋巴结的肿大及远处转移则提示恶性 pNEN 可能。

【鉴别诊断】

（1）胰腺囊腺瘤或囊腺癌：胰腺囊腺瘤和囊腺癌以囊性成分为主，可见壁结节，囊腺瘤与囊实性神经内分泌肿瘤平扫时稍难鉴别，但囊腺瘤或囊腺癌增强扫描的强化程度低于神经内分泌肿瘤。

（2）胰腺实性假乳头状瘤：多见于年轻女性，影像学表现为囊实性肿块，包膜完整，易伴钙化，动脉期多为轻度增强，门静脉期或延迟期强化程度较明显，典型表现为"浮云征"。

（3）胰腺导管内乳头状黏液性肿瘤（intraductal papillarv mucinous neoplasm，IPMN）：主要与分支胰管型 IPMN 鉴别，IPMN 通常位于胰头，包含多个小囊性病变，呈分叶状，可见明显分隔，分隔明显强化；可伴主胰管或分支胰管扩张，MRCP 可见病变与胰管相通。

（彭碧波　顾太富）

笔记

121 胰腺导管内乳头状黏液性肿瘤

病历摘要

【临床资料】

患者女性，37 岁。半年来反复出现上腹部疼痛，无腰背部放射性疼痛，无恶心、呕吐，皮肤巩膜无黄染，每次疼痛发作时行消炎解痉治疗后好转，最近疼痛再次发作。门诊查肿瘤标志物 CA199 为 60.31 U/mL（0～37）。

【影像资料】

入院后行上腹部 CT 及 MRI 检查，详见图 121。

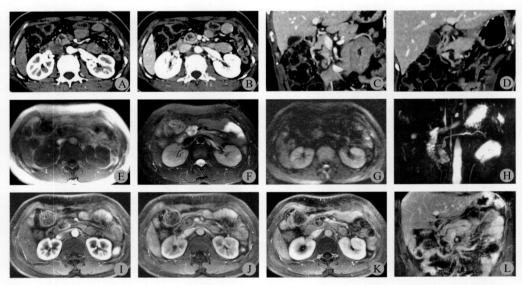

A～D：上腹部 CT 增强扫描动脉期、门静脉期及冠状位重建示胰腺分裂、胰头不规则囊实性占位，肿块与胰头副胰管相沟通，病灶内见多发乳头状中度强化壁结节，强化均匀，伴背侧胰管全程轻度扩张；E～G：MRI 轴位示肿块呈不均匀长 T_1、长 T_2 信号，病灶内见多发乳头状等 T_1、稍长 T_2 信号，DWI 呈等、稍高信号；H：MRCP 示胰头不规则囊性肿块与副胰管相沟通，背侧胰管扩张，肝内外胆管未见扩张；I～L：MRI 增强扫描示肿块内多发乳头状壁结节，呈中度强化、强化均匀，较胰腺实质强化稍弱。

图 121 上腹部 CT 及 MRI 检查

【手术及病理】

术中胰头部可探及一约 2.0 cm×2.5 cm 大小的质硬肿块，肝十二指肠韧带、腹主动脉旁、胰头后、肠系膜上动脉周围均未触及肿大的质硬淋巴结。腹腔其他脏器未及异常。术中诊断：胰头占位，决定行根治性胰十二指肠切除术。

肉眼可见胰腺表面一约 2.0 cm×1.5 cm×1.5 cm 大小的囊性肿块，切开内含暗红色液体，其内见 1.3 cm×0.6 cm×0.6 cm 的乳头状隆起，胰腺内见胰管扩张，直径为 0.5～1 cm。镜下可见肿瘤组织位于导管内，由黏液高柱状上皮构成，胞质呈嗜酸性，细胞异型性显著，局部见浸润。

病理诊断：（胰腺）导管内乳头状黏液性肿瘤伴浸润性腺癌。

病例分析

【诊断思路】

该患者胰腺背侧胰管与腹侧胰管未完全沟通，副胰管引流至十二指肠副乳头，存在胰腺分裂的先天性变异；胰头见一不规则囊实性密度 / 信号肿块，肿块内见多发不规则软组织密度 / 信号的壁结节，并且肿块与胰头副胰管沟通，伴有背侧胰管全程扩张，可以诊断为胰腺导管内乳头状黏液性肿瘤（intraductal papillary mucinous neoplasm of the pancreas，IPMN）。此外病灶内见多个中度、均匀强化壁结节，且结节较大、较多，因此提示肿瘤为恶性可能。

IPMN 以 50～70 岁男性较为常见，临床多表现为反复发作的上腹部疼痛、血糖升高及脂肪泻等症状。其病理分型为良性 IPMN、交界性 IPMN、IPMN 伴上皮中度不典型增生、非浸润性及浸润性导管内乳头状黏液腺癌。IPMN 影像学表现分为：①主胰管型，表现为主胰管弥漫性或节段性中度以上扩张，胰管内壁可见小结节强化或沙砾状钙化；②分支胰管型，胰头和钩突部位的发生率较高，囊性病变可表现为葡萄串样改变，并通过囊颈或管道与主胰管或分支胰管相通，伴主胰管节段性或全程扩张，病灶内可出现中度强化的索条样分隔及结节状、乳头状突起；③混合型，兼具主胰管型与分支型的特点。IPMN 常为交界性肿瘤，良、恶性的判断对治疗方案的选择至关重要，因此诊断过程中应重视恶性征象。如果主胰管大于 10 mm，分隔壁不规则且厚薄不均，或伴有直径大于 10 mm 的壁结节，则提示病变有恶变的可能。

【鉴别诊断】

（1）胰腺浆液性囊腺瘤：好发于中老年女性，多见于胰头，分为微囊型、寡囊型、混合型及实性浆液性囊腺瘤。肿瘤以微囊型多见，表现为多个直径小于 2 cm 的小囊，以海绵状、蜂窝状围绕中心纤维瘢痕呈簇状排列，部分肿瘤内可见星芒状钙化；且肿瘤与胰管无交通。

（2）胰腺黏液性囊腺瘤：好发于 40 ～ 60 岁中老年女性，大多数位于胰腺体尾部，常表现为单发的、边界清晰的、与胰管无相通的单房或多房囊性肿瘤，囊内分隔菲薄呈线状或小梁状，囊壁可见壳样钙化；增强扫描时囊壁、分隔及壁结节见强化。

（3）胰腺实性假乳头状瘤：好发于 35 岁以下年轻女性，肿瘤较大，呈囊性或囊实性，肿瘤实性成分呈渐进性、明显强化，可见"浮云征"，肿瘤易合并出血、钙化，与胰管无沟通。

（彭碧波　顾太富）

122 胰腺实性假乳头状瘤

病历摘要

【临床资料】

患者女性，25岁。1周前无明显诱因出现上腹部疼痛不适，阵发性发作，无明显加重及缓解因素，不向他处放射，无畏寒、发热。

【影像资料】

入院后行 MRI 和 CT 平扫＋增强扫描检查，详见图122。

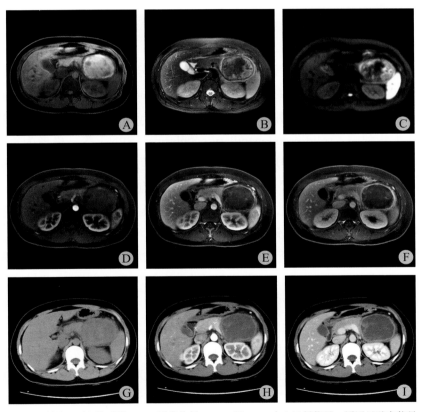

A～C：MRI 平扫轴位示胰尾部肿块 T_1WI 呈高信号，T_2WI 及 DWI 中央呈低信号，周围呈稍高信号，ADC 值范围为（1.13～1.77）×10^3 mm²/s；D～F：MRI 增强扫描示动脉期呈边缘强化，门静脉期及延迟期强化渐进，中央见云絮状强化；G～I：CT 平扫呈混杂稍高、低密度影，周围见少许渗出，增强扫描呈渐进性强化。

图 122 MRI 和 CT 平扫＋增强扫描

【手术及病理】

胰体尾部见一约 6 cm × 6 cm × 7 cm 大小的肿瘤，边界清楚，张力高，术中充分游离胰腺与周围脏器，在距肿瘤右侧约 1.5 cm 处全切肿块。

肉眼见肿瘤呈实性灰红色，质软，局灶囊性变。镜下见肿瘤细胞呈巢状排列，细胞大小一致，核圆形、卵圆形，可见大片坏死。免疫组化：瘤细胞 CK（+）、CD56（+）、CD10 局灶（+）、NSE（+）、PR（+）、Syn（+）、Vim（+）、CgA（-）、E-cad（-）、CD163（-）、S-100（+）、HMB45（-）、CD117（-）、Fli-1（-）、CK7（-）、Ki-67 约 10%（+）。

病理诊断：（胰腺）实性假乳头状肿瘤伴大片坏死。

病例分析

【诊断思路】

本病例为胰腺体尾部囊实性占位，密度及信号混杂，合并出血。胰腺常见的囊实性肿瘤包括浆液性或黏液性肿瘤（serous/mucinous cystic neoplasms，SCN/MCN）、导管内乳头状黏液性肿瘤（intraductal papillary mucinous neoplasms，IPMN）、实性假乳头状肿瘤（solid pseudopapillary neoplasms，SPN）等。患者为年轻女性，影像学上表现为单发囊实性肿块，不均匀强化（实性成分渐进强化，中央坏死囊变无强化，表现为比较特征的"水上浮云"样信号特点），肿块边界清楚，无周围脏器侵犯，无淋巴结肿大，因此，结合患者年龄性别及影像征象考虑胰腺良性肿瘤性病变，符合实性假乳头状瘤的诊断。

胰腺实性假乳头状瘤占所有胰腺肿瘤的 1% ～ 2%，好发部位依次为胰尾、胰头、胰体。男女比例约为 1 ∶ 9，发病年龄为 10 ～ 74 岁（平均 25 岁），大部分患者无明显临床症状，可表现为腹部不适、疼痛。SPN 大部分可见囊变，病理上囊壁无明确上皮细胞，囊性和实性成分以混合分布为主，实性区域可见典型的假乳头结构，局部血管纤细并伴有玻璃样变，囊内容物可见出血、坏死物。SPN 为低度恶性，预后较好，术后 5 年生存率达 95%。影像学上表现为囊实性肿块，可见包膜、囊变、出血，体积较大，CT 平扫呈囊实性改变，可见结节状钙化，囊性成分 T_1WI、T_2WI 表现为水样信号；出血多见，T_1WI 呈片状高信号，T_2WI 可见液平面。实性成分 T_1WI 呈中等信号，T_2WI 呈稍高信号，DWI 实性区域呈稍高信号，增强扫描实性区域表现为延迟强化。胰腺囊实性肿瘤表现多样，大多数有特征性影像学表现，结合患者年龄、性别、临床症状、发病部位等信息，合理选择 CT、MRI 成像技术，能够做出准确诊断。

【鉴别诊断】

（1）浆液性囊腺瘤：好发于 60～70 岁老年女性，女性发病率占 70% 左右，又被称为"祖母瘤"。按照病变内囊的大小和数目，分为微囊型、寡囊型（大囊型）、混合型和实性 SCN。微囊型最常见，表现为边界清楚的分叶状肿块，可见多发大小为 2～20 mm 的小囊，分隔密集，典型者 CT 和 MRI 表现为"蜂窝状"结构，CT 可见中心钙化。寡囊型 SCN 比例小于 10%，单囊或多囊（多＜6 个），囊相对比较大（＞2 cm），壁薄、规则，无壁结节。混合型 SCN 微囊与大囊混合存在，以中心部位微囊而周边大囊多见。

（2）黏液性囊腺瘤：好发于中老年女性，女性发病率占 90%～95%。因其多见于 40～50 岁女性，被称为"母亲瘤"。影像学诊断要点：超过 95% 的病变发生于胰腺体尾部，多房或单房囊性肿块，通常分隔或壁较薄、光整，交界性者一般体积较大。

（3）导管内乳头状黏液性肿瘤：好发于老年人，发病年龄 60～70 岁，男女发病率无差异。与胰管相通，根据病变累及胰腺导管的位置分为主胰管型、分支胰管型及混合型。

（唐雪培　顾太富）

123 脾血管瘤

病历摘要

【临床资料】

患者女性，37 岁。半个月前无明显诱因出现两侧季肋部胀痛，无恶心、呕吐，无腹胀、腹泻。

【影像资料】

入院后行 CT 检查，详见图 123。

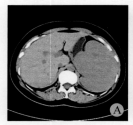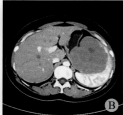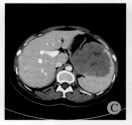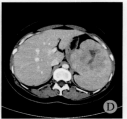

A：CT 平扫示脾内一外生性等密度肿块，与脾实质分界不清，CT 值约为 45 Hu，中央见小片状低密度；

B～D：CT 增强扫描示肿块呈渐进性较明显强化，三期 CT 值分别为 61 Hu、74 Hu、90 Hu，内见裂隙状无强化区。

图 123 CT 检查

【手术及病理】

取左肋缘下切口进腹，可见脾脏外生巨大肿瘤，压迫胃，部分质地稍硬。将脾脏与周围脏器充分游离，行全脾切除术。

肉眼可见脾脏内一约 9 cm×8 cm×6.5 cm 大小的暗红色肿块，切面海绵状，部分灰黄色，质韧。镜下可见脾实质内大量大小不一的血管，呈瘤样增生。

病理诊断：（脾）血管瘤。

病例分析

【诊断思路】

本病例为中年女性，因双侧季肋部胀痛发现脾脏外生性单发肿块，CT 平扫为等密度影，增强扫描呈渐进性持续强化，延迟期强化略低于脾实质。胃部受压推挤改变，腹膜后无肿大淋巴结。虽然肿瘤体积较大，但患者临床症状较轻，恶性征象不明显，应首先考虑良性肿瘤性病变。脾脏常见的良性肿瘤性病变包括脾血管瘤、淋巴管瘤、错构瘤。CT 检查提示肿瘤血供较丰富，无钙化及脂肪成分，边界较清，符合脾血管瘤的诊断；病灶内见裂隙状无强化低密度区，可能与血管瘤内血栓形成或出现坏死、囊变有关。

　　脾血管瘤是最常见的脾脏良性肿瘤，可分为海绵状血管瘤、毛细血管瘤和混合性血管瘤，以海绵状血管瘤最为多见；一般生长缓慢，多无临床症状或症状较轻，但仍有部分较大的肿瘤存在自发破裂的倾向，甚至危及生命。镜下可见血管内皮细胞增生，较大血管瘤内中心可见纤维瘢痕组织。影像学上 CT 平扫通常呈等 / 低密度影，增强扫描可出现多种强化方式，多数呈明显强化，个别强化不明显；多数表现为血管瘤典型强化方式，即动脉期示病灶周边强化，静脉期呈渐进性向心性强化，延迟期病灶持续强化（偶尔可见病变中心始终不被对比剂充填，呈低密度区，此征象表示血管瘤内血栓形成或出现坏死、囊变等）。少数病灶可呈均匀强化，延迟期大多仍呈稍高密度。MRI 示脾血管瘤在 T_1WI 呈低信号，T_2WI 明显高信号，边界清楚，注入对比剂增强扫描后多有明显的渐进性强化。

【鉴别诊断】

　　（1）脾淋巴管瘤：是少见的脾脏良性肿瘤，主要发生在儿童中，发生于成人者相对较少；病灶常位于包膜下，为单发或多发结节，严重者甚至可累及整个脾脏；可分为毛细血管状、海绵状及囊性淋巴管瘤，增强扫描示病灶边缘及分隔呈轻度强化，内容物不强化或轻度强化。

　　（2）脾错构瘤：发生率低，但可发生于任何年龄，多数患者无症状；通常为脾脏单发的实性结节，边界清晰，内可伴坏死、囊变，少数病例有钙化或脂肪成分；CT 平扫表现为等低密度影，增强后可呈轻度不均匀强化，延迟期可呈等密度影。单纯从影像学上很难与脾血管瘤鉴别，主要依靠免疫组化进行鉴别。

　　（3）血管内皮细胞肉瘤：多单发，少数为多发，无包膜。增强扫描表现类似血管瘤，但血管肉瘤不规则强化更显著，肿瘤侵袭性高，远处转移常见。

（唐雪培　顾太富）

124　脾淋巴瘤

病历摘要

【临床资料】

患者男性，36岁。无明显诱因反复上腹部疼痛不适2月余，伴恶心、反酸、嗳气，无畏寒、发热，症状时轻时重。10多天前出现黑色柏油样便，量少。既往因右颈部肿块诊断为"弥漫大B细胞淋巴瘤（具体亚型不详）"。

【影像资料】

入院后行CT检查，详见图124。

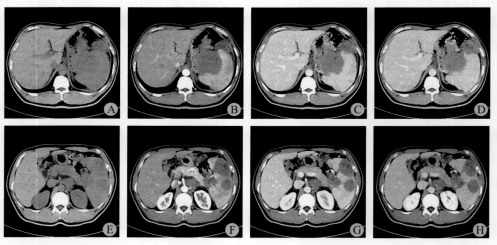

A～D：脾脏体积增大，平扫示脾包膜下数个等、稍低密度肿块，CT值约为36 Hu，增强扫描呈轻度强化，三期CT值分别约为48 Hu、51 Hu、55 Hu；胃大弯侧胃壁浸润，黏膜中断；E～H：同一患者较下层面，CT平扫示脾内多发稍低密度结节及肿块，脾门、腹膜后见肿大淋巴结，侵犯胰尾部，脾动脉远端呈包绕改变，所有病灶强化方式一致。

图124　CT检查

【手术及病理】

胃镜检查可见胃底一约0.6 cm×3.5 cm大小的溃疡，白苔，周边黏膜隆起，取检弹性较差。镜下见小灶异型的淋巴细胞样细胞；免疫组化示异型细胞CD20（＋）、PAX5（＋）、BCL-2（＋）、Ki-67（＋）、CK（－）、CD3（－）、CD5（－）、CD21（－）、

CD10（–）、BCL6（–）、MUM-1（–）、C-Myc（–）、CyclinD1（–）。原位杂交：EBER（–）。

病理诊断：（胃底）弥漫大 B 细胞淋巴瘤。

病例分析

【诊断思路】

该病例为年轻男性，因反复上腹部不适发现脾大，脾内及包膜下多发结节和肿块，肿瘤累及范围较广，胃、胰尾部及周围血管均受累，脾动脉远端被包绕；脾门、肝门部及腹膜后见多发肿大淋巴结，CT 增强扫描呈轻度欠均匀强化，部分内见片状低密度影。这些影像征象均提示恶性肿瘤性病变。脾脏常见的恶性肿瘤包括淋巴瘤、转移瘤、血管内皮肉瘤等，结合患者既往"弥漫大 B 细胞淋巴瘤"病史以及胃镜和病理检查，提示本例为脾脏继发性非霍奇金淋巴瘤。

淋巴瘤是脾脏最常见的恶性肿瘤，发病年龄较轻，分为原发性和继发性，原发性脾淋巴瘤十分罕见，继发性较原发性常见。而继发性脾淋巴瘤按细胞类型可分为霍奇金和非霍奇金淋巴瘤两类。脾脏肿大为脾脏淋巴瘤的主要诊断依据，80% 的脾淋巴瘤患者有脾肿大。根据脾脏病变的分布及病灶大小，脾淋巴瘤可分为以下 4 种：①弥漫浸润型；②粟粒结节型，病灶直径为 1 ~ 5 mm；③多发肿块型，病灶直径为 2 ~ 10 cm；④单发巨块型，病灶直径＞ 10 cm。CT 上常表现为脾内单发或多发稍低密度灶，边界欠清，增强扫描示病变呈轻度强化，与正常脾实质分界清楚。MRI 显示淋巴瘤的敏感性可达 94%，MRI 检查中 T_1WI 和 T_2WI 信号强度相近或相等，极少情况下出现 T_1WI 信号强度偏高。

【鉴别诊断】

（1）脾脏转移瘤：脾脏常见恶性肿瘤之一，但发生率较低，其原发肿瘤包括肺癌、乳腺癌、前列腺癌和结肠癌等。影像学表现为脾脏正常或轻中度增大，脾内见大小不等、数量不一的低密度区，边界清或不清，增强扫描可见典型的"牛眼征"或"靶征"；肿块本身的强化程度还取决于原发肿瘤是否富血供。

（2）脾脏血管内皮肉瘤：是脾脏罕见的侵袭性恶性肿瘤，起源于脾窦血管内皮细胞；病灶大小不等，无包膜，增强扫描表现似血管瘤，动脉期边缘强化，静脉期及延迟期逐渐向中央充填。患者多表现为脾大或出现肿块、腹痛、凝血功能严重下降等症状，以年长者较为常见。

（唐雪培　顾太富）

125　食管癌

病历摘要

【临床资料】

患者男性，65 岁。4 个月前感进食哽噎，无恶心、呕吐，无腹痛、腹泻，无发热、寒战等不适，未予以重视，4 天前患者自感上述症状加重伴胸闷。于当地行胃镜检查提示食管 - 贲门癌？

【影像资料】

入院后行上消化道钡餐造影及 CT 平扫＋增强扫描检查，详见图 125。

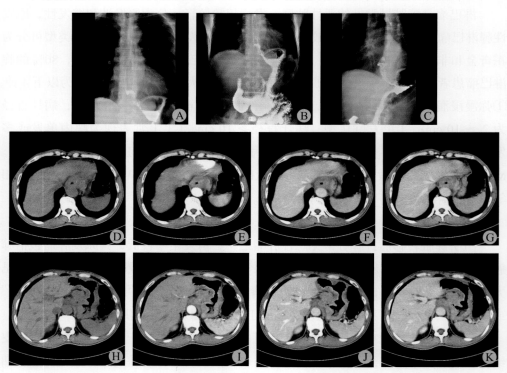

A ～ C：食道吞钡造影示食管下段黏膜中断并见充盈缺损，管壁僵硬，管腔狭窄；D ～ G：食管下段管壁明显环形增厚，CT 值为 35 ～ 40 Hu，增强扫描呈轻度强化，三期 CT 值分别约为 55 Hu、65Hu、78 Hu；H ～ K：胃底体部胃壁增厚，胃小弯侧见肿大淋巴结，呈融合改变。

图 125　上消化道钡餐造影及 CT 平扫＋增强扫描

笔记

【手术及病理】

食管（距门齿 40 cm）下段至贲门可见一新生物，占据管腔 4/5，表面溃疡糜烂，覆污秽苔，病变侵及胃底，触及易出血，活检弹性消失。镜下见癌细胞片实性排列，浸润性生长，细胞异型性明显，间质反应性增生。免疫组化示癌细胞 CK（＋）、P40（－）、P63（－）、CEA 局 灶（＋）、CK7（＋）、CDX2（＋）、CD56（－）、Syn（－）、CgA（－）、P53 约 80%（＋）、Ki-67 约 80%（＋）、HER-2（－）。原位杂交：EBER（－）。

病理诊断：（食管）低分化癌，倾向低分化腺癌。

病例分析

【诊断思路】

本例为老年男性患者，因进食哽噎感就诊，X 线表现为食管下段 - 胃底部病变，食管下段黏膜中断，管壁僵硬，管腔狭窄；CT 检查示食管下段 - 胃底壁明显增厚，并见软组织影，胃小弯侧多发肿大淋巴结，这些影像学表现均提示恶性肿瘤性病变，食管常见的恶性肿瘤性病变包括食管癌、癌肉瘤和平滑肌肉瘤等。从常见病多发病的角度，结合年龄、病史及影像学表现，应考虑食管癌。

2019 年国家癌症中心发布了 2015 年中国地区恶性肿瘤发病和死亡分析报告，其中食管癌以 8.23%、3.88% 的发病率居十大肿瘤男性第 5 位及女性第 8 位，并分别以 8.04%、6.26% 的死亡率位居男性第 4 位及女性第 6 位。流行病学研究显示，吸烟和重度饮酒是引起食管癌的重要因素。早期食管癌的症状不明显，可有进食哽噎感、胸骨后烧灼感及背痛等表现。进展期表现为吞咽困难症状进行性、持续性加重，胸闷或胸背痛明显，声音嘶哑，呼吸困难或进食呛咳。晚期出现贫血、消瘦及恶病质。食管癌以中下段多见，鳞癌居多，因食管无浆膜层，癌肿易穿透肌层而侵及邻近器官，也可经淋巴及血行转移。在组织学类型上，我国食管癌以鳞状细胞癌为主，占 90% 以上，而美国和欧洲以腺癌为主，占 70% 左右。大体病理上分为浸润型（或称缩窄型）、增生型（或称蕈伞型）和溃疡型。黏膜皱襞迂曲增粗为早期食管癌最常见的 X 线征象。中晚期食管癌典型 X 线表现为局部黏膜皱襞中断、破坏，甚至消失，腔内锥形、半月形或不规则形龛影和充盈缺损，病变管壁显示僵硬和蠕动消失。CT 表现为病变段食管壁不规则增厚并形成软组织肿块，可侵犯邻近结构，增强呈不均匀强化，周围可出现肿大淋巴结。

【鉴别诊断】

（1）食管癌肉瘤：影像学表现与腔内型食管癌十分相似，多为带蒂的肿块突入食管腔，形成较粗大的食管腔内不规则的充盈缺损，增强扫描呈明显不均匀强化，但少见纵隔淋巴结及远处转移。

（2）食管静脉曲张：常见于肝硬化晚期，是门静脉高压的并发症。与食管癌的鉴别点为食管静脉曲张的食管壁柔软、伸缩自如。CT 和 MRI 可以直接观察曲张的静脉血管。

（3）食管平滑肌瘤：为最常见的食管良性肿瘤，发生率低，约占食管黏膜下肿瘤的 70%，好发于食管中下三分之一处，患者发病高峰为 40 ～ 50 岁，男女发病比例为 2 ∶ 1。肿瘤一般生长比较缓慢，大多数患者没有明显症状；影像学表现为界限清楚的食管壁内肿瘤，通常为单发，X 线典型征象为"均一涂抹征""环形征"。

（唐雪培　顾太富）

126　胃癌

病历摘要

【临床资料】

患者男性，77 岁。1 个月来无明显诱因出现腹痛不适，为全腹部疼痛，定位不准确，无明显加重及缓解因素，伴有饮食不佳，无恶心、呕吐，无腹胀、腹泻，症状持续反复。

【影像资料】

入院行 CT 检查，详见图 126。

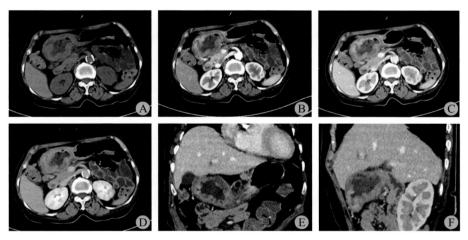

A：横断位 CT 平扫示胃窦部胃壁不均匀增厚，周围见肿大淋巴结（长箭）；B～D：横断位 CT 三期动态增强扫描示动脉期胃黏膜明显强化，局部连续性中断（短箭），胃壁呈不均匀明显强化，门静脉期及延迟期强化程度稍减弱，范围稍扩大，周围淋巴结呈轻中度强化；E～F：冠状位及矢状位重建，示胃窦部胃壁增厚，黏膜局部中断，增强呈明显不均匀强化。

图 126　CT 检查

【手术及病理】

经胃镜取活检标本，镜下可见癌细胞呈腺样、筛孔状排列，细胞异型性明显，呈浸润性生长。

病理诊断：（胃窦）腺癌。

295

病例分析

【诊断思路】

该病例为老年男性，无明显诱因出现上腹部胀痛，CT 示胃窦部胃壁不均匀增厚，增强扫描可见胃黏膜显著强化，局部连续性中断；增厚胃壁明显不均匀强化，周围见肿大淋巴结，增强扫描可见轻中度强化，提示胃癌并淋巴结转移的可能。

胃癌（gastric carcinoma，GC）是胃部最常见的恶性肿瘤，发病率和死亡人数均位居恶性肿瘤第二位，其早期诊断主要依赖胃镜和病理活检等。胃癌起源于胃黏膜上皮组织，癌细胞可向下浸润破坏正常胃壁组织，产生组织坏死和纤维化炎性反应，从而导致胃壁僵硬、胃腔局限性狭窄；增强扫描动脉期就有明显的强化，表现为带状强化影，厚度超过正常胃黏膜的厚度，称为黏膜"白线征"，静脉期有大量的对比剂滞留在迂曲变形的肿瘤血管内，肿瘤的强化程度更加明显，"白线征"随之增宽，即为渐进性增厚，这种分层强化的病理学基础可能与肿瘤组织的微血管生长方式有关，即胃癌的血管主要分布在肿瘤表面。肿瘤组织可突破浆膜面，向腔外浸润生长，造成相邻组织的侵犯，CT 扫描表现为病变与相邻脏器之间缺乏正常的低密度脂肪间隙，脂肪间隙密度增高、模糊。淋巴结转移是胃癌转移的主要途径，最常见转移部位为左锁骨上窝区，也常发生腹腔及腹膜后转移。

【鉴别诊断】

（1）胃溃疡：溃疡多见于青壮年，好发于胃角小弯侧，溃疡常位于胃轮廓外，呈圆形、乳头状，边缘光整，溃疡龛影口部常有光滑整齐的黏膜线、项圈征及狭颈征，纠集的黏膜可以到达溃疡口部，邻近胃壁柔软，有蠕动波。

（2）胃淋巴瘤：胃淋巴瘤胃壁增厚较胃癌更明显，密度或信号更均匀，坏死少见，强化也较均匀；黏膜可完整，也可见溃疡，但溃疡为多发，大小不等，溃疡龛影口部的隆起较溃疡型胃癌明显且整齐，胃壁未见明显僵硬，仍可见蠕动波。

（3）良性肿瘤：表现为胃腔内圆形、类圆形、分叶状或不规则形充盈缺损，边界清楚，边缘多较光滑整齐，周围黏膜受推移、展平，未见明显破坏中断；胃壁柔软，蠕动多正常。

（周淑丽　顾太富）

127　直肠癌

病历摘要

【临床资料】

患者男性，69岁。于2个月前无明显诱因出现排便次数增多伴黑便，频次由1日1次变为1日7～8次，大便由成形便改变为柏油状便，无腹痛、腹胀、畏寒、发热、恶心、呕吐等症状，自行服用药物，症状未明显缓解。患者自起病以来，精神、饮食、睡眠尚可，小便正常，体重无明显变化。

【影像资料】

入院后完善下腹部CT平扫＋增强扫描及盆腔MRI平扫＋增强扫描，详见图127。

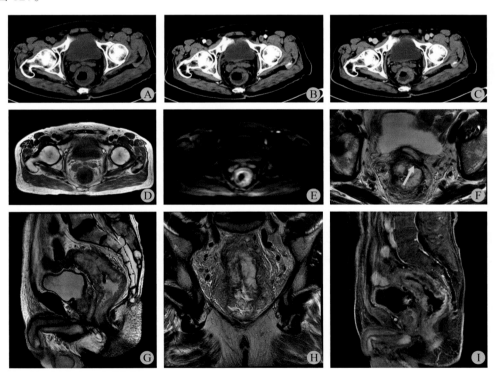

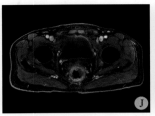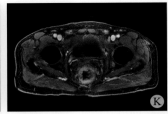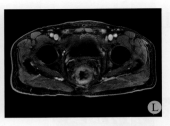

A～C：横断位 CT 平扫及增强扫描示直肠管壁不均匀环形增厚，呈明显强化，管腔轻度狭窄，周围脂肪间隙欠清；D～E：MRI 轴位 T₁WI 示直肠管壁环形增厚，呈等信号，肿瘤已突破低信号的肌层，进入其外的脂肪层，脂肪间隙模糊并见线样等 T₁ 信号，肠周见增大淋巴结呈等 T₁ 信号；DWI 示病灶及周围淋巴结呈高信号；F～H：高分辨率（小 FOV）T₂WI 示直肠上段肠壁增厚，呈长 T₂ 信号，可见"黏液湖"表现，主要位于黏膜下层，约 2 点方向可见病灶突破浆膜面，累及直肠系膜筋膜（黄色箭头），肠腔局部狭窄；I～L：矢状位及横断位 MRI 增强扫描示增厚肠壁明显不均匀强化，内见稍低信号弱强化区；周围肿大淋巴结呈轻度尚均匀强化。

图 127　下腹部 CT 平扫＋增强扫描及盆腔 MRI 平扫＋增强扫描

【手术及病理】

经肠镜取活检标本，镜下可见癌细胞呈腺样、筛孔状排列，细胞异型性明显，呈浸润性生长；部分癌细胞呈簇状漂浮于黏液湖中。

病理诊断：（直肠）黏液腺癌。

病例分析

【诊断思路】

该病例为老年男性，临床表现为排便次数增多伴黑便，大便性状改变，在影像学上表现为直肠管壁不均匀环形增厚，肿瘤位于直肠上段，以环形增厚为主，累及 3/4 周，管腔狭窄，周围脂肪间隙模糊，可见肿瘤突破浆膜层并累及直肠系膜筋膜（mesorectal fascia，MRF），直肠周围系膜内见多发肿大淋巴结且形态不规则，信号混杂，因此考虑直肠癌。高分辨率 T₂WI 及 DWI 见病灶内大片高信号，多位于黏膜下层内，呈"黏液湖"样表现，提示黏液腺癌可能。

直肠癌（carcinoma of the rectum）是消化道最常见的恶性肿瘤之一，发病率仅次于胃癌与食管癌，且有逐年上升趋势，其 5 年生存率仅为 40%～50%，组织学以腺癌为主。根据肿瘤的浸润深度分为早期癌与进展期癌，早期癌为肿瘤侵犯黏膜层与黏膜下层，进展期癌即为肿瘤侵犯肌层以上者。MRI 检查在诊断恶性肿瘤病灶部位、肿瘤形态、肿瘤大小、病灶侵及范围、浸润深度及与邻近组织关系等的应

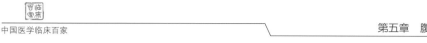

用中有一定价值，对直肠癌术前诊断和分期具有较高的价值，特别是高分辨率（小FOV）MRI 的应用，使直肠癌术前 TNM 分期更准确。

MRI 主要用于评价肿瘤的以下几个方面：①肿瘤下缘离肛缘（肛门括约肌复合体）的距离，距肛缘 0 ～ 5 cm 为直肠下段，6 ～ 10 cm 为中段，11 ～ 15 cm 为上段。②肿瘤分期，其中 T 分期包括 T_0 无原发肿瘤证据，T_1 肿瘤侵犯黏膜下层，T_2 肿瘤侵犯固有肌层，T_3 肿瘤穿透固有肌层到达浆膜层或侵犯无腹膜覆盖的结直肠旁组织，T_4 肿瘤穿透腹膜脏层；N 分期包括 N_0 无区域淋巴结转移，N_1 有 1 ～ 3 枚区域淋巴结转移，N_2 有 4 枚以上区域淋巴结转移。M_0 无远处转移，M1 有远处转移。③肿块是否侵犯邻近直肠系膜筋膜及周围血管。以上这些内容的评价对于直肠癌手术方案的制定至关重要。

在评价淋巴结转移时，我们要知道单纯根据淋巴结大小判断转移不太可靠，增大可以是恶性或良性反应性增生，大多数转移淋巴结直径大于 5 mm，也有部分转移淋巴结直径可小于 5 mm。MRI 可通过观察其形态特征及信号特点来综合分析，边缘光滑清晰、信号均匀者提示良性，边缘不规则模糊或信号不均匀者恶性可能性达 85%。MRI 还可判别肿块是否侵犯 MRF 及邻近血管，当增厚的直肠壁突破固有肌层侵犯周围脂肪间隙时，如果肠壁外肿瘤组织与 MRF 间脂肪间隙消失、模糊，或者直肠系膜内增大淋巴结与 MRF 之间间距小于 1 mm，则定义为 MRF 阳性。总之，MRI 提供的信息对直肠癌术前分期十分重要，可为术前病情评估和治疗方案的选择提供依据，值得临床进行推广。

【鉴别诊断】

（1）直肠腺瘤：绒毛状腺瘤基底为广基底，管状腺瘤为窄基底，环壁增厚或对称性增厚少见。病灶多局限于黏膜层，向腔内呈匍匐式或菜花样生长，病灶与直肠壁相贴时留下通气的间隙，是腺瘤区别于直肠癌的重要特征。从病理学角度分析，腺瘤自黏膜面生长，向腔内突起为主，从而形成腔内菜花状或匍匐式生长的影像学特征；直肠癌从黏膜面生长，往往侵犯黏膜下层、肌层，从而形成环壁增厚或对称性增厚的影像学特征。

（2）直肠淋巴瘤：该病少见，受累肠管多密度均匀，增强后肿块轻中度强化，肿块周围脂肪间隙一般较清楚，与直肠癌相比，肠管活动度尚可，较少伴有肠梗阻症状。

（周淑丽　顾太富）

128 胃间质瘤

病历摘要

【临床资料】

患者男性，70岁。1个月前因前列腺增生于外院行手术治疗，术前检查发现胃底占位性病变，无畏寒、发热、恶心、呕吐、腹痛、腹胀、腹泻等不适。自起病以来，患者精神、饮食、睡眠可，大小便正常，近期体重无明显减轻。

【影像资料】

行上腹部CT平扫＋增强扫描检查，详见图128。

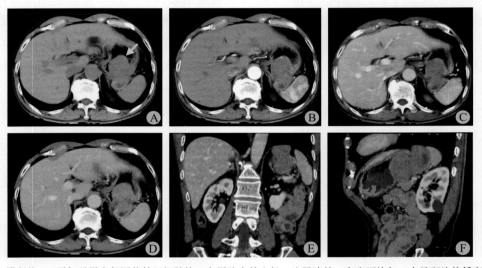

A：横断位CT平扫示胃底部团状软组织肿块，向胃腔内外生长，边界清楚，密度不均匀，内见斑片状低密度影及弧形高密度影（黄色箭头）。B～D：横断位CT增强扫描示动脉期病灶边缘明显强化，门静脉期及延迟期强化减弱，其内高低密度区无明显强化，胃黏膜光整，周围未见明显肿大的淋巴结。E、F：冠状位及矢状位重建图像示胃底部肿块不均匀强化，突出胃腔内外生长。

图128　上腹部CT平扫＋增强扫描

【手术及病理】

取上腹正中切口约15 cm依次切开皮肤，在胃底处触及一软组织团块，约6 cm×4 cm大小，带蒂，未见明显肿大淋巴结。

肉眼可见部分黏膜结节状组织一枚 6.7 cm×5.5 cm×3.5 cm，切面灰白色，实性，质中。镜下见肿瘤细胞呈长梭形，束状排列，部分呈疏密分布，细胞较温和，核分裂象 2 个 /50 HPF。免疫组化示瘤细胞 CD34（＋）、CD117（＋）、DOG-1（＋）、Vim（＋）、CK（－）、S100（－）、SMA（－）、Ki-67 约 3%（＋）。

病理诊断：（胃）胃肠间质瘤（gastrointestinal stromal tumors，GIST），中危。

病例分析

【诊断思路】

该病例为老年男性，偶然发现胃底部向胃腔内外生长的不规则软组织肿块，边界清楚，密度不均匀，肿块内可见出血高密度区及坏死、囊变形成的低密度区，增强扫描示明显不均匀强化，且肿块未直接沿胃壁浸润蔓延，邻近管壁无增厚表现，周围无明显肿大淋巴结，因此考虑胃肠道间质瘤可能。但值得强调的是，上述影像学表现缺乏特异性，平滑肌类肿瘤和神经源性肿瘤也有相似表现，要据此做出鉴别诊断非常困难，因此，要明确诊断，必须依靠病理及免疫组织化学检查。

GIST 是原发于胃肠道、网膜及肠系膜，由原癌基因 Kit 阳性的梭形细胞或上皮样细胞组成的肿瘤。多见于中老年，约 70% 发生于胃，20%～30% 发生于小肠。小的 GIST 常无症状，大的 GIST 常因为覆盖其上的黏膜出现溃疡而发生消化道出血。在定位诊断方面，影像检查可提示肿瘤的起源部位，发生在胃和小肠的间质瘤一般表现为向腔内外生长的软组织肿块或充盈缺损，局部黏膜皱襞变平或消失，容易诊断。在定性诊断方面，病理及影像学检查中均以肿瘤大小、密度和有丝分裂指数作为判断肿瘤良恶性的主要依据之一。直径不足 5 cm 者密度多较均匀，少见核分裂象，多数情况下属于良性病变；直径超过 5 cm 者密度不均，内部可以观察到液化、坏死或出血现象，且核分裂象在 10 个 /50 HPF 以上多为恶性。CT 是间质瘤最重要的检查手段，不但可以明确肿瘤的大小、部位、瘤内情况，而且可以评价肿瘤的恶性程度，免疫组化显示瘤细胞 Vimentin 及 CD34 强阳性，CD117 几乎全为阳性，这是病理诊断胃肠间质瘤的重要标准。

【鉴别诊断】

（1）结节型胃癌：胃癌影像学表现为胃腔内的不规则形、菜花状或蕈伞状充盈缺损，表面不光整，可见小龛影，胃腔狭窄，胃壁僵硬。胃间质瘤影像学则表现为胃腔内圆形、类圆形、分叶状或不规则形充盈缺损，边界清楚，边缘多较光滑整齐，周围黏膜受推移、展平，未见明显破坏中断，胃壁柔软蠕动多正常。

（2）息肉型胃淋巴瘤：息肉型胃淋巴瘤充盈缺损为多发，胃壁不光整或呈波浪状，胃黏膜广泛增粗，CT扫描示肿块密度均匀，很少坏死，增强扫描示病灶多强化均匀而程度较轻。而间质瘤为单发，边界清楚，边缘多较光滑整齐，密度多不均匀，坏死多见，增强扫描示病灶强化较胃淋巴瘤明显。

（周淑丽　顾太富）

129　胃淋巴瘤

病历摘要

【临床资料】

患者男性，65 岁。近半个月无明显诱因出现上腹部胀痛，且以餐后明显，有时上腹部有胃胀痛不适感，无反酸，食欲尚可，睡眠欠佳，精神一般，大小便正常。自诉起病以来体重减轻约 5 kg。

【影像资料】

行上腹部 CT 平扫＋增强扫描检查，详见图 129。

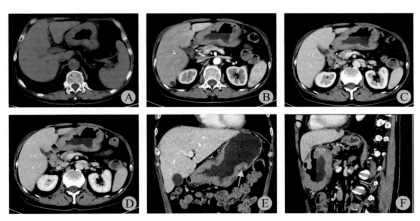

A：横断位 CT 平扫示胃体及胃窦部胃壁弥漫性增厚；B ～ D：横断位 CT 增强扫描示增厚的胃壁呈轻中度均匀强化，黏膜线完整，胃腔无梗阻，浆膜周围脂肪间隙清晰；E ～ F：冠状位及矢状位 CT 增强示胃黏膜局部出现"掀起征"（黄色箭头）。

图 129　上腹部 CT 平扫＋增强扫描

【手术及病理】

取胃镜活检标本。镜下可见黏膜间质内异型的淋巴细胞浸润性生长。免疫组化示瘤细胞 CK（－）、CD20（＋）、PAX5（＋）、CD3（－）、CD5（－）、Bcl-6（－）、CD10（－）、MUM-1（＋）、Bcl-2 约 95%（＋）、c-myc 约 80%（＋）、CyclinD1 部分（＋）、P53 少许（＋）、CD30 少许（＋）、TdT（－）、SOX11（－）、Ki-67 约 90%（＋）。原位杂交：EBER（－）。

病理诊断:（胃体）非霍奇金 B 细胞淋巴瘤，倾向弥漫大 B 细胞淋巴瘤，非生发中心 B 细胞型并异常表达 CyclinD1。

病例分析

【诊断思路】

该病例为老年男性，无明显诱因出现上腹部胀痛，CT 示胃体及胃窦部胃壁弥漫性增厚，黏膜光整，增强呈轻中度均匀强化，且局部黏膜出现"掀起征"，浆膜周围脂肪间隙清晰，未见明显肿大淋巴结，高度提示原发性胃淋巴瘤（Gastric Lymphoma，GL）的可能。

原发性胃淋巴瘤是胃部最常见的间叶源性肿瘤，占胃恶性肿瘤的 1%～5%，好发于中老年人，男性发病率为女性的 2～3 倍，起源于胃黏膜固有层或黏膜下层的淋巴组织，沿着淋巴组织生长蔓延，侵犯范围较广泛，常常可累及多个部位。淋巴瘤以肿瘤成分为主，纤维成分少，胃壁仍然保持柔软度和扩张度，胃壁有增厚，但一般不会引起梗阻，故早期发现较困难。肿瘤细胞密集且血管较少，因此造影剂在组织中渗透较慢，增强扫描可呈轻中度均匀强化，动脉期可见病灶表面线状的黏膜强化，与邻近正常的黏膜相延续，部分病灶中央较厚处可见黏膜线的中断，在 CT 断层图上表现出病灶两端表面正常黏膜被掀起的改变，称之为黏膜"掀起征"，为淋巴瘤较特征的表现，反映出胃淋巴瘤沿黏膜下生长的生物学特征。通过 CT 三维重建技术可以直观地观察整个胃壁侵犯的范围，当胃淋巴瘤向腔外生长时，往往累及肌层及浆膜，可见胃周脂肪密度浸润，CT 值升高。

【鉴别诊断】

（1）浸润型胃癌：胃癌为起源于胃黏膜的常见恶性肿瘤，胃黏膜结构从最初就被破坏，CT 增强扫描可见黏膜中断、破坏，胃壁僵硬，呈肿块或溃疡性表现，可见低密度坏死区，增强扫描呈明显强化，胃腔缩小明显，形态固定。胃淋巴瘤胃壁增厚更明显，密度或信号更均匀，坏死少见，黏膜可完整，胃壁未见明显僵硬，仍可见蠕动波。

（2）胃间质瘤：胃间质瘤多为软组织肿块影，常较大，一般呈类圆形，可向腔内外生长，容易发生出血、坏死、囊变，增强扫描呈明显不均匀强化，强化程度较胃淋巴瘤明显，且一般无胃周淋巴结肿大。

（周淑丽　顾太富）

130　放射性肠炎并粘连性肠梗阻、穿孔

病历摘要

【临床资料】

患者女性，67 岁。腹痛并肛门停止排便排气 2 天，呈持续性疼痛，中上腹为主，伴恶心、呕吐，呕吐物为胃内容物，对症支持治疗后，症状未见缓解；既往 10 余年有宫颈癌放化疗史，多次因腹痛于我院就诊。

【影像资料】

多次行腹部 CT 平扫＋增强扫描检查，详见图 130。

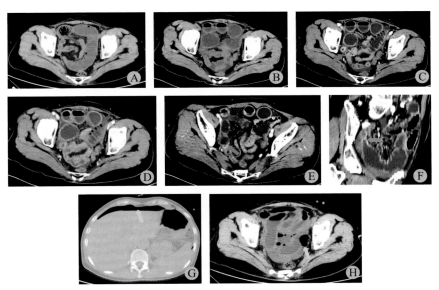

A：2 年前 CT 平扫示小肠梗阻，回肠盆段梗阻移行管腔见"粪团"淤滞征（红色箭头）；B ～ E：1 年半前腹部 CT 平扫及增强扫描示肠梗阻再发，梗阻平面下移，梗阻以远小肠肠管管壁明显强化（绿色箭头）及系膜血管增多呈"梳齿征"；F：多平面重建示梗阻移行段鸟嘴样缩窄（蓝色箭头）；G ～ H：本次 CT 平扫见腹盆腔广泛积气（黄色箭头），梗阻平面位于盆组小肠，管壁肿胀。

图 130　腹部 CT 平扫＋增强扫描

【手术及病理】

探查见盆腔粪样液体约 200 mL，小肠肿胀明显，将小肠从十二指肠悬韧带探

查至回盲部，发现穿孔部位在小肠距回盲部约 100 cm 处，周围大量脓苔附着。

肉眼见肠管一段，长 44 cm，周径 2 ~ 5 cm，多处见狭窄、溃疡；小肠周围附脓苔；镜下见黏膜慢性炎细胞浸润，部分区多发溃疡形成并穿孔，浆膜面大量中性粒细胞浸润，局部肠壁黏膜下及肌层见大小不一的血管淋巴管呈瘤样增生，纤维组织增生，泡沫样组织细胞聚集。

病理诊断：考虑（小肠）多发慢性溃疡并穿孔、腹膜炎。

病例分析

【诊断思路】

本病例为老年女性，宫颈癌放化疗后，腹痛反复发作，既往粘连性肠梗阻对症治疗均可缓解，应为不完全性肠梗阻，此次症状加重并见腹盆腔游离积气，考虑空腔脏器穿孔，符合放射性肠炎并粘连性梗阻、继发肠穿孔。

放射性肠炎是盆、腹腔恶性肿瘤经放射性治疗后引起的常见肠道并发症，按起病时间及病程变化进行病理学分期，分为急性、亚急性、慢性放射性肠炎，后者具有进展性和不可逆性，病理上表现为进行性血管炎导致小肠终末小动脉、小静脉阻塞后继发肠管缺血，小肠粘连、萎缩、狭窄，粘连性肠梗阻为慢性放射性肠炎最常见的并发症。影像学评估主要侧重病变肠段、肠段长度、是否存在狭窄、是否继发完全性梗阻及穿孔等，CT 为最常用的检查手段，表现为放射野范围内堆积成团、彼此界限不清的肠管，伴管壁增厚、肿胀，增强扫描炎症段黏膜明显强化，系膜区增厚，血管增多，呈梳齿样改变，纤维化肠段强化减弱，肠腔局限性狭窄。MPR 等后处理技术可以明确梗阻点；轻度肠炎引起不全性梗阻可通过小肠低张增强 CT 造影进行评估；重度肠炎或冰冻盆腔一般通过 CT 多期增强扫描评价损伤的严重程度。

【鉴别诊断】

（1）异物性肠穿孔：有食源性（鱼刺、骨片、柿、枣核等）或非食源性异物（假牙、金属等）摄入史，CT 扫描可见节段性肿胀肠段腔内 / 外具上述物质形态，呈相应高 / 等 / 低密度影，穿孔点与异物所在位置相关。

（2）外伤性肠穿孔：有明确外伤史，可合并骨折、软组织挫伤及腹腔其他脏器损伤等表现，外伤早期损伤肠管肿胀局限，可有血肿形成。

（李五根　左敏静）

131　粘连性肠梗阻

📋 病历摘要

【临床资料】

患者女性，52 岁。停止肛门排便、排气 4 天，伴恶心、呕吐，呕吐物为胃内容物，查体：下腹触及肠型肿块，肠鸣音消失，压痛、反跳痛阳性，外院 CT 提示肠梗阻，胃肠减压后症状无改善；既往有阑尾切除、剖宫产史。

【影像资料】

入我院后行全腹部 CT 平扫＋增强扫描检查，详见图 131。

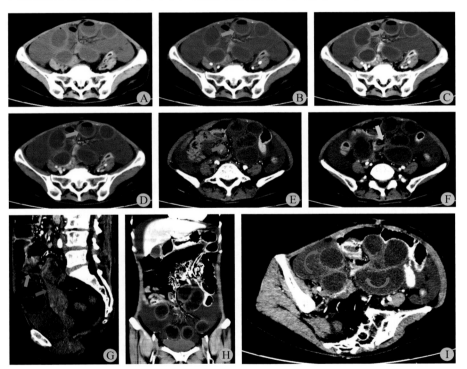

A：CT 平扫示小肠梗阻、扩张似花瓣样；B ～ D：增强扫描可见小肠管壁肿胀、分层，强化减弱（蓝色箭头）；
E：薄层图像示梗阻平面上缘肠管间细线样索带（红色箭头）；F：梗阻平面见肠管鸟嘴样缩窄（黄色箭头）；
G：矢状位重建示子宫底部变形、拉长（紫色箭头），底部与腹壁之间见细线样索带（绿色箭头）；H：MIP 示扩张肠袢系膜血管向梗阻端集中；I：MPR 示输入袢（绿色弯箭头）与输出袢（红色弯箭头）于索带卡压处绞缠。

图 131　全腹部 CT 平扫＋增强扫描

【手术及病理】

腹腔内约有 1000 mL 的淡黄色腹腔积液，吸尽腹腔积液后，发现部分小肠与左侧腹壁粘连，仔细分离小肠与腹壁粘连进入腹腔，探查距回盲部约 200 cm 处有系带卡压部分小肠，此处小肠明显缩窄闭锁形成完全性梗阻，梗阻段肠管瘢痕挛缩严重狭窄，血运差，浆膜层缺损严重，行该段小肠切除。

肉眼见扭曲粘连的回肠肠管一段，肠管暗红色、菲薄，浆膜面粘连；镜下见部分区域大量中性粒细胞、淋巴细胞浸润，间质水肿明显，血管扩张充血，浆膜层纤维组织增生。

病理诊断：符合粘连性肠梗阻后改变。

病例分析

【诊断思路】

该患者为中老年女性，停止肛门排便、排气 4 天及腹部触及肠型，既往有手术史，应怀疑肠梗阻，CT 平扫可见肠管扩张（小肠管径大于 3 cm）、纠集，梗阻段输入、输出袢纠缠于一处，并线状索带卡压，输入袢以近小肠扩张，输出袢以远小肠萎陷，已形成闭袢性肠梗阻，增强扫描肠壁水肿、弱强化提示血运障碍，符合粘连性完全性闭袢性肠梗阻。

粘连性肠梗阻是肠梗阻最常见的一种类型，占梗阻的 40% ～ 60%，是机体在创伤、缺血、感染、异物等情况下做出的一种纤维增生反应，而其中术后粘连占粘连性肠梗阻的 80%，以阑尾切除术、肠道手术、妇科手术多见，粘连一般发生在小肠，病因可分为肠袢粘连成团、肠管与腹壁粘连、束带卡压、束带型腹内疝、继发扭转形成等。应用 CT 检查已成共识，结合增强扫描、后处理（MIP/MPR/VR/CPR等）技术能明确梗阻部位，推断梗阻性质，判断梗阻肠袢血供；一般根据梗阻点的肠管缩窄为鸟嘴样，以远肠袢空虚，近端肠袢含粪便等症状，可判断梗阻接近回肠或结直肠；扩张肠袢如聚拢成团呈"花瓣"状、"咖啡豆"样、"假肿瘤"等征象，存在输入、输出袢绞缠可能为闭袢性肠梗阻或内疝形成；肠壁强化期相（门静脉早期）相对正常肠壁强化减弱，可推断继发肠管缺血，从而能在术前明确梗阻是否需急诊手术处理。CT 可精准定位梗阻点以缩小手术切口，并可术后随访评估复发性粘连性肠梗阻。

【鉴别诊断】

（1）肠道肿瘤所致肠梗阻：多为结－直肠肿瘤，CT可见管壁增厚或肿块，系膜淋巴结肿大等征象。

（2）疝气引起的肠梗阻：腹外、内疝均可见疝口或疝囊形成。

（3）血运性肠梗阻：患者几乎均有冠心病、房颤等基础病史，CTA可见血管内充盈缺损，梗死级别血管不同，肠袢扩张节段长短各异，且病情发展迅速，肠坏死、腹膜炎多见。

（李五根　左敏静）

132 自发性孤立性肠系膜上动脉夹层

病历摘要

【临床资料】

患者男性，44 岁。腹痛 2 天，呈持续性全腹隐痛，伴恶心、呕吐，呕吐物清，量少，对症支持治疗后，症状未见缓解；外院腹部彩超未见明显异常。

【影像资料】

行腹部 CT 平扫＋腹部 CTA 检查，详见图 132。

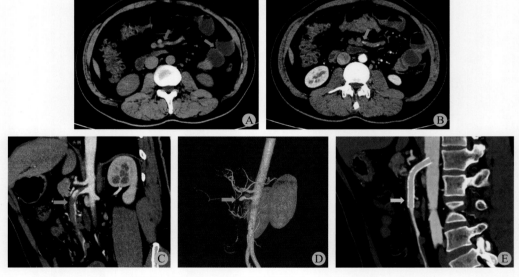

A：CT 平扫示肠系膜上动脉增粗，密度不均性增高（红色箭头），小肠肠管扩张（绿色箭头）；B ～ D：腹部 CTA 示肠系膜上动脉主干至分支夹层，见真 - 假腔，真腔小，假腔大，局部假腔血栓化无对比剂充盈（蓝色箭头）；E：介入手术腔内支架植入后，主干支架腔通畅（黄色箭头）。

图 132 腹部 CT 平扫＋腹部 CTA 检查

【手术及病理】

逆行穿刺右股动脉成功后，高压注射造影提示肠系膜上动脉夹层形成，压迫真腔致重度狭窄，局段闭塞。导丝进入真腔内成功后，导入 8 mm×8 cm 裸支架一枚，释放支架后复查造影见肠系膜上动脉大部分恢复通畅，真腔开放，假腔基本不显影，中下段主干未见明显显影，可见大量侧支形成。

临床诊断：自发性孤立性肠系膜上动脉夹层。

病例分析

【诊断思路】

该患者为中年男性，起病隐匿，CT 平扫见小肠非机械性梗阻，肠系膜上动脉增粗且密度增高、血管壁毛糙，CTA 肠系膜上动脉主干见双腔影，真腔小，假腔大等征象，符合肠系膜上动脉夹层征象。CTA 是术前的"金标准"，出现真假腔时即可诊断，CT 后处理技术可展示夹层累及的范围、侧支开放的有无及多少，还是术后随访复查的必备手段。

自发性孤立性肠系膜上动脉夹层是指不合并主动脉夹层而单独出现的夹层，临床相对少见，可能与高血压、高血脂、吸烟、动脉粥样硬化、先天性血管组织结构发育异常、结缔组织病变等因素有关。按破口的有无及位置分为 4 型，Ⅰ 型为假腔有入口、出口；Ⅱ 型为假腔有入口无出口；Ⅲ 型为假腔内血栓形成伴溃疡；Ⅳ 型为假腔内完全血栓形成无溃疡。因血流动力差异初始破口大多起始于肠系膜上动脉前壁凸出部分；DSA 是诊断的"金标准"，CT 平扫仅表现为血管增粗及管腔密度细微差异、系膜渗出等，容易漏诊，待血运出现障碍后肠管继发梗阻、坏死，预后较差。因此术前诊断对 CTA 成像依赖较大，丰富的后处理（MIP/MPR/VR/CPR 等）技术能明确分型，精准判断治疗方式及指导预后。

【鉴别诊断】

（1）肠系膜上动脉血栓：一般有心源性栓塞病史，查血有凝血异常，CTA 可见多支血管管腔栓塞。

（2）肠系膜上静脉栓塞：可为癌栓或血栓，常伴有胃肠道肿瘤或肝硬化，门静脉高压或海绵样变性等病史，CTA/CTV 可资鉴别。

（李五根　左敏静）

133 肾血管平滑肌脂肪瘤

病历摘要

【临床资料】

患者男性，37岁。体检发现左肾占位。无畏寒、发热，无恶心、呕吐，无肉眼血尿。双肾区无隆起，局部无压痛，无肾区叩击痛，双侧肾脏均未扪及，沿双侧输尿管行径无压痛，未扪及肿块，耻骨上膀胱区不充盈，无压痛。

【影像资料】

入院行双肾CT平扫＋增强扫描及MRI平扫检查，详见图133。

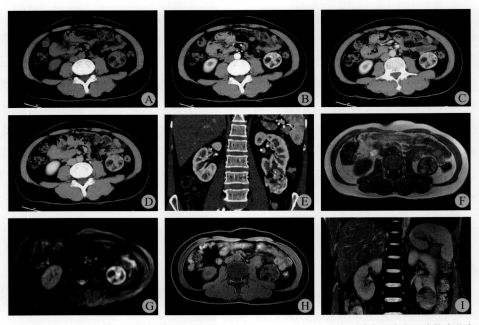

A：CT平扫示左肾下极类圆形混杂密度软组织影，约为 4.0 cm×3.0 cm 大小，其内见多发斑片状脂肪密度区；B～D：CT增强后病灶呈明显不均匀强化，静脉期及延迟期呈持续强化，其内低密度灶未见强化；E：CT冠状位重建图像示病灶内增粗供血血管（红色细箭头），与肿瘤交界处的正常肾实质呈杯口状隆起（红色粗箭头）；F：MR平扫 T_1WI 序列示左肾下极病灶信号混杂，内见斑片状高信号；G：DWI示左肾病灶呈混杂高信号；H：T_1WI 压脂序列示病灶内 T_1WI 高信号被抑制，提示含有脂肪；I：冠状位 T_2WI 压脂序列示肿瘤与肾实质交界锐利、平直，病灶内信号混杂。

图 133 双肾 CT 平扫＋增强扫描及 MRI 平扫

【手术及病理】

术中左肾下极可见一个约 4.0 cm×3.0 cm 大小的外生性肿瘤；切面灰黄灰白色，实性，质中；镜下见肿瘤由呈束状排列的梭形细胞及脂肪细胞构成，其间可见较多厚壁血管。

病理诊断：（左肾肿瘤）血管平滑肌脂肪瘤。

病例分析

【诊断思路】

该病例为青年患者，体检发现左肾下极含相对较多脂性密度 / 信号占位，瘤 – 肾界面清晰，有"杯口征"，增强扫描示病灶内有增粗供血血管，实性成分持续明显强化，均提示典型血管平滑肌脂肪瘤诊断。双肾病灶多发时需加扫颅脑 MR 明确是否合并结节性硬化。

肾血管平滑肌脂肪瘤（renal angiomyolipoma，RAML）是肾脏最常见的良性肿瘤，约占所有肾脏肿瘤的 3.9%，由不同比例的畸形血管、平滑肌、脂肪组织组成。根据临床分型，可分为伴或不伴有结节性硬化两类，其中伴结节性硬化（常染色体隐性遗传病）的 RAML 多表现为双侧、较大、多发肿块，可有癫痫、智力低下、面部红斑的临床表现，并伴有皮层下或室管膜下结节、肺淋巴管平滑肌瘤病等；而不伴结节硬化的 RAML 多为单侧，亦可多发含脂性肿块。

影像学上，CT 主要表现为肾脏内单 / 多发、圆形 / 类圆形 / 分叶状、密度不均肿块影，可见斑片状或多房状脂肪密度区，边界一般较清楚，根据特征性脂肪密度一般可明确诊断；增强扫描示脂肪成分无明显强化，而肌肉、血管成分可有不同程度的强化，程度弱于正常肾实质。MRI 表现为 T_1WI 及 T_2WI 均较高信号肿块，反相位信号减低，增强后与 CT 强化方式类似，实质成分呈明显不均匀强化。有大约 5% 的 RAML 所含脂肪少于 20%，影像上难以与早期肾癌鉴别，为乏脂肪型，CT 平扫表现为等 / 稍高 / 稍低密度软组织肿块影，MRI 则表现为 T_1WI 及 T_2Wl 上较低 / 中等信号，其中较有特征性的征象是 T_2WI 病灶内可见与肌肉信号相似的稍低信号，可能是病灶内富含多核细胞或细胞分布密集所致。

【鉴别诊断】

（1）肾透明细胞癌：多见于中老年男性，血供多较丰富，CT 增强扫描示动脉期显著强化，实质期及排泄期对比剂相对正常肾实质呈下降趋势，为"快进快出"

表现，由于肿瘤常囊变、坏死、出血及钙化，通常表现为密度不均、强化不均。晚期可伴有腹膜后淋巴结转移、肾静脉和下腔静脉瘤栓。

（2）肾嗜酸性细胞腺瘤：除 RAML 的第二位肾脏良性肿瘤，大部分表现为突出于肾外的等 / 稍高密度病灶，边界清楚，形态规则，包膜完整，一般无坏死和钙化；增强扫描肿瘤实性部分在动脉期、实质期呈均匀强化，弱于正常肾皮质，排泄期强化消退，典型病灶中央可见星芒状延迟强化。

（李五根　左敏静）

134　肾透明细胞癌

病历摘要

【临床资料】

患者男性，51岁。1周前无明显诱因出现上腹部隐痛伴肉眼血尿，无发热、恶心、呕吐等症状。

【影像资料】

于当地医院查腹部 CT 提示右肾恶性占位，入我院后行双肾 CT 及 MRI 平扫＋增强扫描检查，详见图 134。

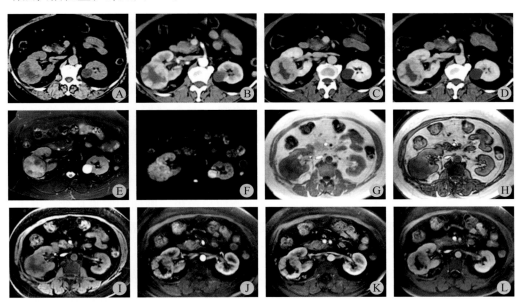

A：CT 平扫示右肾类圆形占位，密度不均匀，凸起于肾轮廓外，局部与正常肾实质分界不清；B～D：CT增强扫描示肿块皮质期不均匀明显强化，中央片状无强化区，髓质期及排泄期强化稍减退，肾动静脉及下腔静脉通畅；E：MRI 轴位 T_2 压脂示右肾占位呈不均匀稍高／高信号，边缘见环形低信号假包膜；F：DWI 示肿块呈欠均匀高信号；G、H：同反相位示肿块信号未见明显衰减；I：增强预扫描示病灶呈等信号为主，中央见片状低信号；J～L：MRI 增强扫描示肿块实性部分动脉期强化明显，延迟期强化减退，中央见片状无强化囊变坏死区，延迟期见假包膜样强化。

图 134　双肾 CT 及 MRI 平扫＋增强扫描

【手术及病理】

经开腹根治性肾切除术。肉眼可见右肾标本约 18.0 cm×10.0 cm×7.5 cm 大小，其中肾中极见一约 6.0 cm×4.5 cm×4.0 cm 大小的结节状肿块，切面多彩。镜下所见：癌细胞呈巢片状排列，细胞边界清楚，胞质丰富透亮，核呈颗粒状，可见核仁。

病理诊断：（右肾）透明细胞性肾细胞癌（clear-cell renal cell carcinoma，ccRCC），2～3 级。

病例分析

【诊断思路】

本病例为中老年男性，发现右肾占位，临床表现为上腹部隐痛伴肉眼血尿，影像学表现为肿块大于 5 cm，密度与信号不均匀，可见囊变坏死，无钙化、脂肪，与肾实质关系紧密，磁共振 T_2 压脂示假包膜征形成，增强扫描示肿块血供丰富，明显不均匀"快进快出"式强化，囊变坏死区无强化。这些征象都提示肿块倾向于恶性，而肾细胞癌是成人肾最常见的恶性肿瘤，符合肾透明细胞癌的诊断。

肾细胞癌是成人最常见的肾脏恶性肿瘤，占全部肾脏恶性肿瘤的 85%。2016 年 WHO 把肾脏肿瘤分为肾透明细胞癌、多房性囊性肾肿瘤、乳头状肾细胞癌、嫌色细胞肾细胞癌、集合管癌、髓质癌等 16 个亚型，其中 ccRCC 是最常见的病理亚型，约占 70%。ccRCC 起源于肾近曲小管，血管丰富，是典型的富血供肾肿瘤，大体标本切面多呈实性，因癌细胞含脂质而呈黄色，肿瘤中常见坏死、出血，10%～25% 可有囊变。镜下可见典型的透明细胞，胞质含丰富的胆固醇物质、中性脂肪和磷脂体。

本病多发生于 50 岁以上患者，男性多于女性，临床以血尿、腰痛和肿块为常见表现，约 20% 的患者无症状。大多为单发，通常呈大小不一的圆形或椭圆形，和相邻肾实质分界清晰，病灶内可有坏死、出血、囊变，少见钙化。CT 平扫多呈稍低密度影，大者密度多数不均匀，较小者密度较均匀，增强后绝大部分病灶明显的不均匀强化，皮质期其实性部分呈明显强化，程度类似于肾皮质，肾盂期强化程度迅速减低，呈所谓"快进快退"型。MRI 平扫示肿瘤信号不均匀，肾癌本身无包膜，当缓慢生长的肿瘤压迫周围肾组织及肿瘤周围纤维组织形成并环绕肿瘤时，T_1WI、T_2WI 表现为围绕肿块的假包膜样低信号环，尤以 T_2WI 明显；MRI 动态增

笔记

强扫描与 CT 表现类似。影像学评估还应特别关注肾血管及下腔静脉瘤栓情况，增强扫描一般表现为血管腔内充盈缺损，MRI 平扫血管流空信号内出现软组织影即可诊断。

　　肾透明细胞癌临床上较常见，在日常工作中结合病史，根据肿瘤部位，包膜的有无，强化程度，坏死囊变及出血情况，尤其是"快进快出"的强化方式多能做出正确诊断。CT、MRI 可为诊断肾透明细胞癌病变部位、范围和浸润程度提供准确的诊断依据，以及对预后估计、治疗效果判断具有十分重要的临床价值，是肾透明细胞癌诊断的主要影像学手段。临床研究数据表明，经根治性肾切除术后患者 5 年存活率为 60%～70%，10 年存活率仅为 40%～50%。因此，加强对肾透明细胞癌的早期诊断十分重要。

　　【鉴别诊断】

　　（1）乏脂肪型血管平滑肌脂肪瘤：CT 平扫多呈稍高或等密度影，可有微量脂肪，具有外向生长的特点，常表现为"劈裂征"，此为血管平滑肌脂肪瘤的特征性表现；无包膜，也无血管瘤栓形成及腹膜后淋巴结转移等恶性征象。

　　（2）乳头状细胞癌：为肾脏第二常见的恶性肿瘤，由于肿瘤乏血供，多表现为皮髓质期轻度强化，实质期及排泄期延迟强化。

　　（3）嗜酸性腺瘤：为少见的肾脏良性肿瘤，影像学表现为明显均匀强化，瘤内中央延迟强化的星芒状瘢痕为其特征性表现。

（叶印泉　左敏静）

135   膀胱癌

病历摘要

【临床资料】

患者男性，68 岁。间断无痛性全程肉眼血尿 1 月余，加重 1 周入院。无腰痛、腰胀，无恶心、呕吐，无畏寒、发热，无明显尿频、尿急、尿痛等不适。既往有痛风病史 4 年。

【影像资料】

行盆腔 MRI 平扫＋增强扫描及 CT 平扫检查，详见图 135。

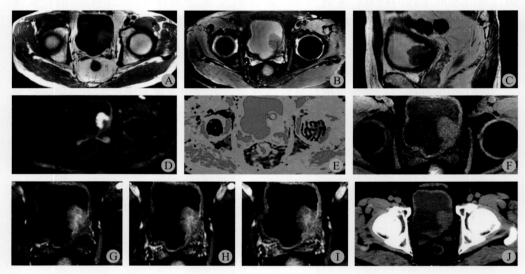

A ～ F：盆腔 MRI 平扫示膀胱左侧壁增厚，可见宽基底软组织肿块，呈菜花状，突向膀胱腔内，T_1WI 呈等信号，T_2WI 呈稍高信号，DWI 呈高信号，ADC（E）扩散受限；G ～ I：MR 增扫描示膀胱内肿块明显欠均匀，中央强化更明显，与增厚的膀胱壁分界不清，并局部突破浆膜层；J：盆腔 CT 平扫示膀胱左侧壁突向腔内软组织肿块，呈等密度影。

图 135   盆腔 MRI 平扫＋增强扫描及 CT 平扫

【手术及病理】

肉眼见膀胱内左侧壁有一约 3.5 cm×2 cm×1.8 cm 大小的隆起性肿块，切面灰白色，实性，质脆。镜下见肿瘤由多分支融合的乳头组成，细胞层次增多，细胞核极性消失，异型性显著，浸润性生长。

病理诊断：（膀胱）高级别浸润性乳头状尿路上皮癌，癌组织侵及浅肌层，未见明确脉管内癌栓及侵犯。

病例分析

【诊断思路】

本病例为老年男性，间断无痛性全程肉眼血尿 1 月余，病史较短，无尿频、尿急、尿痛症状。影像学表现为膀胱左后壁不规则增厚并软组织肿块，突入膀胱腔内，病灶基底宽，局部向外突破浆膜面，CT 上呈等密度，密度相对均匀，无钙化，MRI 上呈等 T_1、稍长 T_2 信号，DWI 呈明显高信号，ADC 呈低信号，增强扫描呈明显不均匀持续性强化，临床及影像学表现均提示膀胱癌的诊断。

膀胱癌是泌尿系统中较为常见的恶性肿瘤之一，具有发病率高、恶性程度高、预后差的特点。有研究表明，吸烟、饮酒、职业因素、慢性感染等均为膀胱癌的发病危险因素；发病初期无特异性症状，主要表现为肉眼血尿，是患者入院就诊的主要原因。膀胱癌多为移行细胞癌，占 92%，少数为鳞癌和腺癌。可发生在膀胱的任何部位，以膀胱三角区及两侧壁多见。手术是临床治疗膀胱癌的有效方式，若肿瘤侵犯仅局限于黏膜层，建议术中保留膀胱；若侵犯肌层，建议行根治术治疗。因此，术前明确肿瘤分期、浸润深度、淋巴结转移情况等对临床确定手术方案有重要意义。对于膀胱癌患者进行影像学检查的目的不仅仅是影像学的诊断，更多的是进行准确分期、评估膀胱壁浸润深度及有无远处转移，为临床精准治疗提供依据。

CT 表现为肿瘤呈菜花状、乳头状或丘地状分布，以等密度影为主，部分可见钙化。增强扫描呈不同程度的强化；延迟扫描发现充盈缺损。虽然 CT 上肿瘤病灶与膀胱壁的密度较为相似，但临床仅根据肿瘤基底线的连续性、膀胱壁僵硬情况等判断浸润深度，诊断 T_1、T_2 期的准确率较低，如果能够清楚显示膀胱组织、邻近组织、淋巴结受侵等情况，就能够提高 T_4 期诊断符合率。

MRI 上肿瘤呈乳头状或菜花状，腔内型表现为 T_1WI 等信号，T_2WI 稍高信号，与长 T_1、长 T_2 信号的尿液有清晰边界；浸润型为膀胱壁局限增厚，T_1WI 上可清晰显示病灶，T_2WI 示膀胱低信号带中断；腔外型膀胱壁形态异常，T_2WI 上膀胱壁信号带局部连续性欠佳。MRI 上，尿液 T_1WI 为低信号，膀胱外脂肪组织为高信号，T_2WI 反之，且正常膀胱壁在 T_2WI 上有完整低信号环，可以此为标志，判断膀胱壁浸润程度、周围组织受侵情况，能够提高对肿瘤分期的诊断准确率。

【鉴别诊断】

（1）腺性膀胱炎：一般病灶表面较光滑，可有囊肿及蛋壳样钙化，膀胱外膜光滑，无盆腔淋巴结肿大，增强扫描与膀胱壁强化程度相似。抗感染治疗后复查，病灶可以缩小。

（2）膀胱炎性肉芽肿：膀胱壁普遍增厚，常有膀胱容量变小，内有局限性隆起，隆起内可以有钙化或囊变，较多见于女性，易误诊，须结合膀胱镜活检进行鉴别。

（3）前列腺癌突入膀胱：可见前列腺体积增大，密度不均匀，增强后呈结节状强化，多呈菜花状突入膀胱底部，双侧精囊角消失，可见精囊增大。因长期慢性排尿困难，造成整个膀胱壁增厚，一般无局部改变。

（叶印泉　左敏静）

136 前列腺癌

病历摘要

【临床资料】

患者男性，76 岁。尿频、尿急、尿痛 3 年，加重伴尿潴留 4 天。患者 3 年前无明显诱因出现排尿困难，尿线变细，尿滴沥，无畏寒、发热，无肉眼血尿，至当地医院就诊考虑前列腺增生，并予以对症支持治疗。后上述症状反复。4 天前无明显诱因出现尿潴留，为进一步检查治疗收入我院。入院时总前列腺特异性抗原 t-PSA 52.80 ng/mL，游离前列腺特异性抗原 f-PSA 6.63 ng/mL。

【影像资料】

入院后行前列腺 MRI 平扫＋增强扫描检查，详见图 136。

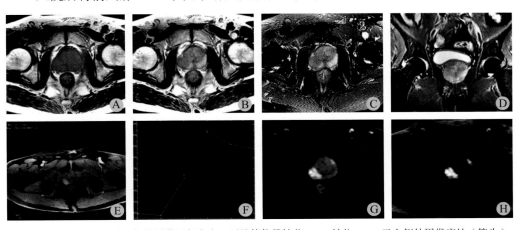

A：轴位 T_1WI 示前列腺右侧外周带局部突出，可见等信号结节；B：轴位 T_2WI 示右侧外周带病灶（箭头）呈稍低信号（较正常外周带）；C、D：轴位及冠状位 T_2WI-FS 示右侧外周带病灶呈稍低信号，左侧正常外周带呈高信号；E、F：动态增强扫描（DCE）病灶呈Ⅲ型曲线；G、H：DWI 图像（B 值 =1000、2000）示病灶明显扩散受限呈高信号。

图 136 前列腺 MRI 平扫＋增强扫描

【手术及病理】

病理诊断： 超声引导下前列腺针吸细胞学穿刺活检术后病理示前列腺癌，Gleason 评分 4 ＋ 3=7 分。

病例分析

【诊断思路】

本病例为老年男性，尿频、尿急、尿痛 3 年，病史较长，加重伴尿潴留，实验室检查 PSA 增高，MRI 见右侧外周带异常软组织信号结节，T_2WI 压脂呈稍低信号，DWI 呈高信号，病灶相对局限，局部包膜模糊，增强扫描时间–信号强度曲线呈流出型。临床症状及影像学特征较典型，提示前列腺癌（prostate cancer，PCa）。

PCa 是男性最常见的癌症之一，在美国居男性恶性肿瘤发病率首位，病死率则居第二位。PCa 症状差异相对较大，疾病早期、潜伏期及隐匿型 PCa 均无显著临床症状，导致其检出率相对较低，临床就诊患者多处于疾病中晚期，导致疾病预后相对较差。近几年，我国中老年 PCa 的发病率在逐年上升，中晚期确诊的患者比例明显高于欧美发达国家。PCa 到病程晚期才会表现出明显的临床症状，并好发淋巴结和骨转移。早期准确诊断不同级别 PCa 对临床的治疗及预后至关重要。

近年来多参数磁共振成像在前列腺癌的检出、疗效评估及复发评价中的运用价值被临床所公认，尤其是功能成像如超高 B 值扩散加权像（DWI）及动态对比增强（DCE）的临床运用价值更为突出。前列腺癌 MRI 表现：75% 的前列腺癌发生于外周带，表现为 T_2WI 上外周带可见单个或多发的结节、团状的低信号或混杂信号区；或一侧前列腺外周带出现弥漫的低信号影；或前列腺带状结构被破坏，外周带与中央带界限模糊，甚至消失。前列腺癌 DWI 呈高信号，ADC 呈低信号。评判前列腺包膜的完整性也是 PCa 术前影像分期的重要指标。磁共振波谱成像（MRS）特征性的表现是 Cit 峰的明显降低和 Cho 峰的升高，以及（Cho + Cr）/Cit 比值＞1。增强扫描前列腺癌较正常前列腺组织早期强化，呈"快进快出"改变。最终诊断主要依据病理学检查。

【鉴别诊断】

（1）前列腺增生：通常表现为前列腺中央区体积增大伴多发结节形成，轮廓光整，包膜完整，外周带 T_2WI 信号通常无明显变化，DWI 无明显高信号，邻近结构仅表现受压改变，邻近组织无侵犯、远处无转移征象。PSA 水平一般不高。

（2）前列腺肉瘤：临床上特点明显，发病率低，多发生于中青年或儿童，PSA 水平一般不高，瘤体增大明显，早期即可发生转移。

（叶印泉　左敏静）

137　肾上腺腺瘤

病历摘要

【临床资料】

患者男性，39 岁。无明显诱因出现四肢麻木 2 年余。高血压病史 5 年，血压最高达 180/115 mmHg，口服苯磺酸氨氯地平片控制血压，自述血压控制尚可。生化检查提示血钾 2.67 mmol/L（3.5 ～ 5.5 mmol/L）。

【影像资料】

入我院后行中腹部 CT 平扫及 MRI 平扫＋增强扫描检查，详见图 137。

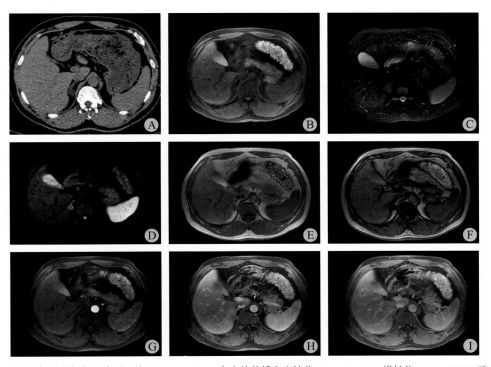

A：CT 平扫示右侧肾上腺区一约 1.0 cm×1.5 cm 大小的稍低密度结节；B、C：MRI 横轴位 T_1WI、T_2WI 示右侧肾上腺区等 T_1、稍长 T_2 信号结节；D：横轴位 DWI 示右侧肾上腺区高信号结节；E、F：MRI 同反相位示右侧肾上腺结节信号明显衰减；G ～ I：MRI 增强扫描示右侧肾上腺区结节呈早期迅速强化，晚期廓清。

图 137　腹部 CT 平扫及 MRI 平扫＋增强扫描

【手术及病理】

肉眼见右肾上腺下方一肿瘤，约 1.5 cm × 1.0 cm 大小，呈金黄色，包膜完整，界限清楚。镜下见肿瘤组织由富含脂滴的亮细胞和含脂质稀少嗜酸性胞质的暗细胞组成，呈条索、巢状排列。

病理诊断：（右肾上腺）皮质腺瘤。

病例分析

【诊断思路】

该病例表现为四肢周期性瘫痪、高血压、低血钾，符合原发性醛固酮增多症（Conn 综合征）临床表现。CT 发现右侧肾上腺低密度占位，病变边界清晰；MRI 表现为右侧肾上腺等 T_1、稍长 T_2 信号占位，同反相位信号明显减低，提示病灶内含脂质成分；增强扫描示病变呈动脉期迅速强化，晚期廓清，这些影像学表现均符合肾上腺腺瘤诊断。

肾上腺良性病变包括肾上腺囊肿、肾上腺腺瘤、肾上腺髓脂瘤、嗜铬细胞瘤、肾上腺结核等。肾上腺腺瘤来源于肾上腺皮质，是最常见的肾上腺肿瘤，分为功能性腺瘤（Cushing 腺瘤、Conn 腺瘤）及无功能性腺瘤，多数肿瘤直径小于 3 cm。因腺瘤中含有脂质成分，CT 值多为 10 ～ 20 Hu 以下，肿瘤较大时可出现出血、坏死及囊变。MRI 上因含有脂质成分，同反相位信号减低，增强扫描表现为迅速强化、晚期廓清。研究显示，以平扫时 CT 值 ≤ 19 Hu、延时 5 分钟时 CT 值 ≤ 46 Hu、绝对廓清率 ≥ 63%、相对廓清率 ≥ 31% 为阈值，互相结合作为诊断标准时，诊断腺瘤或乏脂性腺瘤的敏感性分别为 96% 或 86%。[绝对廓清率 =（E − D）/（E − U）× 100%，相对廓清率 =（E − D）/E × 100%，E 为增强扫描静脉期病灶 CT 值，D 为增强扫描延迟期病灶 CT 值，U 为平扫病灶 CT 值。]

【鉴别诊断】

（1）肾上腺囊肿：圆形或类圆形液性低密度病灶，CT 值为 0 ～ 20 Hu，部分囊内出血或蛋白含量较高时 CT 值可升高，部分囊壁可发生弧形或斑点状钙化，增强扫描病灶无强化。

（2）嗜铬细胞瘤：属于交感神经嗜铬细胞的一种神经内分泌肿瘤。10% 位于肾上腺外，10% 位于肾上腺双侧，10% 为多发，10% 为恶性。临床表现为阵发性高血压，实验室检查示患者 24 小时尿中儿茶酚胺代谢产物香草基扁桃酸明显高于正常值。肿瘤直径常为 3 ～ 5 cm，部分较大者可达 10 cm 以上，肿瘤较小时密度 / 信号均匀，较大时易出血、坏死；增强扫描示肿瘤实性部分呈明显强化。

（3）肾上腺髓脂瘤：一般为单侧性，病理上肿瘤富含丰富的脂肪组织，无功能，不分泌激素，临床上多无症状。影像学表现为肾上腺区类圆形肿块，直径多在 10 cm 以下，含有脂肪密度 / 信号为其特征，20% 的病例可见斑点状或蛋壳样钙化，增强扫描示肿瘤软组织成分轻至中度强化，脂肪组织无明显强化。

（叶印泉　左敏静）

138 肾上腺腺癌

病历摘要

【临床资料】

患者男性，71 岁。发现颈前无痛性肿块 1 个月，无红肿热痛，既往有扩张性心肌病。自起病以来精神可，睡眠、饮食一般，大小便正常，体重无明显减轻。

【影像资料】

入院后行腹部 CT 平扫＋增强扫描检查，详见图 138。

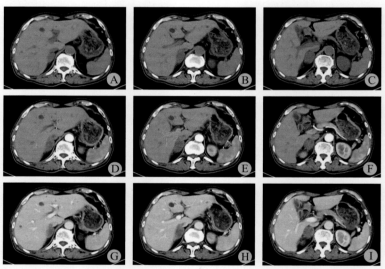

A ～ C：CT 平扫示右侧肾上腺区椭圆形软组织密度结节，内有少许低密度区，右侧肾上腺显示不清；D ～ F：CT 增强扫描动脉期结节呈不均匀轻中度强化，内见少许斑片状无强化区；G ～ I：CT 增强扫描门静脉期结节强化程度略有减退，与邻近下腔静脉分界不清，下腔静脉内见充盈缺损。

图 138　腹部 CT 平扫＋增强扫描

【手术及病理】

镜下见肿瘤组织呈灶片状排列，细胞异型性明显，可见病理性核分裂象，部分区可见片状坏死。免疫组化示肿瘤细胞 CK（＋）、CK7（＋）、Vim（－）、inhibin（－）、Syn（－）、CgA（－）、Melan-A（－）、CEA（－）、Hcpa-1（－）、Gly-3（－）、P40（－）、P63（－）、CK20（－）、TTF-1（－）、Ki-67 约 30%（＋）。

病理诊断：右侧肾上腺低分化癌。

病例分析

【诊断思路】

本病例为老年男性，因颈部肿块就诊，CT 检查发现右侧肾上腺区肿块，右肾上腺显示不清，故定位于右肾上腺，病灶呈软组织密度影，内部有少许坏死液化区，血供一般，不均匀中等强化，侵犯邻近下腔静脉致其癌栓，首先考虑恶性肿瘤，肾上腺腺癌可能。

肾上腺皮质腺癌（adrenocortical carcinoma，ACC）系一种临床上罕见的恶性肿瘤，该病仅占所有肾上腺恶性肿瘤的 0.05% ～ 0.2%，发病率不超过 1 人 /（500 万人·年）。可发生于任何年龄，并有两个发病峰值年龄，即 40 ～ 50 岁和 10 岁以内，且前者更为常见，女性更常见，分为功能性和非功能性，大部分为功能性，多数表现为 Cushing 综合征和（或）合并男（女）性化，少数表现为醛固酮增多症。ACC 自身的侵袭性和预后差又进一步强调了对该病行早期确诊的重要性及迫切性。就目前而言，CT 和 MRI 影像学检查是肾上腺疾病的重要方式之一。当发现肾上腺较大肿块，且内部密度 / 信号不均、中度强化，并有下腔静脉侵犯和（或）淋巴结转移、其他部位转移时，应提示肾上腺皮质癌。

肾上腺皮质癌易于发现，通常表现为肾上腺区较大肿块，诊断时，首先应多方位重建判断病灶来源以及病侧肾脏受压移位，右侧病灶可致下腔静脉前内移位，左侧病灶则造成胰腺受压前移。肾上腺皮质癌虽然具有一般恶性肿瘤的影像学特征，但不具有特异性，然而，当临床有 Cushing 综合征或者其他内分泌异常，特别是发现对侧肾上腺萎缩性改变时，则可提示为功能性肾上腺皮质癌；当无内分泌异常时，则难以与其他非功能性肾上腺肿瘤鉴别，如非功能性腺瘤、神经节细胞瘤及较大的单侧转移瘤，此时需结合穿刺活检组织学诊断。

【鉴别诊断】

（1）淋巴瘤：双侧或单侧肾上腺肿块，密度较均匀，坏死液化、囊变少见，增强扫描呈轻中度持续性强化，常有多个脏器浸润。

（2）转移瘤：双侧或单侧类圆形小病灶，界清，密度较均匀，病灶较大时常发生坏死液化，边界不清，增强扫描呈环形强化，诊断主要结合原发肿瘤病史，若为单侧或原发肿瘤病史不明，则鉴别诊断较难。

（赵锦洪　左敏静）

139 肾上腺嗜铬细胞瘤

病历摘要

【临床资料】

患者女性，64 岁。体检发现左肾上腺肿瘤 3 天，无发热、腰胀、腰痛、血尿，当时未行特殊治疗。头晕 2 年，每 1 个月 2 至 3 次，头晕发作时伴有视力模糊。高血压病史 9 年余，血压最高 180/100 mmHg，自服硝苯地平缓释片，血压控制良好。

【影像资料】

入院后行中腹部 CT 平扫＋增强扫描检查，详见图 139。

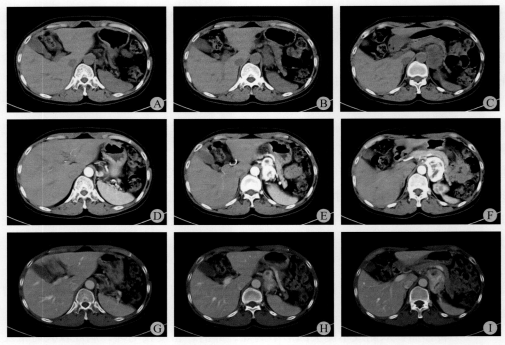

A～C：CT 平扫示腹膜后左侧肾上腺区一团块状软组织密度肿块，约 5 cm×4 cm 大小，边缘不光整，密度不均匀，左侧肾上腺显示不清；D～F：CT 增强扫描动脉期肿块呈持续性明显不均匀强化，与血池同步，内见斑片状无强化区；G～I：CT 增强扫描门静脉期肿块强化程度有所减退。

图 139 中腹部 CT 平扫＋增强扫描

【手术及病理】

腹腔镜下肾上腺肿瘤切除，游离左肾上极和肾上腺，将肾上腺肿块暴露并彻底切除，肿瘤约 5 cm×4.5 cm×3 cm 大小，呈暗红色，实性，质软，边界尚清。

病理诊断：（肾上腺）嗜铬细胞瘤。

病例分析

【诊断思路】

本病例肿块定位于左肾上腺区，左侧肾上腺显示不清，肿块偏大，暂不能确定是肾上腺来源还是肾上腺区间叶组织来源，但病灶边缘不光整，内部有囊变区，血供丰富，强化程度与邻近腹主动脉类似，结合临床病史（高血压病史多年），首先考虑肾上腺嗜铬细胞瘤可能。

嗜铬细胞瘤是一种分泌儿茶酚胺的神经内分泌肿瘤，起源于交感神经系统的嗜铬细胞，可引起阵发性或持续性高血压，阵发性高血压发作时常伴发头痛、心悸和多汗。可发生在任何年龄，发病高峰为 20～40 岁。肿瘤大多数为单侧，肿瘤大小不一，平均直径约 5 cm，通常呈圆形或椭圆形，有完整包膜，血管丰富，其内常有出血和坏死，可有钙化，肿瘤间质主要是血窦。

嗜铬细胞瘤 90% 发生在肾上腺髓质，又称为"10% 肿瘤"，即 10% 异位、10% 双侧、10% 多发、10% 恶性、10% 家族性等。肾上腺外嗜铬细胞瘤（即副神经节瘤）多起源于主动脉分叉处附近的副神经节，常位于腹主动脉旁、后纵隔、颈总动脉旁或膀胱壁等。Sturge-Weber 综合征、结节性硬化症、多发性内分泌腺瘤病Ⅱ型及Ⅲ型、神经纤维瘤病、von Hippel-Lindau 病及家族性嗜铬细胞瘤患者等，易发生肾上腺嗜铬细胞瘤且多为双侧。

嗜铬细胞瘤影像学特征各异，CT 主要表现为稍低密度肿块，肿块较大时占据整个肾上腺区，正常肾上腺显示不清，可合并囊变、坏死和出血，有时见钙化。MRI 表现为边界清楚、信号不均匀的较大肿块，T_1WI 为低信号，T_2WI 呈高信号，中央若有坏死和囊变则可见到更高信号，钙化在各序列均为低信号，肿瘤包膜呈线状低信号。由于嗜铬细胞瘤血供丰富，增强扫描强化显著、不均匀，早期即可见到肿瘤呈网格状信号升高，延迟扫描肿瘤实质部分信号趋于均匀，但仍为较高信号。恶性嗜铬细胞瘤直径常常超过 5 cm，坏死、囊变和出血倾向更明显，生长迅速，侵犯包膜及邻近组织，并造成远处器官转移。嗜铬细胞瘤有时与肾脏肿瘤位置重叠，鉴别的关键在于定位，肾上腺肿瘤较大时可推挤肾脏使其下移，但对肾盂肾盏形态影响小，冠矢位重建能很好显示病灶与邻近结构的毗邻关系。

【鉴别诊断】

（1）肾上腺皮质腺瘤：当嗜铬细胞瘤体积较小时，密度可均匀，需与肾上腺皮质腺瘤鉴别，腺瘤极少有钙化，由于富含脂质成分，梯度回波反相位上信号较同相位降低，Cushing 腺瘤同侧残存肾上腺及对侧肾上腺由于反馈性促肾上腺皮质激素水平减低而发生萎缩性改变且合并肝脏脂肪性浸润，Conn 腺瘤、非功能性腺瘤同侧肾上腺及对侧肾上腺均无萎缩，增强扫描呈轻中度强化，动态增强病变具有早期强化并快速廓清。

（2）肾上腺皮质腺癌：体积较大（常常直径大于 6 cm），呈类圆形、分叶或不规则形，易出现出血、坏死，可出现点片状钙化，上述特点两者均可发生，但肾上腺皮质腺癌强化程度较嗜铬细胞瘤弱，更易出现肿瘤分叶、外侵征象及远处转移。

（赵锦洪　左敏静）

140　肾上腺转移瘤

病历摘要

【临床资料】

患者男性，50岁。咳嗽、咳痰4月余，偶有痰中带血，右侧腰背部疼痛、全身乏力2月余，期间出现畏寒、发热，无胸痛、咯血、恶心、呕吐等不适。

【影像资料】

入院后行胸腹部CT增强扫描检查，详见图140。

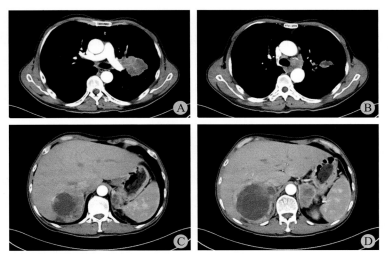

A：左肺上叶见不均匀轻中度强化的软组织密度肿块，边界欠清，边缘呈浅分叶；B：纵隔见多发肿大淋巴结；C、D：双侧肾上腺区见类圆形囊实性肿块，密度不均，边界欠清晰，增强后不均匀中度强化。

图140　胸腹部CT增强扫描

【手术及病理】

肺及肾上腺病灶穿刺活检，镜下可见肿瘤组织向鳞状细胞样分化，呈片/灶状分布浸润性生长，细胞异型性明显；间质纤维增生，慢性炎细胞浸润。免疫组化示癌细胞CK（＋）、P40（＋）、P63（＋）、TTF-1（－）、PD-L1（22C3）约5%（＋）、ALK（D5F3）（－）、Ki-67约40%（＋）。

病理诊断：（肺）鳞状细胞癌；（肾上腺）转移性鳞状细胞癌。

病例分析

【诊断思路】

本病例患者胸部症状明显，咳嗽、咳痰并痰中带血，CT 发现左上肺占位并纵隔淋巴结肿大，以及双侧肾上腺占位，首先用一元论进行分析，再仔细观察双侧肾上腺病灶特点，发现双侧病灶性质类似，均为囊实性肿块，密度欠均匀，增强后不均匀中度强化，可诊断为肺癌并双侧肾上腺转移。

肾上腺是常见的转移部位之一，双侧多见，仅次于肺、肝和骨。有癌症病史的患者肾上腺转移的患病率在 10% ～ 25%。因肾上腺形态逐渐被破坏而呈现弥漫性增大，多数瘤侧肾上腺正常结构消失且瘤内一般无钙化，当肿瘤浸润使肾上腺皮质破坏 90% 以上时，可出现皮质功能不全。

肾上腺转移瘤的诊断很大程度上依赖于临床资料：①明确原发肿瘤病史，出血双侧肾上腺肿块，尤其存在其他部位转移时，首先考虑肾上腺转移瘤；②无原发肿瘤病史，但出血双侧肾上腺肿块，则应与双侧肾上腺结核、嗜铬细胞瘤等鉴别，可依据影像学及临床表现进行鉴别；③单侧肾上腺转移时，MRI 化学位移同反相位检查有助于与腺瘤鉴别，但仍不能与皮质癌、神经节细胞瘤等鉴别，需行穿刺组织学活检明确诊断。

【鉴别诊断】

（1）肾上腺结核：多继发于其他脏器结核，早期双侧或单侧肾上腺肿块样增大，外形不规则，病灶内可见干酪样坏死低密度区、沙砾状钙化，增强后不规则环形强化，晚期肾上腺多有缩小，临床常伴有肾上腺皮质功能减退症状。

（2）无功能性嗜铬细胞瘤：仅凭肿瘤的形态、边界及密度难以与转移瘤鉴别，但肾上腺嗜铬细胞瘤常富血供，强化明显。另外，肾上腺嗜铬细胞瘤瘤灶旁常可见残存的正常肾上腺结构，这与转移瘤整个腺体结构破坏消失而呈现弥漫性增大不同，此点也有助于与转移瘤鉴别。

（赵锦洪　左敏静）

141　卵巢囊肿

病历摘要

【临床资料】

患者女性，47 岁。阴道出血 15 天，大量血块，无痛经，白带正常。既往身体一般，否认高血压、糖尿病、冠心病、结核病等病史。

【影像资料】

入院后行盆腔 CT 平扫＋增强扫描检查，详见图 141。

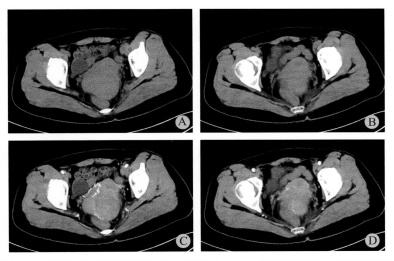

A、B：CT 平扫示右侧附件区类圆形低密度结节，直径约为 3 cm，内部密度均匀，无分隔及实性成分，边界清晰，边缘光滑；C、D：CT 增强扫描示右侧附件区结节无强化，双侧腹股沟区、盆腔无肿大淋巴结，另外子宫见多发不均匀轻中度强化的实性结节（考虑子宫多发肌瘤）。

图 141　盆腔 CT 平扫＋增强扫描

【手术及病理】

腹腔镜下行右侧卵巢肿块切除，右侧卵巢见一直径约 3 cm 囊性肿块，表面光滑，切开肿块部分包膜，钝性完整剥离出肿块，流出清亮液体，囊壁完整剥离，切除右侧卵巢肿块。

病理诊断： 单纯性囊肿，囊肿壁为卵巢间质组织，未见明显内衬细胞。

病例分析

【诊断思路】

本病例 CT 检查示右侧附件区类圆形水样密度肿块，直径小于 5 cm，边界清晰，壁薄、光滑，无分隔及无实质部分，增强扫描无强化，依据上述典型影像学表现特征，可诊断为卵巢囊肿。

卵巢囊肿包括单纯性囊肿和功能性囊肿，多数囊肿为单侧，部分可为双侧，直径小于 5 cm，多为单房、壁薄，无分隔、无实性成分。临床上，卵巢囊肿常常无症状，功能性囊肿可有月经异常。

凭借典型影像学表现诊断卵巢囊肿并不难，而不同类型卵巢囊肿之间的鉴别意义不大，主要是跟卵巢囊性肿瘤的鉴别，两者的诊断不同而治疗措施也相差甚远，主要依据肿块的大小、形态、有无间隔、实性成分及临床过程等鉴别。

若囊肿为多数小囊肿的聚合，即使体积较大，也应考虑为潴留性囊肿；若囊肿内部有实质成分和间隔，即使体积较小，也应首先怀疑为肿瘤性病变；若囊肿直径大于 5 cm（除既往有妊娠或盆腔手术史），即使无成分实质和间隔，也应高度怀疑为肿瘤性病变。

【鉴别诊断】

（1）功能性囊肿：包括滤泡囊肿、黄体囊肿、黄素囊肿等，跟单纯性囊肿影像表现类似，难以鉴别，但有时 MRI 可见囊肿底部有 T_1WI 高 T_2W1 低信号的沉积物，随诊可自行消退。

（2）卵巢子宫内膜异位囊肿：也称为巧克力囊肿，表现为附件区多房囊性灶，内部密度或信号因出血时期不同而不同，可为水样密度或信号，可为高密度或混杂信号，如近期出血可见分层，壁薄或厚薄不均。

（3）囊性畸胎瘤：肿瘤大多位于子宫两侧，可见脂肪密度及骨样组织，增强扫描强化不明显，多表现为囊性成分，边缘清晰。

（赵锦洪　左敏静）

142 卵巢畸胎瘤

病历摘要

【临床资料】

患者女性，37 岁。患者半年前体检，行彩超检查示右侧附件区囊性占位，建议其定期观察。3 个月后复查彩超示右侧附件区囊性肿块，约 7.5 cm × 6.5 cm 大小，囊腺瘤待排。患者自起病以来，偶感腹胀、腹部牵拉样疼痛，精神、睡眠可，大小便正常。2004 年曾在外院行腹腔镜下右侧卵巢畸胎瘤剔除术。

【影像资料】

入我院行盆腔 CT 平扫＋增强扫描检查，详见图 142。

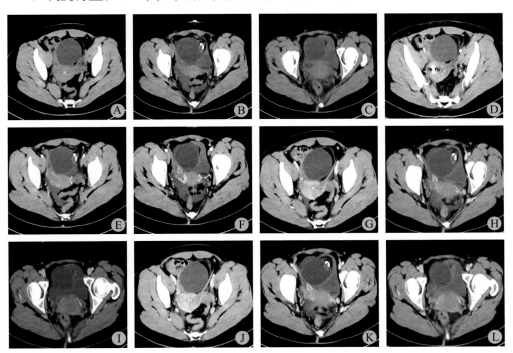

A ～ C：CT 平扫示盆腔一最大截面约 7.9 cm × 6.5 cm 大小的混杂密度多房囊性肿块影，内含脂肪、钙化、液性密度影，边界尚清。D ～ L：增强后肿块部分囊壁轻度强化，其余大部分无强化，病灶与右侧附件关系密切，邻近膀胱、子宫、肠管受压。

图 142 盆腔 CT 平扫＋增强扫描

【手术及病理】

右侧卵巢囊肿直径约 8.0 cm，与子宫后壁、右侧输卵管粘连包裹，与大网膜粘连覆盖，分离各脏器间粘连，打开卵巢囊肿包膜，剔除卵巢囊肿，分离过程中囊肿破裂，见头发及脂肪样液体流出，吸尽后完整剔除囊壁。

肉眼见囊壁样组织一块，约 6.0 cm×2.0 cm×1.5 cm 大小，头节约 2.0 cm×1.5 cm×0.5 cm 大小，可见牙齿及毛发；镜下见鳞状上皮、皮脂腺、胃黏膜、平滑肌及少许成熟的脑组织。

病理诊断：右卵巢成熟性囊性畸胎瘤。

病例分析

【诊断思路】

该病例为青中年女性，右侧附件区见一以囊性成分为主的肿块，边界清楚，内含液体、脂肪及钙化，强化不明显，符合典型卵巢畸胎瘤 CT 表现。

卵巢畸胎瘤是最常见的生殖细胞肿瘤，包括许多组织学类型，其中包含生殖细胞多潜能起源的成熟性和未成熟组织。其中最常见的是成熟性囊性畸胎瘤（又称为皮样囊肿），是一种分化较好的囊性肿瘤，由外、中、内 3 个生殖细胞胚层中的至少两个形成 [外胚层（皮肤、脑）、中胚层（肌肉、脂肪）和内胚层（黏液、纤毛上皮）]。单胚层畸胎瘤中，以组织类型中的一种占有优势（如卵巢甲状腺肿中的甲状腺组织、类癌中的神经外胚层组织）；多见于青年人（平均年龄约 30 岁），常无明显临床症状，少部分可有腹痛或其他非特异性症状；肿瘤生长缓慢。影像学上成熟性畸胎瘤常表现为含脂肪或水样密度或信号的囊性肿块，呈圆形或类圆形，边界清楚，囊壁厚薄较均匀，可出现钙化或骨化，部分可见实性软组织密度结节或漂浮物，有时可见液 – 脂平面；未成熟畸胎瘤多为囊实性，体积较大，边缘分叶，很少出现成熟畸胎瘤表现的充满毛发皮脂样物的大囊，增强后软组织成分可明显强化，肿瘤可发生转移，临床上常有 AFP 升高的表现。

【鉴别诊断】

（1）卵巢囊肿：主要分为单纯性与功能性囊肿，多为单侧，也可双侧，圆形或椭圆形，大小不等，常为单房，囊壁薄，边缘光滑，水样密度或信号，呈长 T_1、长 T_2 信号，增强后无强化。

（2）巧克力囊肿：有痛经病史，MRI 表现为大小不等囊肿，由于囊内积血的时间与成分不同，囊液成分复杂，可表现为短 T_1、长 T_2 信号或长 T_1、长 T_2 信号或混杂信号，有时可见分层，形成液 – 液平面。囊肿与周围组织可见不规则软组织信号粘连带，结合病史多能鉴别。

（3）输卵管 – 卵巢脓肿：有感染症状与体征，囊壁稍厚、毛糙，囊内密度不均匀，壁均匀强化。

（4）囊腺瘤：包括浆液性囊腺瘤和黏液性囊腺瘤，这两种肿瘤一般体积较大，一般为单侧，偶为双侧，多为圆形，边界较清，大小不一，灶内常见多房，囊内可见厚薄均一的分隔。浆液性囊腺瘤多发表现为 T_1WI 呈低信号，T_2WI 呈高信号；而黏液性囊腺瘤因为含黏蛋白所以 T_1WI 信号增高，T_2WI 也呈高信号，增强扫描瘤壁及分隔可见强化，有时可见壁结节。不含脂肪的成熟性畸胎瘤一般囊内成分复杂，常含 2 种以上信号成分，有时与囊腺瘤也难以区分。

（5）囊腺癌：常发生于绝经后，呈分叶状，内部囊变区多有分隔及实性成分，一般无脂肪、钙化，常呈浸润性生长，易发生腹膜及大网膜转移、腹腔播散及腹腔积液。

（刘元元　左敏静）

143 卵巢癌

病历摘要

【临床资料】

患者女性，68 岁。因腹部不适、下腹胀痛 1 月余查彩超示盆腔内占位。无其他不适。CA125 为 361.2 U/mL。

【影像资料】

入院后行盆腔 MRI 平扫＋增强扫描检查，详见图 143。

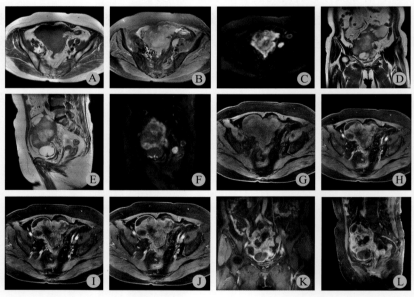

A～G：MRI 平扫示双侧卵巢结构不清，代之不规则囊实性占位，右侧明显，实性部分呈等 T_1、稍长 T_2 信号，DWI 呈不均匀高信号，病灶与子宫表面粘连；H～L：MRI 增强扫描示双侧附件区囊实性占位呈渐进性、不均匀、明显强化，边界不清；腹膜增厚并明显强化。

图 143　盆腔 MRI 平扫＋增强扫描

【手术及病理】

镜下可见肿瘤细胞呈团状、片状排列，细胞核大、深染，浸润性生长。免疫组化示癌细胞 CK（＋）、Vim（－）、ER 约 95% 强（＋）、PR（－）、P16 部分（＋）、P63（－）、CA125（＋）、WT-1（＋）、NapsinA（－）、Ki-67 约 8%（＋）。

病理诊断：卵巢低级别浆液性癌。

病例分析

【诊断思路】

该病例为老年女性，双侧附件区囊实性肿块，边界不清，实性部分较明显强化，并腹膜侵犯、腹腔积液，考虑恶性肿瘤性病变，结合 CA125 升高，考虑上皮来源的恶性肿瘤卵巢癌。

卵巢癌是卵巢最常见的恶性肿瘤，WHO 制定的分类中卵巢癌分为恶性浆液性肿瘤、恶性黏液性肿瘤、恶性子宫内膜样肿瘤、恶性中胚叶混合瘤、恶性透明细胞肿瘤、恶性 Brenner 肿瘤、恶性混合型上皮肿瘤及未分化癌，其中恶性浆液性囊腺癌是最常见的，50% 可双侧发生。多见于老年女性，早期多无明显症状，随着肿瘤的发展可出现纳差、恶心、腹部肿块及肿瘤的压迫症状等；CA125 升高常提示上皮性肿瘤；影像上，肿瘤形态不规则，边缘模糊，可累及邻近器官，呈囊性、囊实性或实性，直径常大于 4 cm，囊壁厚度及分隔厚度大约 3 cm，可伴壁结节，增强后实性部分强化；可见腹腔积液及腹膜转移。

【鉴别诊断】

（1）子宫内膜异位症：临床上有痛经病史。最常发生于卵巢，为多发性囊性病灶，多局限在子宫体后外侧，与子宫体及直肠粘连分界不清，依出血时间及程度不同，影像学表现各异，最常见的 MRI 表现为 T_1WI 及 T_2WI 均为高信号，或信号不均匀。典型的子宫内膜异位影像学表现为大囊周围伴有小囊，称之为"卫星囊"。

（2）卵巢转移瘤：转移到卵巢的常见原发肿瘤为胃肠道癌、胰腺癌、乳腺癌和子宫恶性肿瘤。大部分为双侧卵巢受累，部分为单侧，为卵圆形边界清晰的实性或囊性肿块，原发肿瘤病史对诊断尤为重要。

（3）卵巢囊腺瘤：囊性或囊实性占位，边界清楚，浆液性囊腺瘤可双侧发生，可出现壁结节，不会出现腹膜增厚及腹腔种植灶，腹腔积液少。

（4）盆腔炎性肿块：常有盆腔感染病史，单侧或双侧附件区肿块，边界欠清，有压痛，可合并 CA125 升高，与卵巢癌相似，临床表现有发热、腹痛，抗感染治疗后症状好转。

（5）腹盆腔结核：患者常有结核病史和不孕病史，可有消瘦、低热、盗汗等结核中毒症状。

（刘元元　左敏静）

144 卵巢转移瘤

病历摘要

【临床资料】

患者女性，44 岁。1 年前因结肠癌在我院手术，近 1 年来自述月经量较前增多，遂至我院门诊就诊，阴道超声示双侧附件区混合回声团块，转移待排，建议进一步检查。CA125 为 10.40 U/mL（0～35 U/mL），CA199 为 94.96 U/mL（0～37 U/mL）。

【影像资料】

入院后行腹部 CT 平扫＋增强扫描及盆腔 MRI 平扫＋增强扫描检查，详见图 144。

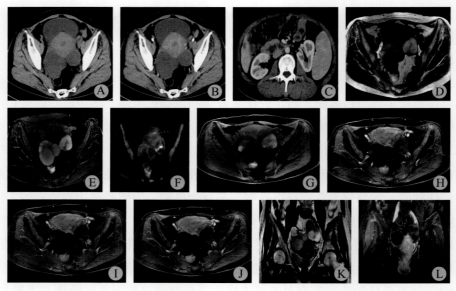

A、B：盆腔 CT 平扫及增强扫描示双侧附件区囊性低密度影，囊壁及分隔呈中度强化；C：上腹 CT 增强扫描示肝 S6 段内见低密度结节，边缘轻度强化，边界欠清；D～G，K：盆腔 MRI 平扫示双侧附件区不规则多房囊实性占位，囊性部分呈长 T_1、长 T_2 信号或短 T_1、长 T_2 信号，实性部分呈等 / 稍长 T_2 信号，DWI 呈高信号；H～J 及 L：盆腔 MRI 增强扫描示双侧附件区病灶实性部分呈明显强化。

图 144 腹部 CT 平扫＋增强扫描及盆腔 MRI 平扫＋增强扫描

【手术及病理】

探查腹腔，肝 S6 段内见一个约 1.5 cm×1.5 cm 大小的结节，术中病理示肝脏转移性腺癌，行腹腔镜下射频消融术。探查盆腔，左侧附件约 7.2 cm×4.1 cm 大小，右侧附件约 7.3 cm×6.4 cm 大小。子宫左后壁与左侧盆腔腹膜、左侧输卵管、卵巢及肠管部分膜状粘连。因患者无生育要求，决定行全子宫＋双侧附件切除术。

病理诊断： 双侧卵巢转移性腺癌。

📋 病例分析

【诊断思路】

该病例为中年女性，1 年前有结肠癌手术史，现肝右叶新发转移灶，且出现双侧附件区囊实性肿块，边界清楚，内可见 T_1WI 高信号的黏液成分，实性部分明显强化，符合结肠癌卵巢转移表现。

卵巢转移瘤占卵巢恶性肿瘤的 5%～10%，好发于生育期妇女，以 30～40 岁最多见，与绝经前卵巢血供丰富有关。原发肿瘤包括结肠癌、胃癌、乳腺癌等。卵巢转移性黏液性或印戒细胞腺癌称为 Krukenberg 瘤，典型者来源于消化系统，特别是结肠和胃。临床表现为腹痛、腹胀、腹腔或盆腔肿块。影像学表现为单侧或双侧卵巢肿块，呈实性或囊实性，Krukenberg 瘤中 T_1WI 及 T_2WI 实性部分低信号，内部有高信号黏液成分，实性部分明显强化，可合并其他脏器转移。

【鉴别诊断】

（1）卵巢癌：好发于老年女性，为单侧或双侧卵巢囊实性肿块，可囊变坏死，密度或信号不均匀，实性部分明显强化，可出现腹膜转移及腹腔积液。

（2）子宫内膜异位症：一般有痛经病史，双侧卵巢多发性囊性病灶，多局限在宫体后外侧，与子宫体及直肠粘连分界不清，依出血时间及程度不同，影像学表现各异，最常见的 MRI 表现为 T_1WI 及 T_2WI 均为高信号，或信号不均匀，典型的病例可见"卫星囊"。

（3）盆腔炎性肿块：常有盆腔感染病史，单侧或双侧附件区肿块，边界欠清，有压痛，可合并 CA125 升高，与卵巢癌相似，临床表现有发热、腹痛，抗感染治疗后症状好转。

（4）腹盆腔结核：患者常有结核病史和不孕病史，可有消瘦、低热、盗汗等结核中毒症状。

（刘元元 左敏静）

145 卵巢甲状腺肿

📋 病历摘要

【临床资料】

患者女性，64 岁。无明显诱因出现腹痛腹胀 1 月余，伴胸闷，进食后加重入院。实验室检查：CA 125 为 3365.50 U/mL，腹腔积液肿瘤四项阴性（甲胎蛋白 4.5 ng/mL，癌胚抗原 < 0.50 ng/mL，铁蛋白 131.2 ng/mL，CA 199 < 1.20 U/mL）。

【影像资料】

入院行盆腔 CT 及 MRI 平扫＋增强扫描，详见图 145。

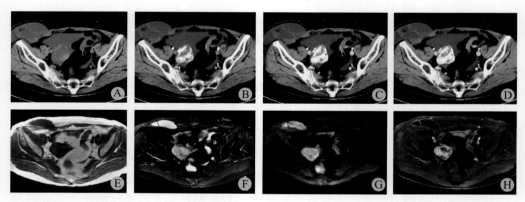

A：盆腔 CT 平扫示右侧附件区一囊实性占位，呈分叶状，约 5.0 cm×3.7 cm 大小，边界较清，边缘见点状脂性密度影及片状稍高密度影，盆腔见少许积液；B ～ D：CT 增强扫描示病灶动脉期呈明显不均匀强化，静脉期及延迟期持续强化；E ～ G：盆腔 MRI 平扫示右侧附件区肿块 T_1WI 呈低信号，T_2WI 呈不均匀高信号，并可见小片状 T_2WI 稍低信号，DWI 呈高信号；H：MRI 增强示病灶明显不均匀强化，内见斑片状无强化区。

图 145　盆腔 CT 及 MRI 平扫＋增强扫描

【手术及病理】

探查腹盆腔见大量淡黄色腹腔积液，约 3000 mL，抽出腹腔积液。子宫前位，稍小，色泽淡红。右侧卵巢见一约 4.8 cm×3.2 cm 大小的实性肿块，右侧输卵管覆着于肿块上，左侧附件缺如，行右侧卵巢肿块切除。

病理诊断： 右侧卵巢单胚层特异性畸胎瘤 [卵巢甲状腺肿（struma ovarii，SO）]。

病例分析

【诊断思路】

该病例为老年女性，腹痛腹胀 1 月余入院，实验室检查 CA125 明显升高。CT 检查示右侧附件区一混杂密度占位，边缘清楚，增强扫描呈明显不均匀强化，伴有腹腔积液。MRI 示右侧附件区肿块呈长 T_1、长 T_2 信号，信号欠均匀，DWI 呈不均匀高信号。综合患者临床症状、实验室检查、影像学检查考虑右侧卵巢囊实性肿瘤，SO 可能。

SO 是一种少见的卵巢单胚层高度特异的成熟畸胎瘤，由甲状腺组织组成或以其为主（＞50%），约占成熟畸胎瘤的 2.7%。SO 好发于绝经期女性，多数患者无特殊症状，当肿瘤巨大时，可产生腹胀、腹部隐痛和压迫症状，约 17% 的 SO 患者可出现腹腔积液或假性 Meigs 综合征，甚至伴有血清 CA125 增高，约 5% 的 SO 患者可同时出现甲状腺增生或甲亢。影像学上 CT 表现为单侧附件区肿块，形状为分叶状或类圆形，肿块较大，但最大径多在 10 cm 以下，以多房囊实性病灶多见，囊内液体密度较高（CT 值＞40 Hu），部分可见更高密度囊腔（CT 值 70～90 Hu）。高密度囊液在 T_2WI 上呈极低信号及实性成分明显强化是 SO 的两个典型 MRI 表现，少数病例可有钙化，表现为簇状或蛋壳样。影像学误诊可能是由于伴有腹腔积液及实验室 CA125 升高。

【鉴别诊断】

（1）卵巢子宫内膜异位囊肿：患者多为育龄期女性，常有痛经病史，CT 表现为多房囊性密度影，多伴粘连，囊内密度因出血时间不同而异，增强扫描示囊壁可有不同程度强化。MRI 典型表现为短 T_1、长 T_2 信号，形成的液－液平面提示不同时期的出血。

（2）卵巢性索间质肿瘤：实性为主，囊变区常呈多发裂隙状或片状，增强扫描示卵巢性索间质肿瘤多呈渐进性强化，而 SO 囊内软组织密度多呈甲状腺样明显强化。

（3）卵巢囊腺瘤：分为浆液性囊腺瘤与黏液性囊腺瘤。浆液性囊腺瘤多为单房囊性占位，囊液密度均匀，水样密度，囊壁薄，无分隔，易与囊实性 SO 鉴别。黏液性囊腺瘤囊壁和囊内分隔厚薄不均，囊液含黏蛋白呈高密度。CT 上高密度囊腔和 T_2 极低信号有助于 SO 的诊断。

（4）卵巢囊腺癌：好发于老年女性，多呈囊实性，囊壁或间隔不规则增厚，有乳头状物突起，可伴坏死，可发生盆腔器官侵犯或种植、腹腔积液和淋巴结肿大等，CA125 明显增高。而 SO 间隔光滑，无壁结节，当伴有腹腔积液及 CA125 增高时需要与之鉴别。

（周晶晶　姜建松）

146　子宫平滑肌瘤

病历摘要

【临床资料】

患者女性，48 岁。体检发现子宫占位，为进一步检查来我院就诊，体检无异常体征。

【影像资料】

入院后行盆腔 MRI 平扫＋增强扫描，详见图 146。

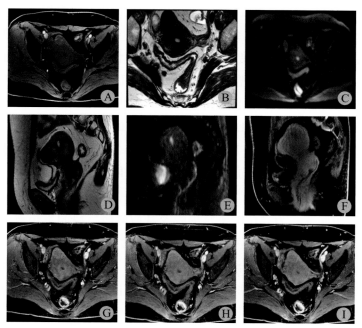

A～E：MRI 平扫示子宫前壁肌壁间类圆形结节，直径约 4.2 cm，呈等 T_1、短 T_2 信号，DWI 呈低信号，边界清楚；F～I：MRI 动态增强扫描示子宫前壁结节呈中等均匀强化，较子宫肌层强化稍弱。

图 146　盆腔 MRI 平扫＋增强扫描

【手术及病理】

腹腔镜下超声刀切除。肉眼见灰白灰红色结节一枚，约 2.3 cm×2.3 cm×1.5 cm 大小，切面灰白色，质软呈编织状；镜下见瘤体由近似正常的梭形平滑肌细胞构成，瘤细胞呈束状交错排列，胞核两端圆钝似雪茄烟状，瘤细胞间可见纤维组织和血管。

病理诊断：子宫平滑肌瘤。

病例分析

【诊断思路】

该病例为中年女性，子宫前壁内可见一边界清楚的占位，信号均匀，T_1WI 呈等信号，T_2WI 呈典型的低信号，增强较子宫肌层强化稍弱，呈现子宫肌壁间肌瘤的典型表现。

子宫肌瘤是女性生殖器官中最常见的一种良性肿瘤，多发生于 30～50 岁，可伴有子宫内膜增生。病理上主要由平滑肌细胞增生而成，可多发、大小不一。大多数肌瘤无症状，有 30%～40% 的患者因肌瘤的部位与大小不同而出现不同的临床表现，如盆腔肿块、腹痛、异常子宫出血及压迫症状等。根据肌瘤与子宫壁的关系可分为三类：黏膜下肌瘤、肌壁间肌瘤和浆膜下肌瘤。影像学上，CT 常可见子宫外形增大，呈分叶状或见子宫肌层向外突出的肿块，边界清楚，宫旁脂肪间隙存在；密度均匀，如发生变性坏死则见不规则低密度区，部分可见钙化。MRI 检查表现为 T_1WI 常呈稍低或等信号，T_2WI 呈典型的低信号，边界清楚，如发生囊变或坏死则内部信号不均匀，增强后均呈均匀或不均匀强化。

【鉴别诊断】

（1）子宫腺肌症：为异位的子宫内膜及基质向肌层浸润生长被平滑肌包绕挤压所致。CT 显示子宫增生，不易与子宫肌瘤鉴别。而在 MRI 上利用 T_2WI 加权像可以做出诊断，正常人子宫结合带不应超过 6 mm，子宫腺肌症表现为结合带增厚，并有一个与结合带等信号的肿块，边界不清，子宫内膜边缘常呈锯齿状，肿块内可伴有点状高信号，增强后可见点状强化。临床上主要以痛经为主。

（2）子宫内膜息肉：MRI 可表现为高信号或不均匀信号的子宫内膜缺损，但与黏膜下子宫肌瘤不易鉴别，常需临床及活检证实。

（3）附件肿瘤：浆膜下肌瘤有时需与附件肿瘤鉴别，附件肿瘤亦可出现肌瘤样强化，但一般边界比较毛糙，不像肌瘤边缘清晰光滑。通过磁共振多方位扫描可显示肿块与子宫仍有分界。

（刘元元　左敏静）

147　子宫腺肌病

病历摘要

【临床资料】

患者女性，36岁。无明显诱因出现月经不规则5年余，月经周期为30～90天，经期持续7～30天，量时多时少，伴血块，无痛经。

【影像资料】

入院后行盆腔MRI平扫＋增强扫描检查，详见图147。

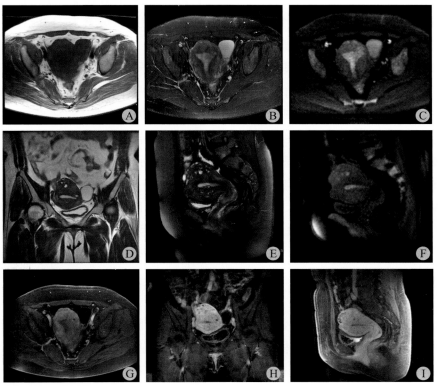

A～F：MRI平扫示子宫体积增大，肌层增厚呈团状混杂T₂WI信号，内部见多发斑点状短T₁、稍长T₂信号，DWI见少许斑点状稍高信号，边界欠清，结合带模糊，内膜无明显增厚；G～I：MRI增强扫描示子宫病变呈持续性渐进性强化，病变囊性部分无明显强化。

图147　盆腔MRI平扫＋增强扫描

【手术及病理】

于脐孔上缘做一长约 1 cm 的纵形切口置入腹腔镜，见子宫呈前位，约孕 2 个月大小，外观色泽淡红，见子宫后壁一约 4 cm 大小的肌瘤样突起，宫旁血运丰富，血管怒张。剖视子宫见肌层漩涡状改变，其内见多个紫蓝色结节，宫底部见肌瘤样结节，子宫内膜光滑，未见明显占位。镜下见子宫内膜腺体非典型增生，深肌层见异位子宫内膜腺体及间质。

病理诊断： 子宫内膜非典型增生，子宫腺肌病。

病例分析

【诊断思路】

本病例为青年女性，症状为月经量增多，经期延长。MRI 表现为子宫体积增大，子宫肌层弥漫性增厚，内见多发囊状长 T_2 信号及散在点状短 T_1 信号，结合带与肌层无清晰分界，结合临床症状，首先考虑子宫腺肌症。

子宫腺肌病是指子宫内膜异位到子宫肌层内的子宫内膜异位症，其病理特点是子宫肌层内存在异位的子宫内膜腺体及间质，伴其周围平滑肌过度增生。多见于 30～50 岁的经产妇，临床表现为子宫体积增大，经期延长或月经量增多、继发性痛经等。MRI 对于子宫腺肌症最具有诊断价值，根据子宫内膜异位的部位，可分为弥漫型、局限型两类。弥漫型是指子宫体和底部显示不同程度的弥漫性增厚，在 MRI 图像上，低信号结合带厚度有不同程度的增宽，一般以结合带厚度超过 1.2 cm 作为 MRI 诊断腺肌症的标准，且与肌层无清晰分界，肌层内常可见 T_2WI 斑点状高信号（囊状扩张的腺体或出血）及散在点状短 T_1 信号。局灶型又称为腺肌瘤，表现为子宫结合带局限性增厚，T_2WI 见斑点状及小圆形高信号。根据临床症状及影像表现，多可做出诊断。

【鉴别诊断】

（1）子宫平滑肌瘤：边界清楚，信号较均匀，当瘤体增大时，常存在透明样变学、黏液样变、囊变以及红色样变等变性，可出现复杂信号。

（2）子宫复旧不全：对于产后 1 周内的子宫，由于子宫未复旧，肌层内可出现扩张的静脉，T_2WI 呈多发斑点状高信号，T_1WI 呈多发斑点状低信号，与子宫腺肌症较难鉴别。

（邢姗姗　姜建松）

148　子宫内膜癌

病历摘要

【临床资料】

患者女性，46岁。无明显诱因出现月经间期阴道不规则出血5月余，伴下腹疼痛，不伴腹胀，无头晕、头痛，无恶心、呕吐等不适。

【影像资料】

入院后行盆腔MRI平扫＋增强扫描检查，详见图148。

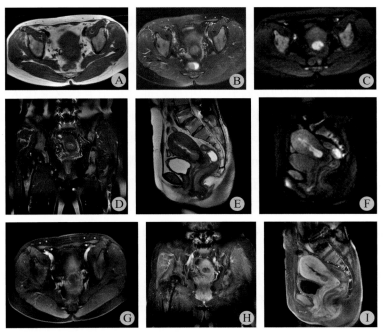

A～F：MRI平扫示子宫宫腔增宽，子宫内膜不规则增厚，呈结节状、团片状稍长 T_1、稍长 T_2 信号，

DWI呈高信号，大的约 2.4 cm×1.4 cm，病灶与肌层分界不清，以宫底左侧壁明显，下缘累及宫颈管；

G～I：MRI增强扫描示宫腔内病灶呈轻中度强化，边缘强化明显，较子宫肌层强化弱，与子宫肌层分界欠清。

图 148　盆腔 MRI 平扫＋增强扫描

【手术及病理】

行腹式广泛性子宫切除＋双侧附件切除＋盆腔淋巴结清扫＋腹主动脉淋巴结清

扫术，术中见子宫前倾，饱满，表面淡红，切开子宫见宫腔内膜粗糙凹凸不平，呈颗粒状隆起，充满整个宫腔，6 cm×4 cm×1 cm 大小，并累及宫颈管及部分阴道壁。肉眼见肿块侵及颈管及左、右宫角。镜下肿瘤组织呈不规则腺样排列，浸润性生长，异型性明显。

病理诊断：子宫内膜样腺癌Ⅱ级，侵及肌层＞1/2，累及宫颈管。

病例分析

【诊断思路】

该病例为中年女性，症状为阴道异常出血伴下腹部疼痛，MRI 表现为子宫宫腔增宽，子宫内膜呈结节状、团块状不规则增厚，病灶与肌层分界不清，增强扫描呈轻中度强化，考虑子宫内膜癌。

子宫内膜癌又称子宫体癌，是发生于子宫内膜上皮细胞的恶性肿瘤，常见于围绝经期及绝经后女性，主要症状是阴道不规则出血，并出现白带增多并血性和脓性分泌物。依据肿瘤范围及形态，分为弥漫型和局限型两种。局限型形态一般不规则，MRI 表现为子宫内膜局部呈不规则增厚，部分呈结节状或菜花状。弥漫型则表现为病灶向子宫腔内广泛生长，可由局限型子宫内膜癌进展而来，以子宫内膜层弥漫增厚为主要特征。女性在未绝经前，子宫内膜厚度一般在 10 mm 以下，绝经后子宫内膜厚度一般不超过 3 mm，若超过则为异常。动态增强扫描早期，癌灶的强化程度高于正常子宫内膜，子宫内膜下会出现特征性的线状强化，称内膜下强化线，此线的完整性是判断癌灶侵犯子宫肌层的重要标志。注射对比剂 2～3 分钟后，病灶较正常肌层强化低，两者对比度最好，更利于观察肿瘤侵犯子宫肌层的深度。

【鉴别诊断】

（1）子宫内膜息肉：子宫腔内最常见的肿瘤，增强扫描时比周围子宫肌层强化明显，T_2WI 瘤内呈低信号的纤维核及高信号的囊变为其特征表现。

（2）子宫黏膜下肌瘤：T_1WI 示肿瘤与正常子宫肌层相比呈等信号，T_2WI 呈均匀低信号，边缘清晰，继发变性时信号不均匀，DWI 和 ADC 一般无弥散受限。

（3）子宫平滑肌肉瘤：常见于 50 岁左右绝经期妇女，肿瘤主要位于子宫肌层，MRI 示肿块与子宫分界模糊，T_1WI 呈低信号，T_2WI 呈不均匀高信号，易囊变、出血，DWI 呈高信号，增强扫描早期明显强化，于 60 s 达到峰值，之后维持高强化水平。

（邢姗姗　姜建松）

149　宫颈癌

病历摘要

【临床资料】

患者女性，48 岁。无明确诱因阵发性阴道异常出血 20 余天，量少，黄褐色，有异味，无腹胀、腹痛。

【影像资料】

入院后行盆腔 MRI 平扫＋增强扫描检查，详见图 149。

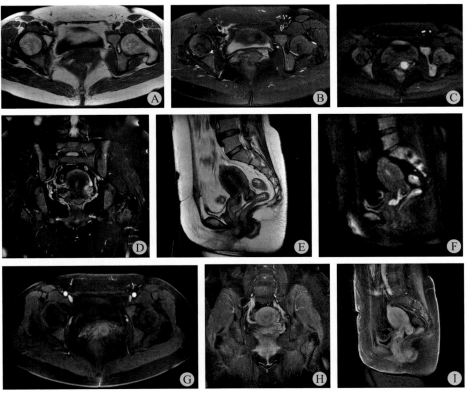

A～F：MRI 平扫示宫颈前唇黏膜增厚，呈结节状等 T_1、稍长 T_2 信号，DWI 呈高信号，边界欠清，未穿透肌层，约 1.8 cm×1.3 cm 大小；G～I：MRI 增强扫描示宫颈前唇病灶早期呈明显环形强化，延迟期强化有所减退。

图 149　盆腔 MRI 平扫＋增强扫描

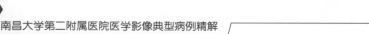

【手术及病理】

腹式广泛全子宫全切＋双侧输卵管卵巢全切＋盆腔淋巴结清扫术，术后剖视子宫见宫颈前唇一 2 cm×2 cm 大小肿块，切面灰白色，实性，质硬，位于 12～3 点，无深肌层浸润。病理检查镜下见肿瘤组织向鳞状细胞样分化，呈片、灶状分布，浸润性生长，细胞异型性明显，间质纤维增生，慢性炎细胞浸润。

病理诊断：（宫颈）中分化鳞状细胞癌。

病例分析

【诊断思路】

本例为中年女性，因无明显诱因出现阴道异常出血就诊。影像上表现为宫颈前唇黏膜增厚，呈结节状等 T_1、稍长 T_2 信号，DWI 呈高信号，增强扫描早期病变呈明显强化，以边缘强化为主，延迟期强化有所减退，低于正常宫颈基质，考虑宫颈癌诊断。

宫颈癌是女性生殖系统中最常见的恶性肿瘤，主要见于 45～55 岁女性，早期症状为接触性出血，晚期常表现为不规则阴道出血和白带增多。当肿瘤侵犯盆神经时疼痛剧烈，若侵犯膀胱和直肠则发生血尿和便血。MRI 检查肿瘤大多表现为类圆形与不规则形肿块，T_1WI 呈中等信号，T_2WI 呈中高信号，较大时其内易出现坏死，DWI 呈明显高信号。动态增强扫描早期肿瘤明显强化，强化程度高于周围宫颈基质，延迟期瘤内造影剂逐渐减退，而周围宫颈基质持续强化，故晚期肿瘤强化程度低于正常基质。

MRI 上将肿瘤分为四期：Ⅰ期为侵犯宫颈基质，T_2WI 呈等信号肿块，宫颈管扩大及宫颈纤维基质中断；Ⅱ期为宫颈增大，宫旁肿块或宫旁脂肪组织内出现异常信号的粗线状影；Ⅲ期为侵犯至阴道下部，外延至盆壁，或出现肾积水；Ⅳ期为膀胱壁或直肠壁低信号中断，膀胱壁或直肠壁增厚或腔内肿块。

【鉴别诊断】

（1）宫颈黏膜下肌瘤：宫颈黏膜下肌瘤 T_1WI 及 T_2WI 呈低信号，肌瘤变性可以信号不均，无周围侵犯及盆腔淋巴结转移。

（2）宫颈息肉：边界清楚，信号均匀，增强扫描呈轻度强化或无强化，无周围侵犯。

（邢姗姗　姜建松）

第六章
骨关节和软组织

150 股骨头缺血性坏死

病历摘要

【临床资料】

患者男性，45岁。无明显诱因出现双髋部反复疼痛不适4月余，行动后症状加重，无放射痛，无麻木，近日疼痛加重伴明显活动受限。

【影像资料】

入院后行骨盆X线、CT及MRI平扫检查，详见图150。

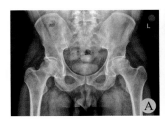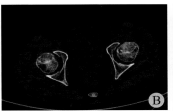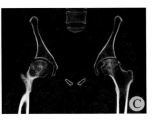

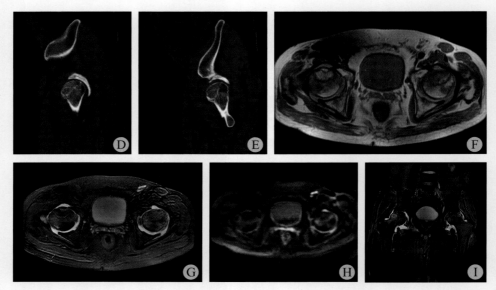

A：骨盆 X 线示左侧股骨头塌陷变形，右侧股骨头关节面欠光整，双侧股骨头内见高低混杂密度影；
B ～ E：CT 平扫及冠状位和矢状位重建图像示双侧股骨头变形，骨皮质局部碎裂塌陷，股骨头内见多发低密度灶，左侧髋关节间隙稍变窄；F ～ I：MRI 平扫示双侧股骨头变扁变形，双侧股骨头及右侧股骨颈见斑片状及新月形 T_1WI 低信号，T_2WI 压脂呈高信号，DWI 呈稍高信号，双侧髋臼窝见长 T_2 积液信号。

图 150　骨盆 X 线、CT 及 MRI 平扫

【手术及病理】

取髋后外侧切口，依次切开皮肤、皮下、臀筋膜，沿肌纤维方向分离臀大肌，显露外旋肌群。于大粗隆止点处切开外旋肌群，并"T"形切开关节囊，可见股骨头坏死，关节软骨磨损破坏。显微镜下见软骨骨化、部分区骨坏死、滑膜组织增生、少许慢性炎细胞浸润。

病理诊断： 双侧股骨头缺血性坏死。

📋 病例分析

【诊断思路】

该病例为中年男性，临床症状为双髋部疼痛，X 线及 CT 平扫示双侧股骨头变形、局部塌陷，股骨头内见多发囊状透光区及斑片状高密度影，左侧髋关节间隙稍变窄；在 MRI 上可见新月征，呈带状的长 T_1、长 T_2 信号。结合临床症状，考虑股骨头缺血性坏死。

股骨头缺血性坏死好发于 30 ～ 60 岁男性，可双侧受累。其典型的 X 线表现为股骨头内出现斑片状密度减低区，伴不规则硬化边及股骨头塌陷，而髋关节间隙正常。在 CT 上，早期：股骨头内见多处片状低密度影，其内骨小梁缺少或消失，关节间隙无改变；中期：股骨头内出现大小不等的囊状透光区，边缘模糊，内有高密度硬化性死骨，股骨头软骨面出现不规则的断裂变形；晚期：股骨头内出现较大范围囊状透光区及高密度硬化性死骨，股骨头塌陷变形，髋臼外缘增生，髋臼骨质硬化或囊状改变，髋关节间隙变窄或消失。

在 MRI 上将股骨头坏死分为四期，Ⅰ期：股骨头无变形，关节间隙正常，股骨头负重区见线样 T_1WI 低信号、T_2WI 高信号；Ⅱ期：股骨头无变形，关节间隙正常，股骨头骨皮质下见新月形 T_2WI 中等稍高信号，边界清楚，周围见不均匀稍低信号环绕，呈典型的双线征；Ⅲ期：股骨头变形，软骨下骨折、塌陷，出现新月征，T_1WI 呈带状低信号，T_2WI 呈中等或高信号，为关节积液进入软骨下骨折线形成的裂隙；Ⅳ期：关节软骨被完全破坏，关节间隙变窄，股骨头显著塌陷变形，髋臼出现硬化、囊变及边缘骨赘等非特异性继发性骨关节炎。

【鉴别诊断】

（1）退行性骨关节炎：多见于老年人，在影像上常表现为关节间隙狭窄、关节软骨变薄和骨质增生明显，但没有出现"双线征"和股骨头变形，承重部位可出现滑液囊肿。

（2）骨岛：在影像上可见孤立的圆形硬化区，密度较高，边缘光整，股骨头外形正常。

（邢姗姗 姜建松）

151 化脓性骨髓炎

病历摘要

【临床资料】

患者男性，55 岁。右大腿皮肤反复破溃、流脓 40 余年，右膝关节肿胀、屈伸受限加重 10 余天。

【影像资料】

入院后行大腿 X 线、CT、MRI 平扫检查，详见图 151。

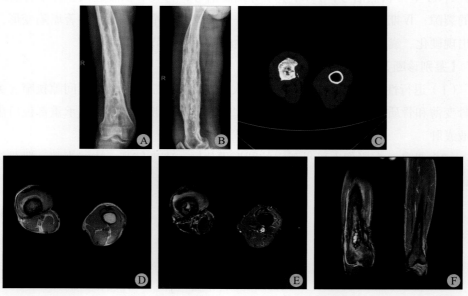

A、B：X 线示右侧股骨中下段粗细不均、轮廓不齐、密度不均、边缘毛糙，骨皮质及髓腔多发骨质破坏，混杂不规则骨质硬化，以及小条状死骨；C：CT 示右侧股骨骨髓腔缩小、骨质硬化、密度不均匀增高、骨皮质破坏、边缘欠光整，右侧大腿软组织肿胀，软组织内另见散在结节状及斑片状游离骨性密度影；D ~ F：MRI 示股骨骨髓腔内信号高低不均，内见小片状长 T_2 信号，局部穿透骨皮质，边界模糊，邻近周围软组织肿胀，右侧大腿前侧肌群轻度萎缩。

图 151　大腿 X 线、CT、MRI 平扫

【手术及病理】

经右股骨外侧做一切口长约 10 cm，依层分离皮肤、筋膜、肌肉，见切口内炎

性组织增生，股骨骨质硬化，清理炎性坏死组织后，于股骨外侧开窗，打通股骨骨髓腔，将股骨骨髓腔内的脓血性分泌物引出，用刮匙刮除髓腔内脓性组织并打通髓腔，再于右大腿内侧窦道处做长约 4 cm 切口，见切口内炎性组织增生。

病理诊断：（右股骨病灶组织）结合临床，符合慢性骨髓炎。

📋 病例分析

【诊断思路】

本例患者皮肤反复破溃、流脓 40 余年，病变广泛累及右股骨中下段，骨干粗细不均匀、轮廓不整齐，骨皮质骨膜增生，骨髓腔及骨皮质出现不同程度的溶骨性骨质破坏，周围伴不同程度骨质增生，界限清楚，内见小条状"死骨"。周围软组织肿胀，软组织内见斑片状骨化影。应考虑慢性骨髓炎。

慢性化脓性骨髓炎的特征为骨外膜下大片死骨及明显的骨质增生和骨膜增生，死骨呈长条形，长轴与骨干平行，其周围往往可见一圈透亮带，为肉芽组织或脓液，后期骨质增生、骨膜增生和骨皮质融合，患骨密度显著增加，骨干增粗变形，骨髓腔狭窄。在 MRI 的 T_1WI 和 T_2WI 上慢性化脓性骨髓炎的骨质增生、硬化、死骨和骨膜反应均呈低信号。肉芽组织和脓液在 T_1WI 上为低或稍高信号，而在 T_2WI 上呈高信号。瘘管内因含脓液在 T_1WI 上常呈稍高信号，而在 T_2WI 和 DWI 上呈高信号。

【鉴别诊断】

（1）骨肉瘤：骨肉瘤主要表现为局部疼痛、肿胀及功能障碍，起病急，病程短，骨质破坏边缘模糊，出现密度很高的肿瘤骨。骨膜反应无修复趋势，肿瘤常穿破骨膜向外生长，肿胀的软组织内见肿瘤骨。骨肉瘤骨皮质以破坏、膨胀变薄为主；坏死囊变 DWI 呈低信号。MRI 检查 T_2WI 脂肪抑制显示骨肉瘤病变边界清楚，部分呈舌缘或刀切缘，其远端见片絮状骨髓水肿高信号。

（2）骨干结核：多见于儿童，以胫骨及尺骨、桡骨多见，是一种局限性慢性感染，以骨质疏松及骨质破坏为主，渐渐将骨松质破坏，继而侵犯骨皮质，并可引起轻微骨膜反应。发展缓慢者骨质可以增生硬化为主，病变范围较局限，不如化脓性骨髓炎病变范围广泛，即使有死骨也较少、较小，常可被吸收。

（姜建松　邓军）

152　脊椎结核

病历摘要

【临床资料】

患者男性，56 岁。无明显诱因出现腰背部及左侧髂腰部疼痛 1 月余，弯腰、久坐后加重，休息时稍缓解，无午后乏力、发热、盗汗、咳嗽、咳痰等症状。

【影像资料】

入院行腰椎 CT 及 MRI 平扫检查，详见图 152。

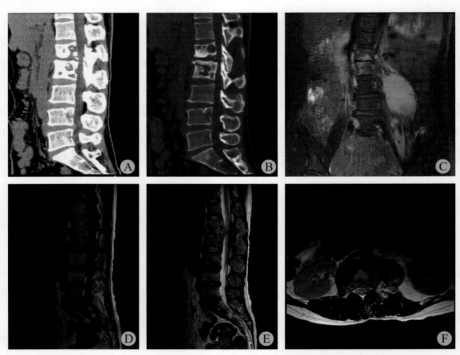

A、B：CT 三维重建示 L_1、L_2 椎体不规则溶骨性骨质破坏，呈高低混杂密度，L_1 椎体高度稍变扁，呈楔形改变，L_1、L_2 椎间隙变窄；C～F：MRI 平扫（C 为冠状位 T_2WI，D 和 E 为矢状位 T_1WI、T_2WI，F 为横断位 T_2WI）示 L_1、L_2 椎体骨质破坏，椎体内见斑片状稍长 T_1、稍长 T_2 信号，T_2 压脂呈不均匀高信号，椎间隙模糊、变窄，椎间盘破坏，左侧腰大肌肿胀，并见纵行团片状 T_2 高信号，呈"流注"样（C）。

图 152　腰椎 CT 及 MRI 平扫

【手术及病理】

清除 L_1、L_2 被破坏的椎体及椎间盘，保留 L_1 上半终板及 L_2 下半终板，植入植骨钛笼。进入后腹膜，显露脓肿所在的腰大肌。切开腰大肌，引流出大量乳黄色液体。

病理诊断：（腰椎病灶）肉芽肿性炎，考虑为结核。

病例分析

【诊断思路】

本例为中老年患者，病变发生于腰椎椎体，表现为相邻椎体关节面骨质破坏、椎间隙狭窄、椎间盘破坏、后突畸形及椎旁寒性脓肿形成。MRI 骨质破坏信号以 T_1 呈低信号、T_2 呈高信号为主，椎间盘亦出现类似异常信号，冠状位显示椎旁脓肿明显，沿腰大肌呈流注样表现，结合临床不难诊断出脊椎结核。

脊椎结核是骨关节结核中的最常见者，以腰椎最多，胸腰段次之，颈椎较少见。脊椎结核可分为椎体结核和附件结核，前者又分为中心型、边缘型和韧带下型。约 90% 的脊椎结核发生在椎体，单纯附件结核少见。脊椎结核的影像学表现主要为椎体、椎间盘和周围软组织的改变，成人胸椎多见中心型，腰椎多见边缘型。MRI 是显示脊椎结核病灶和累及范围最敏感的方法，被破坏的椎体和椎间盘 T_1WI 呈较低信号，T_2WI 多呈混杂高信号，增强扫描检查多呈不均匀强化。脓肿和肉芽肿 T_1WI 呈低信号，T_2WI 多为混杂高信号，增强扫描检查可呈不均匀、均匀或环状强化，脓肿壁薄且均匀环形强化是其特点。

【鉴别诊断】

（1）化脓性脊椎炎：多为单节或双节脊椎发病，破坏进展快，骨质增生硬化明显，骨赘或骨桥形成。

（2）脊椎转移瘤：椎弓根破坏常是明显的征象，且多为椎体广泛破坏或跳跃式破坏，但转移瘤很少累及椎间盘和沿前纵韧带下蔓延，且不会形成椎旁脓肿。

（3）椎体压缩骨折：常有明确外伤史，多累及一个椎体，呈楔状变形，无侵蚀性骨质破坏及椎间隙狭窄。椎体周围无寒性脓肿，可见局限性血肿。

（姜建松　邓军）

153 腕关节结核

病历摘要

【临床资料】

患者男性，55岁。1年前无明显诱因出现左手肿痛，活动受限，无午后低热，精神可，食欲正常，睡眠一般，大小便正常，体重无明显变化。

【影像资料】

入院后行左腕关节 DR 平片、CT 及 MRI 平扫检查，详见图153。

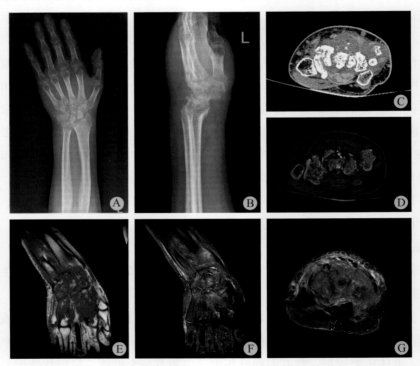

A、B：DR 平片示左手腕关节骨质疏松，关节面骨质破坏，关节间隙狭窄模糊，关节周围软组织肿胀；C、D：CT 平扫示左腕关节溶骨性骨质破坏，骨皮质部分中断，关节间隙模糊、变窄，周围软组织肿胀，并见少许斑点状致密影；E～G：MRI 示左侧各腕骨、尺桡骨远端及第2～5掌骨近端骨质内斑片状稍长 T_1、稍长 T_2 信号，关节面欠光整，关节软骨破坏，关节间隙明显变窄，关节滑膜增厚，周围软组织肿胀，信号不均匀，以背侧伸肌腱下明显。

图 153 DR 平片、CT 及 MRI 平扫

笔记

【手术及病理】

取左手腕背侧纵行切口，分层切开皮肤和皮下组织，切开腕横韧带，显露腕关节，见腕关节内大量黄绿色干酪样物，内软骨破坏明显，清除坏死物，手背肌腱下分离见大量黄绿色干酪样物，清除坏死物，冲洗切口并分层缝合。

肉眼可见灰白、灰黄色碎组织一堆，合计 4 cm×3.5 cm×1 cm。镜下可见大量干酪样坏死、朗汉斯巨细胞及类上皮细胞浸润。特殊染色：抗酸（＋）、PAS（－）、PASM（－）。

病理诊断： 左腕关节肉芽肿性炎，倾向结核。

📋 病例分析

【诊断思路】

本病例为中老年男性，X 线和 CT 表现为左手、腕关节弥漫性骨质疏松，关节面骨质破坏、边缘不规则、无硬化，关节间隙狭窄模糊、软组织肿胀。MRI 提示左腕关节构成骨广泛骨髓水肿，关节面欠清，关节间隙狭窄，滑膜增厚，邻近软组织内积液或积脓，考虑腕关节结核。

腕关节结核包括尺桡骨下端、腕、掌骨间关节结核，男性比女性多见，并多发生于儿童。关节结核分为滑膜型和骨型两种，以滑膜型多见。单纯滑膜型结核少见，同时累及滑膜和骨骼多见。单纯滑膜型结核 X 线可表现为软组织肿胀和骨质疏松，骨型关节结核可见骨质破坏。骨质破坏常在桡骨远端关节面、舟状骨、大多角骨及头状骨，表现为不规则的骨质缺损。有时可见沙砾样钙化，如果出现流脓瘘管，对鉴别诊断有帮助。CT 检查可显示关节囊增厚、关节周围软组织肿胀及关节腔内积液。关节周围的寒性脓肿表现为略低密度影，增强扫描出现边缘强化。MRI 表现为关节滑膜肿胀、增厚，T_1WI 呈低信号，T_2WI 为略高信号；关节腔内的肉芽组织在 T_1WI 为均匀低信号，T_2WI 为等高混杂信号。关节腔内积液在 T_1WI 呈低信号，T_2WI 为高信号；关节软骨破坏时，可见软骨高信号带不连续，呈碎片状或大部分破坏消失；软骨下骨质破坏时，T_1WI 呈低信号，T_2WI 为高信号；关节周围寒性脓肿在 T_1WI 为低信号，T_2WI 为高信号。MRI 增强扫描示充血肥厚的滑膜、肉芽组织及脓肿边缘呈明显强化。

【鉴别诊断】

（1）类风湿关节炎：常对称性侵及多个关节，病变主要累及滑膜及软骨，影像

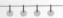

学表现主要为骨质疏松、关节面糜烂及小囊状骨缺损，多出现于骨的边缘。重者腕关节呈半脱位，手指向尺侧偏斜，晚期腕关节强直和肌肉萎缩，无钙化、死骨及窦道形成。

（2）腕骨、舟骨缺血性坏死：早期骨质致密，晚期可呈不规则碎裂，有时可见囊变，腕关节间隙正常，无关节面骨质破坏。

（3）化脓性关节炎：起病急，病程短，关节软骨及骨性关节面破坏迅速，关节面的破坏常出现在承重部位，容易出现骨质增生硬化，骨质疏松较少见，最后多形成骨性强直。

（姜建松　邓军）

154 颈椎隐球菌感染

病历摘要

【临床资料】

患者女性，53 岁。无明显原因出现间歇性颈部及胸背部疼痛 1 月余，加重 2 天。无四肢放射痛，颈部活动受限，伴双手指尖麻木，右侧尤甚，卧床休息后稍缓解。无躯体束带感，无发热、盗汗、头痛、头晕、恶心、呕吐，休息后无明显缓解。

【影像资料】

入院后行颈椎 CT 平扫、MRI 平扫 + 增强扫描检查，详见图 154。

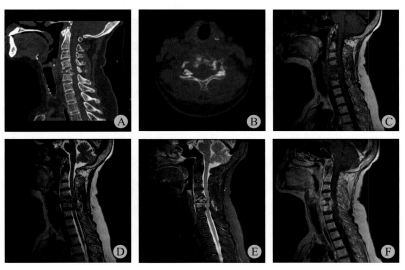

A、B：CT 平扫示颈椎骨质疏松表现，C_5 椎体溶骨质破坏，残存骨质局部向椎管内突出，对应骨性椎管及椎间孔变窄；C ～ F：MRI 平扫示 C_5 椎体骨质破坏呈长 T_1 稍短 T_2 信号，T_2 压脂呈稍高信号，增强扫描后呈片状不均匀强化，残存骨质向后突入椎管内，对应平面椎管变窄，脊髓明显受压；C_4、C_6 椎体内见斑片状 T_2 压脂高信号，$C_4 ～ C_6$ 椎体前方软组织内条状轻度强化影。

图 154 颈椎 CT 平扫、MRI 平扫 + 增强扫描

【手术及病理】

切开 C_5 椎体及相邻椎间盘前方前纵韧带，见大量干酪样坏死组织，椎体破坏

严重，病椎血供差，切除 C_5 椎体，用神经剥离子反复探查椎管，见病灶向后挤压硬膜囊，彻底清除后方病灶后解除脊髓压迫，用刮匙刮除颈 $C_4 \sim C_5$ 及 $C_5 \sim C_6$ 椎间盘组织，直至 C_4、C_6 椎体见正常骨质，用过氧化氢冲洗、异烟肼溶液浸泡切口。

病理诊断： 颈椎隐球菌感染性炎。

病例分析

【诊断思路】

该病例为中老年女性，颈部疼痛不适 1 月余就诊，临床症状无特异性；在影像上表现为 C_5 椎体溶骨性骨质破坏，$C_5 \sim C_6$ 椎间隙狭窄且后突畸形，脊椎前软组织肿胀。MRI 增强扫描显示 C_5 椎体明显不均匀强化，C_4、C_6 椎体多发异常强化信号，椎体前肿胀软组织轻度强化，符合脊椎感染性病变，需要鉴别颈椎结核和其他感染性病变。术前进行正确诊断有一定难度，术后经病理诊断为颈椎隐球菌感染。

脊柱感染是指特定病原微生物引起的椎体、椎间盘及椎体周围软组织的感染。根据病原体类型可分为化脓性感染、肉芽肿感染、寄生虫感染，其中引起肉芽肿感染的病原体有结核分枝杆菌、真菌、布氏杆菌及隐球菌等。脊柱结核及脊柱化脓性感染常见于腰椎，其次为胸椎。布氏杆菌脊柱炎患者多有牧区居住、病畜接触史，最常见的症状为持续性腰背痛、弛张热并伴有其他系统感染，以及多发性、游走性肌肉和大关节痛。

隐球菌病是新生隐球菌引起的一种急性、亚急性或慢性真菌病，脑、肺、骨或皮肤最易感染。近年来，隐球菌病的发病率逐渐增高，免疫功能正常和免疫功能受损的宿主均可感染，以隐球菌脑膜炎最常见，其次是肺和皮肤的感染。目前关于隐球菌感染骨关节的文献和报道罕见，其临床及影像学表现均缺乏特异性，易导致误诊和漏诊。

【鉴别诊断】

（1）脊椎结核：脊椎结核疼痛轻微，多发生于胸、腰段，易呈楔形改变、易形成椎旁脓肿，脓肿有流注趋势，椎体破坏区内出现死骨为其特征性表现，椎间隙狭窄或消失是脊椎结核一个非常重要的征象。X 线表现以骨质疏松和骨质破坏为主。多数红细胞沉降率快及结核菌素实验为强阳性。

（2）脊椎转移瘤：转移瘤在影像上常为多椎体跳跃式受累，椎体后份、椎弓及附件更易受累，常不累及椎间盘等，根据患者年龄、症状及原发肿瘤的病史，一般可明确诊断和鉴别。

（姜建松　邓军）

155 骨样骨瘤

病历摘要

【临床资料】

患者男性，28岁。无明显诱因出现右大腿外侧疼痛不适1月余，于夜间疼痛明显，无皮肤红肿及活动障碍。

【影像资料】

入院后行右大腿CT及MRI平扫检查，详见图155。

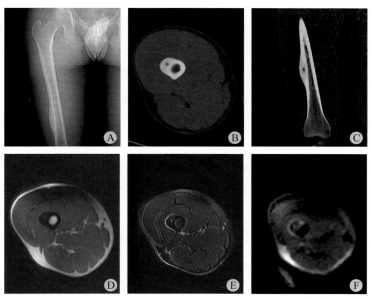

A～C：CT定位片、横断位及冠状位重建示右侧股骨中下段外侧缘皮质棱形增厚，边缘光整，其内可见小圆形透亮影；D～F：MRI横断位示股骨外侧缘皮质增厚，各序列呈低信号，其内见斑点状等 T_1、长 T_2 信号，DWI呈稍高信号，周边软组织少许水肿。

图 155 右大腿 CT 及 MRI 平扫

【手术及病理】

肉眼可见灰白、灰红色碎组织一堆，约 3 cm×2 cm×1 cm 大小。镜下为板层骨，其中见灶性骨样组织和少许横纹肌组织，部分区出血。

病理诊断： 骨样骨瘤。

病例分析

【诊断思路】

该病例为青年男性，在影像上表现为股骨中下段骨皮质局限性增厚，内见小圆形低密度影并周围梭形骨质增生硬化，且临床表现为典型的夜间疼痛，考虑诊断为骨样骨瘤。

骨样骨瘤是一种良性成骨性肿瘤，多见于 30 岁以下的青少年。症状以患部疼痛为主，夜间加重，口服水杨酸类药物后疼痛可缓解或消失，以胫骨和股骨多见，多发生于长管状骨骨干皮质。病变由直径小于 2 cm 的瘤巢及其周围反应性增生硬化的骨质构成。X 线及 CT 表现为瘤巢所在的骨破坏区及周围不同程度的反应性骨硬化，瘤巢内可见斑点状钙化或骨化。在 MRI 上，瘤巢未钙化部分呈等或稍长 T_1、长 T_2 信号，钙化部分及周围骨质硬化部分呈低信号，瘤周常有水肿。对于长管状骨骨干的骨样骨瘤，X 线是有效的首选检查方法，一般可确定诊断。本例病变位于股骨干中下段的骨皮质，影像学表现为偏侧性骨皮质梭形增厚，其内可见小透亮影（瘤巢），边界清楚，无骨膜反应及软组织肿块，结合临床诊断骨样骨瘤不难。

【鉴别诊断】

（1）应力性骨折：一般有长期的劳损史及特定的好发部位，病变区无瘤巢。通过 CT 或 MRI 检查可以发现骨折线，而无类圆形骨质破坏区。

（2）骨皮质脓肿：有反复发作的炎性症状，无规律性疼痛，骨质破坏区可较大，内无钙化及骨化。

（3）成骨细胞瘤：瘤巢往往较大，直径超过 2 cm，而骨样骨瘤的瘤巢直径常小于 2 cm。

（徐昌民　姜建松）

156　软骨母细胞瘤

病历摘要

【临床资料】

患者男性，18 岁。无明显诱因出现左肩部疼痛不适 1 月余，近 1 周因肩部扭伤使疼痛加重，活动受限。

【影像资料】

入院后行左肩关节 X 线、CT 平扫及 MRI 平扫 + 增强扫描检查，详见图 156。

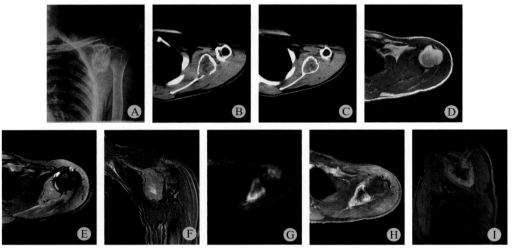

A：X 线（左肩关节正位）示左侧肩胛骨关节盂出现不规则、膨胀性骨质破坏，边界清楚，边缘硬化，其内密度不均匀；B、C：CT 平扫示左侧肩胛骨关节盂出现膨胀性骨质破坏，伴病理性骨折，其内可见斑点状钙化；D ～ G：MRI 平扫示病变 T$_1$WI 呈低信号，T$_2$WI 呈不均匀稍高信号，DWI 呈不均匀高信号，周围软组织少许水肿；H、I：MRI 增强扫描示病变呈不均匀环形强化，边缘毛糙。

图 156　左肩关节 X 线、CT 平扫及 MRI 平扫 + 增强扫描

【手术及病理】

肉眼可见灰白、灰红色碎组织一堆，合计约 8 cm×8 cm×1.5 cm，质脆；镜下见卵圆形单核间质细胞、破骨样巨细胞伴出血及动脉瘤样骨囊肿形成，可见软骨样基质及灶性钙化。

病理诊断：（左肩胛骨）软骨母细胞瘤合并动脉瘤样骨囊肿。

病例分析

【诊断思路】

该病例为青少年男性，临床表现为外伤后加重的肢体疼痛，影像学检查发现左侧肩胛骨关节盂关节面下轻度膨胀性骨质破坏，边界清楚，边缘硬化，其内可见点状钙化，未见肿瘤骨、骨膜反应及软组织肿块形成，增强扫描呈不均匀强化，可以考虑软骨母细胞瘤。

软骨母细胞瘤是一种良性成软骨性肿瘤，多见于 11 ~ 30 岁的青少年，男性多于女性，好发于四肢长骨的骨骺区，以股骨和肱骨多见。发病缓慢，一般临床症状轻微，主要表现为局部疼痛、肿胀及活动受限，有时可合并动脉瘤样骨囊肿。在影像上多表现为在干骺愈合前骨骺的局限性骨质破坏区，有轻度膨胀，直径一般不超过 5 cm，边界清楚，有硬化缘，可合并病理性骨折，无骨膜反应及软组织肿块。多数病变内部可见钙化，呈小点状、斑片状，甚至团状，CT 对微小钙化更为敏感。在 MRI 上，病变 T_1WI 呈低信号，T_2WI 呈不均匀稍高信号。MRI 对判断病变范围及病灶内部成分有优势，增强扫描病变可有不同程度的强化。

【鉴别诊断】

（1）骨巨细胞瘤：多见于干骺愈合后的骨端，骨破坏区膨胀明显，周围无硬化，其内无钙化。

（2）内生软骨瘤：多见于成人的短管状骨，发生于长骨者病变常位于干骺端并向骨干方向发展。

（徐昌民　姜建松）

157 骨肉瘤

病历摘要

【临床资料】

患者男性，14 岁。无明显诱因出现右膝关节隐痛不适 1 月余，疼痛加剧伴关节周围明显肿胀、活动受限 3 天，无发热、寒战，无肢体麻木。

【影像资料】

入院后行右膝关节 X 线、CT 平扫及 MRI 平扫＋增强扫描检查，详见图 157。

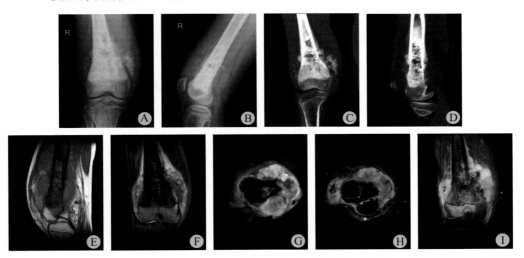

A、B：X 线示右股骨远端干骺端出现不规则骨质破坏、密度不均匀增高伴瘤骨形成，周围软组织肿胀合并肿瘤骨，邻近骨皮质见骨膜反应及骨膜三角；C、D：CT 平扫冠状位及矢状位重建显示病变边界及细节更为清楚，骨髓腔内呈高低混杂密度，骨皮质见骨膜反应；E～G：MRI 平扫病变呈等 T_1、稍长 T_2 为主混杂信号，DWI 呈不均匀高信号，骨皮质局部穿透，与骨外软组织肿块相连；H～I：MRI 增强扫描示股骨内病变及周围软组织肿块呈不均匀明显强化。

图 157 右膝关节 X 线、CT 平扫及 MRI 平扫＋增强扫描

【手术及病理】

穿刺活检标本，镜下见瘤细胞呈梭形或多边形，片状排列，局灶可见瘤巨细胞，可见病理性核分裂象及骨样基质。

病理诊断：（右股骨远端）骨肉瘤。

病例分析

【诊断思路】

该病例为青少年男性，临床表现为膝关节疼痛及活动障碍，在影像上表现为股骨远端干骺端出现不规则骨质破坏，伴有大量瘤骨形成及周围软组织肿块，并可见骨膜反应、骨膜三角和新生骨，增强扫描病变实性部分明显强化，以上均符合骨肉瘤（成骨性）的影像学诊断。

骨肉瘤起源于未分化的骨间叶组织，是最常见的原发恶性骨肿瘤，好发年龄为11～30岁，男性多于女性，股骨远端及胫骨近端最多见，临床表现主要为疼痛、局部肿胀和功能障碍。X线、CT检查主要表现为骨质破坏、软组织肿块、肿瘤骨及骨膜反应，典型骨膜反应可见 Codman 三角。根据骨质破坏和肿瘤骨的多寡，可分为成骨性、溶骨性和混合性。MRI 多平面成像可以显示病变范围及与邻近结构的关系，增强扫描可以明确病变的血供情况。

【鉴别诊断】

（1）成骨性骨转移瘤：发病年龄较大，好发于躯干骨和四肢长骨骨端，骨硬化灶边缘清楚，骨质破坏少见，骨膜反应及软组织肿胀少见。

（2）软骨肉瘤：发病年龄相对偏大，瘤组织内有大量絮状、环状或颗粒状钙化。

（徐昌民　姜建松）

158　骨软骨瘤

病历摘要

【临床资料】

患儿男性，10岁。发现右上臂内侧肿块1年余，质硬，无疼痛及活动障碍，近期肿块无明显增大。

【影像资料】

入院后行右肩关节X线及CT检查，详见图158。

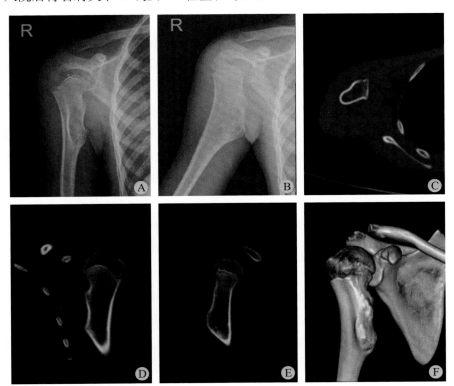

A、B：X线（右肩关节正斜位）示右侧肱骨上段内侧缘宽基底骨性突起，密度稍减低；C～F：CT平扫、多平面重建及VR示骨性突起的骨皮质及骨松质与邻近正常肱骨骨皮质相延续，轮廓光整，无骨膜反应及软组织肿块。

图158　右肩关节X线及CT检查

【手术及病理】

肉眼可见骨组织一块，约 5 cm×2.5 cm×1 cm 大小，骨组织表面见 2.5 cm×1 cm×0.8 cm 隆起，隆起表面见软骨组织，厚 0.1 cm。镜下见表面为薄层纤维组织，中间为软骨帽，软骨下面为骨组织。

病理诊断：（右肱骨）骨软骨瘤。

📋 病例分析

【诊断思路】

该病例为儿童患者，偶然发现肱骨近端骨肿瘤，影像学表现为与母体骨骨皮质及骨松质相延续的宽基底骨性肿块，轮廓清楚，无骨膜反应及软组织肿块，结合 X 线及 CT 表现，诊断骨软骨瘤。

骨软骨瘤又名骨软骨性外生骨疣，是最常见的良性骨肿瘤，可单发，也可多发，好发于 10～30 岁，男性多于女性，长骨干骺端是其好发部位，以股骨远端和胫骨近端最常见。该肿瘤生长较慢，早期一般无症状，肿瘤增大时可有轻度压痛和局部畸形，近关节者可引起活动障碍，或可压迫邻近的神经而引起相应症状。骨软骨瘤由骨性基底、软骨帽和纤维包膜三部分构成，若肿瘤突然长大或生长迅速，应考虑恶变可能，恶变由包膜深层开始，继而发展成软骨肉瘤，少数成为骨肉瘤。X 线及 CT 表现为自母体骨骨皮质向外延伸突出的骨性突起，可带蒂或表现为宽基底、背离关节生长，软骨帽一般不显示，偶尔可见钙化。在 MRI 上骨性基底信号特点与母体骨相同，软骨帽在 T_1WI 呈低信号，脂肪抑制在 T_2WI 呈明显高信号。该肿瘤的影像学表现具有特征性，依据 X 线检查常可做出明确诊断。

【鉴别诊断】

（1）骨旁骨瘤：肿瘤来自骨皮质表面，其不与母体骨的髓腔相通，在影像上主要表现为瘤巢所在部位的骨破坏区及其周围不同程度的反应性骨硬化。

（2）骨旁骨肉瘤：不具有骨皮质和松质骨结构的基底，基底部与母体骨没有骨皮质和骨小梁的延续。

（徐昌民　姜建松）

159 软骨肉瘤

病历摘要

【临床资料】

患者女性，37 岁。右肩部疼痛不适伴活动受限，渐进性加重 2 年余。

【影像资料】

入院后行胸部 X 线、右肩关节 CT 及 MRI 平扫检查，详见图 159。

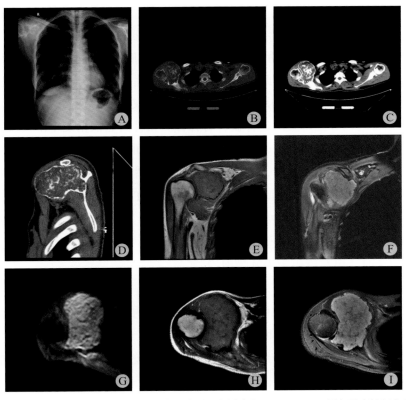

A：胸部平片示右侧肩胛骨关节盂高低混杂密度团块影，边界清晰；B ~ D：CT 平扫示病灶起自右侧肩胛骨关节盂，呈混杂密度影，周围可见完整骨性包壳，矢状位重建图像见肩胛骨膨胀性骨质破坏，病灶内可见软组织影及多发钙化；E ~ I：MRI 平扫示病灶呈等 T₁、稍长 T₂ 信号，T₂WI 压脂呈稍高信号，内见点状及线状稍低信号，DWI 呈稍高信号。

图 159 胸部 X 线、右肩关节 CT 及 MRI 平扫

【手术及病理】

肉眼可见肩胛骨骨组织一块，约 18 cm×14 cm×5 cm 大小，于肩胛对侧（内侧）近关节盂见 8 cm×7 cm×7 cm 肿块，其切面为灰白色、半透明、实性、质硬、边界不清、侵及肩胛骨。镜下见肿瘤呈分叶状排列，由分化好的软骨细胞组成，细胞异型性明显，部分细胞核肥大、深染，局灶陷窝内可见两个细胞。

病理诊断：（右肩胛骨）高分化的软骨肉瘤。

病例分析

【诊断思路】

本例为青年女性，症状为右侧肩部疼痛不适伴活动受限。X 线及 CT 可见右侧肩胛骨膨胀性骨质破坏，病灶周围可见完整骨性包壳，内见多发环形、弧形钙化；在 MRI 上可见病灶呈等 T_1、稍长 T_2 信号，T_2WI 压脂呈稍高信号，DWI 呈稍高信号，提示为软骨源性肿瘤，因此考虑软骨肉瘤可能性大。

软骨肉瘤是一种较常见的恶性骨肿瘤，发病率仅次于骨肉瘤。以股骨远端、胫骨近端及肱骨近端多见，其次是骨盆、肩胛骨。软骨肉瘤依据发生部位可分为中心型和周围型，前者发生于髓腔，后者发生于骨的表面。在影像上多表现为溶骨性骨质破坏，呈分叶状，边界不清，边缘无硬化，邻近骨皮质可膨胀、变薄。骨破坏区和软组织肿块内可见环形、弧形或沙砾样钙化，CT 比平片更利于检出细小钙化。MRI 非钙化区为含水丰富的肿瘤性透明软骨，T_1WI 为中等信号，T_2WI 为不均匀高信号；钙化和骨化均为低信号。骨皮质内缘分叶状、扇形骨质侵蚀，深度大于骨皮质厚度的 2/3 时，可高度提示为软骨肉瘤。

【鉴别诊断】

（1）骨肉瘤：病灶骨皮质可见破坏，可见明显的骨膜反应，成骨性骨肉瘤可见较明显肿瘤骨，破骨型骨肉瘤可见典型的 Codman 三角。

（2）软骨瘤：好发于四肢短骨，发生于长骨者较难鉴别，肿瘤内常有散在沙砾样钙化，但较软骨肉瘤少而小，骨皮质保持完整，无肿瘤性软组织肿块。

（马俊　姜建松）

160　尤因肉瘤

病历摘要

【临床资料】

患者女性，17 岁。右侧小腿无明显诱因酸痛 2 年，发现肿块 1 年余，肿块质硬，可有压痛，色暗红。疼痛反复发作，夜间尤甚。

【影像资料】

入院后行右小腿 CT、MRI 平扫检查，详见图 160。

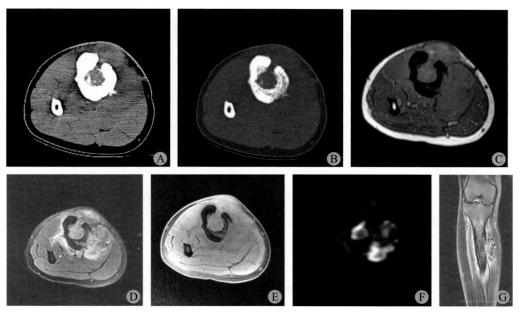

A、B：CT 平扫示右胫骨上段骨干骨质破坏、骨皮质中断，边缘见层状及放射针状骨膜反应，以及贯通髓腔内外的软组织肿块；C ～ G：MRI 平扫示右胫骨上段病灶呈等 T_1、稍长 T_2 信号，DWI 呈不均匀高信号，周围软组织可见水肿。

图 160　右小腿 CT、MRI 平扫

【手术及病理】

肉眼可见右小腿病变，出现 3 cm×2 cm×0.5 cm 大小的不规则组织肿块，切面为灰白、灰黄色，实性，质中。镜下见瘤组织呈团巢状排列、浸润性生长、异型性明显、大量坏死可见。免疫组化示瘤细胞：CK（－）、Vim（＋）、Bcl2（＋）、CD99（＋）、CK19（－）、Ki-67 约 40%（＋）、Des（－）、MyoD1（－）、SMA（－）、S100（＋）、MelanA（－）、HMB45（－）、FLI-1（＋）、CD34（－）。

病理诊断：（右小腿）Ewing 肉瘤。

病例分析

【诊断思路】

本病例为青少年女性，症状为右侧小腿酸痛 2 年并肿块 1 年余，肿块质硬，可有压痛。CT 见右胫骨骨干出现溶骨性骨质破坏，侵及髓腔及骨外，骨膜反应为特征性的葱皮样及放射针样改变，可见明显的软组织肿块，首先考虑恶性肿瘤性病变；MRI 见病灶软组织 T_2WI 及 DWI 呈不均匀高信号，周围软组织可见水肿，结合临床症状，考虑尤因肉瘤。

尤因肉瘤好发于青少年，男性发病多于女性，年龄小者好发于长骨骨干和干骺端，以股骨、胫骨、肱骨及腓骨等多见，年龄大者好发于扁骨，以髂骨、肋骨及肩胛骨等多见。肿瘤生长迅速，可见局部红肿伴间歇性疼痛，有时可出现发热。根据发病部位可分为骨干中心型、骨干周围型、干骺端中心型及干骺端周围型，以骨干中心型最多见。主要影像学表现包括骨髓腔和骨皮质虫蚀样骨质破坏、葱皮样或日光放射状骨膜反应及软组织肿块，局部破坏区可见残留骨片。MRI 检查病变 T_1WI 呈中、低信号，T_2WI 呈不均匀高信号，如伴出血则 T_1WI 和 T_2WI 均呈高信号，病变周围可见较大范围水肿，提示病灶具有侵袭性。

【鉴别诊断】

（1）软骨黏液样纤维瘤：一种少见的良性软骨源性肿瘤，病变含有不同程度的软骨样增生、纤维和黏液样组织，CT 呈圆形或卵圆形溶骨性骨质破坏，呈偏心性，一般不累及骨骺，MRI 于 T_1WI 呈等低信号，T_2WI 信号混杂，软骨、黏液为高信号，纤维为低信号，增强扫描可明显强化。

（2）嗜酸性肉芽肿：嗜酸性肉芽肿比较少见，多发于青少年。早期主要是溶骨性破坏，后期为成骨性修复，溶骨与成骨同时存在为其特征性表现。而尤因肉瘤主要是肿块进行性增大、变硬，骨质疏松和骨膜反应都比较明显，X 线特征性表现有放射针样骨膜反应。

（马俊　姜建松）

161　骨髓瘤

病历摘要

【临床资料】

患者男性，61 岁。无明显诱因出现腰痛 3 月余，无放射痛，无发热。

【影像资料】

入院后行骨盆 CT 平扫及 MRI 平扫＋增强扫描检查，详见图 161。

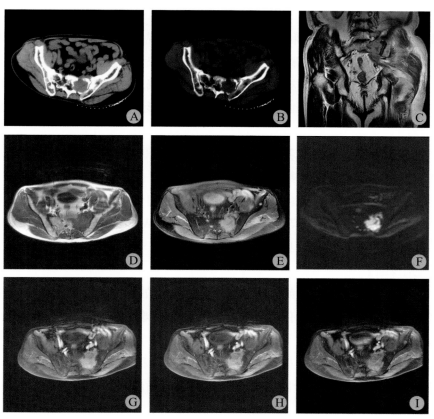

A、B：CT 平扫示左侧骶骨翼骨质破坏，内见软组织肿块，边界清晰；C ～ F：MRI 平扫示左侧骶骨翼病灶呈等 T_1、长 T_2 信号，DWI 呈高信号，边界清楚，边缘呈分叶状；G ～ I：MRI 增强扫描示病灶呈较明显、持续、不均匀强化。

图 161　骨盆 CT 平扫及 MRI 平扫＋增强扫描

【手术及病理】

骨髓检查：增生活跃，粒红比倒置。粒系增生活跃，核左移，可见嗜碱性粒细胞。红系增生活跃，以中、晚幼红细胞为主；成熟红细胞大小稍不等，形态未见明显异常。巨系增生活跃，血小板散在或成簇可见。髓片可见浆细胞占 6.5%，可见幼浆细胞、双核浆细胞及畸形浆细胞。

病理诊断：镜下见异型淋巴细胞样细胞弥漫排列，结合病史考虑骨髓瘤髓外浸润。

📋 病例分析

【诊断思路】

本病例为老年男性，症状表现为无明显诱因出现腰部疼痛。在影像上示左侧骶骨翼骨质破坏，病灶边缘清晰锐利，可见软组织肿块影，增强扫描病灶呈明显、持续、不均匀性强化，邻近肌肉可见肿胀，首先考虑偏恶性骨肿瘤。结合骨髓检查提示骨髓增生活跃，可见幼浆细胞、双核浆细胞及畸形浆细胞，诊断为孤立性骨髓瘤（浆细胞瘤）。

骨髓瘤为骨髓网织细胞来源的恶性肿瘤，在组织学上表现为浆细胞浸润。分单发性和多发性，绝大多数为多发性骨髓瘤，单发者（孤立性骨髓瘤）少见，可表现为轻度膨胀性骨质破坏及软组织肿块，一般好发于扁骨。在影像学上表现为骨质破坏及软组织肿块，软组织呈等 T_1、稍长 T_2 信号，DWI 呈高信号，当浆细胞浸润较重时，软组织肿块 T_2 信号可见升高。

【鉴别诊断】

（1）骨巨细胞瘤：一般好发于长骨，且有典型的泡沫状改变及明显的膨胀性；而骨髓瘤则好发于扁骨。硬化型骨髓瘤的诊断较困难，需与硬化型转移癌、Paget病、石骨症等鉴别。

（2）转移瘤：骨髓瘤骨破坏如钻孔状，边界锐利，转移瘤的边界模糊且不规则。骨髓瘤可产生骨质膨胀性破坏，转移瘤多无骨质膨胀。骨髓瘤穿破皮质向外浸润时，常伴有软组织肿块。

（马俊　姜建松）

162　非骨化性纤维瘤

病历摘要

【临床资料】

患儿男性，7 岁。因左膝部疼痛伴活动受限 1 月余入院。

【影像资料】

入院后行 X 线及 MRI 检查，详见图 162。

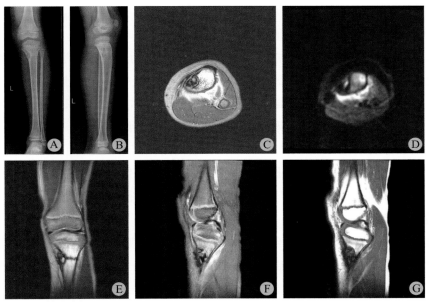

A、B：X 线示左侧胫骨近端干骺端内侧骨皮质见骨质破坏，病灶边缘清楚，无硬化，未见明显膨胀改变，内部可见少许条状高密度影；C ～ G：MRI 平扫示病灶位于胫骨上段，由骨皮质向髓腔内生长，病灶内可见长 T_1、短 T_2 信号，DWI 呈低信号，冠状位 T_2WI 压脂呈低信号，其内可见少许长 T_2 信号，病灶边界清晰，周围可见片状长 T_2 水肿信号。

图 162　X 线及 MRI 检查

【手术及病理】

取左胫骨内侧切口，长约 8 cm，逐步切开皮肤、皮下组织，暴露病灶处，见骨皮质颜色改变，呈黑紫色，表面粗糙，用电钻开窗，约 2 cm×3 cm 大小，见骨腔内大量血性液体及部分囊壁样病灶组织。镜下见瘤细胞由丰富的纤维组织构成，呈席纹状排列，可见散在分布的破骨细胞及淋巴细胞。

病理诊断：（胫骨肿瘤）结合临床及影像学，考虑非骨化性纤维瘤。

病例分析

【诊断思路】

本病例为儿童，X线及MRI示病变位于胫骨近端干骺端，由骨皮质向髓腔内生长，病灶边界清楚，范围较局限，未见膨胀性改变，未见骨膜反应及软组织肿块，首先考虑良性病变。结合临床症状，需要鉴别非骨化性纤维瘤、骨纤维结构不良及骨化性纤维瘤。病灶内部见条状长 T_1 短 T_2 信号，提示其内含纤维成分，且周围未见硬化，因此，考虑非骨化性纤维瘤。

非骨化性纤维瘤是一种较常见的由纤维组织构成的发育障碍性病变。多发生于 10～20 岁青少年，男性多于女性。多数学者认为病灶较小、症状不明显、局限于骨皮质内，仅引起骨皮质轻度缺损而未膨入骨髓腔者称为纤维骨皮质缺损；病灶持续增大并累及骨髓腔，引起临床症状者称为非骨化性纤维瘤。

本病多数病灶在 T_1 加权像及 T_2 加权像上均为低信号，反映了内部成熟的纤维组织；如细胞成分明显多于胶原纤维，则可在 T_2 加权像上表现为高信号，含铁血黄素在 T_2 加权像上表现为低信号，病灶边缘硬化缘与骨皮质信号相似。

【鉴别诊断】

（1）骨纤维结构不良：骨纤维结构不良的典型表现为髓腔内囊状膨胀性改变，呈磨玻璃样密度，边界不清，病变范围较大，承重患骨常合并骨折和弯曲畸形。单骨局灶性骨纤维结构不良以股骨近端多见，常见硬化缘，内含磨玻璃样密度和絮状骨化影为其特征。

（2）骨化性纤维瘤：是生长缓慢的良性肿瘤，常见于颌骨，尤其是下颌骨，由纤维性结缔组织组成，内见骨性结构。在CT上病灶呈边缘硬化的骨质破坏区，有轻度膨胀。其内有骨化程度不一、呈混杂密度的致密骨性间隔和低密度囊变区。在MRI上病变区纤维及骨化部分呈低信号，囊变部分因蛋白质含量不同，所以信号不同。

（马俊　姜建松）

163　转移性骨肿瘤

病历摘要

【临床资料】

患者女性，43 岁。乳腺癌术后 5 年，近期由于全身多处骨痛来我院就诊。

【影像资料】

入院行腰椎 MRI 平扫＋增强扫描、腰椎 CT 平扫及全身骨扫描检查，详见图 163。

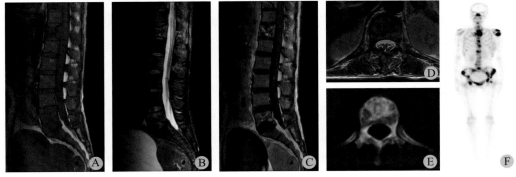

A、B：腰椎 MRI 平扫示 T_{12} 椎体轻度变扁，T_{10}、T_{12}、L_2、L_5 椎体骨质见斑片状异常信号，在 T_1WI 上呈低信号，T_2WI 压脂序列呈不均匀稍高信号；C：MRI 增强扫描示椎体及附件斑片状不均匀强化；D：T_2WI 轴位图像示 T_{12} 椎体及附件内不规则骨质破坏区；E：CT 轴位图像示 T_{12} 椎体及附件见混合性骨质破坏；F：全身骨显像示颅骨、胸骨、脊柱、部分肋骨及左肩关节、左肱骨头、骨盆、左股骨颈内多发点状、块状明显异常的放射性浓聚。

图 163　腰椎 MRI 平扫＋增强扫描、腰椎 CT 平扫及全身骨扫描

病例分析

【诊断思路】

该病例为中年女性，具有明确的原发肿瘤病史，CT、MRI 及骨显像提示全身多发骨质破坏，椎体骨质呈溶骨及成骨的混合性骨质破坏，椎体病灶累及椎弓根，为多发性、跳跃性病灶，结合患者乳腺癌的原发病史，治疗后部分骨病灶范围缩小，可确诊为转移性骨肿瘤。

转移性骨肿瘤（骨转移瘤）是最常见的骨恶性肿瘤，好发于有原发肿瘤病史的患者，以多发为主，常累及富含红骨髓的骨质，以脊柱、股骨及肋骨等多见。根据转移瘤的骨质破坏形式，可分为溶骨性、成骨性及混合性3种。其中以溶骨性较多，呈虫蚀状、穿凿样或融冰样骨质破坏，界限不清，无硬化，一般无骨膜反应，部分可突破骨皮质形成软组织肿块；成骨性少见，多由缓慢生长的肿瘤引起，以前列腺癌较多，呈松质骨内斑点状、片状、结节状或面团状高密度影，密度均匀，边界清楚或不清楚，骨皮质多完整，骨质轮廓通常无改变，一般无软组织肿块，少有骨膜反应；混合性则兼有溶骨性和成骨性骨质改变。

在 MRI 上，骨转移瘤通常表现为骨髓内多发性、跳跃性分布病灶，溶骨性骨转移瘤 T_1WI 通常呈低信号，T_2WI 呈等或稍高信号，可见"靶征"，突破骨皮质后常累及周围软组织，增强扫描后骨质及邻近软组织内病灶呈中等或明显强化。而成骨性骨转移瘤在 T_1WI 及 T_2WI 上均呈低信号，增强扫描后轻度强化或不强化。混合性骨转移瘤通常表现为 T_1WI 低信号，T_2WI 高、低混杂信号，增强扫描后可为不均匀强化。

【鉴别诊断】

（1）多发性骨髓瘤：由于骨髓内浆细胞的克隆性增殖引起溶骨性骨质破坏，通常好发于含有造血性红骨髓的扁骨，常见骨破坏部位依次为头颅、脊柱、肋骨、骨盆及四肢；在影像上通常表现为全身多发骨质疏松伴多发大小一致的穿凿性骨质破坏；椎体破坏时很少累及附件。而转移瘤通常具有原发病史，可为溶骨性或成骨性或两者共存的混合性骨质破坏，转移灶多大小不一，边缘模糊，不伴明显的骨质疏松，可累及椎弓根。

（2）骨结核：对发生于椎体的转移瘤应和骨结核鉴别，骨结核好发于胸腰椎，可累及连续数个椎体，其特征在于椎体及椎间隙同时破坏，部分病例还可以出现椎旁脓肿。

（梁利民　唐小平）

164 骨纤维异常增生症

病历摘要

【临床资料】

患者男性，56岁。左大腿疼痛1周，行走时疼痛明显，休息时稍好转，无其余特殊不适，卧床休息后疼痛无缓解。

【影像资料】

行左髋关节X线、CT和MRI平扫检查，详见图164。

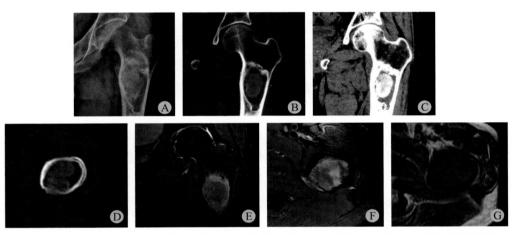

A：X线示左侧股骨近段骨皮质变薄，见低密度膨胀性骨质破坏区，其内见磨玻璃样高密度影，边缘可见硬化；B～D：CT平扫冠状位重建及轴位图像示左侧股骨上段增粗，骨皮质变薄，髓腔内可见片状低密度影和不均匀稍高密度影；E～G：MRI平扫示左侧股骨上段髓腔斑片状稍长 T_1 稍长 T_2 信号，内见类圆形稍短 T_2 信号，邻近骨皮质呈膨胀性改变，骨膜未见明显增厚，软组织无明确异常信号。

图164 左髋关节X线、CT和MRI平扫

【手术及病理】

取左股骨近端长约15 cm切口，逐步切开皮肤、皮下组织，剥离左股骨近端骨膜，见骨腔内淡黄色腐肉样组织，用刮匙完全刮出，用电刀高温灼烧骨腔内壁，再行冲洗、浸泡、植入同种异体骨。

病理诊断：（左股骨）纤维结构不良。

病例分析

【诊断思路】

本病例为中老年男性，由于左侧大腿疼痛来院检查，以行走时疼痛明显，X线示左侧股骨上段囊状膨胀性骨质破坏区，边缘清晰，有硬化边，无软组织肿块，无骨膜反应，考虑为良性病变。X线和CT均示病灶内密度均匀增高的磨玻璃密度影，在MRI上该部分呈长 T_1 稍短 T_2 信号，提示该部分为不成熟的骨组织，为骨纤维异常增生症（fibrous dysplasia of bone,）的特征性表现。

FD也称骨纤维结构不良，指全身任何部位正常的板层松质骨被异常的纤维组织和异常排列的编织骨小梁所替代，好发年龄为 11 ～ 30 岁。根据累及范围，可分为单骨型和多骨型。其中单骨型好发于长管状骨的股骨和胫骨，扁骨的颌骨和肋骨，颅面骨的下颌骨、颞骨和枕骨；而多骨型发病年龄较早，多于 10 岁前发病，常累及一侧肢体的骨骼，以胫骨、股骨、髂骨多见。病变累及四肢骨常致肢体延长或短缩畸形；累及肋骨和颌骨可出现无痛性肿块；侵犯颅面骨表现为头颅或颜面不对称及突眼的骨性狮面。部分患者可同时合并内分泌紊乱，出现皮肤色素沉着及性早熟等，称为Albright综合征。

FD主要依靠X线进行诊断，CT可避免骨重叠，更好地显示骨病变范围及特点，本病主要有以下特点：①囊状膨胀性改变，表现为囊状膨胀性透亮区，边缘清晰，可有硬化边，其病理机制是增生的纤维组织压迫周围骨质，囊内、外常有散在条索状骨纹和斑点状致密度影。②磨玻璃样改变，指囊性膨胀性病变内出现密度均匀增高区，由新生的不成熟原始骨组织构成，为本病特征性表现。③丝瓜瓤样改变，表现为膨胀性病灶内纵行走向的粗大骨纹，似丝瓜瓤状，由病灶内骨质修补引起。④地图样改变，表现为单发或多发的溶骨性破坏，边缘锐利，酷似溶骨性转移。以上四种表现单独出现者较少，多为两种或以上类型共存，并且各种形态可互相转化。少部分成人的骨纤维异常增生症还可出现硬化改变，表现为分叶状膨胀性骨质增生，骨质密度增高，边缘清楚，可能由广泛的修复性纤维化骨形成所致。MRI无特征性表现，T_1WI 通常为等、低信号，T_2WI 因含骨小梁、细胞、胶原、囊性病变及出血等可表现为高信号、低信号或混杂信号。

【鉴别诊断】

（1）畸形性骨炎（Paget病）：多发生于 55 岁以上老年人，40 岁以下罕见，发病部位以骨盆、脊柱、颅骨及下肢骨多见。病理以骨吸收及骨形成异常加速为主，常为多骨受累，临床上出现碱性磷酸酶增高。以破骨为主的病变表现为患骨密度减低，骨皮质、松质骨和骨髓腔消失；以成骨为主的表现为患骨粗大弯曲、骨质密度增高伴粗大骨梁；成骨与破骨相间的表现为患骨密度极不均匀。发生于颅面部的骨纤维异常增生症应与之鉴别，两者均可出现骨性狮面，但 FD 有囊状改变及磨玻璃样表现，无骨质破坏与增生相间改变。

（2）非骨化性纤维瘤：青少年好发，8～20岁居多。好发于四肢长骨距骺板3～4 cm 的干骺部，尤以胫骨、股骨和腓骨干骺端多见。分为皮质型和髓腔型，皮质型多位于皮质内或皮质下，呈单房或多房的透光区，长轴多与骨干平行，边缘有硬化，以髓腔侧明显。髓腔型多位于长骨干骺部或骨端，在骨内呈中心性扩展的单或多囊状透光区，密度均匀，偏心性生长，呈多囊分叶状透亮区，髓腔缘有较厚的硬化层，累及髓腔。

（梁利民　唐小平）

165 骨囊肿

病历摘要

【临床资料】

患者男性，14岁。4年前不慎摔伤，于当地医院查X线示右桡骨远端骨折，骨囊肿，予以保守治疗，石膏固定。近期复查发现病灶范围增大。

【影像资料】

行右腕关节CT和MRI平扫检查，详见图165。

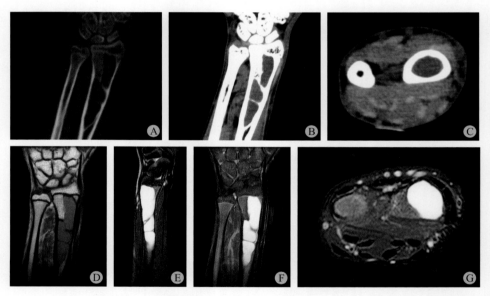

A～C：CT平扫示右侧桡骨远端呈轻度膨胀性骨质破坏，约1.6 cm×1.4 cm×7.2 cm大小，长径与骨干平行，边界清晰，可见硬化缘，内见少许骨嵴，邻近骨皮质光整，未见明显骨膜反应，周围软组织未见肿胀；D～G：MRI平扫示右侧桡骨远端骨干内见T_1WI稍低信号，T_2WI压脂高信号，信号均匀，病变边界清晰，远端达骺线下方，周围软组织未见水肿。

图165 右腕关节CT和MRI平扫

【手术及病理】

取右桡骨背侧切口，逐步切开皮肤、皮下组织，暴露出骨膜，剥离骨膜，暴露右桡骨远端，见骨皮质颜色改变，呈淡黄色，表面粗糙；用电钻开窗，见骨腔内大量血性液体及部分囊壁样病灶组织，吸引出血性液体，刮除病灶组织，植入同种异体骨，填充压紧，盖回骨窗皮质骨。

病理诊断：（右桡骨）镜下见囊壁样结构，囊壁见多灶钙化，骨组织及横纹肌组织、囊壁纤维组织增生，局灶出血，未见明显内衬上皮，符合骨囊肿改变。

病例分析

【诊断思路】

本例患者为青少年，4年前曾有右侧桡骨骨折病史，偶然发现桡骨远端囊性病灶，本次复查发现桡骨远端的多房囊性膨胀性病变，边缘光整，可见硬化缘，无骨膜反应，应首先考虑骨良性病变。较常见的发生于长骨内的良性病变有骨巨细胞瘤、骨囊肿、动脉瘤样骨囊肿、非骨化性纤维瘤等，结合患者之前骨折病史，且病变长径与骨干一致，无明显钙化、骨化，MRI提示病灶腔内为均匀液体信号，因而考虑骨囊肿。

骨囊肿是一种可能与外伤有关的良性膨胀性病变。该疾病灶多位于长管状骨干骺端的骨松质或骨干髓腔内，一般为单发，长径与骨长轴一致，居于骨中心。囊肿呈膨胀性生长，可使皮质变薄，边缘光整，出现硬化边，少数有骨嵴；囊腔内通常充满棕黄色液体，在X线和CT上表现为较均匀低密度灶，在MRI上常表现为长T_1、长T_2信号，如其内有出血或含胶样物质，在T_1WI及T_2WI上均可呈高信号。病灶常出现病理性骨折、骨皮质断裂，骨折片可插入囊腔内呈现"骨片陷落征"。

【鉴别诊断】

（1）动脉瘤样骨囊肿：10～20岁青少年多见，好发于长骨干骺端，表现为膨胀性囊状透亮区，可有硬化边，囊内有粗或细的骨小梁状分隔或骨嵴。对部分患者行CT及MRI扫描可见液-液平面，表现为T_2WI液平面上层高信号、下层低信号的特点。

（2）骨巨细胞瘤：20～40岁成年人多见，好发于骨骺闭合后的长骨骨端，呈偏心性、膨胀性生长，表现为多囊状、皂泡样结构。

（3）非骨化性纤维瘤：8～20岁青少年多见，多位于四肢长骨距骺板3～4 cm的干骺部。分为皮质型和髓腔型，其中髓腔型多位于长骨干骺部或骨端，在骨内呈中心性扩展的单或多囊状透光区，有硬化边。MRI表现为长T_1、短T_2信号。

（梁利民　唐小平）

166　动脉瘤样骨囊肿

病历摘要

【临床资料】

患者男性，21 岁。左髋部疼痛不适 2 月余，呈酸胀不适，无放射至其他部位，休息后可缓解。

【影像资料】

行左髋关节 X 线、CT 及 MRI 平扫检查，详见图 166。

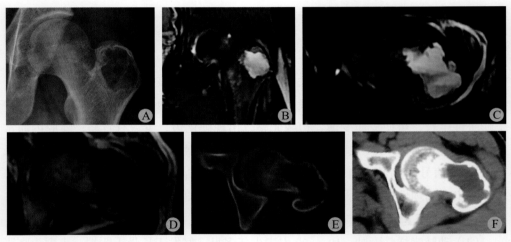

A：X 线示左侧股骨大转子局限性片状骨质密度减低区，内壁尚光整，未见明显骨膜反应；B ～ D：MRI 平扫示左侧股骨大转子关节面下不规则囊状长 T_1、长 T_2 信号，内部信号不均匀，可见液 – 液平面，边缘见不规则短 T_2 信号环；E、F：CT 平扫示左侧股骨大转子内低密度骨质破坏区，形态不规则，边界尚清，骨皮质变薄。

图 166　左髋关节 X 线、CT 及 MRI 平扫

【手术及病理】

取左侧股骨粗隆外侧切口，逐步切开皮肤、皮下组织，用骨膜剥离器剥离骨膜，暴露出股骨大转子，用骨刀开窗，见骨腔内大量血性液体及部分囊壁样病灶组织，吸引出血性液体，刮除病灶组织，用电刀高温灼烧骨腔内壁，再行冲洗、浸泡、植骨。

病理诊断：左股骨动脉瘤样骨囊肿（aneurysmal bone cyst，ABC）。

病例分析

【诊断思路】

本例患者为青壮年男性，病灶位于左侧股骨大转子，表现为局限性低密度骨质破坏区呈膨胀性生长，病灶内部可见分隔，周围骨皮质完整，局部皮质稍变薄，可见硬化边。因此，结合临床症状，首先考虑良性病变。常见的良性骨肿瘤或肿瘤样病变包括动脉瘤样骨囊肿、骨巨细胞瘤及骨囊肿。该病灶磁共振表现 T_2WI 信号较均匀，边缘可见骨嵴，病灶内见液 - 液平面，符合 ABC 的影像学表现。

ABC 是一种少见的良性骨肿瘤样病变，因其吹气臌样膨出的外形，以及内含血液而得名，亦称骨膜下巨细胞瘤，各年龄均可发病，以 10～30 岁为多。常见于长管状骨和脊柱，占 60%～80%。临床根据其是否有原发病变将其分为原发性及继发性，其中继发性通常基于骨母细胞瘤、骨巨细胞瘤、骨肉瘤及骨纤维异常增生症等病变发生，约占 32%。

根据自然演变过程，ABC 可分为 3 个时期。溶骨期：病变轻度膨胀，无骨性间隔形成；膨胀期：呈膨胀性骨质破坏，骨皮质变薄，可见特征性的"吹气球"样外观；成熟期：以骨质增生硬化为主，囊壁增厚，骨性间隔增粗，形成骨块。ABC 的 CT 表现常为膨胀性溶骨性骨质破坏，周围骨质呈薄壳状，骨皮质变薄隆起，有完整的骨壳。MRI 表现为病灶和骨髓腔的交界缘呈低信号；周围软组织分界光整；病灶整体信号不均匀，内部分隔在 T_1WI 上呈低信号，在 T_2WI 上呈高信号。

【鉴别诊断】

（1）骨巨细胞瘤：好发于 20～40 岁成年人，常见于长管状骨的骨端，股骨下端最为常见。X 线和 CT 检查显示病灶呈偏心性、膨胀性、溶骨性破坏，典型者呈皂泡状，边界清晰，易发生病理骨折。MRI 信号在 T_1WI 上呈低信号或中等信号、在 T_2WI 上呈等或高信号。

（2）骨囊肿：以 20 岁以下青少年男性多见，多见于四肢长骨，常为中心型，病变常始于靠近骨骺板的部位，随着骨骼生长逐渐移向骨干。病灶表现为轻度膨胀的骨质破坏，骨皮质变薄，外缘光整，可见硬化边。在 CT 上可见病灶内均匀的液体密度影，受累区骨壳完整。MRI 可见囊内 T_1WI 低信号、T_2WI 高信号，如囊内合并出血或者含有胶样物质则在 T_1WI 和 T_2WI 上均可表现为高信号，常因病理骨折而就诊。

（3）毛细血管扩张性骨肉瘤：少见，10～20 岁青少年多见，好发于长骨干骺

笔记

端。X 线和 CT 可见病灶呈溶骨性骨质破坏，边界不清，可有 Codman 三角形成和软组织肿块，但无肿瘤骨和硬化边。MRI 检查病灶内部常含有出血、坏死囊腔，合并出血坏死时可见液 – 液平面，增强扫描后强化明显，无包膜。

（梁利民　唐小平）

167 痛风性关节炎

病历摘要

【临床资料】

患者男性，56 岁。13 年前无明显诱因出现多关节痛风石，稍压痛，质硬，痛风石逐渐增大，关节活动受限，无头晕、发热，无恶心、呕吐。门诊予口服非布司他治疗，效果不佳。

【影像资料】

入院后行双手、双足正侧位 X 线检查及双膝关节痛风结节分析，详见图 167。

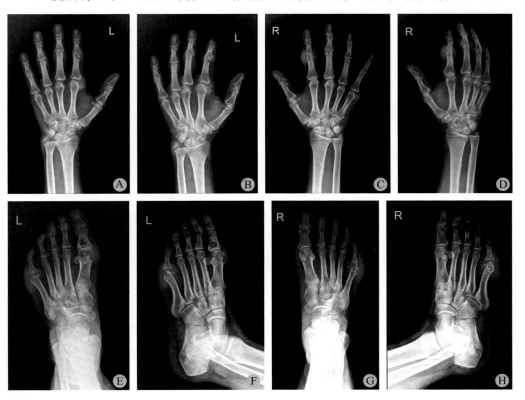

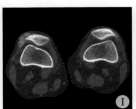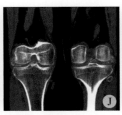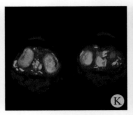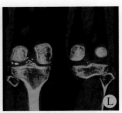

A～H：X线示双手多发掌指关节、指间关节及双足多发跖趾关节周围软组织肿胀，密度增高，关节面下小圆形囊状或穿凿样骨质破坏，局部骨质密度减低、骨小梁稀疏，关节间隙稍狭窄，部分关节对合欠佳；左尺骨茎突陈旧性骨折。I～L：CT平扫示双侧膝关节构成骨边缘骨质增生、变尖，关节间隙内、关节周围及部分肌腱韧带附着区见多发结节状高密度影；能谱成像示双侧膝关节间隙内、关节周围及部分肌腱韧带附着区见多发尿酸结晶沉积。

图 167　双手、双足正侧位 X 线及双膝关节痛风结节分析

【手术及病理】

分层切开右肘关节、右手第 2 指间关节及双足第 5 跖趾关节皮肤、皮下，显露痛风石，呈灰黄色。可见痛风石侵入肌腱、关节囊、关节软骨，镜下见尿酸盐结晶，周围纤维组织增生，并可见多核巨细胞及类上皮细胞。

病理诊断：痛风性肉芽肿。

病例分析

【诊断思路】

患者为中老年男性，13 年前无明显诱因出现多关节痛风石，稍压痛，质硬，痛风石逐渐增大，关节活动受限。X 线示多发掌指关节、指间关节及跖趾关节周围软组织肿胀，密度增高，关节面下囊状或穿凿样骨质破坏。CT 能谱成像示双膝关节间隙内、关节周围及部分肌腱韧带附着区见多发尿酸结晶沉积。血尿酸485.46 μmol/L，类风湿因子阴性，血清 C- 反应蛋白 31.7 mg/L。因此，考虑痛风性关节炎（晚期）。

痛风（gout）是尿酸代谢障碍性疾病，以血液和体液中尿酸增高及尿酸盐沉积于各种间叶组织内，引起炎症反应为特征。痛风性关节炎是尿酸单钠晶体沉积于关节及周围软组织导致的代谢性疾病，最常累及第 1 跖趾关节。本病占关节炎的 3%～5%，95% 为男性，有家族遗传倾向，有年轻化趋势，发病越早则病情越重。病理改变表现为受累关节的关节面、关节周围和皮下组织出现尿酸盐沉积。晚期在关节边缘形成痛风石，可侵蚀骨。实验室检查血尿酸增高可作为早期诊断、治疗评估的主要手段。X线检查晚期可表现为骨、软骨破坏和痛风石。CT能谱成像不仅能观察骨质结构的异常改变、周围软组织密度变化，同时可以显示痛风石中尿酸盐结晶，此为痛风的特征性表现，可作为临床痛风性关节炎的诊断和疗效评价方法。

【鉴别诊断】

（1）类风湿关节炎：好发于中老年女性，关节症状为疼痛和僵硬，晚期可见典型手部骨骼畸形表现"天鹅手"，常呈双侧对称发病，以近侧指间关节最为好发；类风湿因子阳性，无痛风石，MRI检查可评估滑膜、骨骼异常改变及血管翳。

（2）关节结核：常累及单一大关节，多发关节受累少见，关节软骨及骨端破坏迅速而广泛。关节结核还可能合并窦道和死骨形成，有助于鉴别。

（3）化脓性关节炎：常为单一大关节病变，发病急，临床中毒症状和体征明显。短期内出现关节软骨及软骨下骨的广泛破坏，关节面不完整，关节间隙尤其是负重部位可迅速变窄。

（吴海龙　唐小平）

168 类风湿关节炎

病历摘要

【临床资料】

患者女性，61 岁。因"多关节疼痛 20 余年，加重半月"入院。患者 20 年前无明显诱因出现双手近端指间关节疼痛，逐渐累及腕关节、肘关节、肩关节。曾至外院就诊，诊断为"类风湿关节炎"，服用"甲氨蝶呤、柳氮磺安吡啶、叶酸片"等对症治疗，症状稍有缓解。近半个月患者疼痛症状加重，双手关节畸形，伴口干、眼干、脱发，偶有头晕。完善实验室检查，类风湿因子 52.80 IU/mL，红细胞沉降率 63 mm/h，血清 C- 反应蛋白 65.8 mg/L。

【影像资料】

入院后行双手 X 线正位检查，详见图 168。

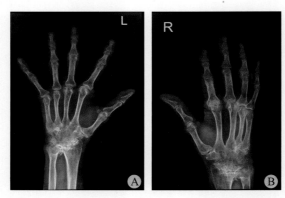

A、B：双侧腕骨融合、骨质密度不均匀减低，关节面毛糙，关节间隙模糊不清。双手诸掌、指骨骨质密度减低，骨小梁结构稀疏，部分掌指关节、指间关节对合不佳，关节间隙变窄，关节面毛糙，周围软组织肿胀。

图 168 双手 X 线正位

病例分析

【诊断思路】

本病例为老年女性，因"多关节疼痛 20 余年，加重半个月"入院。查体示全身多处大小关节肿胀伴压痛，右肘关节伸直受限，双手呈钮扣状畸形。双手 X 线正位片示双侧腕骨融合、骨质密度不均匀减低，关节面毛糙，关节间隙模糊不清；双手诸掌、指骨骨质密度减低，骨小梁结构稀疏，部分掌指关节、指间关节对合不佳，关节间隙变窄，关节面毛糙，周围软组织肿胀。实验室检查示类风湿因子、C-反应蛋白及红细胞沉降率阳性，且在外院曾确诊为类风湿关节炎，行对症处理后，症状有好转。因此，本病例考虑为类风湿关节炎。

类风湿关节炎（rheumatoid arthritis，RA）是一种病因不明的自身免疫性疾病，是结缔组织病的一种，发病率为 1%，好发于 22 ～ 55 岁成年人，女性发病率是男性的 2 ～ 3 倍。主要病理改变为关节滑膜炎，包括滑膜充血水肿、渗出液增多。滑膜逐渐增厚，形成血管翳。血管翳多起于关节周边部，并逐渐延伸至整个关节面，由关节边缘部无软骨覆盖区开始逐渐破坏关节软骨及软骨下骨，关节间隙逐渐消失，形成纤维性强直，最终为骨性强直。关节症状为酸痛和僵硬，常见双侧对称性发病，主要累及四肢的滑膜关节，尤其是手足小关节，近侧指间关节最好发。实验室检查红细胞沉降率快并随病情变化而消长，C- 反应蛋白阳性，与红细胞沉降率变化相一致，类风湿因子在本病中几乎都为阳性。

X 线可以显示 RA 中、晚期的骨骼改变，包括骨侵蚀、关节间隙变窄、关节畸形，其中骨侵蚀是类风湿关节炎判断病情进展及预后的重要征象。MRI 是评估 RA 最好的影像学检查方法，能比较清晰地显示关节正常结构及 RA 的病理变化，主要包括关节积液、滑膜增生及血管翳形成、骨髓水肿、关节软骨破坏、韧带和肌腱增厚等，其中血管翳的显示是影像学上重大的突破。

【鉴别诊断】

（1）关节结核：常累及单一大关节，多发关节受累少见，关节软骨及骨端破坏均较 RA 迅速而广泛。关节结核还可能合并窦道和死骨形成，有助于鉴别。

（2）化脓性关节炎：常为单一大关节病变，发病急，临床中毒症状和体征明显。短期内出现关节软骨及软骨下骨的广泛破坏，关节面不完整，关节间隙尤其是负重部位可迅速变窄。

（3）痛风性关节炎：以第 1 跖趾关节为典型发病部位，临床症状间歇性发作。受累关节呈非对称性肿胀，有时伴有软组织痛风结节。无明显骨疏松。以骨端部边界锐利的穿凿样骨破坏为其特点。

（吴海龙 唐小平）

169　强直性脊柱炎

病历摘要

【临床资料】

患者男性，41 岁。腰骶部疼痛 10 余年，夜间明显，活动可缓解，期间逐渐加重。发病以来饮食正常，体重明显减轻。实验室检查：人类白细胞抗原 B27 测定 + 白细胞分化抗原阳性，血清特异性生长因子 68.0 U/mL。

【影像资料】

行全脊柱和骶髂关节平片、颈椎 CT 平扫及腰椎 MRI 平扫检查，详见图 169。

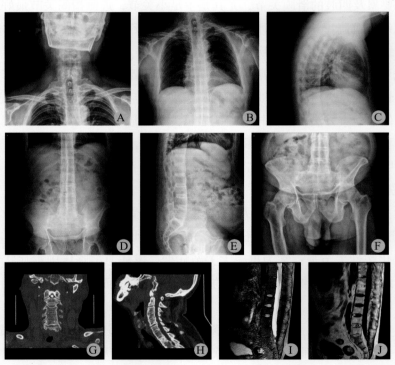

A ～ F：颈椎、胸椎及腰椎椎体广泛骨质疏松和方形变，椎小关节模糊及骨桥形成，呈"竹节样"改变，双侧骶髂关节骨质密度增高，关节间隙消失、骨性融合；G ～ H：颈椎 CT 矢状位及冠状位重建显示部分椎体融合，椎小关节间隙变窄、消失，部分骨性融合；I、J：腰椎 MRI 平扫显示前纵韧带增厚、Anderson 病灶及椎体脂肪沉积。

图 169　全脊柱和骶髂关节平片、颈椎 CT 平扫及腰椎 MRI 平扫

病例分析

【诊断思路】

患者为中年男性，出现颈部及腰骶部疼痛和不适，人类白细胞抗原 B27 测定阳性。影像学检查显示颈椎、胸椎及腰椎椎体间骨桥形成，呈"竹节样"改变，骶髂关节骨性融合，关节间隙消失，具有典型的影像学表现。综合患者临床症状、典型影像学表现及实验室检查，诊断为强直性脊柱炎（ankylosing spondylitis，AS）。

AS 是以骶髂关节和脊柱慢性炎症为主的疾病。病因不明，可能与遗传及感染有关，有明显的家族聚集性。多见于 20 ～ 30 岁男性患者。基本病理改变为附着端炎，最多发生在骶髂关节、椎间盘、椎体周围韧带、跟腱等处，进一步有骨破坏和新骨形成，最终出现附着端纤维化和骨化。早期发病比较隐匿，起初多为臀部、骶髂关节或大腿后侧隐痛，难以定位，典型表现包括腰背痛、晨僵、腰椎各方向活动受限和胸廓活动度减低等。

X 线表现以骶髂关节骨质破坏为主，最初表现为关节面下骨吸收、骨侵蚀，骶髂关节面模糊不清，关节间隙以狭窄多见，继而硬化，双侧对称性发病为本病特点。晚期于椎体间形成骨桥，呈所谓的"竹节样脊柱"。CT 可显示早期关节面模糊、小囊状破坏及硬化缘、关节面边缘呈小锯齿样的改变。MRI 检查对早期 AS 较敏感，其能显示关节面相邻的骨质水肿、关节间隙血管翳为长 T_1、长 T_2 信号，增强扫描后有明显强化，并与受侵蚀病灶相连续，诊断出炎性病灶，并能判断病灶的活动性。AS 主要依靠临床病史、体征和影像学检查发现双侧对称性骶髂关节炎而被诊断。

【鉴别诊断】

（1）脊柱退行性变：是生理性老化过程，一般不引起明显症状。椎体边缘骨质肥大、硬化或骨赘形成，严重者可形成骨桥，但脊柱退行性变常伴椎间盘和椎间关节退变、椎间关节真空征、关节面硬化、骨性关节面下方可见囊变、关节突变尖等。

（2）牛皮癣性关节炎：脊柱受累的特点是不规则、跳跃性和不对称的骨赘粗大，可首先累及颈椎，若骶髂关节受累，常为非对称性。患者常有皮疹，结合临床病史有助于鉴别。

（3）Reiter 综合征：累及脊柱和骶髂关节较少，且病灶不对称，常形成与脊柱垂直的骨赘，而 AS 形成的韧带骨赘与脊柱平行可进行鉴别。

（吴海龙　唐小平）

397

170　沙尔科关节炎

病历摘要

【临床资料】

患者男性，58 岁。左肩关节肿胀僵硬 5 年余，活动受限半个月，无明显疼痛。

【影像资料】

在我院行左肩关节正位 X 线、CT 及 MRI 平扫检查，详见图 170。

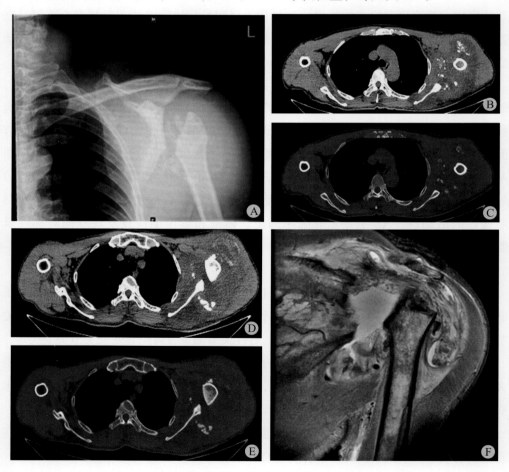

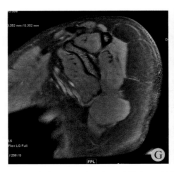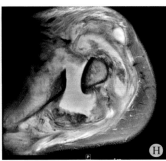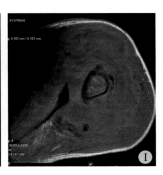

A：X 线检查示左侧肱骨头缺如，周围软组织肿胀，见团块状稍高密度影，其内夹杂点条状高密度影，左侧肩胛冈、关节盂骨质内密度增高；B～E：CT 平扫示左肱骨头及左肩胛骨骨质破坏，肱骨头形态消失，周围软组织明显肿胀，其内见游离骨性密度影，左侧锁骨上下区可见多发肿大、增大淋巴结，右肩关节未见明显骨质异常征象；F～I：MRI 平扫示左肩关节正常结构消失，左侧肱骨头缺失，肱骨向外上方移位，上段内侧骨质吸收、边缘光整、呈"削铅笔征"，中上段骨质呈片状不均匀稍长 T_1 信号，T_2 压脂呈高信号；左锁骨及肩胛骨见多发斑片状类似信号，左侧肩胛骨关节盂端骨质吸收、破坏；肩关节周围、腋窝及胸背侧软组织结构肿胀、紊乱，见多发不规则的条片状及团状稍短 / 长 T_1、稍长 / 长 T_2 信号，边界不清，局部见多发囊状长 T_1、长 T_2 信号。左侧冈上肌、冈下肌、小圆肌及肩胛下肌明显肿胀增粗，内部信号不均匀；左侧肩关节腔、肩峰下三角肌下、喙突下滑囊见大片状积液信号，内见多发短 T_2 碎骨样信号。

图 170　左肩关节正位 X 线、CT 及 MRI 平扫

【手术及病理】

穿刺提示有血管增生（血管翳）、骨小梁及纤维组织，未见异形细胞；为软组织及骨组织淋巴细胞聚集和（或）中性粒细胞浸润伴坏死，无明显肿瘤性病理特征。

病理诊断：符合沙尔科关节炎（charcot neuropathic osteoarthropathy，CN）。

病例分析

【诊断思路】

该患者左肩关节肿胀，活动受限半年，加重 1 周，无痛感。影像学检查提示关节严重受损，骨质吸收破坏，伴关节腔积液并周围软组织肿胀，但患者不出现疼痛，这是典型的 CN 表现。

CN 是骨、关节和软组织的慢性进展性疾病，多由糖尿病周围神经病变所致，最常发生在足部及踝关节。Charcot 在 1868 年首次描述神经性关节病。

CN 的诊断要点：①病变关节影像学表现的严重程度远超过患者的临床症状，

南昌大学第二附属医院医学影像典型病例精解

中国医学临床百家

患肢通常存在痛觉、温度觉、空间定位感等深感觉障碍。②有脊髓空洞症、糖尿病、创伤、脊髓脊膜膨出、梅毒、麻风病等病史，或经过相关影像学、实验室检查得到证实。③关节骨端增生形成大小不等的骨赘或骨端崩解碎裂，残端骨质硬化。④伴有关节脱位或半脱位，出现关节扭曲、畸形。⑤关节囊钙化，关节腔内多发粗细不等的游离体。⑥关节囊扩张，囊壁牵拉松弛，关节囊撕裂时与周围软组织粘连形成分叶状软组织团块。⑦关节腔内大量积液，积液的密度或信号通常不均匀，尤其是并发感染时更为突出。若熟练掌握上述 7 条诊断要点，一般能对 CN 做出正确的诊断。

【鉴别诊断】

（1）退行性骨关节病：好发于 45 岁以上人群，关节缘骨质增生，软骨变薄或脱落，关节间隙明显变窄，游离体为增生的骨赘脱落所致，较小、数目少。

（2）色素沉着绒毛结节性滑膜炎：好发于青少年，常显示分叶状或结节状肿块征象，关节内滑膜广泛受累，常合并关节积液，滑膜及结节内沉积含铁血黄素，T_1WI、T_2WI 均表现为低信号。

（3）创伤性关节炎：有明显的外伤病史，且关节疼痛明显。

（罗艳　唐小平）

笔记

171　滑膜骨软骨瘤病

病历摘要

【临床资料】

患者男性，58 岁。右膝关节疼痛伴反复出现膝关节突然锁住数年，不能伸直和屈曲，活动时加重，近 1 周稍活动膝关节后，常出现弹响，随后症状消失。

【影像资料】

在我院行右膝关节正侧位片及 MRI 检查，详见图 171。

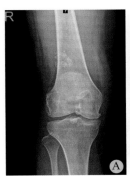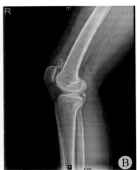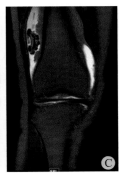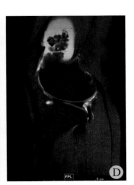

A、B：右膝关节正侧位片示右髌骨上下缘、胫骨平台髁间突骨质增生，右膝关节周围见类圆形骨化结节影，右膝关节间隙变窄；C、D：MRI 冠、矢状位 T_2 压脂示右髌上囊及膝关节腔内见积液信号，滑膜不均匀增厚，见团片状 T_2 压脂不均匀低信号结节。

图 171　右膝关节正侧位片及 MRI 检查

【手术及病理】

剔除增厚滑膜，见滑膜面形成大小不等的软骨结节。肉眼可见游离体表现为大小不等、圆形、卵圆形、点状及不规则形，并且游离体呈乳白色或透明，质地硬，表面光滑，外层为纤维组织，切开剖面有钙化、骨化区。镜下可见软骨细胞组成的形状不一的细胞结节，排列呈巢状。

病理诊断：（右膝）符合滑膜骨软骨瘤病（synovial chondromatosis）。

病例分析

【诊断思路】

该病例右膝关节 X 线检查提示退行性骨关节病改变，右膝关节周围见多枚不规则骨化结节影，结合临床典型症状，活动时出现关节绞锁，因此考虑膝关节滑膜骨软骨瘤病。

滑膜软骨瘤病又称为滑膜骨软骨瘤病，是一种少见的、良性的发生于关节滑膜组织、关节周围滑囊及腱鞘的软骨增生性病变，多为滑膜的良性增生及化生，并产生多个关节游离体，通常涉及大关节，如膝关节、髋关节和肩关节，且基本为单关节发生，多关节受累少见，踝关节滑膜软骨瘤病非常罕见。

本病的病因及发病机制与胚胎、外伤、感染、代谢等有关，早期出现滑膜增厚，形成多发软骨或骨软骨结节，较大结节可有蒂与滑膜相连，也可脱落于关节腔内形成游离体，游离体逐渐增大，可钙化或骨化。X 线能够显示较大的钙化和骨化游离体，可显示较严重的软组织肿胀。CT 能清晰显示病例的软骨瘤游离体的结构、大小、位置、数目，尤其对软骨体内微细钙化显示清晰。MRI 常表现为滑膜不均匀性增厚及关节积液，滑膜表面及关节腔内见大小不一、数量不等的结节，呈圆形、卵圆形、结节状及不规则状低信号，有文献报道"铺路石"样改变为滑膜骨软骨瘤病的典型 MRI 表现。不同的影像学方法诊断膝关节滑膜骨软骨瘤病各有优缺点。X 线和 CT 在发现钙化与骨化方面占优势，MRI 在发现滑膜增厚的早期病变有独特优势。

【鉴别诊断】

（1）退行性骨关节病：好发于 45 岁以上，关节缘骨质增生，软骨变薄或脱落，关节间隙明显变窄，游离体为增生的骨赘脱落所致，较小、数目少。

（2）色素沉着绒毛结节性滑膜炎：好发于青少年，常显示分叶状或结节状肿块征象，关节内滑膜广泛受累，常合并关节积液，滑膜及结节内沉积含铁血黄素，T_1WI、T_2WI 均表现为低信号。

（3）滑膜软骨肉瘤：软骨肉瘤中的瘤细胞异型性明显，瘤组织呈浸润性生长，可破坏关节结构，侵犯周围软骨组织和邻近骨组织。

（4）剥脱性骨软骨炎：好发于 16～25 岁男性，可有关节钝痛、关节肿胀，多为单个游离体，同时关节面有局限性的骨缺损区。

（罗艳　唐小平）

172 色素沉着绒毛结节性滑膜炎

病历摘要

【临床资料】

患者女性，30 岁。右膝关节肿胀疼痛并逐渐加重。

【影像资料】

在我院行右膝关节 CT 及 MRI 平扫检查，详见图 172。

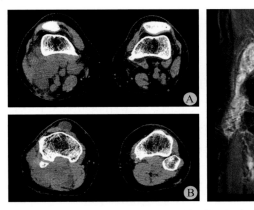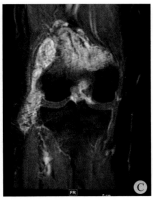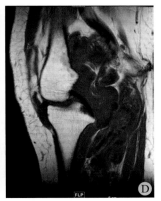

A、B：CT 平扫示右膝关节肿胀，关节周围软组织内见多发不规则稍低、低密度肿块、结节影，密度不均匀，内见点状钙化，边界不清，邻近局部骨质表面稍毛糙；C、D：MRI 平扫示右膝关节滑膜增厚、毛糙，周围见多发混杂稍长 T_1、稍长 T_2 信号结节、团块影，信号欠均匀，部分内见斑点、线状短 T_2 信号，以关节后方为甚，关节周围软组织稍肿胀。

图 172 膝关节 CT 及 MRI 平扫

【手术及病理】

灰白、灰黄色碎组织一堆，合计 4 cm×3 cm×1 cm。镜下见肿瘤细胞呈圆形、卵圆形，呈片状弥漫性生长，并见较多多核巨细胞，其间可见大量泡沫样组织细胞。

病理诊断：色素沉着绒毛结节性滑膜炎（pigmented villonodular synovitis，PVNS）。

病例分析

【诊断思路】

本病例表现为滑膜呈绒毛状或结节状增厚，T_1WI 呈低信号，T_2WI 及 PDWI 呈不均匀稍高信号，膝关节周围脂肪垫区、髌上囊及腘窝见大小不等的软组织结节影，T_1WI 呈等或稍低信号、T_2WI 呈稍低信号，可以考虑 PVNS。

PVNS 是一种原因不明的慢性、良性滑膜增生性疾病，虽然被归为良性疾病，但其具有局部侵袭性及复发倾向，在影像学上有弥漫型、局限型两种表现形式，以弥漫型多见，呈绒毛状、结节状增厚的滑膜及 T_1WI、T_2WI 均为低信号的含铁血黄素沉着是其特征性 MRI 特点，MRI 具有良好的软组织分辨能力，能够清晰显示病变组织结构及成分的改变，能在一定程度上反映 PVNS 的病理特点，为临床诊断 PVNS 提供可靠的依据。

【鉴别诊断】

（1）关节结核：膝关节结核 MRI 可见滑膜不均匀增厚，T_2WI 呈混杂高低信号、内见条状低信号影，易与色素沉着绒毛结节性滑膜炎混淆，关节结核可见关节软骨毛糙不平、局部缺损，软骨下骨质呈虫蚀样骨质破坏，病变累及非负重关节面，边缘见骨质疏松。而色素沉着绒毛结节性滑膜炎以滑膜增生为主要病变，骨质的改变以负重关节面明显，骨质疏松不明显。

（2）痛风性关节炎：多见于男性，多关节发病，实验室检查可见尿酸盐升高。主要影像学表现为关节腔内多发结节状、不定形痛风结节形成，其信号特点无特异性，依据成分不同而高低不同，骨旁痛风结节可见邻近骨质破坏，且以侵犯关节滑膜为主，典型表现为滑膜不规则绒毛状或结节状增厚伴含铁血黄素沉积，含铁血黄素在 T_1WI 和 T_2WI 上呈低信号。

（3）血友病性关节病：血友病性关节病是由于凝血因子缺乏、关节腔内反复出血从而造成关节破坏，与色素沉着绒毛结节性滑膜炎相似的是血友病性关节病关节腔内可见大量含铁血黄素沉着，但其多见于儿童和青少年，具有家族遗传性凝血因子缺乏病史，凝血功能受损，MRI 可见滑膜增厚，关节软骨和骨性关节面破坏比较严重，关节间隙狭窄，晚期可导致纤维性或骨性强直。而色素沉着绒毛结节性滑膜炎多无凝血因子缺乏病史，且滑膜弥漫性增厚。

（罗艳　唐小平）

173　上肢脂肪瘤

病历摘要

【临床资料】

患者男性，45 岁。发现右肩关节软组织肿块 3 年，查体：右肩背部触及质软肿块，边界不清，无压痛。

【影像资料】

行右肩关节 MRI 平扫＋增强扫描检查，详见图 173。

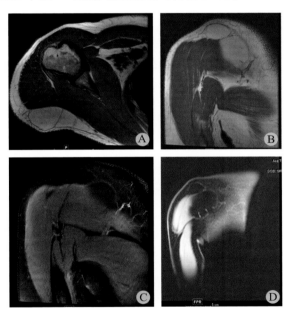

A～C：右肩关节 MRI 平扫示右肩背部皮下脂肪内见团片状短 T_1 信号，T_2WI 压脂呈低信号，最大横截面约 62 mm×25 mm×58 mm 大小，内见线状 T_1WI 稍低信号分隔，边缘见 T_1WI 低信号包膜，T_2 压脂呈稍高信号；

D：MRI 增强扫描示右肩背部病灶未见明确强化，病灶分隔及边缘包膜见线状强化，边界较清。

图 173　右肩关节 MRI 平扫＋增强扫描

【手术及病理】

右肩背部皮下成熟脂肪细胞一堆。

病理诊断：脂肪瘤。

病例分析

【诊断思路】

本病例发现肩背部皮下脂肪内肿块，MRI 具有典型的脂肪信号，以及 T_1WI 高信号，T_2WI 压脂低信号，增强扫描无强化。因此诊断为脂肪瘤。

良性脂肪瘤可发生于任何存在脂肪的部位，常见于背部、颊部、肠壁及面部等部位，是最常见的间充质肿瘤之一。在病理学上，根据脂肪瘤基质和肿瘤细胞的性质，可分为 7 种亚型：纤维脂肪瘤、黏液脂肪瘤、软骨样脂肪瘤、肌脂肪瘤、梭形细胞脂肪瘤、多形性脂肪瘤及血管脂肪瘤。MRI 可以很好地显示病变具有脂肪信号，因此是最佳的影像学检查方法。但用 MRI 评估病变时应注意病灶内间隔的厚薄以及是否有异常强化，当间隔增厚（常＞3 mm）并明显强化时，应考虑间变性脂肪瘤或脂肪肉瘤。

【鉴别诊断】

软组织脂肪瘤要与其他病理类别的软组织肿瘤鉴别，在肿瘤内发现脂肪成分对鉴别诊断具有重要意义。

（罗艳　唐小平）

174　四肢脂肪肉瘤

病历摘要

【临床资料】

患者男性，75岁。2年前无明显诱因出现左侧大腿肿块，期间肿块逐渐增大，无红、肿、热、痛。专科检查触之明显压痛，活动度差，无明显淤斑，未见皮肤破溃，肿块约23 cm×9 cm×8 cm大小。无寒战、发热，无其他不适。实验室检查无特殊。

【影像资料】

入院后行下肢CTA及大腿MRI平扫＋增强扫描检查，详见图174。

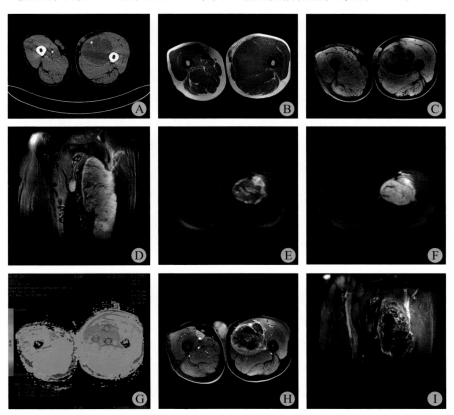

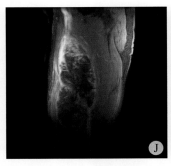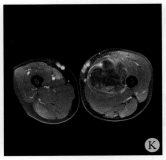

A：下肢 CTA，可见左侧大腿上段内侧肌间隙内团块状低密度影，左侧股动脉被包绕其中；B～G：MRI 平扫示左侧大腿中上段增粗，内侧肌间隙内见不规则团块状占位，T₁WI 以稍低信号为主，夹杂斑片状稍高信号，T₁WI 压脂以低信号为主，夹杂条索、絮状稍高信号，T₂WI 以高信号为主，内夹杂条索、片絮状低信号，邻近肌肉软组织水肿改变，DWI 以低信号为主，夹杂片状、结节状高信号，ADC 图呈高信号；H～K：MRI 增强扫描示左大腿内侧肌间隙内肿块动脉期大部分呈低信号，内部多发片絮、条索状及边缘线样、不均匀中度强化，邻近股浅、深动脉受压向左外侧推挤，局部包裹其中，后期（K）强化持续，范围扩大，中央见花斑状强化及多发无强化区，边界清楚。

图 174　下肢 CTA 及大腿 MRI 平扫＋增强扫描

【手术及病理】

沿左大腿内侧纵行切开皮肤、皮下及浅深筋膜、肌肉组织，分离近端股动脉、股静脉、股神经，显露肿瘤，股骨中段可见股动脉穿于肿瘤组织中；切开肿瘤包膜，钝性分离血管及神经，切除大部分肿瘤组织。

肿块黏液感明显，切面呈灰黄色、实性、质软、带部分包膜。镜下见肿瘤有黏液样背景，大量分支状血管，异型性显著，核分裂象易见。

病理诊断：黏液型脂肪肉瘤。

病例分析

【诊断思路】

本例肿块位于大腿肌肉内，未累及股骨，考虑为软组织来源肿瘤性病变。肿块较大，边缘较清晰，密度不均，大部分呈水样密度，MRI 呈长 T₁、长 T₂ 信号，内见多发分隔，增强扫描强化不均，边缘多发条絮状、结节状较明显强化，中央多发较明显强化分隔或结节，提示恶性肿瘤。软组织来源恶性肿瘤以脂肪肉瘤最为多见，其中黏液型脂肪肉瘤可以表现为大量黏液样改变，故考虑本例为黏液型脂肪肉瘤可能性大。

脂肪肉瘤由不同分化程度和异型性的脂肪细胞组成，其影像学表现取决于其内脂肪细胞的分化程度和含量，可以很不典型；分化良好者肿瘤不强化或轻度强化，分化不良者可见结节性或弥漫性强化。脂肪肉瘤分为 5 型：高分化型、去分化型、黏液型、多形型和混合性，恶性程度越高的肿瘤含脂肪成分越少。黏液型脂肪肉瘤占脂肪肉瘤的 20% ～ 50%，居脂肪肉瘤第 2 位，该病好发于下肢，以大腿最为多见，好发于中老年人。肿瘤体积较大，多呈结节分叶状，边缘清晰，位于肌肉内。在影像上肿块钙化少见，呈水样密度，边缘清晰，脂肪成分内也有分隔或呈小的结节状；增强扫描呈周围结节状强化、中央结节状强化、弥漫性强化等形式。

【鉴别诊断】

（1）骨外黏液样软骨肉瘤：骨外黏液样软骨肉瘤多发生于骨内，少发生于骨外，四肢较多见，在 CT 上可见钙化，显示其含有软骨基质成分的特点，呈多发分叶。

（2）肌肉内黏液瘤：肌肉内黏液瘤 CT、MRI 平扫与囊肿类似，增强扫描多为不均匀强化，但强化区域占肿瘤体积百分比多小于黏液型脂肪肉瘤，且常伴有瘤周肌肉萎缩、水肿、脂肪带或脂肪帽等征象。

（3）囊肿：囊肿无强化，合并感染时可有囊壁、分隔强化，强化较均匀并为渐进性强化。

（4）神经鞘膜瘤：神经鞘膜瘤在肿块较小时不易与黏液型脂肪肉瘤相鉴别，但增强扫描后因神经鞘膜瘤含有较多纤维成分，表现出延时明显强化的特点，在肿块较大时易出现囊变，囊变范围较广。

（熊小丽　唐小平）

175 四肢血管瘤

病历摘要

【临床资料】

患者男性，47 岁。3 年前无意中发现左大腿后侧有一肿块，起初约为鹌鹑蛋大小，无明显胀痛、麻木、瘙痒、红肿等不适，肿块不影响行走，未行特殊治疗。此后肿块有进行性缓慢增大的趋势，无明显疼痛及局部皮肤异常改变。1 个月前患者感到大腿肿块处疼痛不适，疼痛程度一般，不伴麻木、发凉等。实验室检查无特殊。

【影像资料】

入院行左大腿 MRI 平扫＋增强扫描检查，详见图 175。

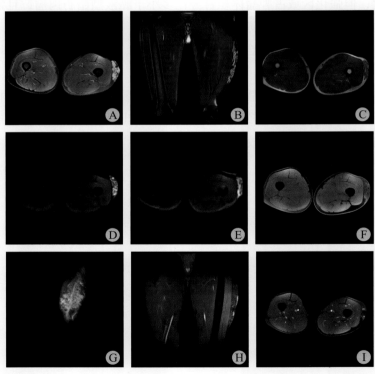

A～F：左大腿皮下脂肪内可见条片状、蔓状等／稍长 T_1、长 T_2 信号，DWI 及 ADC 图呈高信号，内见斑点状或线状短 T_2 信号，边界清楚；G～I：左大腿病灶呈渐进性较明显强化。

图 175　左大腿 MRI 平扫＋增强扫描

【手术及病理】

沿瘤体长轴方向切开皮肤、皮下组织，经探查可见血管瘤样组织，沿瘤体表面游离四周组织到血管瘤底部，发现血管瘤侵犯较深，直到深筋膜。选择较易游离的一处，提起瘤体，钝性加锐性切除瘤底，若遇较粗大的血管通向深部，予以切断结扎，如此将整个血管瘤切除。

术后大体标本呈灰黄、灰红色不规则组织，约 9 cm×5 cm×2 cm 大小。镜下见瘤组织由大量血管构成，血管管腔大小不一，管壁厚薄不均，部分管腔相互沟通。

病理诊断： 海绵状血管瘤。

病例分析

【诊断思路】

大腿皮下的不规则软组织样信号呈蔓状、管条状改变，内见点状或线状低信号，增强扫描呈明显渐进性强化，符合血管瘤的影像学改变。

血管瘤是四肢软组织中最常见的良性肿瘤之一，临床特征性较高。分为局部团块型、弥漫蔓藤型和混合型。肿瘤边缘清晰，与周围组织分界清晰；肿瘤大小不一、形态不规则。软组织内的海绵状血管瘤常发生于皮肤及皮下疏松结缔组织，在组织学上它由许多扩张的血窦和充满血液的腔隙构成，一般无包膜，腔壁很薄，由内皮组织覆盖，血窦与腔隙之间有纤维结缔组织相隔，呈海绵状，常伴血栓形成、钙化，在 X 线及 CT 上表现为高密度影。MRI 检查显示较好，表现为等 T_1、长 T_2 信号，DWI 呈高信号，增强扫描可有强化。

发生于四肢、颜面部皮肤的血管瘤根据临床表现、MRI 检查比较容易诊断，T_2WI 及 DWI 信号较高，内部静脉石或钙化呈低信号。

【鉴别诊断】

（1）动静脉畸形：发生于软组织内的动静脉畸形需要与血管瘤鉴别，血管造影动静脉畸形可见供血动脉、引流静脉及畸形血管团，不典型的动静脉畸形有时难以鉴别。

（2）蔓状血管瘤：与弥散索条型海绵状血管瘤的 MRI 表现较难鉴别，但其内可出现点状及条状流空血管影，而海绵状血管瘤流空现象相对少见，其鉴别仍依赖于病理学检查。

（熊小丽　唐小平）

176 四肢神经鞘瘤

病历摘要

【临床资料】

患者女性，34 岁。1 个月前无意中发现左大腿肿块，约 3 cm × 3.5 cm，无明显红肿热痛，无明显疼痛，近来感肿块明显增大，偶伴疼痛不适。专科检查提示肿块边界清晰、质中等、活动度差、轻压痛、与周边无明显粘连，在左足背动脉可触及搏动。实验室检查无特殊。

【影像资料】

入我院行大腿 MRI 平扫＋增强扫描检查，详见图 176。

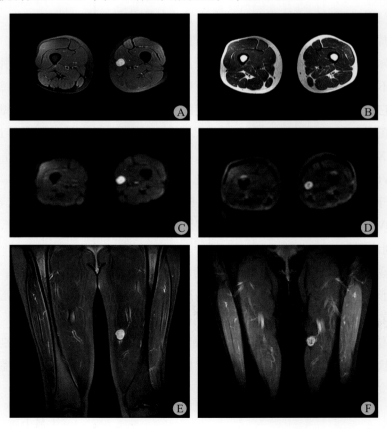

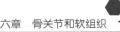

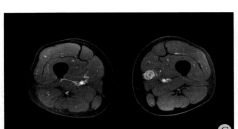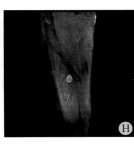

A、B：轴位 T₂WI 及 T₁WI 显示左侧大腿中段内侧大收肌内类圆形占位，呈等 T₁、长 T₂ 信号，边界清楚；C、D：DWI 及 ADC 图示病灶均呈高信号，信号较均匀；E：冠状位 T₂WI 脂肪抑制序列示病灶呈均匀高信号，局部凸向肌间隙内，与邻近血管分支相连，邻近肌肉无水肿；F ～ H：增强扫描显示示病灶外周强化明显，呈渐进性强化，中央见片状稍低信号。

图 176　大腿 MRI 平扫 + 增强扫描

【手术及病理】

沿瘤体长轴方向做长约 6 cm 的切口，切开皮肤、皮下组织，经探查可见瘤体组织。标本肉眼观肿块约 2.2 cm×2 cm×1.5 cm 大小，包膜完整、切面灰黄色、半透明。

病理诊断：神经鞘瘤。

病例分析

【诊断思路】

患者无明显临床症状，偶然发现大腿内侧肌肉及肌间隙内占位，排除炎性及感染性病变，定为软组织来源肿瘤性病变。该结节形态规则、无分叶及毛刺，对周围组织无浸润生长表现，平扫信号均匀，增强扫描呈较明显的渐进性强化，中央见坏死区，可定性为良性肿瘤；血管瘤或神经鞘瘤比较多见。病灶与神经似见相连，故考虑神经鞘瘤。

神经鞘瘤来自神经鞘膜的施万细胞，又称为施万细胞瘤，起源于外周神经鞘的称为周围神经鞘瘤。在病理上主要由多细胞的 Antoni A 区和松散黏液样 Antoni B 区构成；各组织的构成比例差异较大，造成肿瘤 MRI 信号混杂。典型周围神经鞘瘤好发于四肢屈肌侧，位于神经走行区，肿块为圆形、椭圆形，可以表现为"神经出入征""靶征""脂肪分离征"等特征性的 MRI 表现。

【鉴别诊断】

（1）血管瘤：血管瘤常有静脉石，部分形态不规则，常位于皮肤和皮下。

（2）黏液型脂肪肉瘤或肌内黏液瘤：若神经鞘瘤较大、有大片囊变则需要与该病进行鉴别，黏液型脂肪肉瘤强化以周边为主，见结节状、分隔状强化，肌内黏液瘤强化范围较神经鞘瘤小。

（熊小丽　唐小平）

177　肿瘤样钙质沉积症

病历摘要

【临床资料】

患者男性，40岁。3年前发现左上臂有一小肿块，生长缓慢不伴疼痛，于当地医院就诊，X线和B超显示"钙化灶"，拟诊"尿毒症后期钙质沉积"，行保守治疗后症状缓解不明显。近期肿块生长迅速伴轻微疼痛，无明显节律，期间患者自行挤压。专科体格检查示左上肢疼痛肿胀，皮下无淤斑，无骨摩擦感，上臂肩关节处可见3个圆形肿块，质软、活动度好、压痛阳性，手指运动、感觉良好，尺桡动脉搏动存在。既往有慢性肾炎病史，尿毒症透析8年余。

【影像资料】

入院行左肩关节X线及MRI平扫检查，详见图177。

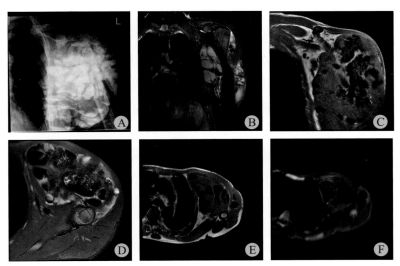

A：左肩关节周围软组织肿胀，内见多发片状密度增高影，边界不清，可见"液平面"，左肱骨局部骨皮质密度减低、模糊；B～F：MRI平扫示左侧锁骨前下方的胸大肌下方至腋窝及左侧肱骨前外侧见巨大不规则形肿块，呈多房囊性结构，囊内见液平面，平面上方为液性长 T_1、长 T_2 信号，下部为骨化性长 T_1、短 T_2 信号，信号特点与骨皮质一致；其间见大量团片状低信号及间隔线样等 T_2、稍长 T_2 信号分隔影；DWI显示内部大部分为低信号，周边见线条状稍高信号。

图177　左肩关节X线及MRI平扫

【手术及病理】

取肿块正中纵行切开皮肤、皮下及浅深筋膜，轻柔钝性分离肿块周围软组织，见多个大小不一的圆形囊性肿块，囊内大量奶酪样黄色液体流出，囊壁与周围组织边界不清、粘连严重，术中小心分离粘连，并缓慢切除囊壁，经探查确认无明显残留。

术后标本为囊壁样组织，约 11 cm×9 cm×2 cm，囊内壁欠光整，壁厚 0.2～0.3 cm。镜下见纤维囊壁，未见明显衬覆上皮，囊壁腔面大片钙化伴多核巨细胞浸润。

病理诊断：囊壁样组织，大片钙化伴多核巨细胞浸润。

病例分析

【诊断思路】

中年男性患者，既往有慢性肾炎病史，尿毒症透析 8 年，发现肩部病变 3 年，病史比较长，有代谢性疾病的基础。X 线见肩关节周围软组织内多发大小不等的高低混杂密度影。磁共振见肩关节软组织内多发团块、结节状以长 T_1、短 T_2 信号为主的混杂信号，综合分析考虑为肿瘤样钙质沉积症。

肿瘤样钙质沉积症是一种罕见病，是关节周围单发或多发分叶状白恶质钙化团块，这些钙化团块的形成是由钙盐在关节附近及四肢伸展面软组织内异位沉积所致，病灶主要由钙化沉积物及乳糜状液体组成，再由纤维组织包裹、分隔。常见的关节包括肩关节、髋关节、肘关节。病因可能有钙磷代谢障碍、创伤、炎症、常染色体基因突变等，典型影像学表现为关节周围圆形或卵圆形分叶状钙化团块，其密度变异较大，可为花环样、骨样等，一般不累及关节及骨骼。在 MRI 的 T_1 加权像序列上呈明显不均匀低信号，T_2 加权像上呈混杂高信号。

【鉴别诊断】

（1）痛风性关节炎：痛风患者临床化验可见尿酸增高，以第 1 跖趾关节最易发病。X 线检查晚期可表现骨、软骨破坏和痛风石，痛风石表现为小关节附近多发小结节状高密度影，邻近关节骨质可有穿凿样或压迫性骨质吸收、缺损。CT 能谱成像不仅能观察骨质结构的异常改变、周围软组织密度变化，同时可以显示痛风石中尿酸盐结晶，此为痛风的特征性表现。

（2）滑膜骨软骨瘤病：发生于关节滑膜，而肿瘤样钙质沉积症多见于关节伸面，滑膜骨软骨瘤呈多发类圆形结节影，结节影可呈同心圆改变，这是由于软骨瘤外周与中心钙化程度不一致，行 MRI 检查有助于诊断。

（3）骨化性肌炎：多继发于外伤之后，骨化局限于外伤部位，呈不规则形、条状或沿肌间隙走行分布，较少出现多发瘤状、结节状改变，且肿块成熟后其内骨小梁结构明显，而肿瘤样钙质沉积症多位于皮下，钙化密度甚高，且无骨小梁结构。

（熊小丽　唐小平）

参考文献

[1] 季洪兵，郑春雨．Chiari 畸形的 MRI 诊断．中华实用诊断与治疗杂志，2007，21（2）：86-87.

[2] 王效宝，胡涛，闫晓鹏，等．Chiari 畸形诊断和治疗新进展．山西医药杂志，2015，44（11）：1263-1266.

[3] AZAHRAA H F，QAISI I，JOUDEH N，et al. The newer classifications of the chiari malformations with clarifications：an anatomical review. Clinical Anatomy，2018，31（3）：314-322.

[4] 王智超，李青峰．Ⅰ型神经纤维瘤病临床诊疗专家共识（2021 版）．中国修复重建外科杂志，2021，35（11）：1384-1395.

[5] 谢春晓．神经纤维瘤病的 MR 影像特点分析．影像研究与医学应用，2019，3（5）：85-86.

[6] PEARCE J M. Neurofibromatosis. J Neurol Neurosurg Psychiatry，2003，74（3）：384.

[7] FARSCHTSCHI S，MAUTNER V F，MCLEAN A C L，et al. The neurofibromatoses. Dtsch Arztebl Int，2020，117（20）：354-360.

[8] 王璇，曾庆师．结节性硬化症的 CT 诊断（附 4 例报道）．医学影像学杂志，2019，29（5）：871-873.

[9] 欧阳鸿．结节性硬化的 CT、MRI 影像诊断及临床价值．影像研究与医学应用，2019，3（5）：50-52.

[10] 陈诗琪，肖新兰．结节性硬化症基因表型与其临床表现、影像学特征相关性研究．临床放射学杂志，2021，40（11）：2210-2214.

[11] SALUSSOLIA C L，KLONOWSKA K，KWIATKOWSKI D J，et al. Genetic etiologies，diagnosis，and treatment of tuberous sclerosis complex. Annu Rev Genomics Hum Genet，2019，20：217-240.

[12] HENSKE E P，JÓŹWIAK S，KINGSWOOD J C，et al. Tuberous sclerosis complex. Nat Rev Dis Primers，2016，2：16035.

[13] SUDARSANAM A，ARDERN-HOLMES S L. Sturge–Weber syndrome：from the past to the present. European Journal of Paediatric Neurology，2014，18（3）：257-266.

[14] 胥明婧，徐艳中，张雪，等．Sturge-Weber 综合征的影像学表现（附 7 例报告）．医学影像学杂志，2018，28（6）：884-887.

[15] 殷灿，陈自谦，宋娟，等．不典型毛细胞型星形细胞瘤的 MRI 表现．医学影像学杂志，2016，26（8）：1353-1356.

[16] 杨飘，李美蓉，李玉华，等．儿童颅内毛细胞型星形细胞瘤的误诊原因分析．临床放射学杂志，2017，36（3）：402-406.

[17] WELLER M，VAN DEN BENT M，TONN J C，et al. European Association for Neuro-Oncology（EANO）guideline on the diagnosis and treatment of adult astrocytic and oligodendroglial gliomas. Lancet Oncol，2017，18（6）：e315-e329.

[18] SALLES D，LAVIOLA G，MALINVERNI A C M，et al. Pilocytic astrocytoma：a review of general，clinical，and molecular characteristics. J Child Neurol，2020，35（12）：852-858.

[19] WESSELING P，CAPPER D. WHO 2016 Classification of gliomas. Neuropathol Appl Neurobiol，2018，44（2）：139-150.

[20] CACCESE M，PADOVAN M，D'AVELLA D，et al. Anaplastic astrocytoma：state of the art and future directions. Crit Rev Oncol Hematol，2020，153：103062.

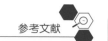

[21] YALAMANCHI A，GILL J M，TRUONG J，et al. Molecularly targeted treatment of recurrent anaplastic astrocytoma - a case report. Ann Clin Transl Neurol，2021，8（9）：1913-1916.

[22] ALEXANDER B M，CLOUGHESY T F. Adult Glioblastoma. J Clin Oncol，2017，35（21）：2402-2409.

[23] MCKINNON C，NANDHABALAN M，MURRAY S A，et al. Glioblastoma：clinical presentation，diagnosis，and management. BMJ，2021，374：n1560.

[24] WEN P Y，WELLER M，LEE E Q，et al. Glioblastoma in adults：a Society for Neuro-Oncology（SNO）and European Society of Neuro-Oncology（EANO）consensus review on current management and future directions. Neuro Oncol，2020，22（8）：1073-1113.

[25] GU T F，YANG T，HUANG J L，et al. Evaluation of gliomas peritumoral diffusion and prediction of IDH1 mutation by IVIM-DWI. Aging，2021，13（7）：9948-9959.

[26] 王龙，王春宝，张明，等. 少见部位少突胶质细胞肿瘤的影像学特征与鉴别诊断. 医学影像学杂志，2021，31（11）：1815-1818.

[27] 赵君，周俊林. 少突胶质细胞肿瘤的影像诊断与鉴别. 中华放射学杂志，2020，54（6）：621-624.

[28] 殷敏敏，徐丽艳，詹鹤琴，等. 少突胶质细胞瘤 MRI 表现及 ADC 值、rADC 值与 Ki-67 增殖指数相关性分析. 临床放射学杂志，2019，38（8）：1376-1380.

[29] VAN DEN BENT M J，CHANG S M. Grade II and III oligodendroglioma and astrocytoma. Neurol Clin，2018，36（3）：467-484.

[30] MALZKORN B，REIFENBERGER G. Integrated diagnostics of diffuse astrocytic and oligodendroglial tumors. Pathologe，2019，40（Suppl 1）：9-17.

[31] 汪卫建，程敬亮，张勇，等. 增强 MRI 直方图鉴别儿童后颅窝髓母细胞瘤和室管膜瘤的价值. 中国临床医学影像杂志，2018，29（5）：305-308.

[32] 黄聪，淦登卫，罗军德，等. 不典型中枢神经细胞瘤的 MRI 表现及误诊分析. 临床放射学杂志，2020，39（8）：1482-1486.

[33] D'ARCO F，KHAN F，MANKAD K，et al. Differential diagnosis of posterior fossa tumours in children：new insights. Pediatr Radiol，2018，48（13）：1955-1963.

[34] MULY S，LIU S，LEE R，et al. MRI of intracranial intraventricular lesions. Clin Imaging，2018，52：226-239.

[35] 秦转丽，黄聪，潘高争，等. 四脑室脉络丛乳头状瘤的 CT 和 MRI 表现. 广东医科大学学报，2019，37（5）：599-602.

[36] 范龙龙，徐洪飞，姜菲，等. 成人脉络丛乳头状瘤的影像特点分析. 浙江临床医学，2021，23（9）：1339-1340.

[37] 淦登卫，秦转丽，黄聪，等. 幕下脉络丛乳头状瘤 MR 表现及病理分析. 中华脑科疾病与康复杂志（电子版），2019，9（3）：158-162.

[38] LIN H，LENG X，QIN CH，et al. Choroid plexus tumours on MRI：similarities and distinctions in different grades. Cancer Imaging，2019，19（1）：17.

[39] CREA A，BIANCO A，COSSANDI C，et al. Choroid plexus carcinoma in adults：literature review and first report of a location into the third ventricle. World Neurosurg，2020，133：302-307.

[40] 项弘平，徐列印，陈潭辉. 中枢神经细胞瘤的多模态 MRI. 实用放射学杂志，2020，36（1）：17-20.

[41] 林洪平，邵晓彤，姚海泉，等.中枢神经细胞瘤的MRI征象分析.实用放射学杂志，2017，33（6）：536-538，550.

[42] 王湘连，刘伟，杜敏，等.11例中枢神经细胞瘤影像学和病理学特征分析.肿瘤学杂志，2020，26（5）：454-457.

[43] JIA L，LI S，DU Y，et al. Neuroimaging diagnosis of intraventricular central neurocytoma. Neurosci Lett，2020，735：135143.

[44] ROMANO N，FEDERICI M，CASTALDI A. Imaging of extraventricular neurocytoma：a systematic literature review. Radiol Med，2020，125（10）：961-970.

[45] 汪洋.2021年世界卫生组织中枢神经系统肿瘤分类（第五版）胚胎性肿瘤分类解读.中国现代神经疾病杂志，2021，21（9）：817-822.

[46] 党进军，卞冰阳，黄聪，等.幕下非中线髓母细胞瘤的MRI表现及误诊分析.中国医学影像学杂志，2022，30（3）：205-209.

[47] 郑红伟，彭晓博，郑凌云，等.成人髓母细胞瘤12例误诊的MRI表现及分析.临床放射学杂志，2020，39（6）：1037-1041.

[48] SZALONTAY L，KHAKOO Y. Medulloblastoma：an old diagnosis with new promises. Curr Oncol Rep，2020，22（9）：90.

[49] 莫友发，赵云辉，许乙凯.髓母细胞瘤的MRI诊断及临床分析.医学影像学杂志，2005，15（6）：449-451.

[50] 陈德华，肖泽彬，曹代荣.扩散加权成像联合动态磁敏感对比增强灌注加权成像对小脑常见肿瘤的鉴别诊断.中国医学影像学杂志，2020，28（3）：161-165.

[51] 沙菲菲.听神经鞘瘤的MRI表现及术前评估价值分析.中国CT和MRI杂志，2017，15（4）：32-34，41.

[52] 陈慧，周俊芬，罗建国.神经纤维瘤病Ⅱ型的CT、MRI表现.临床放射学杂志，2017，36（12）：1896-1899.

[53] XU XQ，LI Y，HONG XN，et al. Radiological indeterminate vestibular schwannoma and meningioma in cerebellopontine angle area：differentiating using whole-tumor histogram analysis of apparent diffusion coefficient. Int J Neurosci，2017，127（2）：183-190.

[54] 曾少庆，江桂华，田军章，等.微小三叉神经鞘瘤的MRI表现（附1例报告并文献复习）.实用放射学杂志，2013，29（5）：860-861.

[55] 叶德湫，许淑惠，黄永础，等.桥小脑角区肿瘤的MRI诊断价值.中外医学研究，2017，15（1）：50-51.

[56] 胡可明，罗秋红，苏凯，等.三叉神经鞘瘤影像学特点和分型与手术入路的关系.医学影像学杂志，2012，22（12）：2011-2015.

[57] GUERMAZI A，LAFITTE F，MIAUX Y，et al. The dural tail sign-beyond meningioma. Clin Radiol，2005，60（2）：171-188.

[58] 韩铮，舒锦尔，胡亮，等.6例跨颅板内外硬膜外脑膜瘤临床及影像学表现.临床放射学杂志，2019，38（7）：1185-1189.

[59] 郭翠萍，张雪林，吕晓飞，等.钙化性砂粒体型脑膜瘤的CT与MRI诊断.临床放射学杂志，2011，30（1）：22-25.

[60] 杨学军，江涛，陈忠平，等.世界卫生组织中枢神经系统肿瘤分类的演变：1979—2021年.中国

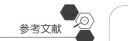
现代神经疾病杂志，2021，21（9）：710-724.

[61] YAMAMOTO J，KUROKAWA T，MIYAOKA R，et al. Primary intraosseous meningioma in the calvaria：morphological feature changes on magnetic resonance images over several years. Jpn J Radiol，2015，33（7）：437-440.

[62] 张静，李新瑜，韩路军，等 . 微囊型脑膜瘤的 MRI 表现 . 临床放射学杂志，2010，29（7）：873-876.

[63] GOPAKUMAR S，SRINIVASAN V M，HADLEY C C，et al. Intracranial solitary fibrous tumor of the skull base：2 cases and systematic review of the literature. World Neurosurg，2021，149：e345-e359.

[64] 魏文鑫，任延德，付圣莉，等 . MRI 对颅内孤立性纤维瘤 / 血管外皮细胞瘤与血管瘤型脑膜瘤的鉴别诊断价值 . 医学影像学杂志，2022，32（2）：190-194.

[65] 何文杰，雷益，焦娟，等 . 颅内孤立性纤维瘤 / 血管外皮瘤的影像表现与病理分析 . 放射学实践，2019，34（12）：1299-1303.

[66] CLAUS E，SEYNAEVE P，CEUPPENS J，et al. Intracranial solitary fibrous tumor. Journal of the Belgian Society of Radiology，2017，101（1）：11.

[67] 郑红伟，彭晓博，郑凌云，等 . 颅内血管母细胞瘤的 MRI 表现及病理分析 . 中国介入影像与治疗学，2017，14（10）：613-617.

[68] 陈狄洪，何丽丽 . MRI 在小脑半球血管母细胞瘤中的应用价值 . 医学影像学杂志，2017，27（4）：765-766.

[69] PAYABVASH S，TIHAN T，CHA S. Differentiation of cerebellar hemisphere tumors：combining apparent diffusion coefficient histogram analysis and structural MRI features. J Neuroimaging，2018，28（6）：656-665.

[70] DORNBOS D，KIM H J，BUTMAN J A，et al. Review of the neurological implications of von Hippel-Lindau disease. JAMA Neurol，2018，75（5）：620-627.

[71] OSBORN A G，HEDLUND G L，SALZMAN K L. Osborn's Brain E-Book. Elsevier Health Sciences，2017.

[72] 蒋黎，周永，刘焱，等 . 嗅神经母细胞瘤 CT 和 MRI 特征及病理表现 . 中国医学影像学杂志，2016，24（6）：433-436.

[73] 孙姗姗，汪剑，尹伟，等 . 嗅神经母细胞瘤的 CT 和 MRI 影像表现 . 实用癌症杂志，2020，35（3）：517-519.

[74] MIRACLE A C，EL-SAYED I H，GLASTONBURY C M. Diffusion weighted imaging of esthesioneuroblastoma：differentiation from other sinonasal masses. Head Neck，2019，41（5）：1161-1164.

[75] VEYRAT M，VÉRILLAUD B，FIAUX-CAMOUS D，et al. Olfactory neuroblastoma. Adv Otorhinolaryngol，2020，84：154-167.

[76] 王建锋，郭晓强，段大兵，等 . 儿童及青少年颅内生殖细胞瘤的影像学特征 . 实用医学影像杂志，2021，22（1）：63-65.

[77] 李锐，娄昕，马林 . 颅内生殖细胞瘤的影像学诊断 . 中华放射学杂志，2020，54（1）：82-86.

[78] WU C C，GUO W Y，CHANG F C，et al. MRI features of pediatric intracranial germ cell tumor subtypes. J Neurooncol，2017，134（1）：221-230.

[79] FRAPPAZ D，DHALL G，MURRAY M J，et al. EANO，SNO and EURACAN consensus review on the current management and future development of intracranial germ cell tumors in adolescents and young adults. Neuro Oncol，2022，24（4）：516-527.

[80] GADELHA M R，WILDEMBERG L E，LAMBACK E B，et al. Approach to the Patient：Differential diagnosis of cystic sellar lesions. J Clin Endocrinol Metab，2022，107（6）：1751-1758.

[81] MÜLLER H L，MERCHANT T E，WARMUTH-METZ M，et al. Craniopharyngioma. Nat Rev Dis Primers，2019，5（1）：75.

[82] BUCHFELDER M，SCHLAFFER S. Imaging of pituitary pathology. Handb Clin Neurol，2014，124：151-166.

[83] 刘长林，周辉，洪汛宁. CT、MRI 诊断鞍区囊性病变. 中国医学影像技术，2017，33（11）：1636-1640.

[84] 陈雨琪，罗春兰，尼玛. 垂体腺瘤的 MRI 影像表现及鉴别诊断. 世界最新医学信息文摘，2019，19（59）：250-251.

[85] MOLITCH M E. Diagnosis and treatment of pituitary adenomas：a review. JAMA，2017，317（5）：516-524.

[86] TAVAKOL S，CATALINO M P，COTE D J，et al. Cyst type differentiates rathke cleft cysts from cystic pituitary adenomas. Front Oncol，2021，11：778824.

[87] 何莹，毛翠平，李兴华，等. 颅内海绵状血管瘤的不典型影像学表现及误诊分析. 实用放射学杂志，2020，36（10）：1537-1540.

[88] 文宝红，程敬亮，张勇，等. 鞍旁海绵状血管瘤的 MRI 表现及误诊分析. 临床放射学杂志，2016，35（2）：180-183.

[89] 梁奕，周杰，杜柏林. 鞍旁海绵状血管瘤与脑膜瘤的 MR 鉴别诊断. 医学影像学杂志，2015，25（6）：1103-1105.

[90] MONTOYA F，VIDAL A，SEPULVEDA F，et al. Cavernous sinus hemangioma：imaging diagnosis and surgical considerations. World Neurosurg，2021，146：e30-e37.

[91] MAHAJAN A，RAO V R K，ANANTARAM G，et al. Clinical-radiological-pathological correlation of cavernous sinus hemangioma：incremental value of diffusion-weighted imaging. World J Radiol，2017，9（8）：330-338.

[92] XI T B，KANG X W，WANG N，et al. Differentiation of primary central nervous system lymphoma from high-grade glioma and brain metastasis using arterial spin labeling and dynamic contrast-enhanced magnetic resonance imaging. Eur J Radiol，2019，112：59-64.

[93] LU S S，GAO Q Q，YU J，et al. Utility of dynamic contrast-enhanced magnetic resonance imaging for differentiating glioblastoma，primary central nervous system lymphoma and brain metastatic tumor. Eur J Radiol，2016，85（10）：1722-1727.

[94] 蒋苏香，罗柏宁. 脑转移瘤影像学诊断的难点解析. 广东医学，2019，40（1）：12-16.

[95] 刘金来，陈剑，徐焱，等. 脑转移瘤的 MRI 征象分析. 中国医药导刊，2009，11（4）：568-569.

[96] 郑梦龙，谢道海. 颅内原发性淋巴瘤 MRI 诊断价值分析. 医学影像学杂志，2019，29（2）：190-193.

[97] 赵鑫，赵俊锋，肖宜昌，等. 原发性中枢神经系统淋巴瘤的 H-MRS 表现特点. 华中科技大学学报（医学版），2017，46（2）：210-213.

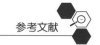

[98] GROMMES C，RUBENSTEIN J L，DEANGELIS L M，et al. Comprehensive approach to diagnosis and treatment of newly diagnosed primary CNS lymphoma. Neuro Oncol，2019，21（3）：296-305.

[99] GROMMES C，DEANGELIS L M. Primary CNS lymphoma. J Clin Oncol，2017，35（21）：2410-2418.

[100] 欧光乾，夏贤武，刘含秋，等. 脑实质型表皮样囊肿的 MRI 表现及相关病理学基础与临床. 中国医学计算机成像杂志，2018，24（4）：287-291.

[101] 周根泉，张悦萍，张贵祥，等. 颅内表皮样囊肿的 CT、MRI 诊断. 实用放射学杂志，2002，18（12）：1028-1031.

[102] 范帆，鱼博浪，孙亲利，等. 颅内表皮样囊肿的 CT、MRI 及 DWI 诊断. 放射学实践，2005，20（11）：956-959.

[103] NAGASAWA D，YEW A，SAFAEE M，et al. Clinical characteristics and diagnostic imaging of epidermoid tumors. J Clin Neurosci，2011，18（9）：1158-1162.

[104] 张振光，段楚玮，张洪，等. 斜坡脊索瘤的 CT 和 MRI 表现. 临床放射学杂志，2020，39（4）：654-658.

[105] 张璐，窦银聪，程天明，等. 脊索瘤的影像特征及预后分析. 国际医学放射学杂志，2019，42（4）：385-390.

[106] 郑婉静，曹代荣，邢振，等. 对比分析颅底软骨肉瘤与脊索瘤 CT 和 MRI 征象. 中国医学影像技术，2018，34（11）：1699-1702.

[107] WELZEL T，MEYERHOF E，UHL M，et al. Diagnostic accuracy of DW MR imaging in the differentiation of chordomas and chondrosarcomas of the skull base：A 3. 0-T MRI study of 105 cases. Eur J Radiol，2018，105：119-124.

[108] 林锦秀，梁富豪，曾雅静，等. 听神经鞘瘤 CT、MR 诊断与鉴别诊断. 罕少疾病杂志，2019，26（5）：6-7.

[109] 韩彤. 位于脑桥小脑角的听神经鞘瘤. 中国现代神经疾病杂志，2016，16（9）：590.

[110] LIN E P，CRANE B T. The management and imaging of estibular schwannomas. AJNR Am J Neuroradiol，2017，38（11）：2034-2043.

[111] 任会丽，方伟军，韩远远. 头颅 MRI 增强扫描与脑脊液检查对婴幼儿颅内结核的早期诊断价值. 分子影像学杂志，2020，43（2）：304-308.

[112] 张勇. 结核性脑膜炎的 MRI 和 CT 影像观察对比. 中国医疗器械信息，2019，25（21）：50-51.

[113] 夏桂丽，李兴鹏，费娅丽，等. MSCT 联合脑脊液检查对中枢性神经系统感染的诊断鉴别价值. 中国 CT 和 MRI 杂志，2021，19（1）：28-30.

[114] DIAN S，HERMAWAN R，VAN LAARHOVEN A，et al. Brain MRI findings in relation to clinical characteristics and outcome of tuberculous meningitis. PLoS One，2020，15（11）：e0241974.

[115] RODRIGUEZ-TAKEUCHI S Y，RENJIFO M E，MEDINA F J. Extrapulmonary tuberculosis：pathophysiology and imaging findings. Radiographics，2019，39（7）：2023-2037.

[116] 张婕，卓丽华，龙拥军，等. CT 与 MRI 联合诊断右侧顶颞叶脑脓肿的价值研究. 中国 CT 和 MRI 杂志，2016，14（11）：31-33.

[117] 周明华，林兴旺，胡振平，等. 脑脓肿患者的感染机制及影像学检查临床意义研究. 中华医院感染学杂志，2017，27（7）：1550-1553.

[118] UMEDA S, FUJIKAWA A, TSUCHIYA K. Brain Abscess. No Shinkei Geka, 2021, 49（2）: 368-374.

[119] SONNEVILLE R, RUIMY R, BENZONANA N, et al. An update on bacterial brain abscess in immunocompetent patients. Clin Microbiol Infect, 2017, 23（9）: 614-620.

[120] 张昌飞, 杜福川, 符春苗. 脑囊虫病临床表现和脑脊液生化指标及 MRI 影像学特征. 中华医院感染学杂志, 2022, 32（1）: 41-45.

[121] 魏继波, 王中磊, 付婷霞. 220 例脑囊虫病的影像学诊断分析. 寄生虫病与感染性疾病, 2021, 19（4）: 187-191.

[122] 苏国华. 脑囊虫病在 CT 平扫及 MRI 检查中的影像学表现特点分析. 中国 CT 和 MRI 杂志, 2021, 19（7）: 27-29.

[123] GARCIA H H, NASH T E, DEL B O. Clinical symptoms, diagnosis, and treatment of neurocysticercosis. Lancet Neurol, 2014, 13（12）: 1202-1215.

[124] MAO D H, GAO S, LI Y M. Imaging characteristics of different types of cerebral cysticercosis. Chinese journal of schistosomiasis control, 2015, 27（5）: 513-516.

[125] 褚华鲁, 焦泰来, 阿孜尔古丽·阿布都克日木, 等. 流行性乙型脑炎的临床及影像学特征分析. 中国校医, 2018, 32（10）: 789-792.

[126] 但美伶, 张英杰, 刘璇, 等. 成人流行性乙型脑炎影像学的特征分析. 临床放射学杂志, 2021, 40（12）: 2261-2266.

[127] ARAHATA Y, FUJII K, NISHIMURA T, et al. Longitudinal magnetic resonance imaging changes in Japanese encephalitis. Brain Dev, 2019, 41（8）: 731-734.

[128] STEINER I, BUDKA H, CHAUDHURI A, et al. Viral meningoencephalitis: a review of diagnostic methods and guidelines for management. Eur J Neurol, 2010, 17（8）: 999-e57.

[129] 李洁, 叶靖, 张洪英. 神经梅毒 MRI 表现及血流灌注研究. 中国医学影像学杂志, 2019, 27（1）: 25-28.

[130] 李雨师, 秦冬雪, 易梅, 等. 树胶肿型神经梅毒的 MRI 表现. 影像研究与医学应用, 2020, 4（15）: 34-35.

[131] 张洪春, 刘影, 徐运军, 等. 颞叶受累的神经梅毒 MRI 表现. 临床放射学杂志, 2021, 40（4）: 660-663.

[132] Ropper A H. Neurosyphilis. N Engl J Med, 2019, 381（14）: 1358-1363.

[133] IM J J, JEONG H, KIM Y D, et al. Regional cerebral blood flow abnormalities in neurosyphilis: a pilot SPECT study. Front Neurol, 2021, 12: 726006.

[134] 孙厚亮, 崔世磊, 刘磊, 等. 表现为眼肌麻痹的海绵窦区病变临床影像特征及病因学诊断价值. 中华医学杂志, 2018, 98（3）: 202-207.

[135] 胡传琛, 张美霞, 潘小玲, 等. 18 例 Tolosa-Hunt 综合征的临床特点. 浙江实用医学, 2020, 25（4）: 264-266.

[136] KIM J M, KANG Y R, KANG K W, et al. Recurrent alternating ophthalmoplegia with ipsilateral headache: unusual but possible manifestation of recurrent painful ophthalmoplegic neuropathy. Neurol Sci, 2020, 41（11）: 3357-3360.

[137] LIU Y, WANG M, BIAN X, et al. Proposed modified diagnostic criteria for recurrent painful ophthalmoplegic neuropathy: Five case reports and literature review. Cephalalgia, 2020, 40（14）: 1657-1670.

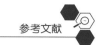
[138] 王敏红，翟建．脑弥漫性轴索损伤影像学研究进展．医学综述，2015，21（8）：1443-1446.

[139] 史立信，王清涛，臧颖卓，等．弥漫性轴索损伤影像学分析．创伤外科杂志，2017，19（1）：39-42.

[140] BENJAMINI D，IACONO D，KOMLOSH M E，et al. Diffuse axonal injury has a characteristic multidimensional MRI signature in the human brain. Brain，2021，144（3）：800-816.

[141] BRUGGEMAN G F，HAITSMA I K，DIRVEN C，et al. Traumatic axonal injury（TAI）：definitions，pathophysiology and imaging-a narrative review. Acta Neurochir（Wien），2021，163（1）：31-44.

[142] LOHANI S，BHANDARI S，RANABHAT K，et al. Does diffuse axonal injury MRI grade really correlate with functional outcome? World Neurosurg，2020，135：e424-e426.

[143] 张军强，杜红艳，刘连锋，等．脑弥漫性轴索损伤患者颅脑 CT 和 MRI 表现及其与病情严重程度的关系．临床医学研究与实践，2020，5（35）：136-138.

[144] 曹付强，李经纶，王本瀚．DTI 及 DTT 技术在弥漫性轴索伤预后判断中的作用．中华神经创伤外科电子杂志，2020，6（5）：304-307.

[145] ADATIA K，NEWCOMBE V，MENON D K. Contusion progression following traumatic brain injury：a review of clinical and radiological predictors，and influence on outcome. Neurocrit Care，2021，34（1）：312-324.

[146] RINCON S P，MUKHERJEE P，LEVIN H S，et al. Interrater reliability of national institutes of health traumatic brain injury imaging common data elements for brain magnetic resonance imaging in mild traumatic brain injury. J Neurotrauma，2021，38（20）：2831-2840.

[147] 杨先春，吴汉斌，左敏，等．CT"李琦岛征"和"黑洞征"对脑挫裂伤血肿扩大的预测价值．中国 CT 和 MRI 杂志，2019，17（6）：5-8.

[148] 汪一棋，钟兴明，蔡勇，等．磁共振波谱成像联合弥散加权成像预测脑挫裂伤迟发性脑水肿 30 例临床分析．中华危重症医学杂志（电子版），2018，11（5）：298-300.

[149] 曾子桓，王伟，李军，等．急性创伤性硬膜外血肿深面皮层下血肿 CT 分析．中华神经创伤外科电子杂志，2021，7（4）：211-215.

[150] 张劲，黄国栋，张少伟，等．卫星积液征：硬膜外血肿的一种重要 CT 征象．中华神经医学杂志，2020，19（7）：683-688.

[151] GUO C，LIU L，WANG B，et al. Swirl sign in traumatic acute epidural hematoma：prognostic value and surgical management. Neurol Sci，2017，38（12）：2111-2116.

[152] AROMATARIO M，TORSELLO A，D'ERRICO S，et al. Traumatic epidural and subdural hematoma：epidemiology，outcome，and dating. Medicina（Kaunas），2021，57（2）：125.

[153] IRANMEHR A，NAMVAR M. Traumatic acute convexity interdural hematoma：a case report and literature review. Br J Neurosurg，2020，2：1-3.

[154] 侯梅英，张蕾，程刚，等．慢性硬膜下血肿患者影像学表现及疗效分析．河北医药，2018，40（19）：2950-2953.

[155] KOMIYAMA K，TOSAKA M，SHIMAUCHI-OHTAKI H，et al. Computed tomography findings after head injury preceding chronic subdural hematoma. Neurosurg Focus，2019，47（5）：E12.

[156] TAMAI S，WATANABE T，ICHINOSE T，et al. Morphological characteristics of infected subdural hematoma：Comparison with images of chronic subdural hematoma. Clin Neurol Neurosurg，2020，194：105831.

[157] 杨旭，李鹏，张鑫，等 . MR FLAIR 序列、DWI 序列及 CT 检查对急性蛛网膜下腔出血的诊断价值 . 医学影像学杂志，2020，30（5）：729-732.

[158] 曹福媛，陈燕浩，余波 . 数字减影 CT 血管成像和低场强 MRI 诊断蛛网膜下腔出血的价值及影像特点分析 . 中国 CT 和 MRI 杂志，2019，17（5）：11-14.

[159] STEHOUWER B L，VAN DER KLEIJ L A，HENDRIKSE J，et al. Magnetic resonance imaging and brain injury in the chronic phase after aneurysmal subarachnoid hemorrhage：a systematic review. Int J Stroke，2018，13（1）：24-34.

[160] LARSON A S，BRINJIKJI W. Subarachnoid hemorrhage of unknown cause：distribution and role of imaging. Neuroimaging Clin N Am，2021，31（2）：167-175.

[161] 王微微，田诗云，伍建林，等 . 垂体柄阻断综合征 MR 检查方法及其表现 . 中国医学影像技术，2020，36（12）：1900-1902.

[162] 吴健 . 垂体强化 MRI 对垂体柄阻断综合征的诊断价值及对垂体 - 靶腺功能损伤的评估意义 . 中国现代医学杂志，2018，28（33）：112-116.

[163] GARDIJAN D，PAVLISA G，GALKOWSKI V. Clinical symptoms and magnetic resonance imaging findings in patients with pituitary stalk interruption syndrome. Klin Padiatr，2021，233（2）：83-87.

[164] VOUTETAKIS A. Pituitary stalk interruption syndrome. Handb Clin Neurol，2021，181：9-27.

[165] XU C，ZHANG X，DONG L，et al. MRI features of growth hormone deficiency in children with short stature caused by pituitary lesions. Exp Ther Med，2017，13（6）：3474-3478.

[166] 顾太富，肖新兰，涂江龙，等 . 低颅压综合征的 MRI 诊断 . 临床放射学杂志，2008，27（3）：307-310.

[167] 孟京志，尹其华 . 低颅压综合征的 MRI 表现 . 影像研究与医学应用，2020，4（23）：206-208.

[168] 刘伟，丛树艳 . 自发性低颅压综合征 23 例患者临床特点、影像学表现、预后及随访观察 . 中国临床神经科学，2020，28（3）：306-311.

[169] D'ANTONA L，JAIME MERCHAN M A，VASSILIOU A，et al. Clinical presentation，investigation findings，and treatment outcomes of spontaneous intracranial hypotension syndrome：a systematic review and meta-analysis. JAMA Neurol，2021，78（3）：329-337.

[170] LI C，RAZA H K，CHANSYSOUPHANTHONG T，et al. A clinical analysis on 40 cases of spontaneous intracranial hypotension syndrome. Somatosens Mot Res，2019，36（1）：24-30.

[171] AGRESTA G，KALIAPERUMAL C，GALLO P. Delayed recurrence of spontaneous intracranial hypotension syndrome mimicking a Chiari I malformation：case report with a review of the literature. Neurochirurgie，2021，67（5）：479-486.

[172] NAKAJO Y，ZHAO Q，ENMI J I，et al. Early detection of cerebral infarction after focal ischemia using a new MRI indicator. Mol Neurobiol，2019，56（1）：658-670.

[173] YANG D，LIU Y，HAN Y，et al. Signal of carotid intraplaque hemorrhage on MRT1-weighted imaging：association with acute cerebral infarct. AJNR Am J Neuroradiol，2020，41（5）：836-843.

[174] 张智翔 . 磁共振 DWI 技术在超急性脑梗塞与超急性脑出血鉴别诊断中的应用分析 . 影像研究与医学应用，2020，4（17）：81-82.

[175] 凌佳龙，骆少明 . 磁共振 DWI 和 FLAIR 序列在早期诊断急性脑梗塞中的应用价值研究 . 中国 CT 和 MRI 杂志，2018，16（1）：19-21.

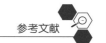
[176] 高利珍，钱玉泉，张冰，等.急性脑梗塞高信号血管征对脑组织血流灌注及预后的影响.中国临床医学影像杂志，2020，31（5）：305-309.

[177] 周建，钟旺旺，唐建建，等.脑静脉与静脉窦血栓形成累及的结构及其影像学特征研究.局解手术学杂志，2021，30（4）：311-315.

[178] 亓立勇，亓翠玲.CT联合MRI影像学检查对脑静脉窦血栓的早期诊断价值.中国CT和MRI杂志，2022，20（1）：38-40，49.

[179] GHONEIM A，STRAITON J，POLLARD C. Imaging of cerebral venous thrombosis. Clin Radiol，2020，75（4）：254-264.

[180] KHAN M W A，ZEESHAN H M，IQBAL S. Clinical profile and prognosis of cerebral venous sinus thrombosis. Cureus，2020，12（12）：e12221.

[181] BEHROUZI R，PUNTER M. Diagnosis and management of cerebral venous thrombosis. Clin Med（Lond），2018，18（1）：75-79.

[182] RINDLER R S，ALLEN J W，BARROW J W，et al. Neuroimaging of intracerebral hemorrhage. Neurosurgery，2020，86（5）：E414-E423.

[183] GUNDA B，BOJTI P，KOZAK L R. Hyperacute spontaneous intracerebral hemorrhage during computed tomography scanning. JAMA Neurol，2021，78（3）：365-366.

[184] REVEL-MOUROZ P，VIGUIER A，CAZZOLA V，et al. Acute ischaemic lesions are associated with cortical superficial siderosis in spontaneous intracerebral hemorrhage. Eur J Neurol，2019，26（4）：660-666.

[185] 荣青青.MRI与CT对不同时期脑出血的诊断价值对比分析.影像研究与医学应用，2019，3（19）：222-223.

[186] 韩羽凤，张子林，朱海波.脑出血各期MRI特点及诊断.长江大学学报（自然科学版），2019，16（12）：98-101.

[187] 沈栩轩，韩聪.动脉自旋标记MRI技术在脑底异常血管网病中的应用与发展.中国临床神经外科杂志，2021，26（8）：634-636，640.

[188] 付在红.烟雾病及大脑中动脉粥样硬化狭窄的高分辨磁共振成像特点及鉴别诊断分析.中国CT和MRI杂志，2017，15（5）：33-35，42.

[189] BERRY J A，CORTEZ V，TOOR H，et al. Moyamoya：an update and review. Cureus，2020，12（10）：e10994.

[190] LI J，JIN M，SUN X，et al. Imaging of moyamoya disease and moyamoya syndrome：current status. J Comput Assist Tomogr，2019，43（2）：257-263.

[191] SHI Z，MA G，ZHANG D. Haemodynamic analysis of adult patients with moyamoya disease：CT perfusion and DSA gradings. Stroke Vasc Neurol，2021，6（1）：41-47.

[192] 杨殿香，任小芳.探究64排螺旋CT血管成像诊断与鉴别颅内动脉瘤的价值.影像研究与医学应用，2022，6（3）：107-109.

[193] 付其昌，程敬亮，管生，等.高分辨率MRI在颅内动脉瘤评估中的应用进展.中华放射学杂志，2020，54（4）：372-375.

[194] KANCHEVA A K，VELTHUIS B K，RUIGROK Y M. Imaging markers of intracranial aneurysm development：a systematic review. J Neuroradiol，2022，49（2）：219-224.

[195] ZWARZANY Ł，SAWICKI M，PONCYLJUSZ W. Significance of aneurysm wall enhancement

on high-resolution vessel wall magnetic resonance imaging in clinical management of patients with intracranial aneurysms. Neurol Neurochir Pol, 2020, 54（6）：518-523.

[196] SANTAROSA C, CORD B, KOO A, et al. Vessel wall magnetic resonance imaging in intracranial aneurysms：principles and emerging clinical applications. Interv Neuroradiol, 2020, 26（2）：135-146.

[197] 任伟, 汪姝. 三维 DSA 与 MRI 或 CT 影像融合技术要点及在颅内动静脉畸形诊治中的应用. 临床研究, 2019, 27（3）：137-139.

[198] 高薇, 毕永峰, 叶明, 等. 影像后处理技术在颅内动静脉畸形治疗中的应用价值. 中华神经外科杂志, 2021, 37（1）：54-58.

[199] SINGH R, GUPTA V, AHUJA C, et al. Role of time-resolved-CTA in intracranial arteriovenous malformation evaluation at 128-slice CT in comparison with digital subtraction angiography. Neuroradiol J, 2018, 31（3）：235-243.

[200] ZWANZGER C, LÓPEZ-RUEDA A, CAMPODÓNICO D, et al. Usefulness of CT angiography for characterizing cerebral arteriovenous malformations presenting as hemorrhage：comparison with digital subtraction angiography. Radiologia（Engl Ed）, 2020, 62（5）：392-399.

[201] RODRIGUES D E OLIVEIRA L F, CASTRO-AFONSO L H, FREITAS R K, et al. De novo intracranial arteriovenous malformation-case report and literature review. World Neurosurg, 2020, 138：349-351.

[202] 陈丽平. CT 和磁共振成像对颅内海绵状血管瘤的诊断价值分析. 影像研究与医学应用, 2021, 5（5）：130-131.

[203] 苟重季, 潘孝勇, 刘晓梅, 等. MRI 磁敏感加权成像在颅内海绵状血管瘤中的应用价值探讨. 中国 CT 和 MRI 杂志, 2019, 17（9）：17-19.

[204] CARRIÓN-PENAGOS J, ZEINEDDINE H A, POLSTER S P, et al. Subclinical imaging changes in cerebral cavernous angiomas during prospective surveillance. J Neurosurg, 2020, 134（3）：1147-1154.

[205] BOSCHI A, CONSOLI A, BUCCOLIERO A, et al. Left deep frontal cavernous angioma mimicking a glioma in an adult patient. Asian J Neurosurg, 2018, 13（4）：1233-1235.

[206] KIM D, CHOI Y J, SONG Y, et al. Thin-section MR imaging for carotid cavernous fistula. AJNR Am J Neuroradiol, 2020, 41（9）：1599-1605.

[207] PENG T J, STRETZ C, MAGEID R, et al. Carotid-cavernous fistula presenting with bilateral abducens palsy. Stroke, 2020, 51（6）：e107-e110.

[208] INAM O, ARAT Y O, YAVAS G F, et al. Retinal and choroidal optical coherence tomography findings of carotid cavernous fistula. Am J Ophthalmol, 2019, 206：264-273.

[209] 闵朋, 杨锐. 3D-TOF-MRA 与 3D-CE-MRA 对颈动脉海绵窦瘘的诊断价值比较. 神经损伤与功能重建, 2018, 13（9）：437-439, 447.

[210] 吴贤群, 洪景芳, 刘海兵, 等. 岩下窦的 DSA 图像分析对血管内治疗颈动脉海绵窦瘘的指导价值. 中华神经医学杂志, 2021, 20（3）：258-263.

[211] WAUBANT E. Incidence of acute disseminated encephalomyelitis in China：first national survey. Neurosci Bull, 2021, 37（6）：761-762.

[212] OTALLAH S. Acute disseminated encephalomyelitis in children and adults：a focused review emphasizing new developments. Mult Scler, 2021, 27（8）：1153-1160.

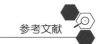
[213] REICHARD R R，KASHANI K B，BOIRE N A，et al. Neuropathology of COVID-19：a spectrum of vascular and acute disseminated encephalomyelitis（ADEM）-like pathology. Acta Neuropathol，2020，140（1）：1-6.

[214] 王雪，赵名娟，方永莉 . 成人复发型急性播散性脑脊髓炎的诊断学特征并文献复习 . 中华诊断学电子杂志，2022，10（1）：21-25.

[215] 臧卫周，杨红，张杰文 . 急性播散性脑脊髓炎合并多发性神经病的临床研究 . 中国实用神经疾病杂志，2021，24（5）：414-419.

[216] BENEDICT R，AMATO M P，DELUCA J，et al. Cognitive impairment in multiple sclerosis：clinical management，MRI，and therapeutic avenues. Lancet Neurol，2020，19（10）：860-871.

[217] MAILLART E，LUBETZKI C. Multiple sclerosis in 2020：un bon cru. Lancet Neurol，2021，20（1）：12-13.

[218] HU X Y，RAJENDRAN L，LAPOINTE E，et al. Three-dimensional MRI sequences in MS diagnosis and research. Mult Scler，2019，25（13）：1700-1709.

[219] 王小花，谢敏，曾春，等 . 多发性硬化脑内铁含量异常的 MRI 研究进展 . 临床放射学杂志，2022，41（2）：379-383.

[220] 吴应行，唐志明，杨智强，等 . 复发缓解型多发性硬化的脑白质静息态 fMRI 研究 . 临床放射学杂志，2020，39（9）：1694-1698.

[221] JEON S B，SOHN C H，SEO D W，et al. Acute brain lesions on magnetic resonance imaging and delayed neurological sequelae in carbon monoxide poisoning. JAMA Neurol，2018，75（4）：436-443.

[222] HUANG Y Q，PENG Z R，HUANG F L，et al. Mechanism of delayed encephalopathy after acute carbon monoxide poisoning. Neural Regen Res，2020，15（12）：2286-2295.

[223] JIANG W，ZHAO Z，WU Q，et al. Study on brain structure network of patients with delayed encephalopathy after carbon monoxide poisoning：based on diffusion tensor imaging. Radiol Med，2021，126（1）：133-141.

[224] 方红丽，叶小军，王小川，等 . 中毒性脑病 35 例临床特征和预后分析 . 中华危重症医学杂志（电子版），2020，13（3）：207-210.

[225] 陆萌，李昌成，王博生，等 . CT 和 MRI 诊断一氧化碳中毒性脑病的价值分析 . 现代医用影像学，2018，27（2）：376-379.

[226] 李春星，周仪，符益纲 . 可逆性后部白质脑病综合征的 MRI 表现及鉴别诊断 . 南通大学学报（医学版），2019，39（2）：148-150.

[227] 薛志伟 . 可逆性后部脑病综合征的 MRI 诊断 . 影像研究与医学应用，2019，3（11）：209-210.

[228] 赵好果，石威，杨磊 . CT、MRI 在诊断脑后部可逆性脑病综合征中的价值 . 现代医用影像学，2019，28（3）：525-526.

[229] FUGATE J E，RABINSTEIN A A. Posterior reversible encephalopathy syndrome：clinical and radiological manifestations，pathophysiology，and outstanding questions. Lancet Neurol，2015，14（9）：914-925.

[230] FISCHER M，SCHMUTZHARD E. Posterior reversible encephalopathy syndrome. J Neurol，2017，264（8）：1608-1616.

[231] 邢妩，王小宜，廖伟华，等 . 线粒体脑肌病的 MR 诊断 . 中国介入影像与治疗学，2010，7（1）：35-37.

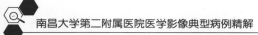
[232] 胡倩，李青，朱品颐，等．线粒体脑肌病的临床及影像学特点分析．徐州医科大学学报，2019，39（5）：369-373.

[233] ABE K，YOSHIMURA H，TANAKA H，et al. Comparison of conventional and diffusion-weighted MRI and proton MR spectroscopy in patients with mitochondrial encephalomyopathy，lactic acidosis，and stroke-like events. Neuroradiology，2004，46（2）：113-117.

[234] CHEN H，HU Q，RAZA H K，et al. An analysis of the clinical and imaging features of mitochondrial encephalopathy，lactic acidosis，and stroke-like episodes（MELAS）. Somatosens Mot Res，2020，37（1）：45-49.

[235] ISHIGAKI H，SATO N，KIMURA Y，et al. Linear cortical cystic lesions：Characteristic MR findings in MELAS patients. Brain Dev，2021，43（9）：931-938.

[236] 马平，郑彬．肝豆状核变性颅内病变的影像及临床表现．医学影像学杂志，2018，28（2）：326-328.

[237] ALAM S T，RAHMAN M M，ISLAM K A，et al. Neurologic manifestations，diagnosis and management of Wilson's disease in children - an update. Mymensingh Med J，2014，23（1）：195-203.

[238] 中华医学会肝病学分会遗传代谢性肝病协作组．肝豆状核变性诊疗指南（2022 年版）．中华肝脏病杂志，2022，30（1）：9-20.

[239] SCHILSKY M L. Wilson Disease：Diagnosis，Treatment，and Follow-up. Clin Liver Dis，2017，21（4）：755-767.

[240] 王书中．椎管内神经鞘瘤的 MRI 诊断．实用医学杂志，2006，22（18）：2149-2150.

[241] KOELLER K K，SHIH R Y. Intradural extr·amedullary spinal neoplasms：radiologic-pathologic correlation. Radiographics，2019，39（2）：468-490.

[242] LEE J H，KIM H S，YOON Y C，et al. Differentiating between spinal schwannomas and meningiomas using MRI：A focus on cystic change. PLoS One，2020，15（5）：e0233623.

[243] 马继武．椎管内肿瘤脊膜瘤的 MRI 诊断．世界最新医学信息文摘，2017，17（42）：148-149.

[244] 胡涛．MRI 对椎管脊膜瘤的应用价值研究．中国 CT 和 MRI 杂志，2017，15（2）：140-142，152.

[245] CHENG C，WANG J，ZHAO S，et al. Intramedullary thoracic meningioma：a rare case report and review of the literature. World Neurosurg，2019，129：176-180.

[246] PANT I，CHATURVEDI S，GAUTAM V K，et al. Intramedullary meningioma of spinal cord：case report of a rare tumor highlighting the differential diagnosis of spinal intramedullary neoplasms. Indian J Pathol Microbiol，2014，57（2）：308-310.

[247] OTTENHAUSEN M，NTOULIAS G，BODHINAYAKE I，et al. Intradural spinal tumors in adults-update on management and outcome. Neurosurg Rev，2019，42（2）：371-388.

[248] 李彬，曾小松．脊髓室管膜瘤和星形细胞瘤的 MRI 影像诊断．安徽医药，2018，22（4）：710-714.

[249] TAKAMI T，NAITO K，YAMAGATA T，et al. Surgical management of spinal intramedullary tumors：radical and safe strategy for benign tumors. Neurol Med Chir，2015，55（4）：317-327.

[250] JECKO V，ROBLOT P，MONGARDI L，et al. Intramedullary spinal cord lesions：a single-center experience. Neurospine，2022，19（1）：108-117.

[251] HACHICHA A，BELHAJ A，KARMENI N，et al. Intramedullary spinal cord tumors：a retrospective multicentric study. J Craniovertebr Junction Spine，2021，12（3）：269-278.

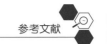

[252] LEDBETTER L N, LEEVER J D. Imaging of intraspinal tumors. Radiol Clin North Am, 2019, 57 (2): 341-357.

[253] ABUL-KASIM K, THURNHER M M, MCKEEVER P, et al. Intradural spinal tumors: current classification and MRI features. Neuroradiolog, 2008, 50 (4): 301-314.

[254] TOBIN M K, GERAGHTY J R, ENGELHARD H H, et al. Intramedullary spinal cord tumors: a review of current and future treatment strategies. Neurosurgical Focus, 2015, 39 (2): E14.

[255] 田伟. 颈段脊髓髓内室管膜瘤使用核磁共振检测的鉴别诊断价值分析. 中国医疗器械信息, 2022, 28 (4): 85-87, 133.

[256] 李琰. 脊髓室管膜瘤和星形细胞瘤在 MRI 上的影像特征及其诊断准确率分析. 临床研究, 2021, 29 (6): 129-130.

[257] CELANO E, SALEHANI A, MALCOLM J G, et al. Spinal cord ependymoma: a review of the literature and case series of ten patients. J Neurooncol, 2016, 128 (3): 377-386.

[258] KRESBACH C, NEYAZI S, SCHÜLLER U. Updates in the classification of ependymal neoplasms: The 2021 WHO Classification and beyond. Brain Pathol, 2022, 32 (4): e13068.

[259] 温智勇, 任冰, 杨淑清, 等. 脊髓内海绵状血管瘤的 MR 诊断. 中国 CT 和 MRI 杂志, 2006, 4 (4): 16-17.

[260] JALLO G I, FREED D, ZARECK M, et al. Clinical presentation and optimal management for intramedullary cavernous malformations. Neurosurgical Focus, 2006, 21 (1): e10.

[261] 杨泽锋, 陈英, 杨丽, 等. 髓内型脊髓海绵状血管瘤的 MRI 表现分析. 临床放射学杂志, 2018, 37 (10): 1623-1626.

[262] SANGHVI D, MUNSHI M, KULKARNI B, et al. Dorsal spinal epidural cavernous hemangioma. J Craniovertebr Junction Spine, 2010, 1 (2): 122-125.

[263] KANG M G, KIM K H, PARK J Y, et al. Intramedullary cavernous hemangioma with calcification of spinal cord. World Neurosurg, 2019, 130: 298-303.

[264] KANDEMIRLI S G, REDDY A, HITCHON P, et al. Intramedullary tumours and tumour mimics. Clin Radiol, 2020, 75 (11): 876, e17-876, e32.

[265] 赵多多, 庄俊玲. 多发性骨髓瘤的影像学评估. 协和医学杂志, 2020, 11 (3): 305-308.

[266] DUTOIT J C, VERSTRAETE K L. MRI in multiple myeloma: a pictorial review of diagnostic and post-treatment findings. Insights Imaging, 2016, 7 (4): 553-569.

[267] 中国临床肿瘤学会 (CSCO) 指南工作委员会. 多发性骨髓瘤骨病临床诊疗专家共识 (2021). 临床肿瘤学杂志, 2022, 27 (1): 65-72.

[268] GERECKE C, FUHRMANN S, STRIFLER S, et al. The diagnosis and treatment of multiple myeloma. Deutsches Arzteblatt International, 2016, 113 (27-28): 470-476.

[269] 马林. 椎体转移瘤 30 例影像特征回顾分析. 临床和实验医学杂志, 2013, 12 (5): 375-376.

[270] SHAH L M, SALZMAN K L. Imaging of spinal metastatic disease. Int J Surg Oncol, 2011: 769753.

[271] 宋鑫, 魏君, 杨新宇, 等. 胸腰椎体多发性骨髓瘤和溶骨性转移瘤的 CT 影像特点研究. 临床和实验医学杂志, 2018, 17 (1): 100-102.

[272] 邬晓勇, 毕文志, 崔翔, 等. 骨质疏松与恶性肿瘤转移致椎体压缩性骨折 MRI、CT 影像学特点及鉴别诊断. 创伤外科杂志, 2020, 22 (10): 727-732.

[273] 郭艳娜, 翟冬枝, 刘小玲, 等. 脊柱结核、转移瘤的 MRI 影像学特征及鉴别诊断价值. 中国 CT

笔记

和 MRI 杂志，2018，16（4）：135-137.

[274] 杨厚军．脊柱结核与非结核性脊柱炎的影像学鉴别诊断探讨．中国保健营养，2017，27（2）：363-364.

[275] OUSEHAL A，GHARBI A，ZAMIATI W，et al. Imaging findings in 122 cases of Pott's disease. Neurochirurgie，2002，48（5）：409-418.

[276] 何洪淳，唐强．脊柱结核病灶 MSCT、MRI 影像学表现及对内镜手术指导价值分析．中国 CT 和 MRI 杂志，2022，20（3）：159-161.

[277] DUNN R N，BEN H M. Spinal tuberculosis：review of current management. Bone Joint J，2018，100-B（4）：425-431.

[278] KANNA R M，BABU N，KANNAN M，et al. Diagnostic accuracy of whole spine magnetic resonance imaging in spinal tuberculosis validated through tissue studies. Eur Spine J，2019，28（12）：3003-3010.

[279] SHARMA A，CHHABRA H S，MAHAJAN R，et al. Magnetic resonance imaging and genexpert：a rapid and accurate diagnostic tool for the management of tuberculosis of the spine. Asian Spine J，2016，10（5）：850-856.

[280] REN J L，YUAN Y，WU Y W，et al. Differentiation of orbital lymphoma and idiopathic orbital inflammatory pseudotumor：combined diagnostic value of conventional MRI and histogram analysis of ADC maps. BMC Medical Imaging，2018，18（1）：106-111.

[281] 宾精文，许传波．眼眶炎性假瘤的 CT、MRI 征象对比分析．实用医学杂志，2009，25（13）：2118-2120.

[282] YEŞILTAŞ Y S，GÜNDÜZ A K. Idiopathic orbital inflammation：review of literature and new advances. Middle East Afr J Ophthalmol，2018，25（2）：71-80.

[283] GOKHARMAN D，AYDIN S. Magnetic resonance imaging in orbital pathologies：a pictorial review. J Belg Soc Radiol，2018，101（1）：5.

[284] 朱宏磊，韩悦，白玫．眼眶海绵状血管瘤的影像学诊断．放射学实践，2008，23（4）：393-395.

[285] ANSARI S A，MAFEE M F. Orbital cavernous hemangioma：role of imaging. Neuroimaging Clin N Am，2005，15（1）：137-158.

[286] CHEN L，SHEN Y，HUANG X，et al. MRI-based radiomics for differentiating orbital cavernous hemangioma and orbital schwannoma. Front Med（Lausanne），2021，8：795038.

[287] ZHANG L，LI X，TANG F，et al. Diagnostic imaging methods and comparative analysis of orbital cavernous hemangioma. Front Oncol，2020，10：577452.

[288] HENTATI A，MATAR N，DRIDI H，et al. Bilateral orbital cavernous hemangioma. Asian J Neurosurg，2018，13（4）：1222-1224.

[289] 任百超，白芝兰，陈莉，等．视网膜母细胞瘤的影像学表现及其临床价值．实用放射学杂志，2003，19（9）：788-790.

[290] 刘勍，皮练鸿，肖军．儿童视网膜母细胞瘤 53 例的临床分析．重庆医科大学学报，2006，31（5）：758-759，761.

[291] MOEEZ U M，FAROOQUE U，AZIZ M Z，et al. Different types of clinical presentations and stages of retinoblastoma among children. Cureus，2020，12（9）：e10672.

[292] 黄婷婷，李隽，朱勇，等．磁共振在眼球常见恶性肿瘤诊断中的价值．实用医学影像杂志，2022，23（1）：54-58.

笔记

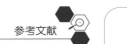
[293] ROY S R, KALIKI S. Retinoblastoma: a major review. Mymensingh Med J, 2021, 30 (3): 881-895.

[294] GUI T, ZHENG H, LIU M, et al. Clinical and magnetic resonance imaging features of 14 patients with trilateral retinoblastoma. Quant Imaging Med Surg, 2021, 11 (4): 1458-1469.

[295] 裴超, 刘静霞. 脉络膜黑色素瘤的研究进展. 国际眼科杂志, 2017, 17 (12): 2256-2259.

[296] 唐作华, 钱雯, 周康荣. 眼内恶性黑色素瘤的影像诊断. 实用放射学杂志, 2004, 20 (9): 774-777.

[297] JOSEPH A K, GUERIN J B, ECKEL L J, et al. Imaging findings of pediatric orbital masses and tumor mimics. Radiographics, 2022, 42 (3): 880-897.

[298] PIERRO L, ARRIGO A, ARAGONA E, et al. Multimodal imaging of amelanotic choroidal melanoma. Eur J Ophthalmol, 2021, 31 (5): NP102-NP105.

[299] DAVILA J R, MRUTHYUNJAYA P. Updates in imaging in ocular oncology. F1000Res, 2019, 8: F1000 Faculty Rev-1706.

[300] 刘伟, 董洋, 陈宏海, 等. 老年患者眼眶淋巴瘤的CT及磁共振成像特征. 中国老年学杂志, 2014, 34 (19): 5432-5433.

[301] 钱雯, 李萌昌, 宋济昌, 等. 眼眶淋巴瘤CT和MRI诊断分析. 临床放射学杂志, 2006, 25 (5): 416-419.

[302] RAZEK A A, ELKHAMARY S, MOUSA A. Differentiation between benign and malignant orbital tumors at 3-T diffusion MR-imaging. Neuroradiology, 2011, 53 (7): 517-522.

[303] TANENBAUM R E, LOBO R, KAHANA A, et al. Advances in magnetic resonance imaging of orbital disease. Can J Ophthalmol, 2021: S0008-4182 (21) 00169-1.

[304] 尚柳彤, 杨家斐, 王鑫坤, 等. 眼眶淋巴瘤的MRI征象. 中国医学影像学杂志, 2016, 24 (4): 256-260.

[305] 郭鹏德, 鲜军舫, 陈光利, 等. 眼部淋巴瘤临床表现、病理及MRI/CT影像分析. 中华医学杂志, 2015, 95 (11): 814-818.

[306] 田江雨, 马贺骥. 鼻腔鼻窦内翻性乳头状瘤影像学术前检查价值. 实用放射学杂志, 2018, 34 (9): 1329-1331, 1347.

[307] 徐苓梅, 韩福刚. CT增强纹理分析对鼻腔鼻窦内翻性乳头状瘤与其他良性肿物的鉴别诊断价值. 临床放射学杂志, 2021, 40 (1): 26-29.

[308] TATEKAWA H, SHIMONO T, OHSAWA M, et al. Imaging features of benign mass lesions in the nasal cavity and paranasal sinuses according to the 2017 WHO classification. Jpn J Radiol, 2018, 36 (6): 361-381.

[309] RAMKUMAR S, RANJBAR S, NING S, et al. MRI-based texture analysis to differentiate sinonasal squamous cell carcinoma from inverted papilloma. Am J Neuroradiol, 2017, 38 (5): 1019-1025.

[310] 张微, 袁涛, 全冠民, 等. 鼻腔恶性肿瘤CT与MRI诊断要点. 放射学实践, 2013, 28 (8): 820-824.

[311] KAWAGUCHI M, KATO H, TOMITA H, et al. Imaging characteristics of malignant sinonasal tumors. J Clin Med, 2017, 6 (12): 116.

[312] JESUS K G D D, GUPTA S, HWANG R R, et al. An aggressive case of sinonasal squamous cell carcinoma, invasive to bone, arising within inverted papilloma with intracranial extension: a case report. Cureus, 2019, 11 (4): e4508.

[313] DEVI C P, DEVI K M, KUMAR P, et al. Diagnostic challenges in malignant tumors of nasal cavity and paranasal sinuses. J Oral Maxillofac Pathol, 2019, 23（3）: 378-382.

[314] VERCRUYSSE J P, DE FOER B, SOMERS T H, et al. Magnetic resonance imaging of cholesteatoma: an update. B-ENT, 2009, 5（4）: 233-240.

[315] GAURANO J L, JOHARJY I A. Middle ear cholesteatoma: characteristic CT findings in 64 patients. Ann Saudi Med, 2004, 24（6）: 442-447.

[316] ZUO W, WANG F, YANG S, et al. Clinical characteristics of petrosal cholesteatoma and value of MRI-DWI in the diagnosis. Acta Otolaryngol, 2020, 140（4）: 281-285.

[317] 钱波, 储成凤, 徐柏林, 等. 多层螺旋CT对听骨链及相关结构损伤影像诊断及临床评价. 医药前沿, 2019, 9（4）: 106.

[318] 林梦妍, 沙炎. 中耳胆脂瘤扩散加权成像诊断研究进展. 中国耳鼻咽喉颅底外科杂志, 2022, 28（1）: 118-122.

[319] 李静, 唐欣薇, 王振常. 中耳先天性胆脂瘤的影像学分析. 医学影像学杂志, 2020, 30（8）: 1341-1344.

[320] 郭晓东, 马林. HRCT和MRI在颈静脉鼓室球瘤诊断中的价值. 中国医学影像技术, 2003, 19（11）: 1445-1446.

[321] CALDEMEYER K S, MATHEWS V P, AZZARELLI B, et al. The jugular foramen: a review of anatomy, masses, and imaging characteristics. Radiographics, 1997, 17（5）: 1123-1139.

[322] CHRISTIE A, TEASDALE E. A comparative review of multidetector CT angiography and MRI in the diagnosis of jugular foramen lesions. Clin Radiol, 2010, 65（3）: 213-217.

[323] MALLA S R, BHALLA A S, MANCHANDA S, et al. Dynamic contrast-enhanced magnetic resonance imaging for differentiating head and neck paraganglioma and schwannoma. Head Neck, 2021, 43（9）: 2611-2622.

[324] 朱文静, 田涛, 王韶颖, 等. 28例中耳副神经节瘤影像学分析. 临床放射学杂志, 2022, 41（1）: 35-40.

[325] 官佐, 古庆家. 鼻咽血管纤维瘤的诊疗进展. 实用医院临床杂志, 2022, 19（2）: 170-173.

[326] MISHRA A, PANDEY P, MISHRA S C. Olfaction in juvenile nasopharyngeal angiofibroma: the first study. Am J Otolaryngol, 2020, 41（4）: 102298.

[327] PEGUES J, MCCOWN E T, BUCK L S, et al. Juvenile nasopharyngeal angiofibroma and familial adenomatous polyposis. Ear Nose Throat J, 2021, 100（10_suppl）: 1027S-1028S.

[328] 陈志军, 孙紫情, 尹进学, 等. TWI直方图在鉴别诊断鼻咽部淋巴瘤与鼻咽癌的价值. 临床放射学杂志, 2021, 40（6）: 1083-1086.

[329] 黄裕存, 黄胜福, 陆少范, 等. 基于MRI增强后TWI直方图分析鉴别原发鼻咽淋巴瘤和鼻咽癌. 中国医学影像学杂志, 2020, 28（3）: 194-196.

[330] 宗井凤, 许元基, 潘建基. 鼻咽癌分期研究进展. 中国癌症防治杂志, 2017, 9（4）: 247-250.

[331] 林蒙, 余小多, 罗德红, 等. MRI与CT在鼻咽癌诊断中的应用价值及分期系统比较. 中华放射学杂志, 2010, 44（10）: 1036-1040.

[332] AI Q Y, KING A D, CHAN J S M, et al. Distinguishing early-stage nasopharyngeal carcinoma from benign hyperplasia using intravoxel incoherent motion diffusion-weighted MRI. Eur Radiol, 2019, 29（10）: 5627-5634.

笔记

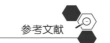
[333] 朱光斌，邓义，杜国新，等 . 鼻咽部淋巴瘤与鼻咽癌的 MR 表现及误诊分析 . 中国医学计算机成像杂志，2019，25（2）：125-128.

[334] 李春艳，郭晔 . 原发韦氏环非霍奇金淋巴瘤的临床特点及治疗现状 . 中国癌症杂志，2018，28（4）：315-320.

[335] SONG C，CHENG P，CHENG J，et al. Differential diagnosis of nasopharyngeal carcinoma and nasopharyngeal lymphoma based on DCE-MRI and RESOLVE-DWI. Eur Radiol，2020，30（1）：110-118.

[336] 陈燕萍，林志春，李绍林，等 . CT 对下咽癌的诊断及鉴别诊断价值 . 临床放射学杂志，2004，23（10）：853-856.

[337] KEBERLE M，KENN W，HAHN D. Current concepts in imaging of laryngeal and hypopharyngeal cancer. Eur Radiol，2002，12（7）：1672-1683.

[338] 鲁开文，亓小虎，李元宝 . 下咽癌患者 CT 和 MRI 影像学表现及其与病理特征的对比分析 . 河北医学，2019，25（3）：584-588.

[339] JAIPURIA B，DOSEMANE D，KAMATH P M，et al. Staging of laryngeal and hypopharyngeal cancer：computed tomography versus histopathology. Iran J Otorhinolaryngol，2018，30（99）：189-194.

[340] 张扬，刘斌 . 腮腺多形性腺瘤 MRI 特征评分对定性诊断的有效性评估 . 临床放射学杂志，2018，37（2）：204-208.

[341] 朱国平，唐栋 . 腮腺上皮组织良性肿瘤的临床及 CT、MRI 特点分析 . 医学影像杂志，2018，28（6）：888-892.

[342] ERAVCI F C，SÖZMEN CILIZ D，ÖZCAN K M，et al. Conventional and diffusion-weighted MR imaging findings of parotid gland tumors. Turk Arch Otorhinolaryngol，2020，58（3）：174-180.

[343] ALMESLET A S. Pleomorphic adenoma：a systematic review. Int J Clin Pediatr Dent，2020，13（3）：284-287.

[344] 王明杰，李旭丹，梁峰，等 . 腮腺腺淋巴瘤与多形性腺瘤的 MSCT 征象对比分析 . 医学影像学杂志，2018，28（5）：721-724.

[345] 潘为领，王学廷，尹冬雪，等 . MSCT 对腮腺多结节病变的诊断价值 . 医学影像学杂志，2019，29（2）：206-209.

[346] MIKASZEWSKI B，MARKIET K，SMUGAŁA A，et al. Value of dynamic contrast enhanced MRI in differential diagnostics of Warthin tumors and parotid malignancies. Sci Rep，2021，11（1）：16282.

[347] JIA C H，WANG S Y，LI Q，et al. Conventional，diffusion，and dynamic contrast-enhanced MRI findings for differentiating metaplastic Warthin's tumor of the parotid gland. Sci Prog，2021，104（2）：368504211018583.

[348] WREESMANN V B，NIXON I J. A novel classification of carotid body tumors. Eur J Surg Oncol，2021，47（8）：1813-1815.

[349] ROBERTSON V，POLI F，HOBSON B，et al. A systematic review and meta-analysis of the presentation and surgical management of patients with carotid body tumours. Eur J Vasc Endovasc Surg，2019，57（4）：477-486.

[350] LOZANO F S，MUÑOZ A，DE LAS H J，et al. Simple and complex carotid paragangliomas. Three decades of experience and literature review. Head Neck，2020，42（12）：3538-3550.

[351] 王振常 . 中华临床医学影像学——头颈分册 . 北京：北京大学医学出版社，2016.

[352] STEINKLEIN J M, SHATZKES D R. Imaging of vascular lesions of the head and neck. Otolaryngol Clin North Am, 2018, 51（1）: 55-76.

[353] ADAMS D M, RICCI K W. Infantile hemangiomas in the head and neck region. Otolaryngol Clin North Am, 2018, 51（1）: 77-87.

[354] 郭启勇 . 实用放射学 . 3 版 . 北京: 人民卫生出版社, 2007.

[355] HU J, HE S, YANG J. Management of brown tumor of spine with primary hyperparathyroidism: a case report and literature review. Medicine（Baltimore）, 2019, 98（14）: e15007.

[356] 马云秀, 李东海, 赵甲升 . 甲状旁腺腺瘤的临床病理观察 . 实用肿瘤杂志, 2021, 36（6）: 562-565.

[357] 谢明讯, 张枢书, 廖翠薇, 等 . 罕见部位肺隔离症 CT 表现及误诊分析 . 中华肺部疾病杂志（电子版）, 2020, 13（2）: 247-250.

[358] 李莉, 杨琴, 王元祥, 等 . 肺隔离症并扭转四例临床分析 . 中华结核和呼吸杂志, 2021, 44（9）: 812-816.

[359] 王永姣, 马慧静, 杨豪, 等 . 儿童肺隔离症伴扭转的影像表现 . 中华放射学杂志, 2020, 54（11）: 1125-1127.

[360] LITWINSKA M, LITWINSKA E, SZAFLIK K, et al. Management Options for Fetal Bronchopulmonary Sequestration. J Clin Med, 2022, 11（6）: 1724.

[361] 王科 . 胸部平扫对儿童大叶性肺炎的诊断价值及治疗前后图像特征分析 . 中国 CT 和 MRI 杂志, 2019, 17（9）: 52-54.

[362] 周毅 . MSCT 在大叶性肺炎患儿诊治中的应用 . 中国 CT 和 MRI 杂志, 2020, 18（11）: 70-72.

[363] ZHU H P, DONG J J, XIE X F, et al. Comparison between the molecular diagnostic test and chest X-ray combined with multi-slice spiral CT in the diagnosis of lobar pneumonia. Cell mol biol（Noisy-le-grand）, 2021, 67（3）: 129-132.

[364] ISHIGURO T, YOSHII Y, KANAUCHI T, et al. Re-evaluation of the etiology and clinical and radiological features of community-acquired lobar pneumonia in adults. J Infect Chemother, 2018, 24（6）: 463-469.

[365] 吴嘉晟, 周华, 符一骐, 等 . 3 种常见肺部慢性感染性疾病影像学及临床表现特征分析 . 中国实用内科杂志, 2020, 40（9）: 764-767.

[366] DETTMER S, VOGEL-CLAUSSEN J. Imaging in respiratory infections. Pneumologe（Berl）, 2021, 18（5）: 256-267.

[367] KHALILI M, FARZI H, DAROUGAR S, et al. Pulmonary radiological manifestations of humoral and combined immunodeficiencies in a Tertiary Pediatric Center. Iran J Allergy Asthma Immunol, 2021, 20（6）: 693-699.

[368] WANG C, LIU J, MI Y, et al. Clinical features and epidemiological analysis of respiratory human adenovirus infection in hospitalized children: a cross-sectional study in Zhejiang. Virol J, 2021, 18（1）: 234.

[369] 周新华, 马屿, 陈冀 . 不典型肺脓肿的放射影像学诊断 . 中华结核和呼吸杂志, 1998（6）: 361-363.

[370] 周震, 吕岩, 谢汝明, 等 . 拟诊为肺脓肿的肺癌的 CT 特征及病理对照 . 临床放射学杂志, 2014, 33（1）: 29-33.

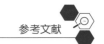

[371] 侯松岐，林月兰，朱柳红，等．空洞性肺鳞癌与肺脓肿的能谱 CT 鉴别诊断．临床放射学杂志，2020，39（9）：1764-1767．

[372] 徐化凤，杨雁，张新荣，等．儿童肺炎支原体性肺脓肿的 CT 表现（附 12 例分析）．放射学实践，2017，32（10）：1057-1059．

[373] HILLEJAN L. Management of Lung Abscess - Diagnostics and Treatment. Zentralbl Chir，2020，145（6）：597-609．

[374] 浙江省医学会呼吸病学分会．肺隐球菌病诊治浙江省专家共识．中华临床感染病杂志，2017，10（5）：321-326．

[375] 黄耀，隋昕，宋兰，等．肺隐球菌病影像学表现．中国医学科学院学报，2019，41（6）：832-836．

[376] 陈晨，李晓，徐卓东．肺隐球菌病的多种 CT 表现．医学影像学杂志，2019，29（8）：1345-1348．

[377] 李著国，刘凯，张光志．艾滋病患者耶氏肺孢子菌肺炎的影像学分析．中国临床新医学，2013，6（2）：146-149．

[378] 孙禾，吴晓东，韩蕙泽，等．免疫功能低下患者肺孢子菌肺炎的临床特点．中华传染病杂志，2020，38（7）：422-425．

[379] 段智梅，谢菲．非 HIV 感染的免疫功能低下患者急性重型耶氏肺孢子菌肺炎研究进展．中国急救复苏与灾害医学杂志，2021，16（6）：704-709．

[380] CHRISTE A，WALTI L，CHARIMO J，et al. Imaging patterns of Pneumocystis jirovecii pneumonia in HIV-positive and renal transplant patients - a multicentre study. Swiss Med Wkly，2019，149：w20130．

[381] 中华医学会放射学分会．新型冠状病毒肺炎的放射学诊断：中华医学会放射学分会专家推荐意见（第一版）．中华放射学杂志，2020，54（4）：279-285．

[382] 管汉雄，熊颖，申楠茜，等．新型冠状病毒肺炎（COVID-19）临床影像学特征．放射学实践，2020，35（2）：125-130．

[383] 杨涛，于晓娜，贺星星，等．新型冠状病毒肺炎早期临床表现及肺部影像学分析．中华急诊医学杂志，2020，29（3）：341-345．

[384] 董力，马茜，吕晓艳，等．不同临床分型的新型冠状病毒肺炎患者影像学表现．首都医科大学学报，2020，41（2）：283-289．

[385] 姜博，王建，曾小松．中央型和周围型鳞癌患者临床特点及 CT 影像学特征研究．中国 CT 和 MRI 杂志，2019，17（7）：67-70．

[386] 郑迎梅，王振光，刘思敏，等．周围型肺腺癌、鳞癌、小细胞癌 CT 表现对比分析．实用放射学杂志，2012，28（4）：512-515．．

[387] 赵祥林，段华秀，姚梦琪，等．多层螺旋 CT 在肺鳞癌诊断中的 CT 征象探讨．影像研究与医学应用，2019，3（4）：85-86．

[388] 武君．肺鳞状细胞癌 CT 征象与病理对照分析．现代医用影像学，2018，27（5）：1535-1536．

[389] 万传毅，曹林，阮丽婷．球形肺炎、肺结核球与周围型肺癌的 CT 诊断及鉴别．河南医学研究，2021，30（27）：5137-5139．

[390] 付亮，王宏亮，赵钰．周围型肺癌在多层螺旋 CT 诊断中的影像学表现与术后病理学诊断的一致性分析．中国 CT 和 MRI 杂志，2020，18（4）：43-45．

[391] 张亚涛，王鑫，孙腾月，等．探讨周围型肺癌 MSCT 影像学表现与临床组织病理学的相关性研究．中国 CT 和 MRI 杂志，2021，19（10）：46-48．

[392] SUNG P，YOON S H，KIM J，et al. Bronchovascular bundle thickening on CT as a predictor of survival and brain metastasis in patients with stage IA peripheral small cell lung cancer. Clin Radiol，2021，76（1）：76. e37-76. e46.

[393] REN Y，CAO Y，HU W，et al. Diagnostic accuracy of computed tomography imaging for the detection of differences between peripheral small cell lung cancer and peripheral non-small cell lung cancer. Int J Clin Oncol，2017，22（5）：865-871.

[394] 宋传顺，邵艳，孟祥. 肺原位腺癌与微浸润腺癌的病理分化情况及超高分辨 CT 对疾病的鉴别诊断价值. 实用癌症杂志，2021，36（2）：283-286.

[395] 潘小环，李靖煦，刘远明，等. 表现为纯磨玻璃结节的微浸润腺癌与浸润性腺癌的薄层 CT 鉴别诊断. 实用放射学杂志，2020，36（7）：1043-1047.

[396] MIRKA H，FERDA J，KRAKOROVA G，et al. The Use of CT Pattern in Differentiating non-invasive，minimally invasive and invasive variants of lung adenocarcinoma. Anticancer Res，2021，41（9）：4479-4482.

[397] FU F，ZHANG Y，WANG S，et al. Computed tomography density is not associated with pathological tumor invasion for pure ground-glass nodules. J Thorac Cardiovasc Surg，2021，162（2）：451-459，e3.

[398] 阳明，杨敏，杨有优. 肺错构瘤的 CT 征象：着重强调低密度低强化征和强化分界征. 临床放射学杂志，2021，40（11）：2110-2113.

[399] 钟文招，刁胜林. 周围型肺错构瘤的影像表现. 实用医学影像杂志，2007，8（2）：79-80，88.

[400] 郑瑶瑶，项剑瑜，周海生，等. 周围型肺错构瘤 MSCT 表现. 医学影像学杂志，2019，29（5）：762-765.

[401] 康柳青，黎海亮，张孝先，等. 肺错构瘤薄层重组 CT 表现与误诊分析. 临床放射学杂志，2018，37（6）：942-945.

[402] 胡美玲，戴书华，于世勇. 心源性肺水肿的影像学特征与其病理生理机制. 中华肺部疾病杂志（电子版），2020，13（4）：479-483.

[403] 杨柳，龚明福，戴书华. 心源性肺淤血肺水肿的影像特征分析. 中华肺部疾病杂志（电子版），2019，12（6）：713-716.

[404] 郝爱华，曾庆娟，江洁. 心源性肺水肿的影像学表现及其鉴别诊断. 中国中西医结合影像学杂志，2014，12（5）：518-520.

[405] BARILE M. Pulmonary edema：a pictorial review of imaging manifestations and current understanding of mechanisms of disease. Eur J Radiol Open，2020，7：100274.

[406] 谢姣，余贻汉，张继先，等. 人造石英石性矽肺的胸部 CT 表现分析. 中华放射学杂志，2019，53（10）：882-885.

[407] YıLMAZ Ç B，KARAMAN A，ALBEZ F S，et al. The association of silicosis severity with pectoralis major muscle and subcutaneous fat volumes and the pulmonary artery/aorta ratio evaluated by CT. Diagn Interv Radiol，2021，27（1）：37-41.

[408] JONES C M，PASRICHA S S，HEINZE S B，et al. Silicosis in artificial stone workers：Spectrum of radiological high-resolution CT chest findings. J Med Imaging Radiat Oncol，2020，64（2）：241-249.

[409] WALKOFF L，HOBBS S. Chest imaging in the diagnosis of occupational lung diseases. Clin Chest Med，2020，41（4）：581-603.

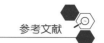
[410] 王敏，马帅，赵柘，等 . 卵巢上皮样恶性间皮瘤一例并文献复习 . 国际生殖健康 / 计划生育杂志，2019，38（5）：438-440.

[411] 中国医师协会肿瘤多学科诊疗专业委员会 . 中国恶性胸膜间皮瘤临床诊疗指南（2021 版）. 中华肿瘤杂志，2021，43（4）：383-394.

[412] SUGARBAKER P H, JELINEK J S. Unusual radiologic presentations of malignant peritoneal mesothelioma. World J Radiol，2020，12（12）：316-326.

[413] STRANGE C D, AHUJA J, SHROFF G S, et al. Imaging evaluation of thymoma and thymic carcinoma. Front Oncol，2022，11：810419.

[414] 谢东方，林雪平，陈冬，等 . 巨大 AB 型胸腺瘤 1 例 . 临床与实验病理学杂志，2019，35（4）：501-502.

[415] GENTILI F, MONTELEONE I, MAZZEI F G, et al. Advancement in diagnostic imaging of thymic tumors. Cancers（Basel），2021，13（14）：3599.

[416] IANNARELLI A, SACCONI B, TOMEI F, et al. Analysis of CT features and quantitative texture analysis in patients with thymic tumors：correlation with grading and staging. Radiol Med，2018，123（5）：345-350.

[417] 吕长磊，陈小龙，寇明清，等 . 纵隔成熟型囊性畸胎瘤的影像学表现 . 中国数字医学，2019，14（8）：89-91，96.

[418] 邢祥菊，姚伟，陈敏 . 后纵隔畸胎瘤破裂出血致急性胸腹痛一例 . 中华肺部疾病杂志（电子版），2020，13（6）：850-851.

[419] 张云轩 . 巨大纵膈畸胎瘤误诊 1 例分析 . 影像研究与医学应用，2019，3（7）：219-220.

[420] DUC V T, THUY T T M, BANG H T, et al. Imaging findings of three cases of large mediastinal mature cystic teratoma. Radiol Case Rep，2020，15（7）：1058-1065.

[421] PROSCH H, RÖHRICH S, TEKIN Z N, et al. The role of radiological imaging for masses in the prevascular mediastinum in clinical practice. J Thorac Dis，2020，12（12）：7591-7597.

[422] CASTLEMAN B, IVERSON L, MENENDEZ V P. Localized mediastinal lymphnode hyperplasia resembling thymoma. Cancer，1956，9（4）：822-830.

[423] 梁晓超 . Castleman 病的 CT 表现与病理对照 . 中国医学影像学杂志，2006，14（5）：345-348.

[424] 吴建峰，王胜裕，丁庆国，等 . 胸部 Castleman 病的 CT 表现特点 . 医学影像学杂志，2016，26（9）：1599-1601.

[425] 陈璇，陈锦秀，姚建莉，等 . Castleman 病的 MSCT 表现及临床病理特点 . 四川医学，2018，39（6）：604-607.

[426] 陈穷，潘鑫，王钢，等 . 对比分析数字化乳腺断面合成技术与全视野数字化乳腺 X 线摄影对不同乳腺类型肿块的诊断 . 中国医学影像学杂志，2018，26（9）：12-15.

[427] 汪思娜，徐维敏，秦耿耿，等 . 乳腺 X 线摄影及超声鉴别诊断乳腺叶状肿瘤与纤维腺瘤 . 中国医学影像技术，2019，35（3）：362-366.

[428] 周长玉，许茂盛，喻迎星，等 . 乳腺原发性及继发性淋巴瘤的 X 线及 MRI 影像表现分析 . 医学影像学杂志，2018，28（5）：762-765.

[429] 陈春兵，黄清，徐贵川，等 . 高场 MRI 对乳腺叶状肿瘤与乳腺纤维腺瘤鉴别诊断价值的研究 . 实用放射学杂志，2021，37（10）：1626-1630.

[430] STACHS A, STUBERT J, REIMER T, et al. Benign Breast Disease in Women. Dtsch Arztebl Int，2019，116（33-34）：565-574.

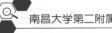
[431] RAYZAH M. Phyllodes tumors of the breast: a literature review. Cureus, 2020, 12 (9): e10288.

[432] 孟丽辉，钱丽霞，郭晓媛. MRI 直方图结合 TIC 曲线鉴别乳腺纤维腺瘤与浸润性导管癌的价值. 中国临床医学影像杂志, 2019, 30 (8): 544-547.

[433] 高敏，彭洪娟. 乳腺癌影像学表现的临床分析. 医学影像学杂志, 2020, 30 (12): 2240-2243.

[434] 彭舒怡，廖好，陈乐庆，等. 基于 DCE-MRI 的血流动力学分析对乳腺黏液癌与 T 高信号纤维腺瘤鉴别诊断的研究. 临床放射学杂志, 2021, 40 (10): 1884-1887.

[435] HUA X L, HUA J, SUO S T, et al. The MRI diagnosis of mucinors breast carcinoma. Chin J Magn Reson Imaging, 2017, 8 (3): 182-188.

[436] PINTICAN R, DUMA M, CHIOREAN A, et al. Mucinous versus medullary breast carcinoma: mammography, ultrasound, and MRI findings. Clin Radiol, 2020, 75 (7): 483-496.

[437] 李岳军，闫继锋. 双源 CT 与冠状动脉血管内超声评估冠状动脉粥样硬化斑块价值的对照研究. 中华实用诊断与治疗杂志, 2016, 16 (5): 463-466.

[438] MILLER J M, ROCHITTE C E, DEWEY M, et al. Diagnostic performance of coronary angiography by 64-row CT. N Engl J Med, 2008, 359 (22): 2324-2336.

[439] KHERA A V, KATHIRESAN S. Genetics of coronary artery disease: discovery, biology and clinical translation. Nat Rev Genet, 2017, 18 (6): 331-344.

[440] ABDELRAHMAN K M, CHEN M Y, DEY A K, et al. Coronary Computed Tomography Angiography From Clinical Uses to Emerging Technologies: JACC State-of-the-Art Review. J Am Coll Cardiol, 2020, 76 (10): 1226-1243.

[441] 李璐，程赛楠，崔辰，等. 肥厚型心肌病类缺血样强化的 MRI 特征及临床价值. 中华放射学杂志, 2018, 52 (12): 903-907.

[442] 喻诗琴，赵世华. 磁共振成像在肥厚型心肌病诊断中的应用. 中华心血管病杂志, 2019, 47 (6): 508-512.

[443] 周淑丽，龚良庚. 心脏磁共振特征追踪技术在肥厚型心肌病中的应用进展. 中国医学影像技术, 2021, 37 (3): 458-461.

[444] MARON B J. Clinical Course and Management of Hypertrophic Cardiomyopathy. N Engl J Med, 2018, 379 (20): 1977.

[445] 殷亮，徐海燕，郑穗生，等. 3.0 T MR 心肌灌注成像定量评估肥厚型心肌病冠状动脉微循环障碍. 中华放射学杂志, 2017, 51 (8): 577-582.

[446] AUTHORS/TASK FORCE MEMBERS, ELLIOTT P M, ANASTASAKIS A, et al. 2014 ESC Guidelines on diagnosis and management of hypertrophic cardiomyopathy: the Task Force for the Diagnosis and Management of Hypertrophic Cardiomyopathy of the European Society of Cardiology (ESC). Eur Heart J, 2014, 35 (39): 2733-2779.

[447] 中华医学会心血管病学分会，中国心肌炎心肌病协作组. 中国扩张型心肌病诊断和治疗指南. 临床心血管病杂志, 2018, 34 (5): 421-434.

[448] 刘雨蒙，汪灵杰，陈蒙，等. 心脏 MRI 对左心室扩大疾病的鉴别诊断价值. 医学影像学杂志, 2021, 31 (6): 949-953.

[449] 张建英，胡凌云，张福洲，等. 心脏 MRI 在扩张型心肌病中的应用价值. 医学影像学杂志, 2022, 32 (2): 217-222.

[450] MITROPOULOU P, GEORGIOPOULOS G, FIGLIOZZI S, et al. Multi-Modality Imaging in

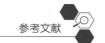

Dilated Cardiomyopathy：With a Focus on the Role of Cardiac Magnetic Resonance. Front Cardiovasc Med，2020，7：97.

[451] SINGLA N，MEHRA S，GARGA U C. Diagnostic Role of Cardiovascular Magnetic Resonance Imaging in Dilated Cardiomyopathy. Indian J Radiol Imaging，2021，31（1）：116-123.

[452] 伍希，唐玲玲，胡云涛，等 . MRI 影像组学在心脏疾病中的研究进展 . 磁共振成像，2021，12（11）：113-116.

[453] WEN L Y，YANG Z G，LI Z L，et al. Accurate identification of myocardial viability after myocardial infarction with novel manganese chelate-based MR imaging. NMR Biomed，2019，32（11）：e4158.

[454] 高亚洁，潘静薇 . 心肌梗死后左心室重构的无创影像评价进展 . 中国医学计算机成像杂志，2021，27（6）：566-569.

[455] 陈佳玲，高鹏，郭爱文，等 . 双期增强 CTA 对主动脉夹层诊断价值的应用探讨 . 医学影像学杂志，2021，31（6）：940-943.

[456] 王西宾，盛杰鑫，薛斌，等 . 大螺距双源 CT 在急性主动脉夹层诊断中的应用 . 实用放射学杂志，2016，32（7）：1033-1035，1047.

[457] OHLE R，YAN J W，YADAV K，et al. Diagnosing acute aortic syndrome：a Canadian clinical practice guideline. CMAJ，2020，192（29）：E832-E843.

[458] MALAISRIE S C，SZETO W Y，HALAS M，et al. 2021 The American Association for Thoracic Surgery expert consensus document：Surgical treatment of acute type A aortic dissection. J Thorac Cardiovasc Surg，2021，162（3）：735-758.

[459] MACGILLIVRAY T E，GLEASON T G，PATEL H J，et al. The Society of Thoracic Surgeons/ American Association for Thoracic Surgery clinical practice guidelines on the management of type B aortic dissection. J Thorac Cardiovasc Surg，2022，163（4）：1231-1249.

[460] 陈文宽，张可 . 320 排 CT 血管成像在腹主动脉瘤影像诊断中的应用价值分析 . 现代医用影像学，2020，29（4）：654-656.

[461] 王运兰，王淑颖，陈耀康 . 探讨腹主动脉瘤的 CT 诊断价值 . 影像研究与医学应用，2021，5（15）：221-222.

[462] KALLIANOS K G，BURRIS N S. Imaging Thoracic Aortic Aneurysm. Radiol Clin North Am，2020，58（4）：721-731.

[463] 范则杨，王霄英 . 下肢动脉硬化闭塞症 CTA 检查的诊断思路及结构式报告 . 放射学实践，2017，32（12）：1300-1305.

[464] JENS S，KOELEMAY M J，REEKERS J A. Diagnostic performance of computed tomography angiography and contrast-enhanced magnetic resonance angiography in patients with critical limb ischaemia and intermittent claudication：systematic review and meta-analysis. Eur Radiol，2013，23（11）：3104-3114.

[465] 邝琰，刁明锐，邓诗武 . CTA 诊断不同首发症状肺动脉栓塞的价值观察 . 中国 CT 和 MRI 杂志，2020，18（10）：40-43.

[466] ESSIEN E O，RALI P，MATHAI S C. Pulmonary embolism. Med Clin North Am，2019，103（3）：549-564.

[467] 吕杨，季玲 . 肝血管瘤超声、CT 和 MRI 影像学特征及诊断价值比较 . 磁共振成像，2020，11（8）：672-674.

[468] 蒋燕. 肝血管瘤 CT 平扫与增强的影像表现. 影像研究与医学应用, 2019, 3（10）：49-50.

[469] MAMONE G, DI PIAZZA A, CAROLLO V. Imaging of hepatic hemangioma：from A to Z. Abdom Radiol（NY）, 2020, 45（3）：672-691.

[470] 赵晶, 赵心明, 欧阳汉, 等. 肝细胞腺瘤的影像表现及与病理结果的对照分析. 中华放射学杂志, 2012, 46（12）：1096-1100.

[471] VERNUCCIO F, RONOT M, DIOGUARDI B M, et al. Long-term Evolution of Hepatocellular Adenomas at MRI Follow-up. Radiology, 2020, 295（2）：361-372.

[472] PARK H J, BYUN J H, KANG J H, et al. Value of discrepancy of the central scar-like structure between dynamic CT and gadoxetate disodium-enhanced MRI in differentiation of focal nodular hyperplasia and hepatocellular adenoma. Eur J Radiol, 2021, 139：109730.

[473] 韩萍, 于春水, 余永强, 等. 医学影像诊断学. 4 版. 北京：人民卫生出版社, 2017.

[474] 纪元, 朱雄增, 谭云山. 肝局灶性结节性增生的临床病理学研究. 中华病理学杂志, 2000, 29（5）：334-338.

[475] 于德新. 肝脏局灶性结节增生的 CT 及 MRI 诊断及鉴别诊断要点. 中华放射学杂志, 2019, 53（6）：534-536.

[476] MYERS L, AHN J. Focal nodular hyperplasia and hepatic adenoma：evaluation and management. Clin Liver Dis, 2020, 24（3）：389-403.

[477] RUDOLPHI-SOLERO T, TRIVIÑO-IBÁÑEZ EM, MEDINA-BENÍTEZ A, et al. Differential diagnosis of hepatic mass with central scar：focal nodular hyperplasia mimicking fibrolamellar hepatocellular carcinoma. Diagnostics（Basel）, 2021, 12（1）：44.

[478] FORNER A, REIG M, BRUIX J. Hepatocellular carcinoma. Lancet, 2018, 391（10127）：1301-1314.

[479] YANG J D, HEIMBACH J K. New advances in the diagnosis and management of hepatocellular carcinoma. BMJ, 2020, 371：m3544.

[480] 李绍林, 张雪林, 陈燕萍, 等. 肝内周围型胆管细胞癌 CT 和 MRI 诊断及病理基础研究. 中华放射学杂志, 2004, 38（10）：1072-1074.

[481] YOSHIMITSU K. Differentiation of two subtypes of intrahepatic cholangiocarcinoma：imaging approach. Eur Radiol, 2019, 29（6）：3108-3110.

[482] JIN K P, SHENG R F, YANG C, et al. Combined arterial and delayed enhancement patterns of MRI assist in prognostic prediction for intrahepatic mass-forming cholangiocarcinoma（IMCC）. Abdom Radiol（NY）, 2022, 47（2）：640-650.

[483] 潘文彬, 姜慧杰. 肝脏环形强化病变的影像诊断. 中华医学杂志, 2018, 98（25）：2049-2051.

[484] 王屹. 结直肠癌肝转移瘤影像诊断. 中华肝胆外科杂志, 2020, 26（7）：500-502.

[485] JACOBSON R A, BHAMA A R. Evaluation and Management of Colorectal Cancer Hepatic Metastases. Dis Colon Rectum, 2021, 64（7）：777-780.

[486] 陈杨, 刘璐. 胆囊癌的影像诊断与临床病理对照研究. 中国 CT 和 MRI 杂志, 2018, 16（2）：11-13.

[487] 吴世勇, 胡苗苗, 李梅, 等. 厚壁型胆囊癌与黄色肉芽肿性胆囊炎的影像学鉴别诊断. 医学影像学杂志, 2019, 29（1）：79-82.

[488] 刘颖斌, 陈炜. 重视胆囊癌的规范化诊断和治疗. 中华外科杂志, 2021, 59（4）：249-254.

[489] LOPES V C, MAGNETTA M J, MITTAL P K, et al. Gallbladder carcinoma and its differential diagnosis at MRI：what radiologists should know. Radiographics, 2021, 41（1）：78-95.

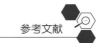

[490] AKKURT G，BIRBEN B，ÇOBAN S，et al. Xanthogranulomatous cholecystitis and gallbladder cancer：two diseases with difficult differential diagnoses. Turk J Gastroenterol，2021，32（8）：694-701.

[491] 周礼平，陈馨，蒋晓兰. 肝门部胆管癌患者的 MRI 及 CT 影像表现及诊断价值. 中国 CT 和 MRI 杂志，2017，15（3）：78-81.

[492] 范宏伟. 肝门部胆管癌 CT 与 MRI 的诊断价值. 现代医用影像学，2017，26（6）：1699-1700.

[493] GRANATA V，FUSCO R，BELLI A，et al. Conventional，functional and radiomics assessment for intrahepatic cholangiocarcinoma. Infect Agent Cancer，2022，17（1）：13.

[494] 周萌，周洋，张纯慧，等. 肝内胆管癌微血管侵犯术前影像学诊断. 放射学实践，2020，35（10）：1274-1277.

[495] 边云，陆建平. 胰腺癌影像学进展与思考. 放射学实践，2020，35（1）：20-26.

[496] 叶枫，张红梅，赵心明. 胰腺囊性肿瘤的影像诊断思路. 中华放射学杂志，2020，54（7）：723-726.

[497] 申旭鹏，姜慧杰，李金平. CT 和 MRI 影像技术在胰腺癌与胰腺炎性肿块鉴别诊断中的价值. 中华全科医师杂志，2020，19（12）：1189-1193.

[498] FELDMAN M K，GANDHI N S. Imaging evaluation of pancreatic cancer. Surg Clin North Am，2016，96（6）：1235-1256.

[499] MORSE B，KLAPMAN J. Imaging of pancreatic tumors. Monogr Clin Cytol，2020，26：21-33.

[500] 王志强，许京轩，邱乾德. 胰腺浆液性囊腺瘤 MSCT 表现与病理特征. 中国临床医学影像杂志，2020，31（4）：271-275.

[501] 张冰凌，孟锦. 胰腺囊性肿瘤患者 MSCT 影像学表现及病理诊断对比分析. 中国地方病防治杂志，2018，33（6）：711，717.

[502] 郝敬军，赵林，庄伟雄，等. 胰腺浆液性囊腺瘤与黏液性囊腺瘤的 CT 诊断与鉴别. 医学影像学杂志，2017，27（2）：273-276.

[503] WANG G X，WANG Z P，CHEN H L，et al. Discrimination of serous cystadenoma from mucinous cystic neoplasm and branch duct intraductal papillary mucinous neoplasm in the pancreas with CT. Abdom Radiol，2020，45（9）：2772-2778.

[504] CHEN H Y，DENG X Y，PAN Y，et al. Pancreatic serous cystic neoplasms and mucinous cystic neoplasms：differential diagnosis by combining imaging features and enhanced CT texture analysis. Front Oncol，2021，11：745001.

[505] 赵德利，张金玲，王国坤，等. 胰腺囊性病变的诊断思维：胰腺黏液性囊性肿瘤. 影像诊断与介入放射学，2017，26（4）：341-343.

[506] 曹曦，田孝东，马永蔌，等. 胰腺黏液性囊性肿瘤 38 例临床诊治分析. 肝胆外科杂志，2019，27（6）：412-415.

[507] 熊远鹏，单人锋，万仁华，等. 胰腺黏液性囊腺癌的诊断与治疗. 中华消化外科杂志，2020，19（8）：889-891.

[508] HU F，HU Y，WANG D，et al. Cystic neoplasms of the pancreas：differential diagnosis and radiology correlation. Front Oncol，2022，12：860740.

[509] GUO N，NING H，XING B，et al. Mucinous cystic neoplasm of the pancreas misdiagnosed as pancreatic pseudocyst：A case report. Asian J Surg，2021，44（12）：1602-1603.

[510] 康晓丽，刘合芳，陈小龙. 胰腺神经内分泌肿瘤 MSCT 影像学表现及术前诊断价值分析. 中国 CT 和 MRI 杂志，2022，20（2）：105-107.

[511] 朱鹏飞，刘璐璐，江海涛，等. 胰腺神经内分泌肿瘤的影像学表现与病理分级. 肝胆胰外科杂志，2022，34（1）：50-53.

[512] 张晴，刘星君，韩春莹. 多层螺旋 CT 对胰腺神经内分泌良、恶性肿瘤的鉴别诊断价值. 中国 CT 和 MRI 杂志，2022，20（3）：99-101.

[513] CANELLAS R，LO G，BHOWMIK S，et al. Pancreatic neuroendocrine tumor：Correlations between MRI features，tumor biology，and clinical outcome after surgery. J Magn Reson Imaging，2018，47（2）：425-432.

[514] DROMAIN C，DÉANDRÉIS D，SCOAZEC J Y，et al. Imaging of neuroendocrine tumors of the pancreas. Diagn Interv Imaging，2016，97（12）：1241-1257.

[515] 徐强，张宏岭. 13 例胰腺导管内乳头状黏液性肿瘤影像分析. 现代医用影像学，2020，29（1）：65-66.

[516] 方旭，李晶，王铁功，等. 胰腺导管内乳头状黏液性肿瘤 MRI 影像特征及恶变风险预测模型建立. 中华胰腺病杂志，2021，21（6）：426-432.

[517] 文侃，吴磊迪，岑春媛，等. 胰腺导管内乳头状粘液性肿瘤的影像特征及其良恶性鉴别. 医学影像学杂志，2021，31（2）：269-274.

[518] LIU H，CUI Y，SHAO J，et al. The diagnostic role of CT，MRI/MRCP，PET/CT，EUS and DWI in the differentiation of benign and malignant IPMN：A meta-analysis. Clin Imaging，2021，72：183-193.

[519] CHOI S Y，KIM J H，YU M H，et al. Diagnostic performance and imaging features for predicting the malignant potential of intraductal papillary mucinous neoplasm of the pancreas：a comparison of EUS，contrast-enhanced CT and MRI. Abdom Radiol. 2017，42（5）：1449-1458.

[520] VAN HUIJGEVOORT N C M，DEL CHIARO M，WOLFGANG C L，et al. Diagnosis and management of pancreatic cystic neoplasms：current evidence and guidelines. Nat Rev Gastroenterol Hepatol，2019，16（11）：676-689.

[521] 郭晓妍. 多模态 MRI 特征在胰腺实性假乳头状瘤诊断中的进展. 医学影像学杂志，2021，31（12）：2141-2144.

[522] 刘玉红，马亮，郭晓妍，等. 不同性别胰腺实性假乳头状瘤的 MRI 表现特征. 中国中西医结合影像学杂志，2022，20（1）：59-63.

[523] GANDHI D，SHARMA P，PARASHAR K，et al. Solid pseudopapillary Tumor of the Pancreas：Radiological and surgical review. Clin Imaging，2020，67：101-107.

[524] 郑传彬. 脾脏肿瘤的 CT 和 MR 表现及鉴别诊断. 医学影像学杂志，2018，28（3）：440-443.

[525] 路涛，蒲红，陈光文，等. 脾良性肿瘤 CT 表现及鉴别诊断. 中国医学影像技术，2019，35（03）：386-389.

[526] CHOI W，CHOI Y B.Splenic embolization for a giant splenic hemangioma in a child：a case report. BMC Pediatr，2018，18（1）：354.

[527] JANG S，KIM J H，HUR B Y，et al.Role of CT in differentiating malignant focal splenic lesions. Korean J Radiol，2018，19（5）：930-937.

[528] 郭春梅，熊颖，谢晓宇. MSCT 增强扫描对脾脏肿瘤诊断的应用. 实用放射学杂志. 2017，33（2）：234-235，243.

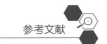

[529] GAO L，XU W，LI T，et al. A rare case of angiosarcoma with skull masses and erythropenia and thrombocytopenia：A case report and review of literature. Medicine（Baltimore），2017，96（49）：e8787.

[530] GEYER J T，PRAKASH S，ORAZI A. B-cell neoplasms and Hodgkin lymphoma in the spleen. Semin Diagn Pathol，2021，38（2）：125-134.

[531] 彭屹峰，叶剑定. 十大恶性肿瘤影像分级检查推荐方案（1.0版）之食管癌. 中国医学计算机成像杂志，2019，25（5）：451-455.

[532] 刘鹏，霍成存，李艳，等. 多层螺旋CT对食管平滑肌瘤与食管癌的鉴别诊断. 中国医学影像学杂志，2017，25（8）：579-582.

[533] 朱源义，印隆林，王进，等. 食管癌肉瘤的临床病理特征及影像学分析. 临床放射学杂志，2019，38（7）：1208-1212.

[534] PENG H，YANG Q，XUE T，et al. Computed tomography-based radiomics analysis to predict lymphovascular invasion in esophageal squamous cell carcinoma. Br J Radiol，2022，95（1130）：20210918.

[535] MEHRABI S，YAVARI BARHAGHTALAB M J，HEJAZINIA S，et al. Esophageal leiomyoma and simultaneous overlying squamous cell carcinoma：a case report and review of the literature. BMC Surg，2021，21（1）：221.

[536] 李佳铮，唐磊. 早期胃癌影像学诊断及价值. 中国实用外科杂志，2019，39（5）：437-442.

[537] JIN C，JIANG Y，YU H，et al. Deep learning analysis of the primary tumour and the prediction of lymph node metastases in gastric cancer. Br J Surg，2021，108（5）：542-549.

[538] SMYTH E C，NILSSON M，GRABSCH H I，et al. Gastric cancer. Lancet，2020，396（10251）：635-648.

[539] TANG B，FENG Q X，LIU X S. Comparison of Computed Tomography Features of Gastric and Small Bowel Gastrointestinal Stromal Tumors With Different Risk Grades. J Comput Assist Tomogr，2022，46（2）：175-182.

[540] 许梅海，申炜. MRI定量分析及影像组学在直肠癌淋巴结转移评估中的研究进展. 肿瘤影像学，2021，30（3）：209-213.

[541] 高伟，刘挨师，王泽锋，等. 直肠癌壁外血管侵犯影像学评价的研究进展. 中华消化外科杂志，2021，20（3）：355-358.

[542] 廖琴，任勇军. 结直肠癌的影像学诊断研究新进展. 中华消化病与影像杂志（电子版），2020，10（4）：162-166.

[543] HORVAT N，CARLOS T R C，CLEMENTE O B，et al. MRI of rectal cancer：tumor staging，imaging techniques，and management. Radiographics，2019，39（2）：367-387.

[544] CURVO-SEMEDO L. Rectal cancer：staging. Magn Reson Imaging Clin N Am，2020，8（1）：105-115.

[545] DAVARPANAH J A，SHAHABI S S，KERMANSARAVI M，et al. A case of accidentally found gastrointestinal stromal tumor in a 57-year-old candidate of gastric bypass surgery. Obes Surg，2021，31（11）：5096-5099.

[546] 张学凌. 胃肠道间质瘤的影像研究进展. 国际医学放射学杂志，2017，40（2）：170-173.

[547] LI J，SHEN L. The current status of and prospects in research regarding gastrointestinal stromal tumors in China. Cancer，2020，126（S9）：2048-2053.

[548] YANG C W，LIU X J，WEI Y，et al. Use of computed tomography for distinguishing heterotopic pancreas from gastrointestinal stromal tumor and leiomyoma. Abdom Radiol（NY），2021，46（1）：168-178.

[549] 陈智慧，陈任政，司徒敏婷，等. 64 排螺旋 CT 在进展期胃癌与胃淋巴瘤的诊断及鉴别诊断的应用价值. 实用放射学杂志，2020，36（5）：756-758，803.

[550] ZEYDANLI T，KILIC H K. Performance of quantitative CT texture analysis in differentiation of gastric tumors. Jpn J Radiol，2022，40（1）：56-65.

[551] JUÁREZ-SALCEDO L M，SOKOL L，CHAVEZ J C，et al. Primary gastric lymphoma，epidemiology，clinical diagnosis，and treatment. Cancer Control，2018，25：1-12.

[552] 何炎炯，马腾辉，朱苗苗，等. 手术治疗慢性放射性小肠损伤的安全性分析. 中华胃肠外科杂志，2019，22（11）：1034-1040.

[553] HASHIMOTO S，KINOSHITA J，TERAI S，et al. Four Cases of Surgical Treatment for Radiation Enteritis. Gan To Kagaku Ryoho，2021，48（3）：449-451.

[554] LOGE L，FLORESCU C，ALVES A，et al. Radiation enteritis：Diagnostic and therapeutic issues. J Visc Surg，2020，157（6）：475-485.

[555] 李强，李二生，李晓敏. 多层螺旋 CT 对粘连性肠梗阻的诊断价值及其临床应用评价. 影像研究与医学应用，2018，2（13）：168-169.

[556] 张浩冉，谈晓芳. 黏连性肠梗阻诊治措施的研究进展. 现代医学与健康研究电子杂志，2020，4（7）：111-114.

[557] 程亮，周运锋，陈玲等. 腹部 CT 及薄层 MPR 对肠梗阻患者的诊断价值. 皖南医学院学报，2018，37（2）：177-179.

[558] 倪国庆，苏浩波，陈国平，等. 孤立性肠系膜上动脉夹层分型及治疗策略. 介入放射学杂志，2019，28（7）：701-705.

[559] 李松，王琨，袁辉. 症状性孤立性肠系膜上动脉夹层的 CT 血管成像及影像表现. 现代医用影像学，2021，30（10）：1833-1837.

[560] YOO J，LEE J B，PARK H J，et al. Classification of spontaneous isolated superior mesenteric artery dissection：correlation with multi-detector CT features and clinical presentation. Abdom Radiol（NY），2018，43（11）：3157-3165.

[561] 唐光健，许燕. 肾血管平滑肌脂肪瘤与肾癌的 CT 鉴别诊断. 中华放射学杂志，2004，38（10）：1090-1093.

[562] JINZAKI M，SILVERMAN S G，AKITA H，et al. Diagnosis of renal angiomyolipomas：classic，fat-poor，and epithelioid types. Semin Ultrasound CT MR，2017，38（1）：37-46.

[563] ÇALıŞKAN S，GÜMRÜKÇÜ G，ÖZSOY E，et al. Renal angiomyolipoma. Rev Assoc Med Bras（1992），2019，65（7）：977-981.

[564] WILSON M P，PATEL D，KATLARIWALA P，et al. A review of clinical and MR imaging features of renal lipid-poor angiomyolipomas. Abdom Radiol（NY），2021，46（5）：2072-2078.

[565] 胡红梅，李洪江. MRI 平扫及动态增强扫描对肾透明细胞癌的诊断价值. 中国中西医结合影像学杂志，2018，16（5）：517-519.

[566] PETEJOVA N，MARTINEK A. Renal cell carcinoma：Review of etiology，pathophysiology and risk factors. Biomed Pap Med Fac Univ Palacky Olomouc Czech Repub，2016，160（2）：183-194.

[567] WETTERSTEN H I，ABOUD O A，LARA P N JR，et al. Metabolic reprogramming in clear cell renalcell carcinoma. Nat Rev Nephrol，2017，13（7）：410-419.

[568] CHEN S，ZHANG N，JIANG L，et al. Clinical use of a machine learning histopathological image

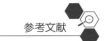
signature in diagnosis and survival prediction of clear cell renal cell carcinoma. Int J Cancer，2021，148（3）：780-790.

[569] 赵延通. CT 及 MRI 检查在膀胱癌临床分期中的诊断价值研究. 影像研究与医学应用，2019，3（3）：51-52.

[570] LENIS A T，LEC P M，CHAMIE K，et al. Bladder Cancer：A Review. JAMA，2020，324（19）：1980-1991.

[571] KONG V，HANSEN V N，HAFEEZ S. Image-guided Adaptive Radiotherapy for Bladder Cancer. Clin Oncol（R Coll Radiol），2021，33（6）：350-368.

[572] PECORARO M，TAKEUCHI M，VARGAS H A，et al. Overview of VI-RADS in Bladder Cancer. AJR Am J Roentgenol，2020，214（6）：1259-1268.

[573] 赵士玉，刘子桢，卢山，等. 基于表观扩散系数影像组学在鉴别前列腺癌 Gleason 评分分级分组中的应用. 临床放射学杂志，2022，41（2）：298-302.

[574] 周飞，王国超，曹跃. MRI 弥散加权成像在前列腺增生和前列腺癌诊断鉴别中的应用. 中国 CT 和 MRI 杂志杂志，2020，9（18）：149-151.

[575] TEO M Y，RATHKOPF D E，KANTOFF P. Treatment of advanced prostate cancer. Annu Rev Med，2019，70：479-499.

[576] SCHATTEN H. Brief overview of prostate cancer statistics，grading，diagnosis and treatment strategies. Adv Exp Med Biol，2018，1095：1-14.

[577] 何玉鹏，高知玲，高雨佳，等. 肾上腺肿瘤及肿瘤样病变多层螺旋 CT 影像特征分析. 实用放射学杂志，2019，35（1）：60-64.

[578] ELBANAN M G，JAVADI S，GANESHAN D，et al. Adrenal cortical adenoma：current update，imaging features，atypical findings，and mimics. Abdom Radiol（NY），2020，45（4）：905-916.

[579] TAGAWA H，YAMADA T，MIYAKAWA T，et al. A collision between vascular adrenal cyst and adrenocortical adenoma. Radiol Case Rep，2021，16（6）：1294-1299.

[580] 赵勤余，韩志江，陈克敏. 肾上腺皮质癌的 CT 诊断及鉴别诊断. 放射学实践，2012，27（9）：975-978.

[581] 茹立，陈挺，李盛，等. 肾上腺皮质腺癌的 CT、MR 影像学特点及临床表现并文献复习. 医学影像学杂志，2019，29（11）：1985-1988.

[582] SCOLLO C，RUSSO M，TROVATO M A，et al. Prognostic factors for adrenocortical carcinoma outcomes. Front Endocrinol（Lausanne），2016，25（7）：99.

[583] HODGSON A，PAKBAZ S，METE O. A diagnostic approach to adrenocortical tumors. Surg Pathol Clin，2019，12（4）：967-995.

[584] 贺娜英，凌华威，林晓珠，等. MSCT 在嗜铬细胞瘤诊断及良恶性鉴别中的价值. 实用放射学杂志，2013，29（10）：1597-1600.

[585] 张诗婷，田勍，高洪伟，等. 单、双侧肾上腺嗜铬细胞瘤临床特点分析. 中国微创外科杂志，2019，19（12）：1070-1073.

[586] KANG S，OH Y L，PARK S Y. Distinguishing pheochromocytoma from adrenal adenoma by using modified computed tomography criteria. Abdom Radiol（NY），2021，46（3）：1082-1090.

[587] MERCADO-ASIS L B，WOLF K I，JOCHMANOVA I，et al. Pheochromocytoma：a genetic and diagnostic update. Endocr Pract，2018，24（1）：78-90.

[588] 周建军，曾蒙苏，严福华，等 . MSCT 动态增强对肾上腺转移性腺癌的诊断价值 . 放射学实践，2009，24（5）：514-517.

[589] NADEEM I M，SAKHA S，MASHALEH R，et al. Percutaneous image-guided radiofrequency ablation for adrenal tumours：a systematic review. Clin Radiol，2021，76（11）：829-837.

[590] TU W，ABREU-GOMEZ J，UDARE A，et al. Utility of T2-weighted MRI to Differentiate Adrenal Metastases from Lipid-Poor Adrenal Adenomas. Radiol Imaging Cancer，2020，2（6）：e200011.

[591] WU C J，QIU M，MA L L. Progress in diagnosis and treatment of adrenal metastases tumor. Beijing Da Xue Xue Bao Yi Xue Ban，2015，47（4）：728-731.

[592] 强金伟，廖治河，周康荣，等 . 卵巢囊性病变的 CT 诊断 . 临床放射学杂志，2001，20（6）：444-447.

[593] 钟开祥 . 卵巢囊性病变的 CT 诊断与鉴别诊断 . 中国社区医师，2019，35（12）：139，142.

[594] HWANG J A，SHIN H C，KIM S S，et al. Preoperative CT image-based assessment for estimating risk of ovarian torsion in women with ovarian lesions and pelvic pain. Abdom Radiol（NY），2021，46（3）：1137-1147.

[595] 古佳鑫，陈倩，段瑞岐 . 卵巢畸胎瘤致抗 N- 甲基 -D- 天冬氨酸受体脑炎的相关研究进展 . 实用妇产科杂志，2021，37（10）：747-751.

[596] PRODROMIDOU A，PANDRAKLAKIS A，LOUTRADIS D，et al. Is there a role of elevated CA19-9 levels in the evaluation of clinical characteristics of mature cystic ovarian teratomas? A systematic review and Meta-analysis. Cureus，2019，11（12）：e6342.

[597] 黄静，但莉，刘云国 . 卵巢畸胎瘤经腹壁超声、CT 图像表现及病理特点分析 . 中国 CT 和 MRI 杂志，2022，20（3）：126-128.

[598] OSE J，POOLE E M，SCHOCK H，et al. Androgens are differentially associated with ovarian cancer subtypes in the ovarian cancer cohort consortium. Cancer Res，2017，77（14）：3951-3960.

[599] ESCALONA R M，KANNOURAKIS G，FINDLAY J K，et al. Their Endogenous Inhibitors：Perspectives on ovarian cancer progression. Int J Mol Sci，2018，19（2）：153-154.

[600] 高梅 . MRI 检查在卵巢肿瘤诊断及鉴别诊断中的临床价值 . 中国 CT 和 MRI 杂志，2018，16（1）：118-120.

[601] 李鹤，邱香，李龙镐，等 . 胃肠道卵巢转移瘤的 CT 诊断及临床分析 . 中国实验诊断学，2021，25（4）：557-561.

[602] KEMPPAINEN J，HYNNINEN J，VIRTANEN J，et al. PET/CT for Evaluation of Ovarian Cancer. Seminars in Nuclear Medicine，2019，49（6）：484-492.

[603] 高杰，刘万敏，甄杰 . MRI 检查在卵巢肿瘤诊断中的应用价值研究 . 人民军医，2021，64（10）：988-991，998.

[604] 李振华，梁宇霆，王克扬，等 . 卵巢甲状腺肿的 CT 和 MRI 表现 . 放射学实践，2019，34（6）：655-658.

[605] 周永，蒋黎，努尔兰，等 . 卵巢甲状腺肿的 MSCT 表现、病理对照与误诊分析 . 临床放射学杂志，2017，36（9）：1292-1295.

[606] 刘冬，沈海林，付芳芳，等 . 卵巢甲状腺肿的影像学诊断与病理分析 . 临床放射学杂志，2014，33（1）：77-80.

[607] IKEUCHI T，KOYAMA T，TAMAI K，et al. CT and MR features of struma ovarii. Abdominal

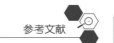

Radiology，2012，37（5）：904-910.

[608] 吴强乐，林俊，唐栋．磁共振 DWI 联合 ADC 对子宫肉瘤和变性子宫肌瘤的诊断价值．重庆医学，2019，48（14）：2419-2422.

[609] 王苏波，赵振华，杨建峰，等．DWI 及 MR 动态增强在鉴别不同病理类型子宫肌瘤中的应用价值．医学影像学杂志，2019，29（7）：1171-1175.

[610] 苏萍，李力，肖进，等．磁共振成像技术在诊断与治疗子宫肌瘤中的临床价值．中国计划生育和妇产科，2019，11（8）：24-26.

[611] CHAPRON C，VANNUCCINI S，SANTULLI P，et al. Diagnosing adenomyosis：an integrated clinical and imaging approach. Hum Reprod Update，2020，26（3）：392-411.

[612] BAZOT M，DARAÏ E. Role of transvaginal sonography and magnetic resonance imaging in the diagnosis of uterine adenomyosis. Fertil Steril，2018，109（3）：389-397.

[613] KRENTEL H，CEZAR C，BECKER S，et al. From Clinical Symptoms to MR Imaging：Diagnostic Steps in Adenomyosis. Biomed Res Int，2017，2017：1514029.

[614] 中国抗癌协会妇科肿瘤专业委员会．子宫内膜癌诊断与治疗指南（2021 年版）．中国癌症杂志，2021，31（6）：501-512.

[615] 毕秋，吕发金．多模态磁共振成像对子宫内膜癌的研究．中国医学影像学杂志，2016，24（10）：793-796.

[616] NOUGARET S，HORTA M，SALA E，et al. Endometrial Cancer MRI staging：Updated Guidelines of the European Society of Urogenital Radiology. Eur Radiol，2019，29（2）：792-805.

[617] HUANG Y T，HUANG Y L，NG K K，et al. Current Status of Magnetic Resonance Imaging in Patients with Malignant Uterine Neoplasms：A Review. Korean J Radiol，2019，20（1）：18-33.

[618] 宋震宇，胡华，黄冰峰，等．T2WI 序列联合小视野扩散加权成像对宫颈癌宫旁浸润的诊断价值．临床放射学杂志，2021，40（9）：1807-1811.

[619] 王丰，陈士新，付伟，等．MR 弥散加权成像结合动态扫描增强在宫颈癌诊断中的临床价值．医学影像学杂志，2021，31（12）：2096-2099.

[620] PARK B K，KIM T J. Useful MRI Findings for Minimally Invasive Surgery for Early Cervical Cancer. Cancers（Basel），2021，13（16）：4078.

[621] MANSOORI B，KHATRI G，RIVERA-COLÓN G，et al. Multimodality imaging of uterine cervical malignancies. AJR Am J Roentgenol，2020，215（2）：292-304.

[622] OTERO-GARCÍA M M，MESA-ÁLVAREZ A，NIKOLIC O，et al. Role of MRI in staging and follow-up of endometrial and cervical cancer：pitfalls and mimickers. Insights Imaging，2019，10（1）：19.

[623] 宋震宇，刘勇．股骨头缺血坏死影像分期与骨髓水肿及关节积液的相关性研究．临床放射学杂志，2015，34（2）：258-262.

[624] ZHAO D，ZHANG F，WANG B，et al. Guidelines for clinical diagnosis and treatment of osteonecrosis of the femoral head in adults（2019 version）. J Orthop Translat，2020，21：100-110.

[625] BOHNDORF K，ROTH A. Bildgebung und Klassifikation der aseptischen Hüftkopfnekrose [Imaging and classification of avascular femoral head necrosis]. Orthopade，2018，47（9）：729-734.

[626] 荣独山．X 线诊断学·第三册．2 版．上海：上海科学技术出版社，2000.

[627] 徐爱德，徐文坚，刘吉华．骨关节 CT 和 MRI 诊断学．济南：山东科学技术出版社，2002.

[628] SCHMITT S K. Osteomyelitis. Infect Dis Clin North Am，2017，31（2）：325-338.

[629] LI Q，SONG J，LI X，et al. Differentiation of Intraspinal Tuberculosis and Metastatic Cancer Using Magnetic Resonance Imaging. Infect Drug Resist，2020，13：341-349.

[630] LI Z，WU F，HONG F，et al. Computer-Aided Diagnosis of Spinal Tuberculosis From CT Images Based on Deep Learning With Multimodal Feature Fusion. Front Microbiol，2022，13：823324.

[631] 孙伟，马东，姜加学，等. 脊椎结核的 CT、MRI 诊断与鉴别. 分子影像学杂志，2020，43（3）：481-484.

[632] GUILLOUZOUIC A，ANDREJAK C，PEUCHANT O，et al. Treatment of Bone and Joint Tuberculosis in France：A Multicentre Retrospective Study. J Clin Med，2020，9（8）：2529.

[633] 袁维军，骆世兵，王慧明. 四肢关节滑膜结核的 X 线及 MRI 表现. 放射学实践，2014，29（11）：1311-1314.

[634] LIU X，ZHENG M，SUN J，et al. A diagnostic model for differentiating tuberculous spondylitis from pyogenic spondylitis on computed tomography images. Eur Radiol，2021，31（10）：7626-7636.

[635] ZOU L，GUO X，XUE H，et al. Wrist tuberculosis-experience from eighteen cases：a retrospective study. J Orthop Surg Res，2021，16（1）：37.

[636] BABIC M，SIMPFENDORFER C S. Infections of the Spine. Infect Dis Clin North Am，2017，31（2）：279-297.

[637] GUSHIKEN A C，SAHARIA K K，BADDLEY J W. Cryptococcosis. Infect Dis Clin North Am，2021，35（2）：493-514.

[638] 杜勇，杨丹，黄依莲. 骨样骨瘤的影像学表现（X 线、CT 与 MRI）及误诊分析. 现代医用影像学，2017，26（6）：1532-1534，1541.

[639] 孟悛非，肖利华，陈应明，等. 骨样骨瘤的影像学诊断. 中华放射学杂志，2003，37（7）：615-619.

[640] CHAI J W，HONG S H，CHOI J Y，et al. Radiologic diagnosis of osteoid osteoma：from simple to challenging findings. Radiographics，2010，30（3）：737-749.

[641] 傅颖颖，颜方方，柳方，等. 关节囊内骨样骨瘤影像学表现及分析. 临床放射学杂志，2021，40（3）：570-574.

[642] 范茜茜，杨炼，柳曦，等. 软骨母细胞瘤的影像学对比分析. 临床放射学杂志，2016，35（10）：1612-1615.

[643] 于洪存，董杰，王中周，等. 软骨母细胞瘤临床影像学表现与病理分析. 中国临床医学影像杂志，2006，17（3）：164-166.

[644] 张雪. 软骨母细胞瘤的影像诊断. 影像研究与医学应用，2020，4（8）：52-53.

[645] 韩志巍，李振武，袁怀平，等. 软骨母细胞瘤的影像学诊断与临床分析. 医学影像学杂志，2015，25（8）：1416-1418，1422.

[646] HAMEED M R，BLACKSIN M，DAS K，et al. Cortical chondroblastoma：report of a case and literature review of this lesion reported in unusual locations. Skeletal Radiol，2006，35（5）：295-297.

[647] SUN H H，CHEN X Y，CUI J Q，et al. Prognostic factors to survival of patients with chondroblastic osteosarcoma. Medicine，2018，97（39）：e12636.

[648] 郭卫，牛晓辉，肖建如，等. 骨肉瘤临床循证诊疗指南. 中华骨与关节外科杂志，2018，11（4）：288-301.

[649] 李晓菊. 骨肉瘤各病理亚型临床特点及病理分型研究. 实用癌症杂志，2018，33（2）：204-206，210.

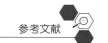
[650] 方向前，范顺武，胡丰根，等 . 表面骨肉瘤的影像学特征 . 中华放射学杂志，2001，35（7）：48-52.

[651] 郑燕婷，邱士军，谭欣，等 . 儿童股骨肿瘤及肿瘤样病变的影像诊断分析 . 临床放射学杂志，2017，36（2）：268-271.

[652] 管帅，徐文坚 . 2013 年 WHO 骨肿瘤新分类探讨 . 临床放射学杂志，2014，33（10）：1612-1615.

[653] KAATSCH P，STROTHOTTE J，BECKER C，et al. Pediatric bone tumors in Germany from 1987 to 2011：incidence rates，time trends and survival. Acta Oncol，2016，55（9-10）：1145-1151.

[654] 张立华，袁慧书 . 脊柱软骨源性肿瘤的影像分析及鉴别 . 临床放射学杂志，2020，39（7）：1379-1383.

[655] 李振辉，马焕，李鹏，等 . DWI 在中央型软骨性肿瘤鉴别诊断中的价值 . 放射学实践，2018，33（2）：187-191.

[656] GHAFOOR S，HAMEED M R，TAP W D，et al. Mesenchymal chondrosarcoma：imaging features and clinical findings. Skeletal Radiol，2021，50（2）：333-341.

[657] GRÜNEWALD T G P，CIDRE-ARANAZ F，SURDEZ D，et al. Ewing sarcoma. Nat Rev Dis Primers，2018，4（1）：5.

[658] 李武超，柏拉拉，田冲，等 . 儿童肩胛骨肿瘤的影像学诊断与鉴别 . 临床放射学杂志，2015，34（12）：1961-1964.

[659] 李振武，李天云，解非，等 . 尤文肉瘤的影像学诊断 . 现代肿瘤医学，2015，23（23）：3474-3477.

[660] 尚柳彤，杨淑辉，胡明艳，等 . 脊椎骨孤立性浆细胞瘤的 MRI 特征分析与相关病理机制探讨 . 磁共振成像，2021，12（7）：77-79，101.

[661] LI A，SANCHEZ-PETITTO G，TKACZUK K H R，et al. An Unusual Cause of a Pathological Vertebral Fracture：Solitary Plasmacytoma. Am J Med Sci，2020，360（2）：206-207.

[662] NGUYEN T T，THELEN J C，BHATT A A. Bone up on spinal osseous lesions：a case review series. Insights Imaging，2020，11（1）：80.

[663] PHAM A，MAHINDRA A. Solitary Plasmacytoma：a Review of Diagnosis and Management. Curr Hematol Malig Rep，2019，14（2）：63-69.

[664] 侯欣怡，高京生，高培毅 . 颅骨孤立性浆细胞瘤的影像学表现 . 放射学实践，2015，30（11）：1099-1101.

[665] 李长军，申斌 . 非骨化性纤维瘤的影像诊断 . 医学影像学杂志，2017，27（1）：131-134，153.

[666] BAGHDADI S，NGUYEN J C，ARKADER A. Nonossifying Fibroma of the Distal Tibia：Predictors of Fracture and Management Algorithm. J Pediatr Orthop，2021，41（8）：e671-e679.

[667] GOLDIN A N，MUZYKEWICZ D A，MUBARAK S J. Nonossifying Fibromas：A Computed Tomography-based Criteria to Predict Fracture Risk. J Pediatr Orthop，2020，40（2）：e149-e154.

[668] 司建荣，张雅丽，姜兆侯 . 骨的纤维结构不良、骨性纤维结构不良和骨化性纤维瘤——易混淆的病名、病理本质和影像学表现 . 临床放射学杂志，2016，35（2）：308-310.

[669] HERGET G W，MAUER D，KRAUß T，et al. Non-ossifying fibroma：natural history with an emphasis on a stage-related growth，fracture risk and the need for follow-up. BMC Musculoskelet Disord，2016，17（1）：147.

[670] OLIVER T B，BHAT R，KELLETT C F，et al. Diagnosis and management of bone metastases. J R Coll Physicians Edinb，2011，41（4）：330-338.

[671] 宋海荣，曹彦伟，奚北龙，等．骨纤维异常增殖症影像学诊断探讨．基层医学论坛，2019，23（11）：1563-1565.

[672] SHAH Z K，PEH W C，KOH W L，et al. Magnetic resonance imaging appearances of fibrous dysplasia. Br J Radiol，2005，78（936）：1104-1115.

[673] 李勐，郑汉朋，王旭荣，等．外伤性骨囊肿的 CT 图像特征．中华放射学杂志，2013，47（6）：538-540.

[674] DE SALVO S，PAVONE V，COCO S，et al. Benign Bone Tumors：An Overview of What We Know Today. J Clin Med，2022，11（3）：699.

[675] ANGELLIAUME A，SIMON A L，TANASE A，et al. Post-traumatic cyst-like lesion in children：case report and the literature review. J Pediatr Orthop B，2016，25（2）：191-195.

[676] 高银，胡华，宋震宇，等．长骨原发性动脉瘤样骨囊肿影像学表现．医学影像学杂志，2020，30（9）：1704-1706.

[677] PALMISCIANO P，HUNTER M，LOKESH N，et al. Aneurysmal bone cyst of the spine in adult patients：A systematic review and comparison of primary vs secondary lesions. J Clin Neurosci，2022，100：15-22.

[678] ZHENG J，NIU N，SHI J，et al. Chondroblastoma of the patella with secondary aneurysmal bone cyst，an easily misdiagnosed bone tumor：a case report with literature review. BMC Musculoskelet Disord，2021，22（1）：381.

[679] ATALAY İ B，YAPAR A，ÖZTÜRK R. Primary aneurysmal bone cyst of the scapula in adult patient：two case reports and a review of the literature. Arch Orthop Trauma Surg，2020，140（10）：1367-1372.

[680] 王慧贤．儿童股骨骨巨细胞瘤继发动脉瘤样骨囊肿伴病理性骨折 1 例．中国医学影像技术，2020，36（S1）：66-67.

[681] 彭云，王猛，罗先富，等．能谱 CT 对早期痛风降尿酸治疗疗效的定量评价．中华消化病与影像杂志（电子版），2020，10（2）：58-61.

[682] 高雄，邓军，黄小宁，等．第 1 跖趾关节痛风石骨侵蚀的双能 CT 评价．实用放射学杂志，2019，35（5）：837-839.

[683] DALBETH N，GOSLING A L，GAFFO A，et al. Gout. Lancet，2021，397（10287）：1843-1855.

[684] 胡炜，邹鸿星，杨淮河，等．膝关节类风湿性关节炎与骨关节炎的临床异同点及 MRI 影像学表现分析．中国 CT 和 MRI 杂志，2017，15（1）：134-136.

[685] CUSH J J. Rheumatoid Arthritis：Early Diagnosis and Treatment. Med Clin North Am，2021，105（2）：355-365.

[686] 白人驹．医学影像诊断学．3 版．北京：人民卫生出版社，2010：589-590.

[687] 李珂，李恒，孙凤龙，等．强直性脊柱炎髋关节影像学特征的初步研究．中国修复重建外科杂志，2017，31（3）：290-294.

[688] 陈荣，李勇．CT 和 MRI 诊断早期强直性脊柱炎骶髂关节病变的影像特点．分子影像学杂志，2020，43（2）：309-312.

[689] TAUROG J D，CHHABRA A，COLBERT R A. Ankylosing Spondylitis and Axial Spondyloarthritis. N Engl J Med，2016，374（26）：2563-2574.

[690] KUCERA T，SHAIKH H H，SPONER P. Charcot neuropathic arthropathy of the foot：a literature review and single-center experience. J Diabetes Res，2016，2016（296）：3207043.

[691] 谢利秋，李咏梅．糖尿病性夏科氏关节病的影像学研究进展．磁共振成像，2019，10（3）：228-231.

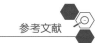
[692] 崔二峰，张劲松，周建收，等．滑膜软骨瘤病的影像学诊断．实用放射学杂志，2010，26（4）：544-546，555.

[693] 刘旭林，曲建力，李淑玲，等．原发性滑膜骨软骨瘤病的四种影像方法比较研究．中华放射学杂志，2011，45（9）：822-826.

[694] OZMERIC A，AYDOGAN N H，KOCADAL O，et al. Arthroscopic treatment of synovial chondromatosis in the ankle joint. Int JSurg Case Rep，2014，5（12）：1010-1013.

[695] 栗二毛，张斌青，郭会利．膝关节弥漫性色素沉着绒毛结节性滑膜炎的 MRI 影像学特征．风湿病与关节炎，2017，6（1）：33-35.

[696] FAŁEK A，NIEMUNIS-SAWICKA J，WRONA K. Pigmented villonodular synovitis. Folia Med Cracov，2018，58（4）：93-104.

[697] KHURANA R，KUDVA P B，HUSAIN S Y. Comparative evaluation of the isolationand quantification of stem cells derived from dental pulp and periodontal ligament of a permanent tooth and to assess their viability and proliferation on a platelet-rich fibrin scaffold. J Indian Soc Periodontol，2017，21（1）：16-20.

[698] 杨彦春，雷志毅．左侧肘关节骨内脂肪瘤合并骨旁脂肪瘤误诊 1 例并文献复习．实用放射学杂志，2019，35（4）：682-683.

[699] 张欢，王雪薇，黄沛飞，等．多发性对称性脂肪瘤病一例．临床外科杂志，2020，28（4）：385-386.

[700] 王成健，刘吉华，任延德，等．四肢黏液样脂肪肉瘤 CT、MR 表现与病理相关分析．医学影像学杂志，2018，28（5）：841-844.

[701] LEE A T J，THWAY K，HUANG P H，et al. Clinical and Molecular Spectrum of Liposarcoma. J Clin Oncol，2018，36（2）：151-159.

[702] BEKERS E M，SONG W，SUURMEIJER A J，et al. Myxoid liposarcoma of the foot：a study of 8 cases. Ann Diagn Pathol，2016，25：37-41.

[703] REIMER A，FLIESSER M，HOEGER P H. Anatomical patterns of infantile hemangioma（IH）of the extremities（IHE）. J Am Acad Dermatol，2016，75（3）：556-563.

[704] 马焕，吕玲，李振辉，等．四肢深部软组织血管瘤和血管畸形的 X 线及 MRI 表现．实用放射学杂志，2016，32（10）：1570-1573，1585.

[705] 吴戈，张藜莉，邓刚，等．磁敏感加权成像在四肢软组织海绵状血管瘤的应用研究．中国 CT 和 MRI 杂志，2016，14（4）：118-122.

[706] 朱汇慈，管真，孙应实．MRI 对四肢肿块型血管瘤与外周神经鞘瘤的鉴别诊断．中国医学影像学杂志，2020，28（2）：125-130.

[707] 江茜，王加伟，许锦，等．四肢神经鞘瘤脂肪分离征和神经出入征的观察分析．中华放射学杂志，2020，54（1）：33-36.

[708] 陈玲，周运锋，吴琛，等．不同部位周围神经鞘瘤的 GT、MRI 表现分析．磁共振成像，2020，11（2）：145-148.

[709] 敖锋，张自力，陈光斌，等．肿瘤样钙质沉着症的影像学表现．医学影像学杂志，2021，31（6）：1059-1062.

[710] TIWARI V，GOYAL A，NAGAR M，et al. Hyperphosphataemic tumoral calcinosis. Lancet，2019，393（10167）：168.

[711] 熊敏，王晶，李旭东，等．尿毒症肿瘤样钙质沉着症 10 例临床分析．中华内科杂志，2020，59（11）：860-865.